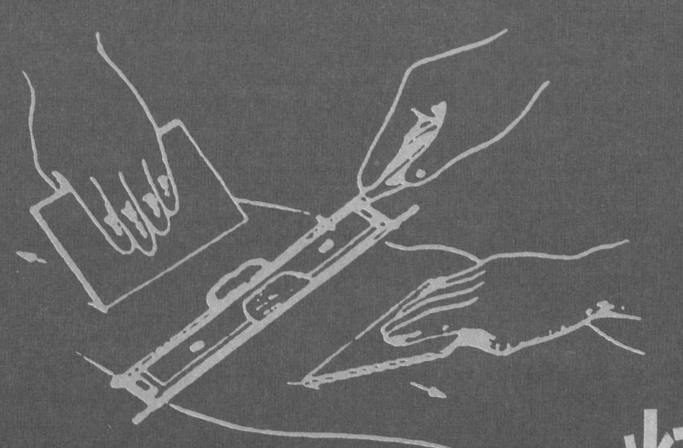

烧伤外科
教学设计与实践

名誉主编　夏照帆　付小兵

主　　编　官　浩　吴　军　胡大海

副 主 编　吕国忠　韩　夫　何　亭　谢春晖

编　　者　房　贺　王洪瑾　王　鹏　付　洋　薛继东
许钊荣　王子恩　江旭品　孟艳斌　陈昭宏
张　逸　周军利　晁生武　姚　明　李少珲
王运帷　陈　阳　王克甲　钟　宁　舒　斌
赵　冉　毕卫云

秘　　书　李少珲

第四军医大学出版社·西安

图书在版编目（CIP）数据

烧伤外科教学设计与实践 / 官浩，吴军，胡大海主编 .—西安：第四军医大学出版社，2021.1

ISBN 978-7-5662-0961-0

Ⅰ. ①烧…　Ⅱ. ①官… ②吴… ③胡…　Ⅲ. ①烧伤-外科学-教学设计　Ⅳ. ① R644

中国版本图书馆 CIP 数据核字 (2021) 第 013542 号

SHAOSHANG WAIKE JIAOXUE SHEJI YU SHIJIAN

烧伤外科教学设计与实践

出版人：朱德强　　责任编辑：土丽艳　杨耀锦

出版发行：第四军医大学出版社

地址：西安市长乐西路 17 号　邮编：710032

电话：029-84776765　　传真：029-84776764

网址：https://www.fmmu.edu.cn/press/

制版：绝色设计

印刷：西安市建明工贸有限责任公司

版次：2021 年 1 月第 1 版　2021 年 1 月第 1 次印刷

开本：889 × 1194　1/16　　印张：17.75　　字数：410 千字

书号：ISBN 978-7-5662-0961-0/R · 1770

定价：150.00 元

十年树木，百年树人；只争朝夕，育才立业。重视骨伤外科教学标准化、规范化、创新性、实践性，为骨伤医学发展做出更大的贡献。

聂帆 敬贺

二〇二一年元月

规范烧伤理论教学，

提升烧伤临床实践。

付小兵 敬贺

2020-12-31

前言

十年树木，百年树人，中华医学会烧伤外科学分会不但重视学术交流，而且特别重视青年人才的培养和训练。2019 年中华医学会第十届烧伤外科学分会在夏照帆院士、付小兵院士的关心下，在吴军主任委员、胡大海前任主任委员、吕国忠候任主任委员的带领下，开分会之先河，在珠海学术年会上举办了首届烧伤外科学青年医师授课大赛。这一赛事体现了分会对学科负责任的态度和长远的发展眼光。本着只有标准、规范、有创造力的老师，才能培养出标准、规范、有创造力的学生的理念，本次赛事的五个赛区历经三轮紧张比赛，最终花落各家。

通过比赛，我们在全国范围选拔出了一批烧伤领域的青年才俊，同时，我们也看到了烧伤外科教学方面的短板和不足。为了更好地履行烧伤外科授课教师的责任，把烧伤知识传承好、教授好，我们在烧伤前辈的指导下，历时一年，组织编写《烧伤外科教学设计与实践》一书并录制相关视频。

参与本书撰写和视频授课的老师均为中华医学会烧伤外科学分会 2019 年学术年会青年医师授课大赛晋级决赛选手，十名教师大多具有一年以上的出国经历和博士以上学历，均来自国内知名教学单位，且具有丰富的临床经验和多年的教学经验。教学评价专家均为国内主要烧伤中心负责临床和教学的资深教授。

本书较全面地展示了烧伤外科教学的多个角度，包括教学设计、教案书写、幻灯制作、教学评价，以及课后练习题等。本书同时也是目前国内烧伤外科教学书籍中为数不多的多媒体教学用书，每章均配有视频，读者通过扫描每章章名旁侧的二维码，即可观看青年教员的授课视频。本书附录部分充分利用多媒体技术示范了目前常用的取皮技术的规范操作。我们期望这本书能够为烧伤外科教学工作提供有益的借鉴，能为学科未来培养更多、更优秀的人才贡献微薄的力量。

主　编

目 录

绪论 烧伤外科的教学设计与实践概述

编写　官　浩

烧伤外科作为目前唯一一个以致病原因命名的学科，一直属于基础外科范畴。从世界范围来说，学科出现的契机可以追溯至第二次世界大战末或第二次世界大战后，由于战场烧伤发生率居高不下，随着救治技术的发展，烧伤外科逐步成为一门新兴的学科。我国烧伤外科则是在 1958 年上海成功抢救钢铁工人邱财康后发展起来的。至今，我国的烧伤学科已经走过了 60 多个年头，经过一代代烧伤外科前辈的努力，烧伤外科已经跻身世界烧伤研究先进行列。付小兵院士早在 20 世纪 90 年代率先参与国家一类新药——重组牛碱性生长因子 rb-bFGF 的临床研究，并于 1998 年将相关临床研究成果发表于 *The Lancet*，领先全球开创了应用生长因子治疗烧伤创面的局面，自此创面从被动等待愈合发展到主动修复愈合，这极大促进了创面非手术治疗水平的提高。黎鳌院士对我国烧伤医学取得的成就给予总结："建立了一个新型学科，培养了一支日益壮大的专业队伍，使我国跻身世界烧伤学术先进国家行列。"烧伤外科教学在烧伤外科人才培养和医疗实践中具有重要的地位，而为了更好地开展烧伤外科教学，合理有效的教学设计与教学实践则有举足轻重的作用。

一、烧伤外科教学的教学设计

（一）烧伤外科的教学对象

1. 学生组成情况　烧伤外科作为教育部颁布的医学本（专）科教材外科总论的重要组成部分，其授课对象包括：专科、本科、八年制、见习、实习等课程渠道学生；烧伤外科专业的研究生；临床进修、烧伤专科培训、专科学习学生；烧伤护理专科培训学生。不同渠道来源的学生学习基础和知识掌握程度不同，学习目的也不相同。掌握学生的基本人员组成，针对性地因材施教，选择合适的难度、内容，可以提高教学对象的学习积极性，保持合适的学习氛围，避免出现教学过程中过难或者过于简单而导致学生对学习内容失去兴趣。

2. 学生基础知识掌握情况　对于本科教育来说，烧伤外科的授课时间安排在外科学的学习过程中，这时学生大多处于第四学年，经过大学三年多的医学理论基础学习，学生已经完成了科学课程，包括有机化学、分析化学、物理化学和基础医学综合实验等的学习；完成了医学基础课和桥梁课，包括人体解剖学、生物化学、生理学、医学微生物学、医学免疫学、病理学、病理生理学、药理学、影像医学和物理诊断学等的学习，具备了扎实的医学基础知识。老师在烧伤外科的课程讲授过程中需要紧密联系前期所学知识，帮助学生理解和归纳课程内容，如人体解剖学、组织胚胎学中的皮肤及其附属器结构，生理学中的血液循环、能量代谢和呼吸，病理学中的细胞和组织损伤的原因和机制、细胞可逆性损伤、细胞死亡、损伤的修复、纤维性修复、创伤愈合、局部血液循环障碍和炎症，病理生理学中的水与电解质代谢紊乱、酸碱平衡和酸碱平衡紊乱、缺氧、发热、应激、休克、凝血与抗凝血平衡紊乱、心功能不全、肺功能不全、肾功能不全和多器官功能障碍等。烧伤外科研究生、临床进修人员、专科培训学生，基本都是既具有一定的理论知识，又具有一定的临床实践，对相关基础知识有系统的理解和深入的认识，只有将整个体系有机地结合起来，在讲授理论的同时，充分地结合临床实践，才能抓住学生的兴趣点。

3. 学生学习特点　烧伤外科教学要尽量做到深入浅出，注意教学方式，调动学生学习的积极性，充分注意培养学生的学习兴趣，做到因材施教。实施烧伤外科教学前应该加强与学生的沟通，通过诸如师生见面会、网上调查等形式，结合学生前期的学习和考试情况，了解学生的兴趣所在、基础知识掌握情况，以及思维活跃程度。

（二）烧伤外科教学条件

1. 教学条件　一般来说，教学条件需要配有必要的模型（如皮肤结构模型）、挂图、投影仪、多媒体、远程教学系统等现代化教学设备，从而充分发挥信息化教学的特点和优势，增强学生的学习兴趣，进一步强化学生的临床思维能力和综合分析能力。随着模拟仿真技术的发展，目前一些有条件的教学机构如海军军医大学夏照帆院士团队已经研制和配备虚拟现实设备，让学生身临其境地体验临床或者救治现场，从而使学生对疾病诊治和诊疗环境更为熟悉。

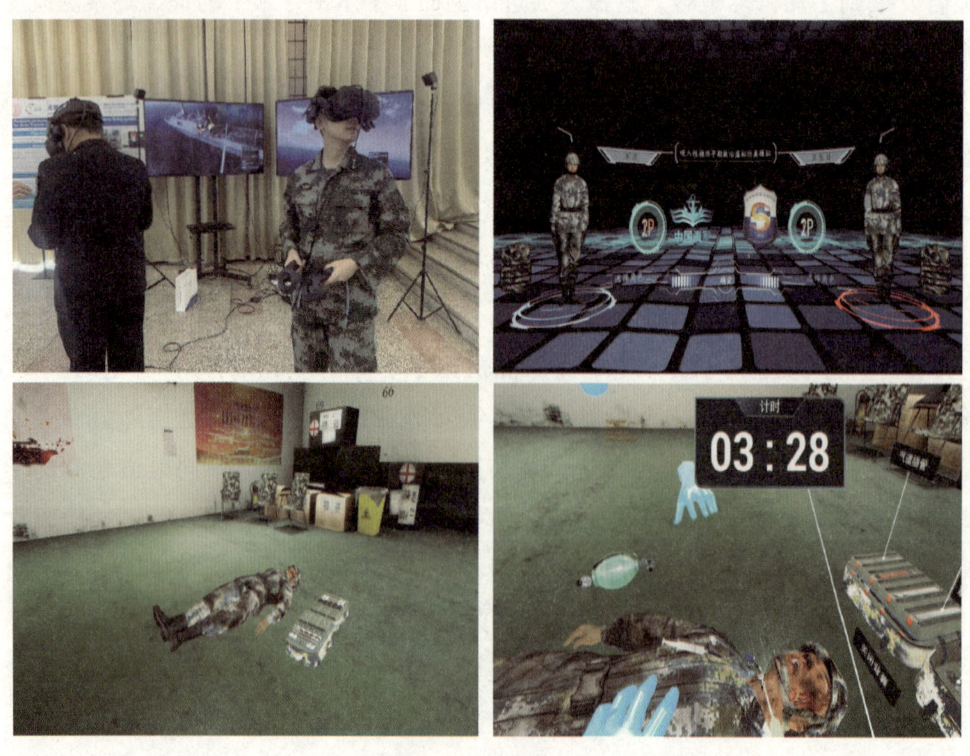

图 0-1　海军军医大学长海医院夏照帆院士、马兵教授开发的虚拟现实烧（战）伤救治系统

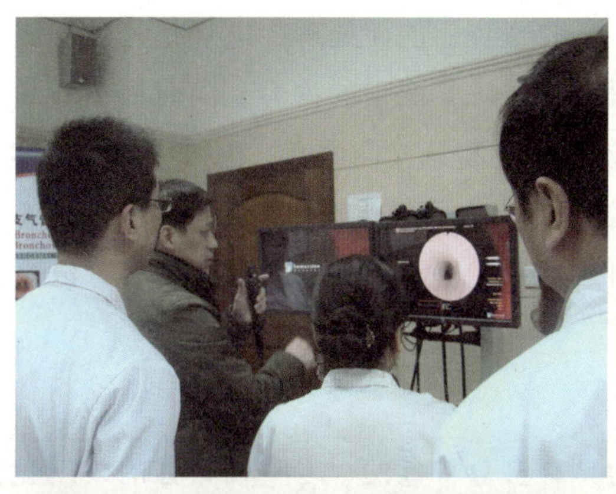
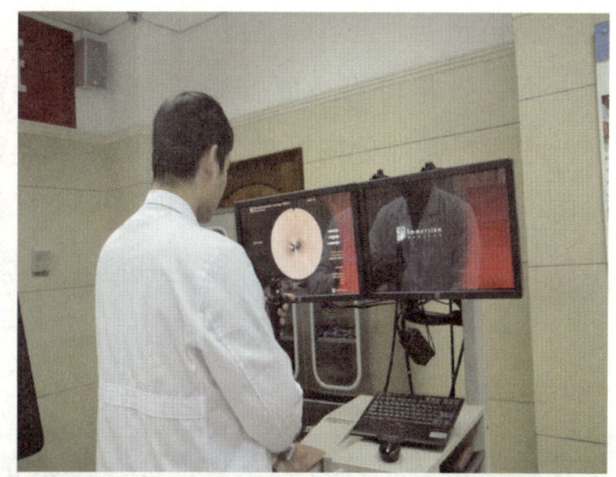
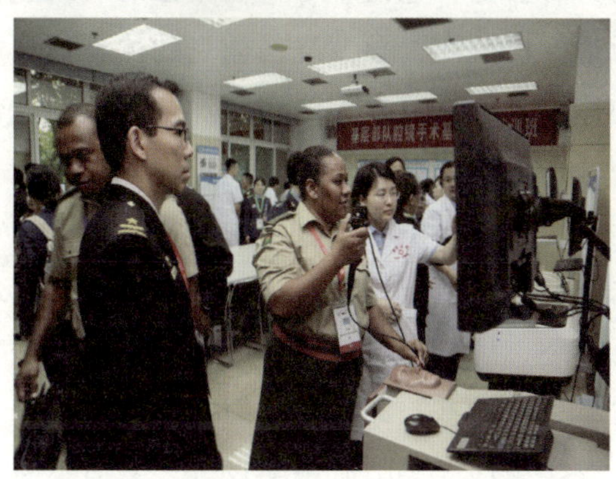
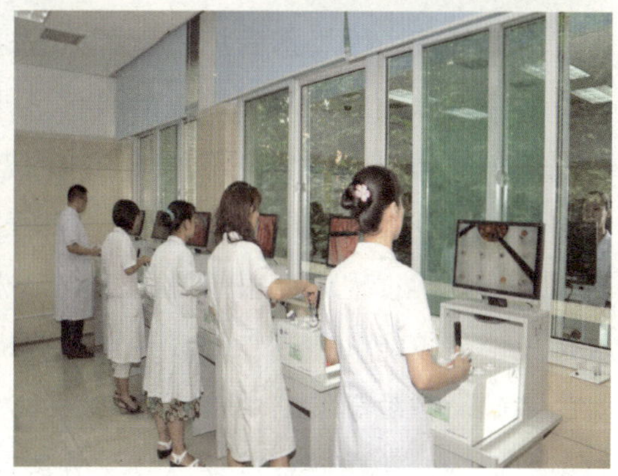

图 0-2　西京医院临床技能中心吸入性损伤气道纤维支气管镜检查和腔镜的模拟现实训练

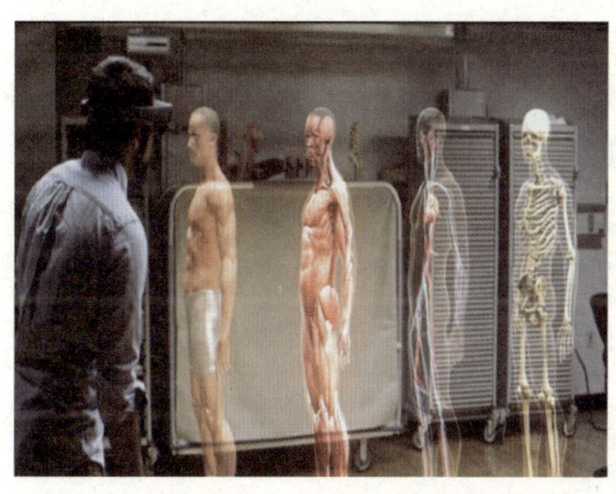
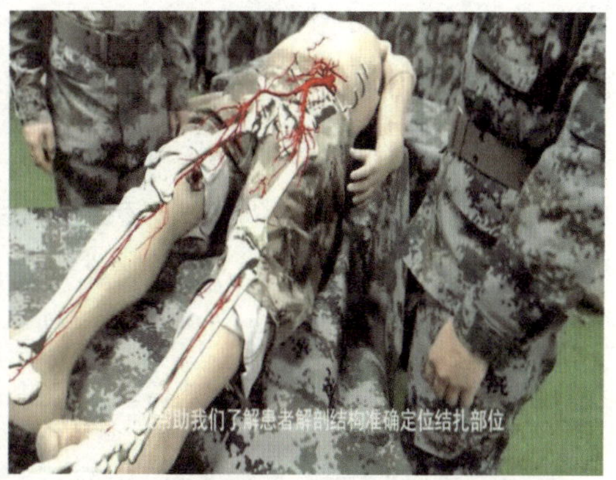

图绪 -3　混合现实设备应用在医学教学中

2. 教材的选用和教师配备　本书撰写和所有教学设计、教案、教学幻灯的基本骨架是基于陈孝平等主编的人民卫生出版社出版的《外科学》（第 9 版）的第十三章“烧伤、冻伤、蛇咬伤、犬咬伤、虫蜇伤”的第一节“热力烧伤”以及该章节的附录；第二节“电烧伤和化学烧伤”。同时，为了适应不同教学对象的不同教学目的，本书还主要参考烧伤经典书籍《黎鳌烧伤学》相关章节作为知识延伸和扩展，以适应不同层次学生的要求。在尊重经典的同时也鼓励参编教师参考最新的指南和高质量的文献，使所讲述内容与最新研究成果、研究方法接轨。

3. 教学内容　本书内容是基于本科教学内容的适度扩充，同时，相关内容也仅仅是作为本科教学主体知识的示例，并不追求知识点的面面俱到，所以本书以教材为纲，按照疾病发生、发展、预后展开，主要包括烧伤的伤情判断、烧伤的病理生理和临床分期、烧伤的治疗原则、烧伤休克、烧伤全身性感染、烧伤常见内脏并发症的预防、创面处理、电烧伤、化学烧伤和附录等十个方面。教学内容适度容纳部分基础课程和基础桥梁课程的内容。同时根据教学不同层次的要求，适度扩大部分内容的外延，将对烧伤外科有重要意义的内容，比如烧伤的液体复苏、吸入性损伤、烧伤致脏器损伤等内容做了适度的扩展。为方便学生理解，每章内容均配有视频，同时又根据技术发展，在忠于教材的基础上，加入了一些目前广为采用的新技术，以丰富学生的视野。

（三）烧伤外科教学实施基本策略

烧伤外科学是基于外科学发展而逐步形成的具有自身特色的、专科性很强的一门学科。比如烧伤休克中的补液，因烧伤后烧伤患者血管通透性的改变，导致烧伤休克的体液流失成分仅为血浆，因而烧伤患者的补液和学生前面学过的休克补液有着很大的区别。这种区别既包含了医学基础理论中的病理、生理、药理等相关问题，也包含了外科学基础理论输血、休克等相关知识点。如何做到有效地回顾已学内容，将新学内容形成体系，对教师的教学策略和教学方法提出较高要求。教学过程中要根据内容特点，选取合理的教学策略，让学生牢固和熟练地总结烧伤外科学理论与技能，并逐步形成一定的分析问题、解决问题能力，为今后临床实践和学习打下坚实的基础。在教学策略中，要特别注重对学生“三基”的培训，即基础理论、基本技能和基础知识的训练，并在课程设计、教学方法、教学条件、老师队伍建设等多方面不断改革和创新。教学模式上突出“以学生为主体、以老师为主导”的素质教育理念。

（四）教学过程质量控制

烧伤外科教学开始前应成立教学组，由教学组根据教学目的提出课程标准和具体要求，同时邀请有经验的教师介绍历年来的教学工作经验，供新教员借鉴和学习，从而确保教学工作的圆满完成。教学组和授课教员应密切配合，积极协作，共同指导学生学习。教学组成员配合授课老师通过课堂讲授、自习和考试等教学环节，充分发挥主导作用，教学组应与学生及课代表经常联系，了解学生的学习情况，提出改进的措施并反馈给授课老师，同时也指导学生学习方法，充分调动学生学习的积极性和主动性，不断提高教学效果。

二、烧伤外科教学的教案书写

教案是教师备课成果的书面体现，是教师综合主、客观情况进行教学艺术处理的结晶，是教师进行课堂教学的依据，是教师综合素质的具体体现。教案的书写也是对教师授课的自我预演和总结，是书面自我审视教学设计、教学安排、教学逻辑等的纸上推演。一份好的教案，必须符合教学实际和学生的认知规律，做到前后衔接、逻辑严密，做到重点突出、难点突破，做到层次分明、过渡自然。本书的教案格式和排版参照空军军医大学西京医院外科教研室的教案排版，由三部分组成，依次是教案首页、教案续页和教案末页。本书的教案基本教材基于《外科学》（第9版）（陈孝平等，人民卫生出版社，2018年）；《黎鳌烧伤学》（黎鳌，上海科学技术出版社，2001年）。根据授课需要，适度参考国内外相关研究进展文献、指南、共识。教案书写过程中注重整体设计：

（1）课程结构：主体课程开始前应有引言。良好的导入可以增加学生的学习兴趣，也可以帮助学生回忆已经学过的知识，同时也可以起到承前启后的作用。建议每一小部分内容（一个完整的内容部分）结束后都应有小结。及时小结可以给学生一个总体的概念，从总体上把握所学内容。主体课程结束后应有总结。总结中应该对重点和难点问题特别阐述。

（2）课程设计：课程应有合理设计，通过主线，将课程串联起来。教案设计中应采取类比、联想、比较、举例、互动等方式，便于学生理解。教案应避免平铺直叙。

（3）课程内容：内容应以基本教材为依据，以高影响力文献、指南为参考，如有可能，应加入启发学生思考的内容（如展望或前沿进展、研究热点等），但篇幅不宜过长。

三、烧伤外科教学的幻灯制作

教学幻灯是教学内容的载体，也是目前主流的授课方式，一个好的幻灯，既可以承载教学内容，又具有良好的呈现形式，可以极大地提高教学效率。幻灯制作中不同呈现方式的选择，也有一定的讲究，文本、图形、图像、动画、音频、视频等形式的表现力、重现力、参与性是有差异的。

各种元素的选择有三个原则，分别是：满足教学目标原则、依据教学内容原则和依据教学对象原则。

（1）满足教学目标原则　每个章节、每个概念都有一定的教学目标，也就是教学要求。为达到不同的教学目标须使用不同的媒体元素形式去传输教学信息，如皮肤结构，用纯文本就很难讲清楚，如果用图形或者图像就好多了，用视频展示实物的分解图就更清楚了。

（2）依据教学内容原则　各个章节设计内容性质不同，运用的教学媒体元素会有所区别；同一章节内不同的内容对教学媒体需求也不相同。在教学设计时就应该区别对待。

（3）依据教学对象原则　不同阶段、不同渠道的学生对相同知识的接受能力不同，本科生、实习生、进修生、研究生等知识基础也不相同。应用媒体元素是要充分考虑到其知识特点，比如初次接触的知识，应尽量用直观、形象、便于理解的媒体元素。

幻灯制作过程除了注意内容和元素选择的正确性外，同时要注意幻灯制作的审美取向，教学幻灯应以学生“眼睛舒服，内心喜欢，产生共鸣”为标准。根据这一原则，教学幻灯的制作，应满足以下要求。

（1）教学性　这是运用幻灯教学的基本原则。设计的幻灯是为教学服务的，是传输教学内容的，主要是满足学生学习需要的，如果不能满足教学需要，再漂亮的幻灯也不能用。

（2）标准性　幻灯中涉及的素材种类繁多，格式不同，选择时就要遵循一定的标准，设计使用时尽量用符合标准的格式。

（3）技术性　在遵循教材设计标准的前提下，尽量采用新技术，使得幻灯能高效地传递教学信息。

（4）艺术性　在满足教学性、技术性的前提下，应具有一定的艺术性。设计应简洁明快，色彩搭配合理，能够吸引学生的注意力。

（5）参与性　幻灯设计应考虑到互动环节，让学生充分参与到课程之中。

当然，幻灯只是教学工具，教师才是课堂的主导者。要想用好这一工具，必须用心制作、充分理解，做到胸有成竹。学生是授课的主体，教师要观察课堂反应并征求学生们的意见，根据各方面信息反复修改，精益求精、不断完善，制作出学生们喜爱的精美的幻灯，激发他们的学习热情，产生共鸣，让教师与学生在授课过程中充分体会到教学相长的教学艺术魅力。

四、烧伤外科教学的授课实践

在烧伤外科教学中应特别注意理论与实践的结合，注意学生发现问题、分析问题和解决问题能力的培养。授课中一定要避免“满堂灌”“填鸭式”教学。知识讲述要基于学生牢固掌握基础知识、充分理解疾病的发病机制的基础上，逐步引导学生树立整体观念，在认识和学习疾病基本规律的基础上，进而对烧伤的临床表现及诊断治疗原则深入掌握。

教学过程中要逐步引导学生认识循证医学的理念、原则和方法，使得学生逐步学会自我更新医学知识，学会运用临床技能的方法和技巧，在临床医疗决策中将最新的临床研究证据融入临床判断中，以提高疾病的诊治水平。

1. 预习　授课前，通过各种渠道要求学生对授课内容涉及的基础知识，尤其是基础课程已经学习过的生化、病理、生理和解剖等知识点进行提前预习。对本堂课所学知识进行预习，可以提高授课效率。研究表明，预习和没有预习，授课过程中学生的反应速度有显著性差异。

2. 讲课　讲课以大班为主。老师要做到备思想、备知识、备对象和备方法。对重点、难点和新的教学内容，必要时可经集体讨论预讲，以保证教学质量。讲课要用启发式，讲述问题要有充分理论根据，理论归纳要有逻辑。重要的发病机制、临床表现及诊断治疗原则必须讲深讲透，难点要讲透，重点要讲够，教学过程要尽量采用现代化教学手段，特别是要配合典型病例辅以鲜活生动的图片、视频等多媒体资料，提高学生学习兴趣。

3. 辅导　教学中应启发学生自学和独立思考，并进行必要的辅导。老师在解决学生疑难问题的同时，应注意指导其学习方法。对学习有困难的学生，加强辅导和学习方法的指导。

4. 开展第二课堂　介绍外科学发展动态，配合讲课内容进行电化教学，讲授学习方法，开展课外文献阅读交流活动。

5. 开展堂测　课堂授课过程中及时开展堂测可以第一时间掌握授课效果，尤其是学生掌握所学内容的程度。良好的堂测试题设计可以极大地调动学生的学习兴趣。一般在完整讲述完一个内容后，及时设计一个涵盖相关内容的堂测病例试题，往往能起到事半功倍的效果。

6. 留课后思考题　课后认真复习教材，以消化和巩固讲授内容。授课结束后应该提出一些思考题，拓展学生的思路，防止学生在记忆大量知识的同时，导致思想的僵化。

五、烧伤外科教学的教学评价和考核

课程评价内涵较广，我们将课程评价视为对教育过程的评估、测量和测验。有研究认为：课程评价包括课程目标评价、课程文本评价、授课过程评价和课程效果评价。课程评价有很多工具和量表。本文将采用三种方式对课程进行评价：教学文本评价、阶段性考试和教学效果反馈调查。

1. 教学文本评价　教学文本评价关注两个方面：一是文本是否齐备。也就是教学总体方案、教学设计、教学教案，教学幻灯等文本是否齐备，以及相关内容要素是否完整、表述是否科学、设计是否规范等。二是文本是否科学化表达和理性化呈现。作为授课知识的载体，文本必须编制得科学理性，与学生学习目标要高度契合，内容要符合学生学习的学习心理。

2. 阶段性考试　阶段考试可以选择堂测、课后思考题、章节考试、结业考试等。其中结业考试于课程授课结束后进行，实行教考分离，由教学组其他教师指定课程考核方案，通过试题库命题。考试结束后通过统一阅卷，对试题质量及试卷成绩进行分析，评价课程授课情况。

3. 教学效果反馈调查　反馈调查可于授课期间及授课结束后进行，由教研室向学生发放调查问卷，学生填写并为老师授课进行打分，回收问卷并进行统计分析，反馈课程教学授课质量。教学督导贯穿整个教学过程。通过选择优秀的老师，对整个教学过程随机进行随堂督导。对抽样课程进行某一时间点上的评价，对具体某堂课提出具体的评价，对好的做法进行表扬和交流，对需要改进的问题予以反馈督导。

对课程考核结果进行评价，可准确反映教学质量，而反映教学质量的重要指标就是老师的教学能力。建立老师授课质量评价体系，可综合学生评价、同行评价和教学管理部门评价等进行“三位一体”的总体评估。评价的指标主要包括：课堂内容融会贯通，讲解精炼；理论联系实际，易于理解；层次分明，重点突出，不照本宣科；重点、难点内容讲深讲透；板书整齐有条理，注重现代教育技术的应用；普通话授课，语言生动，快慢适中；熟练应用专业外语词汇，注重双语教学；启发式教学，调动学生积极思维；结合教学内容重视素质教育和辩证唯物主义方法论；教学内容丰富，反映外科学科进展。

参考文献

[1] 王明莲 . 教师为主导，学生为主体 [J]. 软件 . 教育现代化（电子版），2019,(1):188.

[2] 高桂桢 . 基于校院两级督导制度的教学质量评价指标体系构建研究 [J]. 创新教育研究 ,2019,7(03):351-358.

[3] 李红恩 . 学校课程评价的意蕴、维度与建议 [J]. 教学与管理：中学版，2019,(12):1-4.

[4] 任静，仲津漫，宦怡，等 . 以医学影像学课程为例浅谈教学 PPT 的审美取向 [J]. 实用放射学杂志 ,2019,35(7):1180-1181.

[5] 何云，郝嘉，刘禹莲，等 . 外科学及野战外科学课程教学设计的思考 [J]. 现代医药卫生，2010,26(16):2549-2550.

[6] 焦群，邝昌贤，林少芒 . 外科学总论实验课教学流程设计与实践 [J]. 国际医药卫生导报，2008,14(19):124-126.

[7] 何梅，颜洪 . 烧伤科临床手术技能教学中融入人文精神培养的探索 [J]. 局解手术学杂志，2013,22(3):324-325.

[8] 李学拥，李跃军，李望舟，等 . 如何提高烧伤外科临床教学质量探讨 [J]. 医学信息，2007,20(5):745-746.

［9］王忠庆，何苗．医疗大数据时代医院信息系统课程教学模式研究 [J]. 中国医学装备，2019,16(12):90–92.

［10］王凌，马路．基于“雨课堂”的医学信息检索课翻转课堂教学模式 [J]. 中华医学图书情报杂志，2019,28(9):75–80.

［11］谢百治，李冰，章战士．医学教育技术教程 [M]. 西安：第四军医大学出版社，2007.

第一章 伤情判断

编写 谢春晖
审阅 官 浩

本章节为烧伤伤情判断，是烧伤教学内容的第一课，是引言也是后续课程的基础，不但要回顾解剖、病理等相关基础知识，同时要介绍烧伤基本概念，更重要的是要讲述烧伤伤情判断的要点难点内容。从知识层面来看，本章内容是烧伤诊断的确立方法，是后续治疗方案的确立依据；从教学层面来看，本章节内容是烧伤教学内容的起点，关乎学生对后续课程学习的兴趣。所以说，本章教学对于烧伤教学来讲十分重要。

本章内容主要为烧伤伤情判断的几个依据，包括烧伤面积、烧伤深度、吸入性损伤等内容，主要特点为知识点多、内容繁杂，而且作为烧伤教学内容的第一课，教学对象基础知识较薄弱，尚未形成知识框架，教学难度较高。为了应对这些困难，本章在教学设计上采用了以问题导入的比喻模拟教学法：以学生为中心，以问题为导向，把枯燥的知识点，转为形象的比喻模拟，使未接触过临床工作的学生能直观理解知识点，为后续课程打下坚实的基础。

教学设计

一、教学目标

烧伤伤情判断是对烧伤患者准确评估和确立诊断的方法，是开展有效治疗的前提。只有熟练掌握烧伤伤情判断知识，才能在接诊烧伤患者的第一时间做出准确判断，确立明确的烧伤诊断，进而制订治疗方案。所以深刻理解和扎实掌握本章教学内容极为重要。

（一）整体目标

本部分课程在知识与技能方面是为了让学生了解烧伤的涵盖范围，理解烧伤伤情的影响因素，熟练掌握成人及小儿烧伤面积的估算方法，熟练掌握并理解烧伤深度的评估方法及病理基础，学会烧伤严重程度的评估方法，理解吸入性烧伤的发生过程及诊断要点，了解特殊原因烧伤的伤情评估和烧伤诊断的一般规则。

在情感方面是为了培养学生对烧伤学科的兴趣，感受临床医学人文情怀，提高安全意识，能够宣传推广烧烫伤预防安全知识。

（二）分层目标

在面对不同教学对象时，侧重点有所不同。

1. 针对本科生的教学目标 重点在于掌握重点知识点，培养临床思维能力及自主学习能力，提高安全意识。

2. 针对研究生的教学目标 重点在于深刻理解烧伤后皮肤的病理生理变化，能够快速准确地评估烧伤面积及深度；能够通过检索和阅读文献了解烧伤科学前沿知识。

3. 针对进修生的教学目标 重点在于规范临床习惯及临床知识，提高基础理论知识的掌握程度，进一步培养自我学习能力。

4. 针对实习、见习生的教学目标 重点在于了解烧伤学科涵盖范围，熟悉烧伤伤情评估要点，感受临床人文情怀，培养主动学习的兴趣。

二、教学重点

本章重点内容主要有烧伤面积的估算，烧伤深度的判定，烧伤严重程度分级和吸入性损伤的诊断依据。

本节课内容为烧伤伤情判断，最主要的判断依据即为烧伤面积和深度，故此两点为本节课的重点内容。另外是否存在吸入性损伤直接影响到烧伤严重程度的评估及治疗策略的制定，所以此知识点也是本章节重点内容。而根据以上几点，如何对烧伤严重程度划分等级也同样重要。

本节课为烧伤教学的第一课，是后续课程的基础，而且也是临床中确立烧伤诊断的方法和制定治疗方案的依据，故要求学生牢固掌握重点教学内容。另外，本节课烧伤深度判定部分需要一定的基础医学知识，如烧伤深度的掌握需要熟练掌握皮肤解剖层次、病理学中细胞和组织的适应与损伤及损伤修复等相关知识，所以需要学生课前及课中复习相关基础知识。

三、教学难点

烧伤面积的估算和烧伤深度的判定。

烧伤面积估算的主要难点在于评估方法多样，而且其中应用最广泛的中国新九分法，对于不同性别、年龄的个体，其估算方法也不尽相同。另外，面积估算中大量数字内容难于记忆，容易混淆，而烧伤伤情判断中需要快速估算烧伤面积。这种多样性及复杂性使烧伤面积的估算成为烧伤教学的难点内容，教学上既要讲述清楚各种方法的细节内容，也要教会学生在何种情况下采用何种方法，使学生熟练掌握而且能灵活运用。

烧伤深度判定的主要难点在于此知识点为条目类内容，各条目相似度较高，难于理解和记忆，易于混淆，既是学生的学习难点，也是教师的教学难点。另外，在临床工作中，烧伤深度判定也是临床难点内容，虽然目前出现一些客观评估仪器设备，但是其准确性以及临床应用仍有限，在临床工作数年的专科医生有时也会出现判断不准确的情况。所以，想要掌握这一知识点，需要结合人体解剖学、生理学、病理学等学科基础；同时结合实际临床病例，反复练习；教师也需要从教学方法上改善教学质量。

四、教学思路及整体设计

通过以往的教学经验及深度调研，总结出以往此部分课程教学的主要问题为：教学内容枯燥，记忆内容较多，易于遗忘。虽然我们也采用了多媒体教学、知识总结等教学方式，但是在师生见面会及学生代表调研会中学生们仍普遍反映：本节课程中多个知识点均为排列背诵内容，而且未接触过临床病人的学生很难理解教学内容，既往多采用"死记硬背"的学习模式，学习兴趣不高，学习效率低下，知识掌握不牢靠，无法有效地把理论知识转化为临床技能。

所以，我们通过教研组讨论、集体备课等方式总结出了新的教学方法：①整体采用以问题为导入的比喻模拟式教学，结合多媒体教具将以往枯燥的知识点作形象的比喻，使学生们能够理解性记忆。②加入大量临床案例，使学生直观对比，把教学知识与临床实践紧密结合。③通过课堂提问及课堂讨论，使学生从单纯的吸收听取知识转为与教师共同展开教学内容，从而活跃课堂气氛、加深知识记忆、提高教学质量，同时也培养了学生的临床思维及自我学习能力。

五、教学方法

1. PBL（problem-based learning）教学法 意为以问题为基础的教学方法。此学习法是指问题式学习或者项目式学习的教学方法，最早起源于20世纪50年代的医学教育。这是一套设计学习情境的教学方法，主要特点为以学生为中心，以问题为基础；在教学中提出问题，引发学生学习兴趣，并通过小组讨论，自发解决问题。本节课程中开篇引入新课部分，开始即提出问题：大家理解的烧伤是什么？包括哪些致伤原因？指导学生分组讨论，讨论后提问各组讨论出的结果，同时提出新的问题：电或者化学物质对皮肤的损伤与火焰的烧伤有何异同？可否归入烧伤？学生再次讨论。讨论后提问各组讨论结果。最后，给出教材中烧伤的定义，解释如此定义的原因，主要是因为火焰、热液、高温气体、激光、炽热金属液体或固体以及电、化学物质，这些致伤原因造成皮肤损伤的原理基本类似，对皮肤组织造成的病理生理学改变基本相同，所以统称为烧伤。

此教学方法与传统的以学科为基础的教学法有很大不同，强调以学生的主动学习为主，而不是传统教学中的以教师讲授为主。如此，可让学生参与到授课过程中，激发学生的学习兴趣，提高学生的自主学习能力。

2. 形象类比法 烧伤深度的判定为本节课程难点内容，主要原因是烧伤分度各部分文字讲述内容过多，对于未接触过烧伤临床患者的学生来讲难以形象记忆。故采用形象类比法，把皮肤层类比为防御阵地，把皮肤损伤深度类比为阵地损伤程度（图1-1）。具体来讲，就是把皮肤的角质层、生发层、附件及深层组织形象比喻为阵地中的铁丝网（第1道防线）、战壕（第2道防线）、碉堡（第3道防线）及城镇。不只是形象上的模仿，而且是功能相对应。皮肤角质层，位于皮肤最外层，起到物理防御作用，好比阵地中的铁丝网，是起到阻隔和抵御敌军攻击的第1道防线。而皮肤的生发层，其中的基底细胞是皮肤中的主要再生力量，好比阵地中的士兵，是阵地防御和重建的有生力量。基底细胞主要存在于皮肤生发层，部分存在于更深层的皮肤附件中，好比阵地中的战壕及碉堡。战壕的外形也像生发层一样，蜿蜒分布，碉堡也位于阵地更后方，构成阵地的第 2、3 道防线。皮肤下层的深部组织好比阵地后方的城镇，受到皮肤和防线的保护。

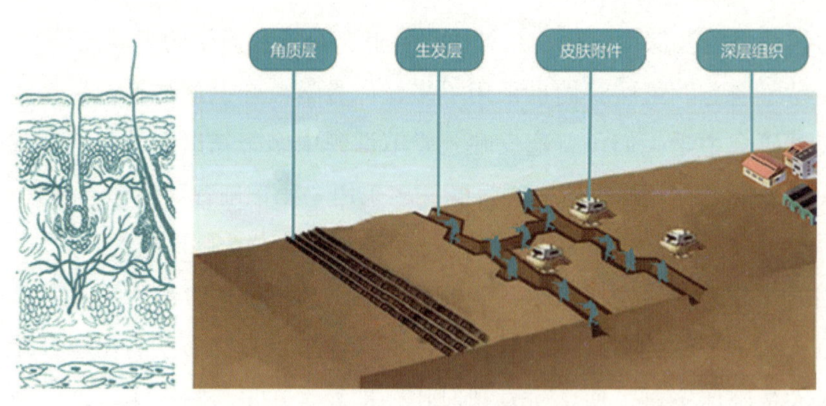

图 1-1　将皮损类比为阵地损伤

这样原本枯燥和难以记忆的知识点就变得具体生动，再结合动画表现各个分度损伤的深度，并表现出损伤修复后的外观，使学生掌握各分度损伤临床表现的同时，掌握损伤的预后。

3. 多媒体教学法　由于多数学生在课前并未接触过烧伤患者，教材中多为文字和模式图，学生无直观印象，所以知识点难以形象记忆和掌握。而目前大多数学校或医院均具备投影仪、多媒体等现代化教学设备，故采用多媒体教学法可发挥信息化教学的特点和优势，增强学生的学习兴趣，进一步强化学生的临床思维能力和综合分析能力。多媒体教学可以充分利用图像、视频、动画、声音和文字等多种信息同时作用于学生的感觉器官，具有较理想的集成性和交互性，信息量大，可提高学生兴趣、增强学习效果。应用多媒体教学时，不是单纯地把知识点抄录到课件中，而是把知识点形象化、直观化。例如本课程开篇播放烧伤意外发生视频，给未接触过烧伤的学生以直观印象，不但可以提高学生学习兴趣，有利于后续课程的开展，同时有利于提高学生安全意识，能够在课后宣传烧伤安全知识，有利于社会健康普及。

参考文献

[1] Zuo K J, Medina A, Tredget E E. Important Developments in Burn Care[J]. Plastic & Reconstructive Surgery, 2017, 139(1): 120e-138e.

[2] 贾赤宇 . 烧伤外科临床教学现状及改进构想 [J]. 医学研究杂志 , 2007, 036(010): 109-111.

[3] 崔晓阳，李益，廖虎，等 . PBL 教学法在我国医学教育中的应用及存在问题 [J]. 中华医学教育探索杂志，2010(04): 15-18.

[4] 李宏亮，和姬苓 . 多媒体教学在烧伤外科教学中的应用 [J]. 包头医学院学报，2010, 026(001): 107-108.

教案展示

教案首页

第__次课　　　　授课时间______年　月　日　　　　教案完成时间______年　月　日

<table>
<tr><td>课程名称</td><td colspan="7">烧伤外科学</td></tr>
<tr><td>年　级</td><td colspan="3"></td><td>专业、层次</td><td colspan="3"></td></tr>
<tr><td>教　员</td><td>谢春晖</td><td>职务</td><td>主治医师</td><td>授课方式
（大、小班）</td><td>大班课</td><td>学时</td><td>2 学时</td></tr>
<tr><td colspan="2">授课题目（章，节）</td><td colspan="6">伤情判断</td></tr>
<tr><td colspan="2">基本教材
（或主要参考书）</td><td colspan="6">基本教材：
陈孝平，汪建平，赵继宗．外科学．9 版．北京：人民卫生出版社，2018
主要参考书：
黎鳌．黎鳌烧伤学．上海：上海科学技术出版社，2001
杨宗城．烧伤治疗学．北京：人民卫生出版社，2006
丁文龙．系统解剖学．北京：人民卫生出版社，2018
李玉林．病理学．北京：人民卫生出版社，2013</td></tr>
<tr><td colspan="8">教学目的与要求：本部分课程是为了让学生了解烧伤的涵盖范围，理解烧伤伤情的影响因素，熟练掌握成人及小儿烧伤面积的估算方法，熟练掌握并理解烧伤深度的评估方法及病理基础，学会烧伤严重程度的评估方法，理解吸入性烧伤的发生过程及诊断要点。同时，培养学生对烧伤学科的兴趣，感受临床医学人文情怀，提高安全意识，宣传推广烧烫伤预防安全知识。
重点：烧伤面积的估算，烧伤深度的判定，烧伤严重程度分度，吸入性损伤的诊断依据。
难点：烧伤深度的判定。</td></tr>
<tr><td colspan="8">教学内容与时间安排：
第一学时：
1. 引入新课　（10 分钟）
2. 烧伤面积估算　（10 分钟）
3. 烧伤深度判定　（20 分钟）
4. 小结　（5 分钟）
第二学时：
1. 课程回顾　（5 分钟）
2. 严重程度评估　（5 分钟）
3. 吸入性损伤　（15 分钟）
4. 特殊原因烧伤　（10 分钟）
5. 烧伤诊断　（5 分钟）
6. 小结　（5 分钟）
教学方法：PBL 教学法、形象类比法、多媒体教学法、病例分析与课堂讲授结合。</td></tr>
<tr><td colspan="8">教研室审阅意见：

（教学组长签名）__________
（教研室主任签名）__________
年　月　日</td></tr>
</table>

（教案续页 1）

讲授与指导内容	讲课、互动内容设计	信息技术运用设计	课时分配	备注
第一学时： 烧伤外科 burn surgery 第一节　热力烧伤 一、伤情判断 1. 引入新课 提问：同学们理解的烧伤包括哪些？除了火焰的烧伤，热水以及化学物质的损伤是否属于烧伤？	PBL 教学： 引发思考、激发兴趣；在课程开始时以提问形式引发学生思考，让学生主动参与到课程中，激发学习兴趣。		1分钟	吸引学生注意力
·烧伤概念 烧伤指由火焰、热液，高温气体、激光、炽热金属液体或固体等引起的组织损害，为通常所称的或狭义的烧伤。由电、化学物质等所致的损伤，也属烧伤范畴。	介绍烧伤狭义和广义的定义。 让同学们了解烧伤的涵盖范围。			
·烧伤意外 日常生活中饮食热液是常见的致伤原因，常发生的地点为厨房和餐厅。 （1）小儿因认知水平和活动能力限制，属于烧烫伤高危人群，常因碰翻热水容器造成烫伤。 （2）天然气、煤气等的意外爆炸是常见的群体伤原因。 （3）而工厂的意外爆炸或火灾将导致大量人员伤亡。如 2014 年昆山爆炸事件共造成 200 余人伤亡。	烧伤意外视频： 引发关注兴趣 通过视频展示生活及工作中常见的烧伤意外情况。 给学生以直观印象，并引发兴趣。	【视频】 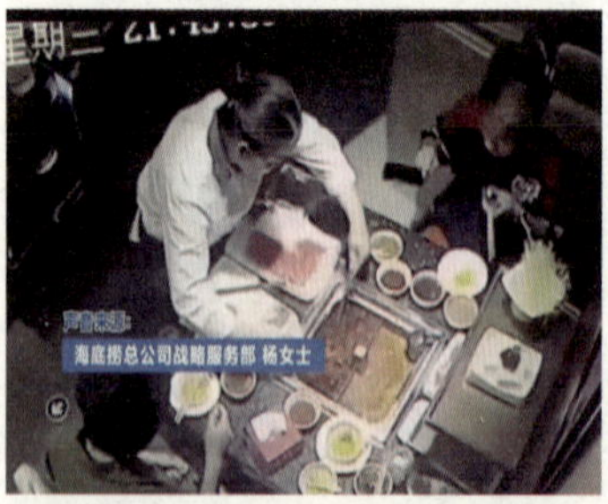 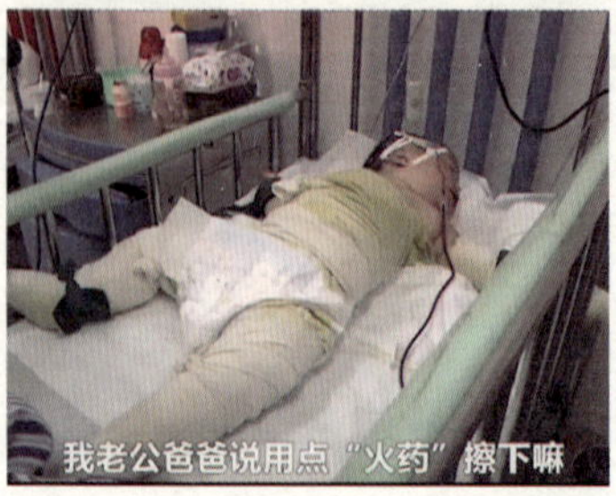 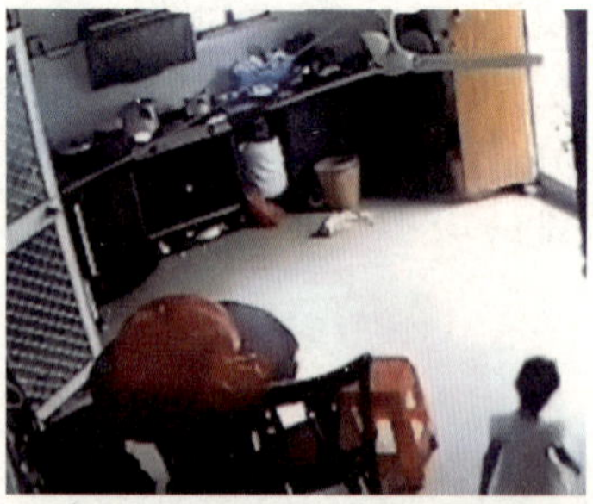	2分钟	注意幻灯操作和讲解同步

（教案续页 2）

		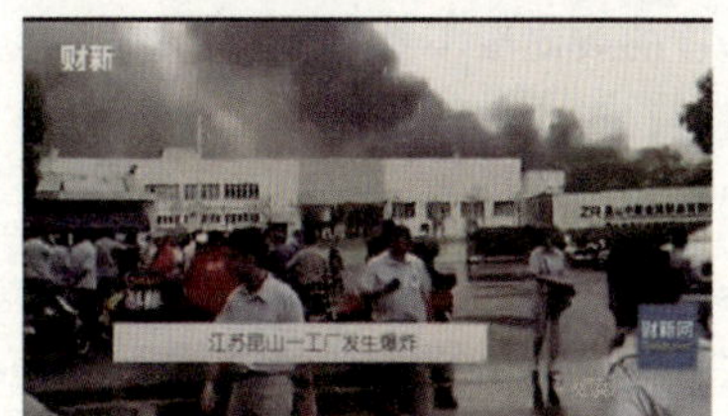		
·烧伤流行病学 据国际烧伤学会和国内外烧伤机构统计： 全球每年有超过 6000 万人发生烧伤。其中男女比例约 3 ∶ 1。年龄分布上青年及小儿最为常见，年龄 30 岁以上发病率逐渐降低。季节分布上夏季发病率因活动增多，高于其他季节。无论平时或战时，均以中小面积烧伤占多数，约为 80%~85%。且以头颈、手、四肢等暴露部位居多。这些部位均为重要功能部位，故对大多数病人来说，功能恢复是一重要问题。	通过统计数据，进一步强调烧伤的危害。		2 分钟	
·皮肤的结构和生理功能 皮肤为人体最大器官，成年人皮肤面积约 1.5~1.8m^2。 大家还知道人体其他一些器官的表面积么？人体肺泡面积约 70m^2，而肠黏膜表面积约 200m^2。 正常皮肤结构分为表皮层和真皮层，其深层为皮下脂肪组织。 表皮层由外向内分为角质层、透明层、颗粒层、棘细胞层、基底细胞层五层。真皮层分为乳头层和网状层两层。 皮肤内分布有汗腺、毛囊、皮脂腺等皮肤附属器，血管、神经以及多种感受器。	触类旁通，回顾以往课程及医学小知识。	【图】 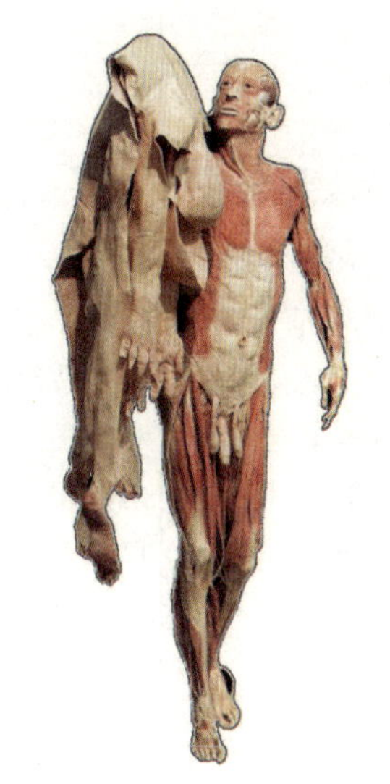	4 分钟	

（教案续页 3）

<table>
<tr><td>（续）大家从图中可以看到痛觉感受器主要分布于皮肤浅层，这一点大家记住，后面的课程中我们还将会提到。</td><td>通过皮肤结构示意图回顾皮肤解剖结构及生理功能，以便于理解烧伤深度等后续课程。</td><td> 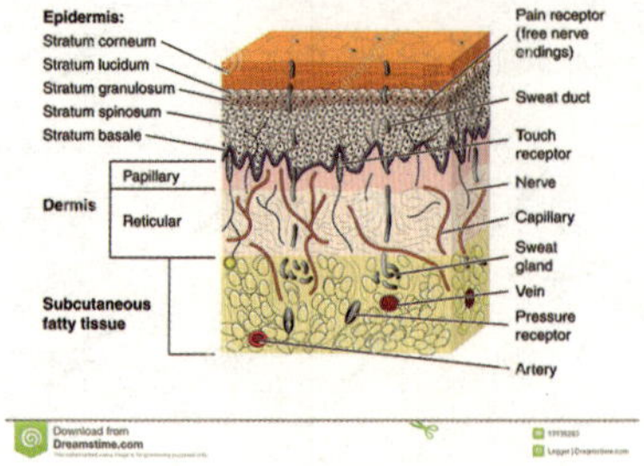</td><td></td><td></td></tr>
<tr><td>另外，身体各部位的表皮层不都是典型地分为五层，很多部位没有颗粒层及透明层。基底细胞层和棘细胞层因其具有生发能力，也称为生发层，所以角质层和生发层为表皮层的基本结构。</td><td>复习相关知识点</td><td></td><td></td><td></td></tr>
<tr><td>·课程整体设计
本章节内容整体分为六个部分：1. 烧伤面积；2. 烧伤深度；3. 严重程度评估；4. 吸入性损伤；5. 特殊原因烧伤；6. 烧伤诊断。分两学时学习，第一学时学习 1、2 两部分。</td><td>介绍整体课程设计。</td><td></td><td>1 分钟</td><td>整体介绍</td></tr>
<tr><td>2. 烧伤面积
常用的烧伤面积估算方法有手掌法和中国新九分法。
·手掌法
伤员本人五指并拢的手掌面积为体总面积的 1%TBSA。</td><td>图片配合动作演示：
强调易混淆知识点：
1. 使用患者的手掌评估；
2. 是五指并拢的手指加手掌的面积。</td><td>【图】 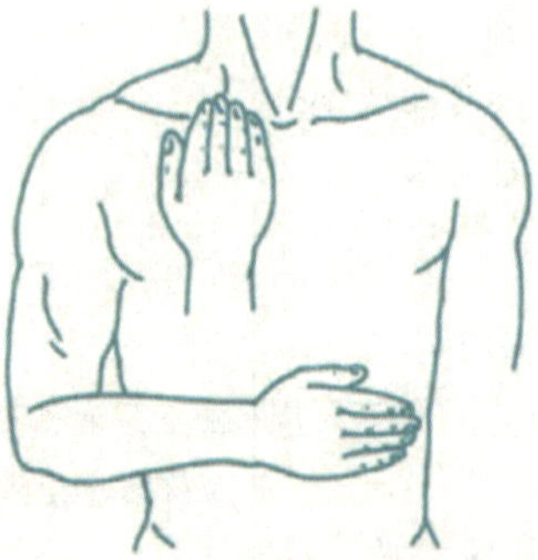</td><td>1 分钟</td><td>重点</td></tr>
<tr><td>·中国新九分法
是由原第三军医大学在 20 世纪 60 年代根据 450 名男女青壮年体表面积实测结果，简化后得出。
中国新九分法将体表划分为 11 个 9%，另外加一个 1%。即头颈部 1×9%，双上肢 2×9%，躯干 3×9%，双下肢 5×9%+1%。</td><td>简述中国新九分法起源。
让同学们了解我国烧伤前辈做出的贡献。
利用图表讲述每个部分的面积。
口诀方便记忆：和同学共同背诵口诀并结合肢体动作同步记忆。</td><td>【图表】 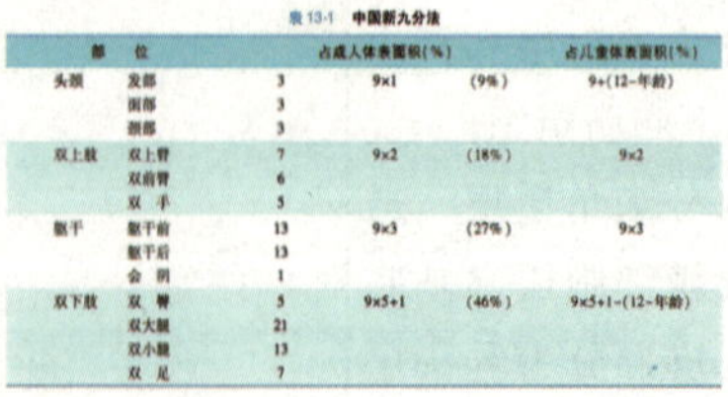
表 13-1 中国新九分法
<table><tr><th>部位</th><th></th><th>占成人体表面积(%)</th><th></th><th></th><th>占儿童体表面积(%)</th></tr><tr><td>头颈</td><td>发部</td><td>3</td><td>9×1</td><td>(9%)</td><td>9+(12-年龄)</td></tr><tr><td></td><td>面部</td><td>3</td><td></td><td></td><td></td></tr><tr><td></td><td>颈部</td><td>3</td><td></td><td></td><td></td></tr><tr><td>双上肢</td><td>双上臂</td><td>7</td><td>9×2</td><td>(18%)</td><td>9×2</td></tr><tr><td></td><td>双前臂</td><td>6</td><td></td><td></td><td></td></tr><tr><td></td><td>双 手</td><td>5</td><td></td><td></td><td></td></tr><tr><td>躯干</td><td>躯干前</td><td>13</td><td>9×3</td><td>(27%)</td><td>9×3</td></tr><tr><td></td><td>躯干后</td><td>13</td><td></td><td></td><td></td></tr><tr><td></td><td>会 阴</td><td>1</td><td></td><td></td><td></td></tr><tr><td>双下肢</td><td>双 臀</td><td>5</td><td>9×5+1</td><td>(46%)</td><td>9×5+1-(12-年龄)</td></tr><tr><td></td><td>双大腿</td><td>21</td><td></td><td></td><td></td></tr><tr><td></td><td>双小腿</td><td>13</td><td></td><td></td><td></td></tr><tr><td></td><td>双 足</td><td>7</td><td></td><td></td><td></td></tr></table></td><td>3 分钟</td><td>课堂互动</td></tr>
</table>

（教案续页4）

<table>
<tr><td></td><td></td><td></td><td></td><td></td></tr>
<tr><td>女性因其解剖特点，臀部占比较男性大而足部较小，故均占体表面积6%，而男性臀部5%、足部7%。
小儿因其生长发育特点，表现为头大下肢小，随着生长逐渐接近成人比例。所以计算面积时需结合小儿年龄。头颈部面积由成人的9%增加12-年龄，而双下肢面积为46%-（12-年龄）。</td><td>介绍女性及小儿烧伤面积估算方法。

结合图片，理解小儿身材比例差异。</td><td>【图】</td><td>2
分
钟</td><td></td></tr>
<tr><td>·十分法
除了以上两种常见的面积估算方法外还有十分法，同学们可以了解一下。十分法是解放军159医院实测简化而成。
此表为450名青壮年实测体表面积，将其简化为头、双上肢、躯干、双下肢各占体表面积的1、2、3、4个10%。
其优点是方便记忆，使用方便，但与实测面积差异较大。
另外国际上还有Wallace法估算烧伤面积。</td><td>作为了解内容丰富知识面。</td><td>【表】
表1-3　450名男女青壮年身体各部位体表面积统计
<table>
<tr><th>部位</th><th>界限值（cm²）</th><th>平均值（cm²）</th><th>标准误</th><th>标准差</th><th>变异系数</th><th>占全身的百分比（%）</th></tr>
<tr><td>头</td><td>556～1471</td><td>1053</td><td>3.89</td><td>83</td><td>7.94</td><td>6.52</td></tr>
<tr><td>颈</td><td>300～811</td><td>427</td><td>2.64</td><td>56</td><td>13.12</td><td>2.64</td></tr>
<tr><td>左臂</td><td>382～1467</td><td>639</td><td>3.77</td><td>80</td><td>12.52</td><td>3.96</td></tr>
<tr><td>右臂</td><td>381～1542</td><td>654</td><td>3.97</td><td>80</td><td>12.28</td><td>4.05</td></tr>
<tr><td>左前臂</td><td>393～812</td><td>491</td><td>2.09</td><td>44</td><td>9.48</td><td>3.04</td></tr>
<tr><td>右前臂</td><td>400～832</td><td>505</td><td>2.20</td><td>47</td><td>8.76</td><td>3.13</td></tr>
<tr><td>左手</td><td>313～514</td><td>395</td><td>1.58</td><td>34</td><td>8.50</td><td>2.44</td></tr>
<tr><td>右手</td><td>290～490</td><td>397</td><td>1.62</td><td>34</td><td>8.63</td><td>2.46</td></tr>
<tr><td>左半躯</td><td>1632～2958</td><td>2141</td><td>9.86</td><td>209</td><td>9.77</td><td>13.25</td></tr>
<tr><td>右半躯</td><td>1621～2964</td><td>2161</td><td>9.95</td><td>211</td><td>9.76</td><td>13.38</td></tr>
<tr><td>左股</td><td>1513～2818</td><td>2021</td><td>9.53</td><td>202</td><td>10.00</td><td>12.51</td></tr>
<tr><td>右股</td><td>1506～2807</td><td>2024</td><td>9.72</td><td>206</td><td>10.19</td><td>12.53</td></tr>
<tr><td>左小腿</td><td>614～1589</td><td>1033</td><td>4.83</td><td>103</td><td>9.92</td><td>6.39</td></tr>
<tr><td>右小腿</td><td>616～1607</td><td>1034</td><td>5.09</td><td>108</td><td>10.44</td><td>6.40</td></tr>
<tr><td>左足</td><td>406～987</td><td>587</td><td>3.09</td><td>66</td><td>11.17</td><td>3.63</td></tr>
<tr><td>右足</td><td>425～997</td><td>594</td><td>3.07</td><td>65</td><td>10.97</td><td>3.68</td></tr>
</table>注：全身总体表面积16 156（cm²）</td><td>1
分
钟</td><td></td></tr>
</table>

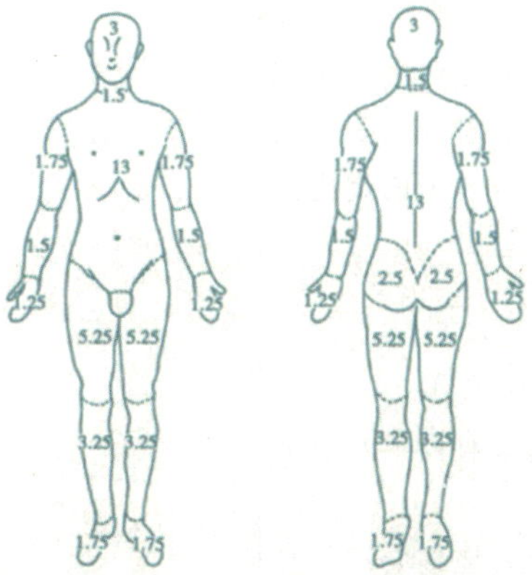

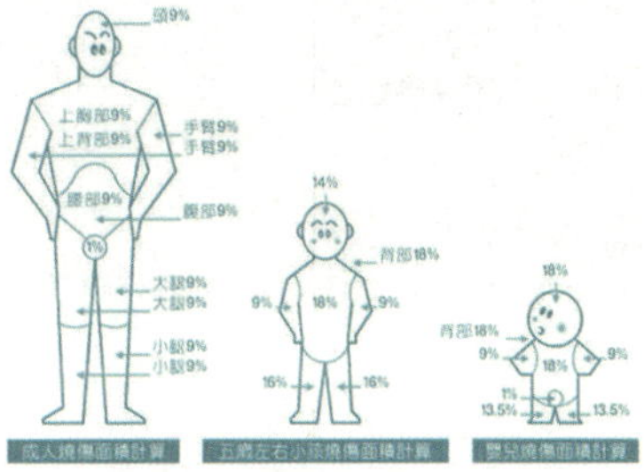

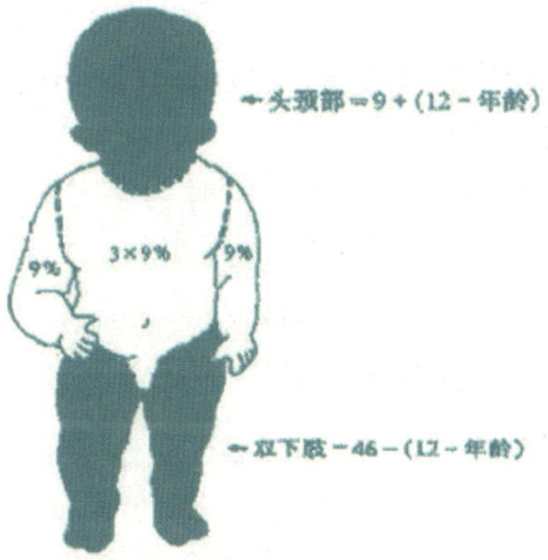

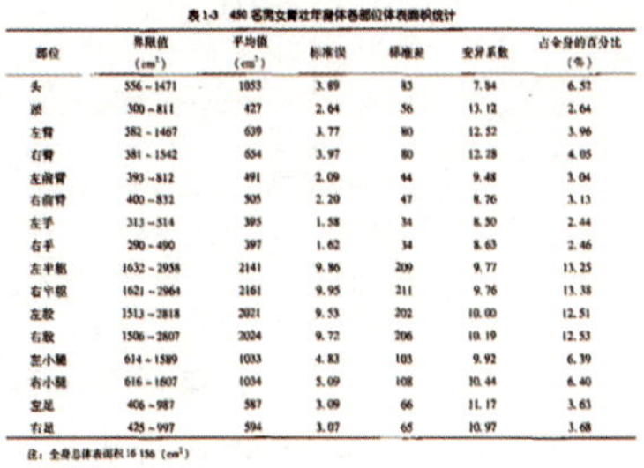

（教案续页 5）

<table>
<tr>
<td>此表为中国九分法、十分法和国际上的 Wallace 法的对比。对比看来中国九分法更符合中国人的身材比例，故为目前国内烧伤面积估算的标准方法。</td>
<td></td>
<td>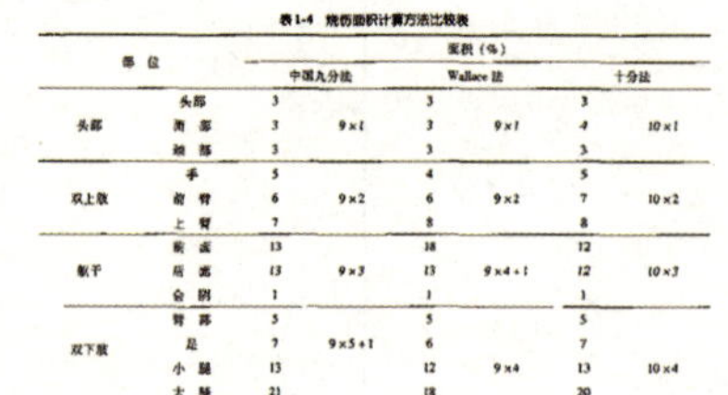
表1-4 烧伤面积计算方法比较表
<table>
<tr><td rowspan="2" colspan="2">部 位</td><td colspan="6">面积（%）</td></tr>
<tr><td colspan="2">中国九分法</td><td colspan="2">Wallace 法</td><td colspan="2">十分法</td></tr>
<tr><td rowspan="3">头部</td><td>头部</td><td>3</td><td rowspan="3">9×1</td><td>3</td><td rowspan="3">9×1</td><td>3</td><td rowspan="3">10×1</td></tr>
<tr><td>面 部</td><td>3</td><td>3</td><td>4</td></tr>
<tr><td>颈 部</td><td>3</td><td>3</td><td>3</td></tr>
<tr><td rowspan="3">双上肢</td><td>手</td><td>5</td><td rowspan="3">9×2</td><td>4</td><td rowspan="3">9×2</td><td>5</td><td rowspan="3">10×2</td></tr>
<tr><td>前 臂</td><td>6</td><td>6</td><td>7</td></tr>
<tr><td>上 臂</td><td>7</td><td>8</td><td>8</td></tr>
<tr><td rowspan="3">躯干</td><td>前 面</td><td>13</td><td rowspan="3">9×3</td><td>18</td><td rowspan="3">9×4+1</td><td>12</td><td rowspan="3">10×3</td></tr>
<tr><td>后 面</td><td>13</td><td>13</td><td>12</td></tr>
<tr><td>会 阴</td><td>1</td><td>1</td><td>1</td></tr>
<tr><td rowspan="4">双下肢</td><td>臀 部</td><td>5</td><td rowspan="4">9×5+1</td><td>5</td><td rowspan="4">9×4</td><td>5</td><td rowspan="4">10×4</td></tr>
<tr><td>足</td><td>7</td><td>6</td><td>7</td></tr>
<tr><td>小 腿</td><td>13</td><td>12</td><td>13</td></tr>
<tr><td>大 腿</td><td>21</td><td>18</td><td>20</td></tr>
</table></td>
<td>1
分
钟</td>
<td></td>
</tr>
<tr>
<td>·烧伤面积估算注意事项
烧伤面积估算时，有以下几点需要注意：
1. Ⅰ度烧伤不计入烧伤面积估算值；
2. 此为估算值，只记录整数；
3. 大面积烧伤患者可估算未受伤部分皮肤面积，再以 100% 减之以快速估算；
4. 吸入性损伤不计入烧伤面积，但明确诊断时需要记录。</td>
<td></td>
<td></td>
<td>2
分
钟</td>
<td></td>
</tr>
<tr>
<td>3. 烧伤深度
·三度四分法
目前临床常用的是三度四分法，三度四分法就是把烧伤分为Ⅰ、Ⅱ、Ⅲ三个分度，又把Ⅱ度细分为浅Ⅱ度和深Ⅱ度，共四个分度。三度四分法是根据烧伤达到皮肤的深度来界定的。最主要是根据生发层的损伤程度：Ⅰ度生发层未受损，Ⅱ度生发层部分受损，Ⅲ度生发层全部受损。</td>
<td>解释分度原因让学生理解性记忆，不要死记硬背，结合模式图说明，同时为后续内容做铺垫。</td>
<td>【图】
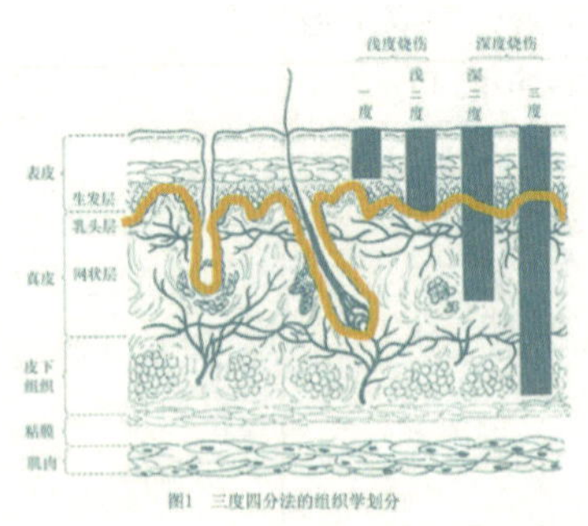

图1 三度四分法的组织学划分</td>
<td>2
分
钟</td>
<td>重
点
难
点
内
容</td>
</tr>
<tr>
<td>·皮肤的基本结构
回顾皮肤基本结构</td>
<td>利用动画，动态展示并在此回顾正常皮肤基本结构。</td>
<td>【动画】
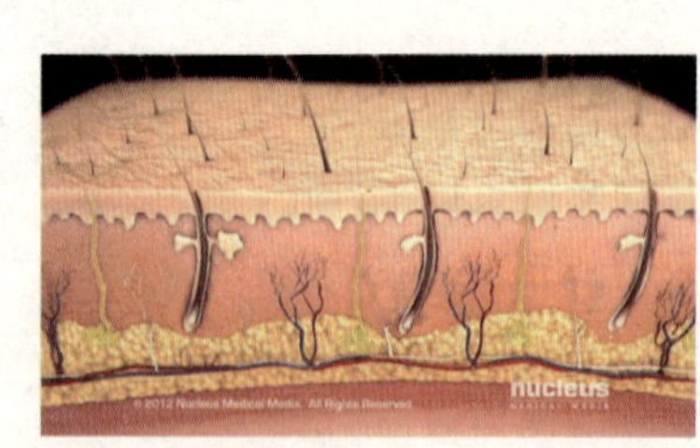</td>
<td>1
分
钟</td>
<td></td>
</tr>
<tr>
<td>形象类比法：
把皮肤比喻为防御阵地，构成三道防线：第一道防线铁丝网代表角质层，第二道防线战壕代表生发层，第三道防线碉堡代表皮肤附件，防线后城镇代表皮下深层组织。</td>
<td>本节课亮点内容：
利用比喻方法形象展示皮肤结构，从原理形象比喻，避免枯燥的文字说明，利于记忆和产生学习兴趣。</td>
<td>【图】
</td>
<td>2
分
钟</td>
<td>形
象
类
比</td>
</tr>
</table>

（教案续页6）

	将皮肤的角质层、生发层、附件及深层组织形象比喻为阵地中的铁丝网（第1道防线）、战壕（第2道防线）、碉堡（第3道防线）、城镇。（后续内容将围绕动画和阵地模式图展开）			
· I度烧伤 伤及表皮浅层，生发层健在。表现为皮肤表面红斑。	利用动画动态展示I度烧伤涉及的层次和临床表现。	【动画】 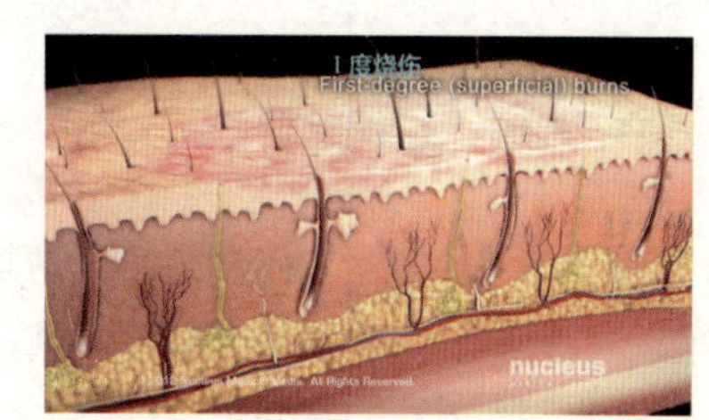 	3分钟	重点内容
I度烧伤好比阵地中敌军攻破第1道防线铁丝网，但2、3道防线均未受损，所以战壕及碉堡内的士兵可迅速反击击退敌军。	利用阵地模式图形象比喻I度烧伤涉及的层次和预后。 理解要点为第1道防线铁丝网受损。	【图】 I度烧伤 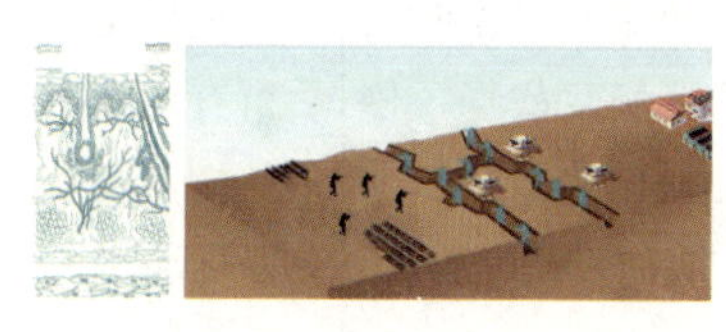		
击退敌军后可修复阵地，与战斗前阵地无明显差异。	修复后与战斗前相同，说明I度烧伤的预后。	I度烧伤 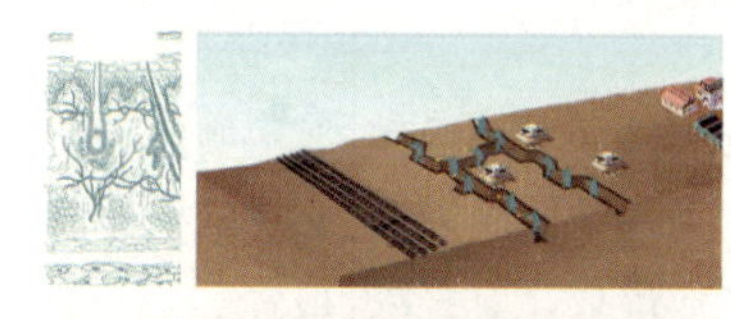		
I度烧伤伤及表皮浅层，生发层健在。皮肤表面红斑，干燥，烧灼感。3~7天脱屑痊愈，短期色素沉着。 远期无瘢痕形成。	展示实际病例： 直观展示I度烧伤的临床表现和愈合后。 伤后皮肤表现为红斑，伴烧灼感。 利用图片展示I度烧伤最常见的致伤原因为晒伤。	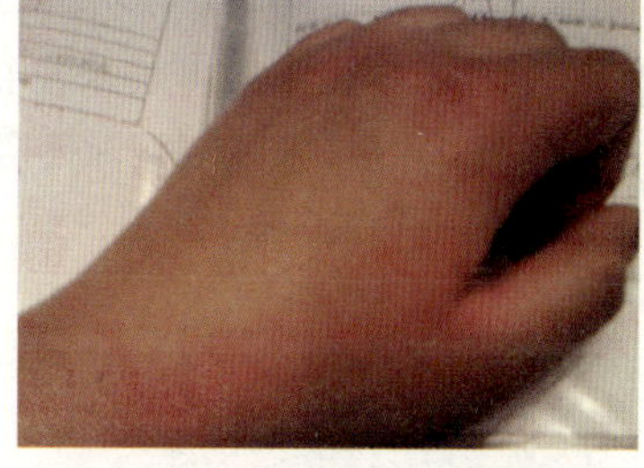 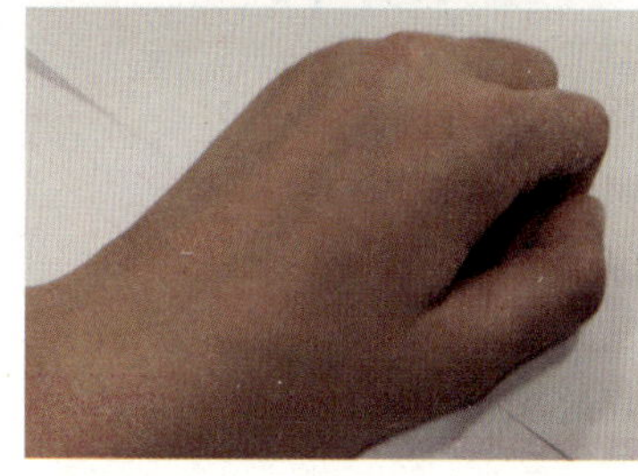		

（教案续页 7）

		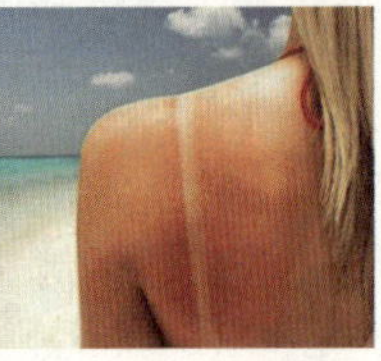		重点内容
·Ⅱ度烧伤 Ⅱ度烧伤伤及表皮生发层及真皮层，表现为局部水疱，按损伤程度可细分为浅Ⅱ度及深Ⅱ度烧伤。	再次利用动画动态展示Ⅱ度烧伤涉及的层次和临床表现	【动画】 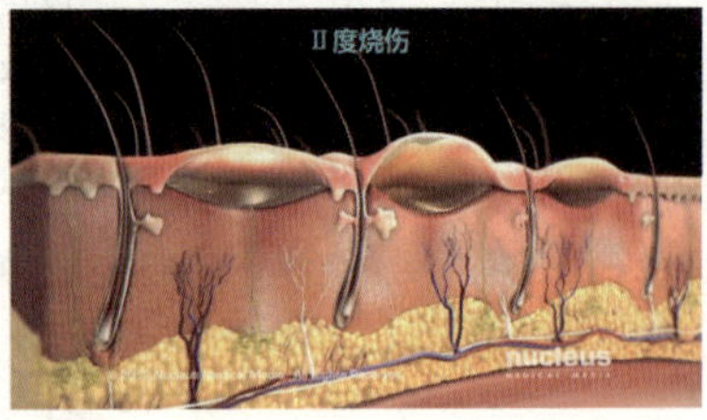 	3分钟	
·浅Ⅱ度烧伤 伤及表皮的生发层和真皮的乳头层,局部有大小不一的水疱形成。好比阵地中敌军攻破铁丝网及部分战壕，形成大小不一的弹坑积水。但碉堡及残存战壕中的士兵仍可反击并击退敌军，但需时较长，大约 1~2 周可修复战场，修复后可见阵地受损痕迹，好比Ⅱ度烧伤愈合后的色素沉着。	利用阵地模式图形象比喻浅Ⅱ度烧伤涉及的层次和预后。 理解要点为第 2 道防线战壕部分受损。 修复后可见阵地部分弹坑，说明Ⅱ度烧伤愈合后留有色素沉着。	【图】 浅Ⅱ度烧伤 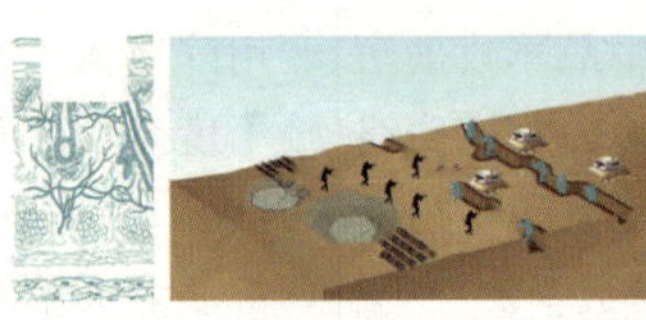 浅Ⅱ度烧伤 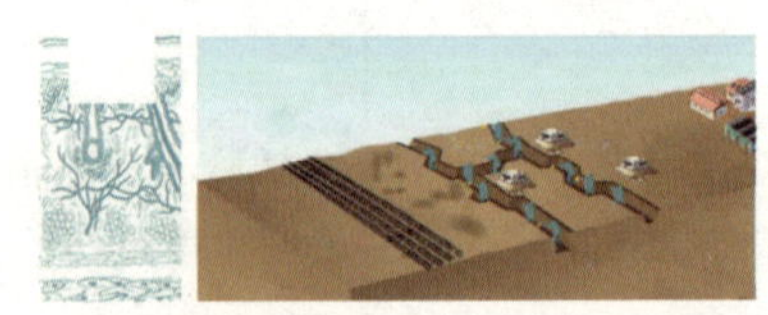		
浅Ⅱ度烧伤伤及表皮的生发层和真皮的乳头层，局部红肿明显，有大小不一的水疱形成，内有淡黄色澄清液体，水疱皮剥脱，可见创面红润，潮湿，疼痛明显。处理合适，一般 1~2 周可以愈合，一般不留瘢痕，可有色素沉着。	展示实际病例，说明浅Ⅱ度烧伤的临床表现和预后 多图片展示浅Ⅱ度烧伤愈合过程和远期效果。	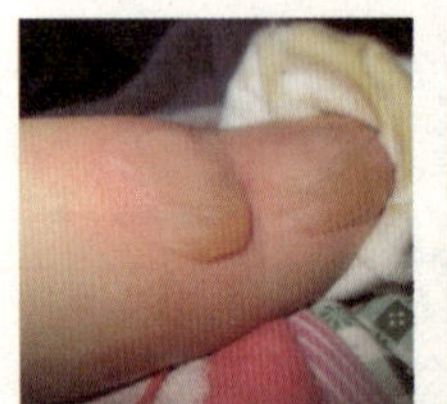 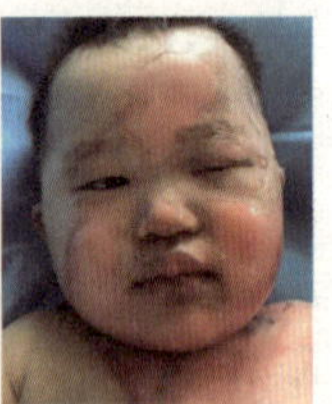 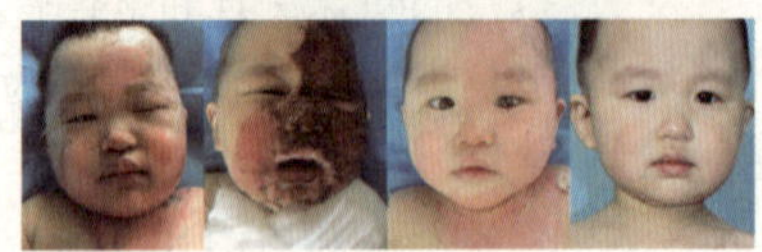		
·深Ⅱ度烧伤 伤及真皮乳头层以下，仍残留部分网状层，深浅不一致，也可以有水疱,好比阵地中敌军攻破第 1、2 道防线铁丝网和战壕，形成弹坑积水，碉堡部分残留。经过碉堡中残存士兵 3~4 周的艰难抵抗，		【图】 深Ⅱ度烧伤 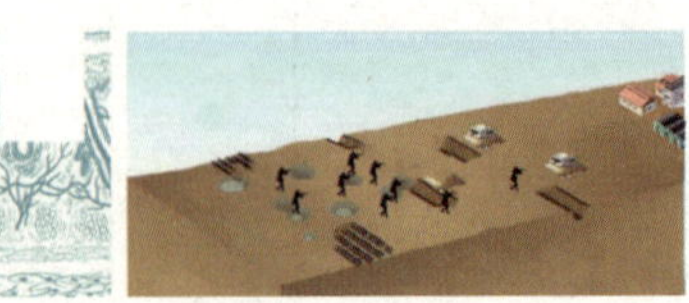	3分钟	

（教案续页8）

<table>
<tr>
<td>（续）击退敌军修复阵地，但修复后的阵地已经满目疮痍，结构改变，好比深Ⅱ度烧伤愈合后形成的瘢痕。
实际病例中深Ⅱ度烧伤伤及真皮乳头层以下，仍残留部分网状层，深浅不一致，也可以有水疱，去除疱皮后，创面微湿，红白相间，感觉迟钝。一般3~4周愈合，常有瘢痕形成。</td>
<td>利用阵地模式图形象比喻深Ⅱ度烧伤涉及的层次和预后。
理解要点为第2道防线战壕全部受损。修复后弹坑明显，阵地布局改变，说明深Ⅱ度烧伤愈合后形成瘢痕。
展示实际病例，说明深Ⅱ度烧伤的临床表现、愈合过程和远期效果。</td>
<td>深Ⅱ度烧伤
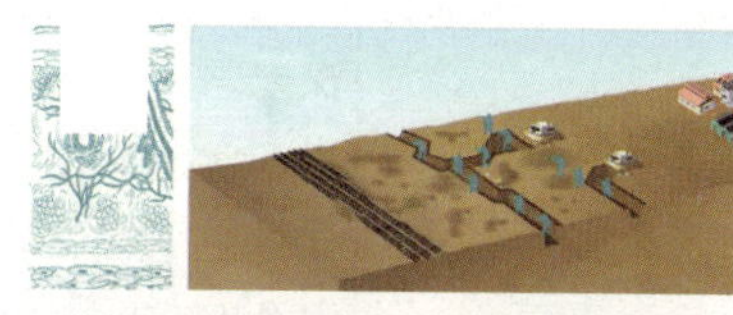
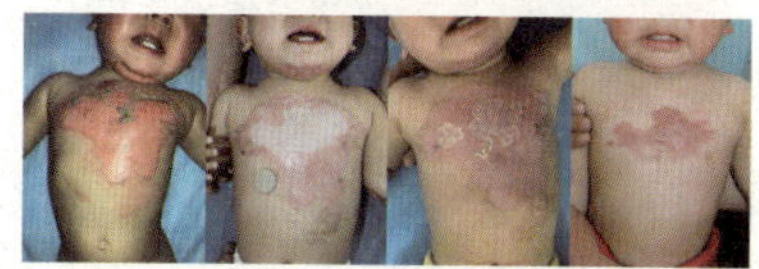</td>
<td></td>
<td></td>
</tr>
<tr>
<td>·Ⅲ度烧伤
Ⅲ度烧伤伤及全层皮肤，可深达肌肉、骨骼，甚至内脏器官等。好比阵地中敌军长驱直入攻破全部防线，甚至后方城镇。</td>
<td>利用动画动态展示Ⅲ度烧伤涉及的层次和临床表现</td>
<td>【动画】
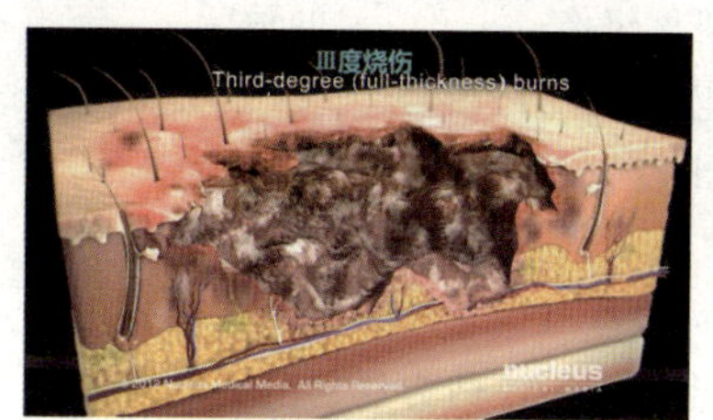
</td>
<td>3
分
钟</td>
<td></td>
</tr>
<tr>
<td>而阵地中已无有生力量，所以无法修复阵地，大多需要其他阵地调集兵力，好比Ⅲ度烧伤创面多需植皮修复。
全层皮肤烧伤，可深达肌肉、骨骼，甚至内脏器官等。创面蜡白、焦黄，甚至碳化。质地坚硬如皮革状，干燥，无渗液，发凉，针刺和拔毛无痛觉。可见粗大的树枝状血管网（真皮下血管栓塞）3~4周痂皮脱落，非手术不能愈合。</td>
<td>利用阵地模式图形象比喻Ⅲ度烧伤涉及的层次和预后
理解要点为第3道防线碉堡甚至城镇受损。
阵地无法自我修复，说明Ⅲ度烧伤一般不能自行愈合。
展示实际病例，说明Ⅲ度烧伤的临床表现。</td>
<td>Ⅲ度烧伤
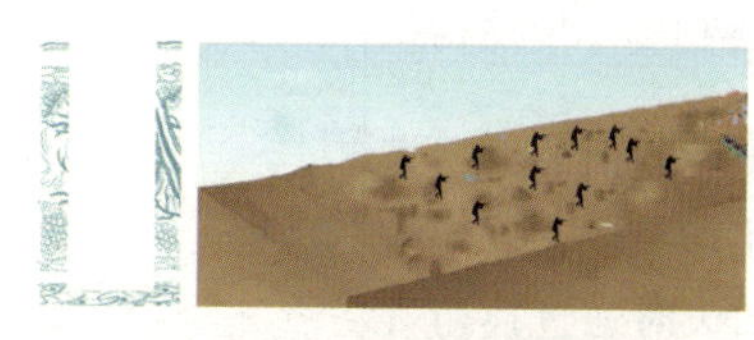
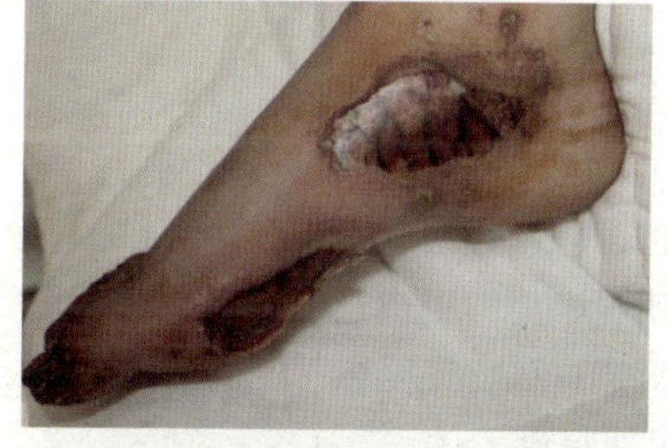
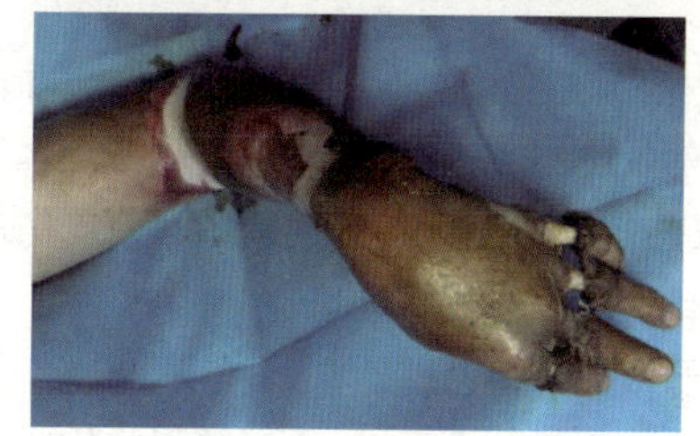</td>
<td></td>
<td></td>
</tr>
<tr>
<td>·总结：三度四分法
实际临床工作中遇到的烧伤创面经常是各个不同深度共同存在的混合烧伤，这时候更加仔细判断各部位不同的烧伤深度尤为重要。</td>
<td>以实际病例提问学生烧伤深度，目的是让学生了解不同深度烧伤的临床表现。</td>
<td></td>
<td>1
分
钟</td>
<td></td>
</tr>
</table>

（教案续页 9）

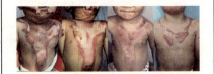

<table>
<tr>
<td>一例常见的小儿面颈躯干部位的热液烫伤，请评估一下各个部位的烧伤深度。</td>
<td>利用图片互动，要求学生判断患者创面的烧伤深度。
提问学生深度，目的是让学生了解临床往往是混合度。</td>
<td>【照片】
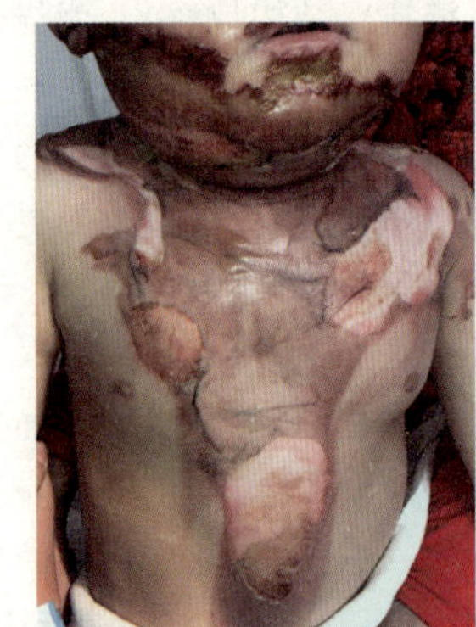</td>
<td>1
分
钟</td>
<td></td>
</tr>
<tr>
<td>红色标记范围内皮肤呈蜡黄色，干燥，评估为Ⅲ度烧伤；
黄色标记范围内皮肤红白相间，以白为主，渗出较少，评估为深Ⅱ度烧伤；
绿色标记范围内皮肤红白相间，以红为主，渗出较多，评估为浅Ⅱ度烧伤；
蓝色标记范围内皮肤红斑，未见水疱及破溃，故评估为Ⅰ度烧伤。</td>
<td>同时了解不同深度烧伤的预后。</td>
<td>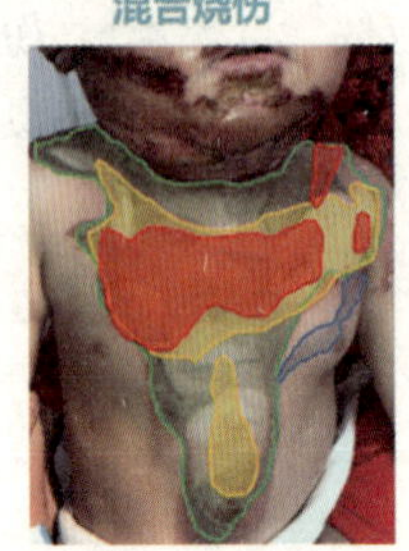
</td>
<td></td>
<td></td>
</tr>
<tr>
<td>通过观察这例患者创面的发展情况验证判断是否准确：
可以看到，第 5 天时通过换药去除了表面腐皮，中心苍白无血运，越靠近创面边缘，创面颜色越红润。经过 30 天创面基本愈合，经过 180 天的随访，可以看到创面中心瘢痕形成明显，周围形成色素沉着，而左胸部皮肤已完全恢复正常，符合早期判断。</td>
<td></td>
<td>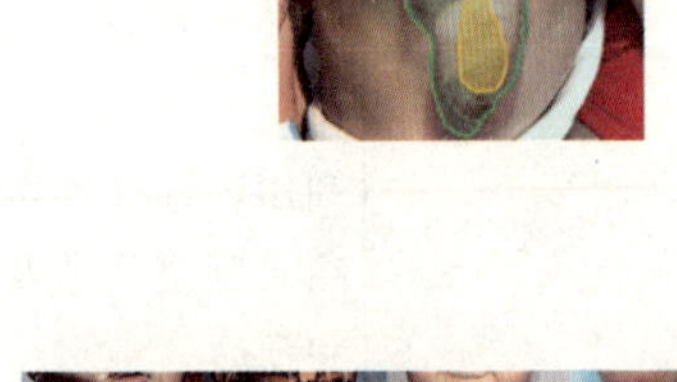</td>
<td></td>
<td></td>
</tr>
<tr>
<td>各深度烧伤特点回顾：
Ⅰ度烧伤伤及角质层、透明层、颗粒层、棘状层等，生发层健在。表现为局部似红斑，轻度红肿热痛，无水疱，干燥，无感染；感觉微过敏，常为烧灼感，拔毛试验疼痛；温度微增；2~3d 内症状消退，3~5d 痊愈，脱屑、无瘢痕。
浅Ⅱ度烧伤可伤及生发层、甚至真皮乳头层，表现为水疱较大，</td>
<td>以表格的形式和同学一起总结和回忆本节课重点内容——烧伤深度评估。
通过解剖结构受损程度理解性记忆各深度烧伤特点。</td>
<td>【表】
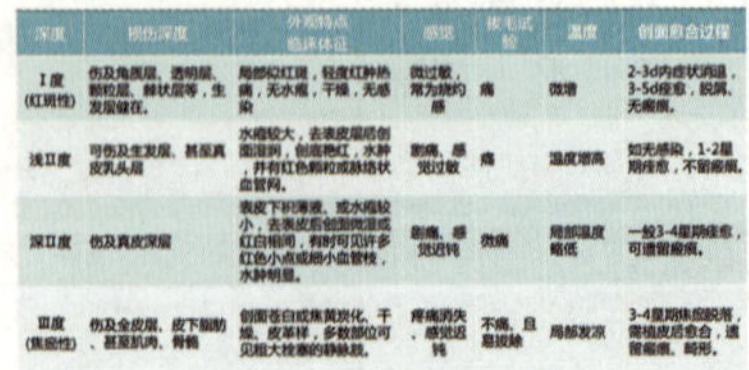
<table>
<tr><th>深度</th><th>损伤深度</th><th>外观特点
临床体征</th><th>感觉</th><th>拔毛试验</th><th>温度</th><th>创面愈合过程</th></tr>
<tr><td>Ⅰ度
(红斑性)</td><td>伤及角质层、透明层、颗粒层、棘状层等，生发层健在。</td><td>局部似红斑，轻度红肿热痛，无水疱，干燥，无感染</td><td>微过敏，常为烧灼感</td><td>痛</td><td>微增</td><td>2-3d内症状消退，3-5d痊愈，脱屑、无瘢痕。</td></tr>
<tr><td>浅Ⅱ度</td><td>可伤及生发层、甚至真皮乳头层</td><td>水疱较大，去表皮层后创面湿润，创底艳红，水肿，并有红色颗粒或脉络状血管网。</td><td>剧痛、感觉过敏</td><td>痛</td><td>温度增高</td><td>如无感染，1-2星期痊愈，不留瘢痕。</td></tr>
<tr><td>深Ⅱ度</td><td>伤及真皮深层</td><td>表皮下积薄液、或水疱较小，去表皮后创面微湿或红白相间，有时可见许多红色小点或细小血管枝，水肿明显。</td><td>剧痛、感觉迟钝</td><td>微痛</td><td>局部温度略低</td><td>一般3-4星期痊愈，可遗留瘢痕。</td></tr>
<tr><td>Ⅲ度
(焦痂性)</td><td>伤及全皮层、皮下脂肪、甚至肌肉、骨骼</td><td>创面苍白或焦黄炭化、干燥、皮革样，多数部位可见粗大栓塞的静脉枝。</td><td>疼痛消失、感觉迟钝</td><td>不痛、且易拔除</td><td>局部发凉</td><td>3-4星期焦痂脱落，需植皮后愈合，遗留瘢痕、畸形。</td></tr>
</table>
</td>
<td>2
分
钟</td>
<td></td>
</tr>
</table>

（教案续页 10）

（续）去表皮层后创面湿润，创底艳红、水肿，并有红色颗粒或脉络状血管网；感觉过敏、剧痛；拔毛试验疼痛；温度增高。如无感染，1~2 星期痊愈，不留瘢痕。 深Ⅱ度烧伤伤及真皮深层，表现为表皮下积薄液，或水疱较小，去表皮后创面微湿或红白相间，有时可见许多红色小点或细小血管，水肿明显；感觉迟钝、疼痛；拔毛试验微痛；局部温度略低。一般 3~4 星期痊愈，可遗留瘢痕。 Ⅲ度烧伤伤及全皮层、皮下脂肪，甚至肌肉、骨骼，表现为创面苍白或焦黄炭化、干燥、皮革样，多数部位可见粗大栓塞的静脉；感觉迟钝、疼痛消失；拔毛试验不痛，且易拔除；局部发凉。3~4 星期焦痂脱落，需植皮后愈合，遗留瘢痕、畸形。				
·创面深度监测方法 溴酚蓝染色法 金霉素荧光法 创面温度测定法 红外线照相法 活体组织检查 创面微循环检测法	扩展内容 了解临床前沿技术和方法。 目前可用于创面深度评估的设备其准确性及可靠性尚有待提高，现阶段仍需临床医生通过经验判断。		1 分钟	课后自学
·烧伤深度判断注意事项： ①不同部位皮肤厚度不同，同样的致伤原因造成的烧伤深度常不同，足底、背部等皮肤较厚，不易发生深度烧伤，而手背等皮肤较薄部位则常发生深度烧伤，在评估时需要注意。 ②不同年龄、性别、职业人群的皮肤厚度存在差异性，小儿皮肤薄嫩，常造成深度烧伤，需特别注意。	实际中烧伤深度判断较为复杂，这些特殊情况及事项需要在实际评估中灵活运用。		2 分钟	

（教案续页 11）

（续）③烧伤原因不同，临床表现常不同。如酸烧伤后，表层蛋白凝固变色，容易估计偏深；碱烧伤后，脂肪皂化，常继续加深，容易估计偏浅。 ④烧伤深度是动态变化的，如创面热力残留、受压、感染等均可造成创面加深，而及时有效的创面处理有利于创面愈合，所以需观察创面变化进行动态评估。 ⑤临床上，为了方便起见，常把Ⅰ度和浅Ⅱ度烧伤合称为“浅度烧伤”，而把深Ⅱ度烧伤和Ⅲ度烧伤合称为“深度烧伤”。				
4. 小结 回顾本学时主要内容： 皮肤解剖、烧伤面积、烧伤深度。	结合图片回顾烧伤面积估算方法中的手掌法和中国新九分法。 围绕阵地防御模式图回顾皮肤解剖层次及烧伤深度判断依据，烧伤深度评估的三度四分法。	【图】	2 分钟	课程内容回顾
第二学时： 1. 课程回顾 回顾烧伤概念、皮肤解剖、烧伤面积估算、烧伤深度评估要点	结合图片回顾第一学时内容，温故知新。	【图】 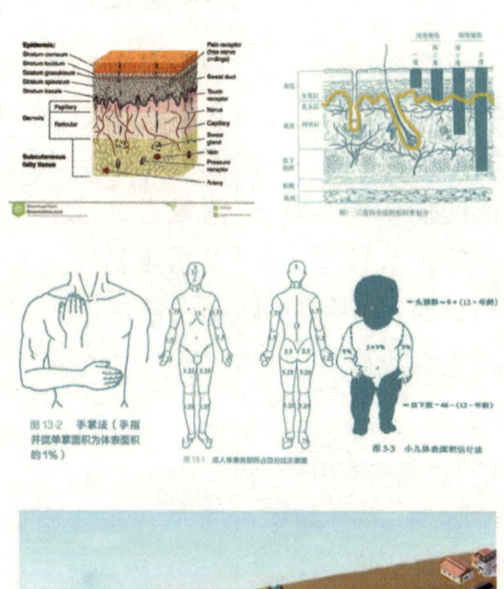	5 分钟	

（教案续页 12）

<table>
<tr>
<td>2. 严重程度评估
区分不同伤情的严重程度，是为了在成批烧伤发生时，可有效、有序进行分类抢救。一般可分为四类：
轻病人，可门诊治疗；
较重病人，烧伤面积较大，不危及生命，创面可换药治疗，无需手术，可在一般外科病房治疗；
重病人，烧伤面积大，有深度烧伤，需手术处理，无明显并发症，但处理不当可危及生命，故于一般烧伤治疗单位收治；
特种病人，大面积深度烧伤或伴有并发症，需较复杂手术，死亡率高，故应收容于烧伤专科中心。
而严重程度的划分一般以烧伤深度和面积为依据，划分为轻度烧伤、中度烧伤、重度烧伤和特重度烧伤。目前教材中应用的分度方法是于 1970 年上海全国烧伤会议中讨论通过的。具体划分方法如下：
①轻度烧伤：Ⅱ度烧伤面积 10% 以下。
②中度烧伤：Ⅱ度烧伤面积 11%~30%，或Ⅲ度烧伤面积不足 10%。</td>
<td>解释严重程度评估的目的是为了快速分诊，有序接诊成批烧伤。</td>
<td></td>
<td>3 分钟</td>
<td>重点内容</td>
</tr>
<tr>
<td>③重度烧伤：烧伤总面积 31%~50%；或Ⅲ度烧伤面积 11%~20%；或Ⅱ度、Ⅲ度烧伤面积虽不到上述百分比，但已发生休克、合并较重的吸入性损伤和复合伤等。
④特重烧伤：烧伤总面积 50% 以上；或Ⅰ度烧伤 20% 以上。</td>
<td>主要是以Ⅱ度烧伤面积或总面积 10%、30%、50% 和Ⅲ度烧伤面积 0、10%、20% 为分界点分为轻、中、重、特重度烧伤。</td>
<td>【表】 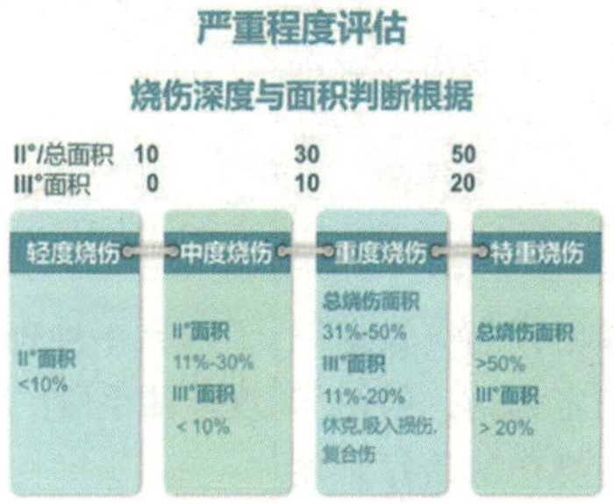
严重程度评估
烧伤深度与面积判断根据
II°/总面积 10 30 50
III°面积 0 10 20
轻度烧伤：II°面积 <10%
中度烧伤：II°面积 11%-30% III°面积 < 10%
重度烧伤：总烧伤面积 31%-50% III°面积 11%-20% 休克,吸入损伤,复合伤
特重烧伤：总烧伤面积 >50% III°面积 > 20%</td>
<td></td>
<td></td>
</tr>
</table>

（教案续页 13）

而随着治疗技术的进步，治愈率较 1970 年明显提高，烧伤面积 80% 以下病人大多可治愈，所以我国目前对烧伤严重程度评估做出一定修改： ①轻度：总面积 10% 以下的Ⅰ度烧伤，适宜于门诊治疗； ②中度：总面积 11% ~50% 或深Ⅱ度、Ⅲ度烧伤 9% 以下，均需住院治疗，可收治于其层烧伤病房集中治疗的轻病区； ③重度：总面积 51%~80% 或深Ⅱ度、Ⅲ度超过 10% 者，或烧伤面积不足 51%，但合并有严重并发症，以及毁损性电烧伤、磷烧伤等，需收容于地区性的烧伤中心，或集中治疗的重病区； ④特重烧伤：总面积 80% 以上者，多伴严重并发症，应收治于有良好监护条件的烧伤基地或集中治疗的监护病区。	此部分作为了解内容，考试仍以教材内容为准。 以Ⅱ度烧伤面积或总面积 10%、50%、80% 和Ⅲ度烧伤面积 0、10% 为分界点分为轻、中、重、特重度烧伤。	目前严重程度评估 烧伤深度与面积判断根据 II°/总面积 10 50 80 III°面积 0 10 轻度烧伤 II°面积 <10% 门诊治疗 中度烧伤 II°面积 11%-50% III°面积 <10% 烧伤病房 重度烧伤 总烧伤面积 51%-80% III°面积 > 10% 休克.吸入损伤.复合伤 烧伤中心/重病区 特重烧伤 总烧伤面积 >80% 烧伤基地/监护区	1 分钟	扩展内容，不要和知识点内容混淆
需要说明的是分类的目的，只是便于平时、战时的成批收容、组织抢救、后送及组织人力和物力的安排，而不是治疗的等级或标准。具体治疗措施还必须结合伤员的具体情况，不要因为是“轻度”伤员而粗心大意。 前面已述，烧伤的严重性和预后，不仅与烧伤面积和深度密切相关，也与伤员的年龄、健康状况、合并伤或中毒等有关，如小儿或老年患者，在并发症的发生率和死亡率方面均比青壮年为高。所以在估计烧伤严重程度时，应全面考虑，细致观察。	提醒学生注意把握烧伤严重程度的目的，临床救治过程中不要忽视每个患者，要根据患者实际情况确定治疗方案。			
·烧伤指数 于日常临床工作中，仍应根据烧伤面积与深度判定病情，但由于浅度烧伤与深度烧伤的治疗难度相差甚远，因此国内外有不少单位采用烧伤指数（burn index，BI）来表示烧伤的严重程度。公式如下： BI= Ⅲ度烧伤面积 +1/2 Ⅱ度烧伤面积	了解另一种烧伤严重程度评估手段：烧伤指数。		1 分钟	

（教案续页 14）

（续）可以看出，BI 强调了Ⅲ度烧伤的严重性。但深Ⅱ度或浅Ⅱ度烧伤在严重程度和预后等方面存在着较大的差异，二者均占 1/2 的比例，不够客观。因此有不同意见者提出下面公式： BI= Ⅲ度烧伤面积 +2/3 深Ⅱ度面积 +1/2 浅Ⅱ度面积				
3. 吸入性损伤 又称呼吸道烧伤，其致伤因素除了热力引起外，燃烧时烟雾中还含有大量的化学物质，如 CO、氰化物等等，这些物质被吸入至下呼吸道，引起局部腐蚀或全身中毒。合并吸入性损伤可使烧伤死亡率增加 20%~40%。 吸入性损伤一般有特殊的致伤原因和临床表现，临床诊断时可作为诊断依据：	介绍吸入性损伤定义。 强调吸入性损伤的危害。		2分钟	
①密闭环境发生 ②面颈和前胸部受伤，特别是口鼻周围深度烧伤 ③鼻毛烧焦，口唇肿胀 ④刺激性咳嗽，痰中有痰屑 ⑤声嘶、吞咽困难或疼痛 ⑥呼吸困难和哮鸣 ⑦纤维支气管镜检查	室外等空旷环境中烧伤一般不发生吸入性损伤，吸入性损伤常发生于室内等狭小空间，患者在该空间停留较长或伴有呼救病史。 临床表现常有口鼻周围烧伤。 常见于大面积烧伤或面颈部烧伤。 结合病例直观认识。 因呼吸道烧伤，常伴有明显症状。	【图】 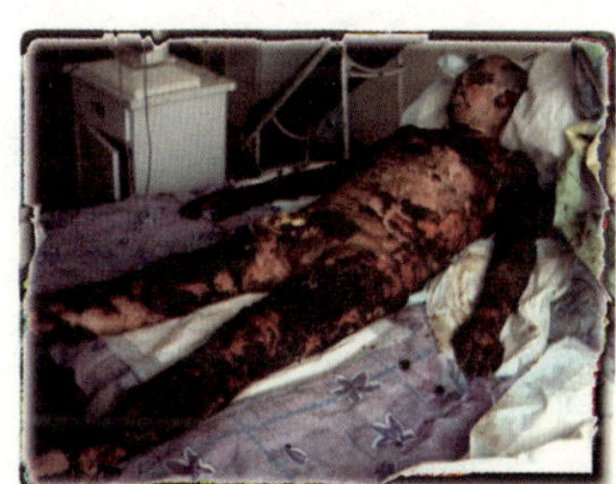 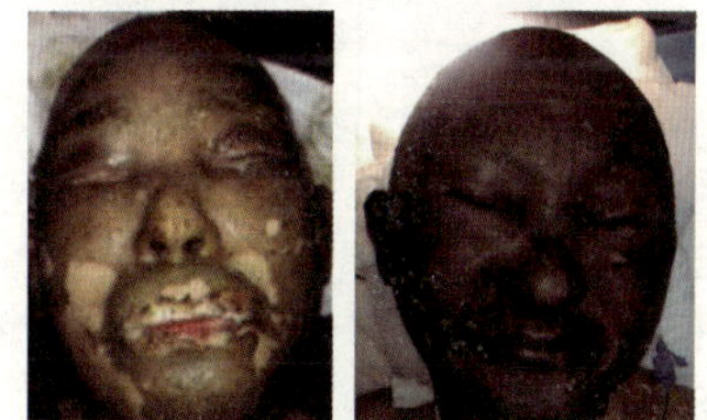 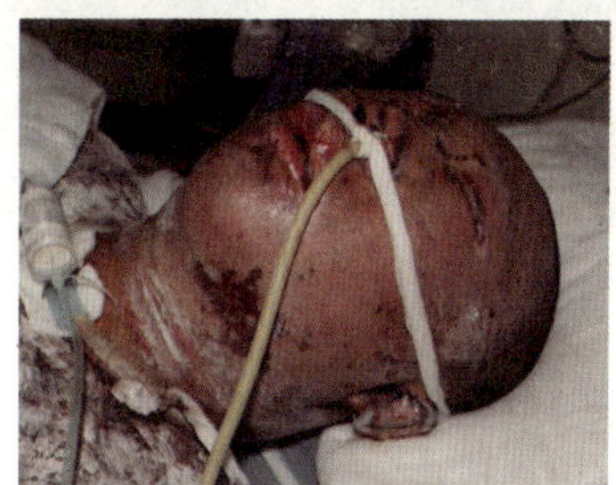	8分钟	重点内容

（教案续页 15）

		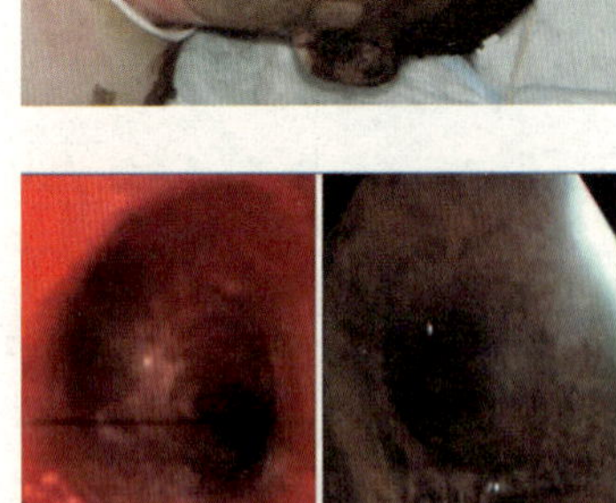		重点内容
	通过特殊检查可进一步明确诊断。 支气管镜检查可观察到气道黏膜烧伤	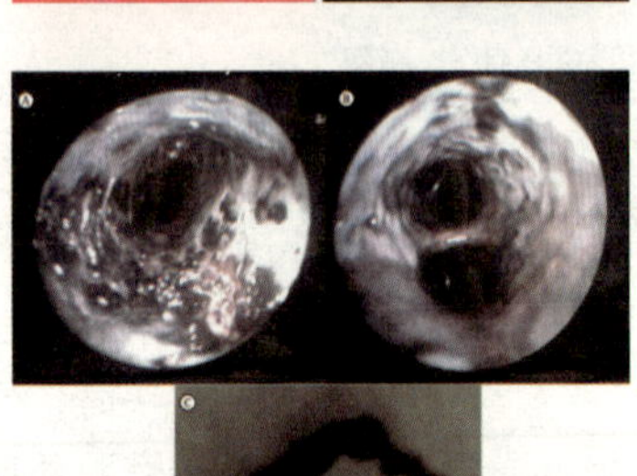		
	炭末、痰屑，以及呼吸道黏膜分泌物及脱落物	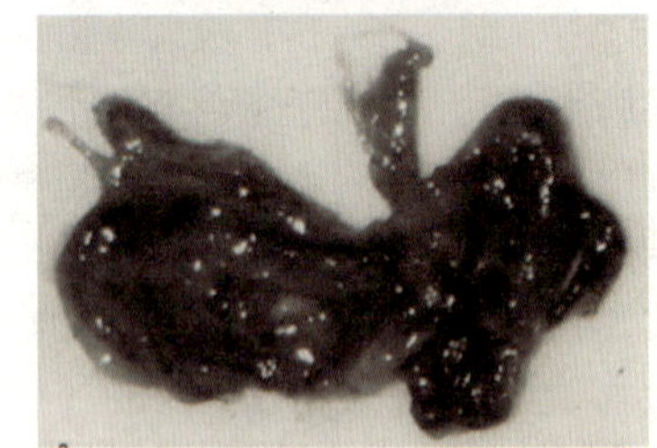		
		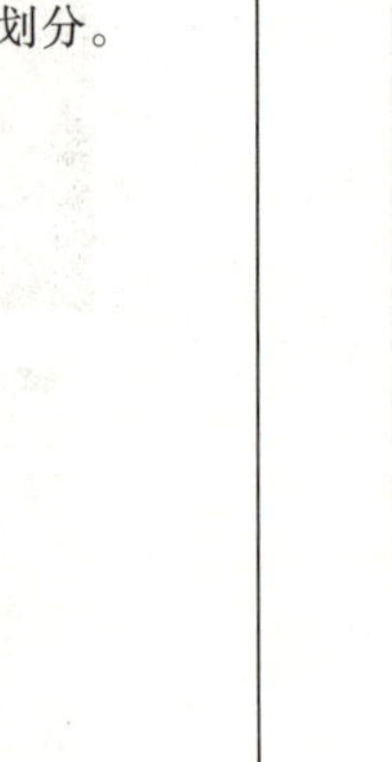		
·临床分级 结合病史、体征、症状及辅助检查多可诊断，但可同时结合影像学、支气管肺泡液，以及呼吸功能检查进一步明确诊断和损伤程度。而根据呼吸道损伤深度可将吸入性损伤分为轻、中、重三度。 ①轻度吸入性损伤　病变限于口、鼻腔和咽部。多数伴有面部烧伤。临床可见含的旅液，鼻毛烧焦，口腔红肿，时有水疱，口咽部发红，舌或咽部可因炭屑沉着而发黑，可见鼻腔和咽后壁黏膜充血和肿胀，有时还可见糜烂和黏膜脱落，呼吸略快，喉部常白轻微	结合图表，强调吸入性损伤分度是以声门和气管隆突为界划分。	【图】	5分钟	结合解剖

（教案续页 16）

（续）疼痛和干燥感觉，或喉部发痒、干咳，一般没有声嘶，无呼吸困难。胸部体征阴性、呼吸功能多无明显异常。血气分析正常。

②中度吸入性损伤　病变侵入咽、喉和气管，除可见轻度吸入性损伤的征象外，还常有声嘶、刺激性咳嗽、咳含炭粒的痰和上呼吸道梗阻症状，有的可咳出脱落的坏死黏膜，上呼吸道发红和水肿。肿胀是进行性的，可发展成气道部分甚至完全阻塞，呼吸音粗糙，吸气困难并呈高调哮鸣声，可闻及湍流或喘鸣声，偶可听到干啰音，但无湿啰音。胸部X线检查多正常，纤维支气管镜检查可见咽喉声带上部及声带水肿，气管黏膜充血、水肿、出血点甚至溃烂、脱落。^{133}Xe扫描为阴性。血气分析因气道阻塞的程度而异，轻者多无异常，梗阻严重时可出现低氧血症和高碳酸血症，但解除梗阻后迅速恢复，接近正常。

③重度吸入性损伤　病变可达支气管、细支气管甚至深达肺泡，除有轻度和中度吸入性损伤的临床征象外，常有广泛支气管痉挛、小气道阻塞和肺水肿，迅速出现呼吸窘迫和低氧血症，常见带血丝、血性泡沫痰和脱落坏死黏膜。患者常显烦躁不安、意识障碍甚至昏迷。伤后不久即可闻及干、湿啰音，多为双侧，严重时遍及全胸。严重者伤后1h胸部X线检查即可发现肺水肿影像。纤维支气管镜检查可发现细支气管黏膜充血、水肿、出血和溃烂。^{133}Xe扫描为阳性。有PaO_2下降，$A\text{-}aDO_2$和肺分流量增高。早期多有低碳酸血症，$PaCO_2$下降；后期可有高碳酸血症，$PaCO_2$增高，行人工气道后，低氧血症仍难以纠正。

【表】

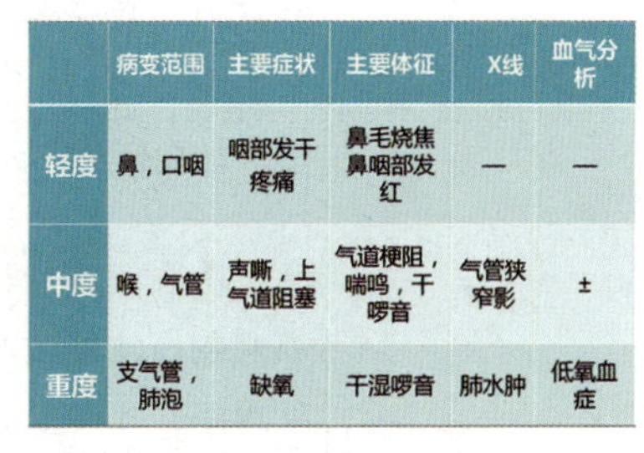

	病变范围	主要症状	主要体征	X线	血气分析
轻度	鼻，口咽	咽部发干疼痛	鼻毛烧焦鼻咽部发红	—	—
中度	喉，气管	声嘶，上气道阻塞	气道梗阻，喘鸣，干啰音	气管狭窄影	±
重度	支气管，肺泡	缺氧	干湿啰音	肺水肿	低氧血症

结合解剖

（教案续页 17）

4. 特殊原因烧伤	特殊原因烧伤因其致伤原因不同常导致其区别于一般热力烧伤的损伤，影响伤情判断		2 分 钟	
· 电烧伤 全身损害 并发症	电烧伤伤情判断特点在于电烧伤常导致心跳呼吸骤停、神经损害等全身性损害 电烧伤会导致急性肾功能不全、继发性出血、气性坏疽、白内障、神经系统病变、肝损害等并发症。			
· 化学烧伤 全身损害 局部损伤特点 严重程度	特殊化学物质通过皮肤、呼吸道、消化道等吸收，引起中毒、内脏损伤甚至死亡。 局部损伤方式不同，酸烧伤后，表层蛋白凝固变色，容易估计偏深；碱烧伤后，脂肪皂化，常继续加深，容易估计偏浅。 严重程度除了与化学物质浓度及作用时间有关外，更重要的是取决于化学物质的性质。 所以评估化学烧伤伤情时，一定要结合病史，明确化学物质种类、浓度、接触时间等。		3 分 钟	
· 瓦斯爆炸烧伤 中毒 合并伤	主要为 CO、CO_2 中毒。多数伤员伴有爆震伤、挤压伤或头颅四肢外伤等。特别要注意是否有颅脑外伤，避免因治疗导致脑水肿。		2 分 钟	

（教案续页 18）

·放射性烧伤 潜伏期 转归 分期 分度	放射性烧伤常有潜伏期，病情随时间变化，所以要动态评估。 放射性烧伤愈合缓慢，可形成慢性放射性损伤或癌变。 分为早期反应期、假愈期（潜伏期）、症状明显期、恢复期。 第 1 度：脱毛反应 第 2 度：红斑反应 第 3 度：水疱反应 第 4 度：溃疡反应		3 分 钟	
5. 烧伤诊断 烧伤诊断标准书写方式： 致伤原因 烧伤面积 烧伤深度	介绍标准格式并举例说明		5 分 钟	
6. 小结 回顾本章节两学时内容。	整体回顾本章节重点知识点。 ·烧伤面积估算方法 ·烧伤深度评估要点 ·严重程度评估目的和方法 ·吸入性损伤诊断依据 ·特殊原因烧伤（电，化学，爆炸，射线） ·烧伤诊断		5 分 钟	

（教案末页）

小结	烧伤是临床常见疾病，由于该疾病的评估对后期处理具有重要的指导和决定意义，因此，伤情评估是烧伤患者救治的重中之重。其中，烧伤面积与深度的评估是重点及难点，对于伤情判断、治疗方案的选择意义重大。本节课首先回顾皮肤解剖等相关知识点，介绍烧伤定义及涉及范畴；其次展开介绍本节课重点内容烧伤面积估算和烧伤深度判定，面积估算方法主要有手掌法和中国新九分法两种，烧伤深度判定主要依据三度四分法，本部分通过形象类比法把皮肤比喻为防御阵地，对照记忆各烧伤深度；再次，根据烧伤面积和深度评估烧伤严重程度，同时注意吸入性烧伤的发生情况及诊断依据；最后，了解特殊原因烧伤的伤情判断特点和烧伤诊断的确立规范。通过以上内容，掌握烧伤伤情判断方法，作为后续课程的基础。
复习思考题、作业题	详见后续练习题
实施情况及分析	本章节课程通过两学时的课堂教学，顺利完成了教学目标。特别是本节课的难点内容——烧伤深度判定部分，采用以问题为导入的比喻模拟式教学方法，取得了良好的教学效果，学生以往知识结构不清晰、知识点记忆混淆等问题都得到了解决。另外教学过程中多次课上提问和讨论活跃了课堂气氛，增加了学生的参与感和积极性，进一步提高了教学效果。整体分析，本部分课程实施情况满意，教学方法改进效果显著。

注：1. 印制教案首页应用 A4 纸张；

2. “教案首页”二号宋体、居中；

3. 其余各项标题栏五号宋体。

教学评价表

评价项目	评价要点	评价分数	自我评价	上级评价
教学目标评价（10分）	1. 目标明确，符合学生实际。目标的设置不可过高或过低。	5	5	5
	2. “三维目标”全面、具体、适度，有可操作性，并能使知识目标、能力目标、情感、态度、价值观目标有机相融，和谐统一。	5	5	5
教学材料评价（5分）	教学材料完善，教学大纲、教案体现本课程的教学目的、任务、内容与要求，能体现本课程的重点、难点；教学进程安排合理得当。	5	5	5
教学内容评价（10分）	1. 教师能准确把握所教学科内容的重点、难点，教授内容正确。	4	4	4
	2. 教学内容符合学生的认知规律，激发学生去积极思维。	4	4	4
	3. 教师能从教学实际出发，转变教材观念，对教材进行科学有效的整合，不唯教材。	2	2	2
教师行为评价（25分）	1. 教师是否能够有效地组织学生进行学习，培养学生良好的学习习惯；是否创造了生动有趣的教学情境来诱发学生学习的主动性；是否能和学生一起学习、探究、倾听、交流。	8	7	8
	2. 教师能以学生为主体，重视知识的形成过程，重视学生学习方法的培养，重视学生的自学能力、实践能力、创新能力的发展。	5	5	5
	3. 课堂上能营造宽松、民主、平等的学习氛围，教态自然亲切，对学生学习的评价恰当、具体、有激励性。	2	2	2
	4. 能够根据教材的重点、难点之处，精心设计问题，所提出的问题能针对不同层次的学生，问题提出恰到好处。能启发学生思考，注重学生的“问题”意识，引导学生主动提出问题。	4	4	4
	5. 根据教学内容和学生实际，恰当选择教学手段，合理运用教学媒体。	3	3	3
	6. 教师的讲解语言准确简练，示范操作规范，板书合理适用，教学有一定的风格和艺术性。	3	3	3

学生行为评价（30分）	1. 看学生的学习状况。学生学习的主动性是否被激起，能积极地以多种感官参与到学习活动之中。	7	6	6
	2. 看学生的参与状态，学生要全员参与，有效参与。	6	5	6
	3. 看学生的学习方式。是否由被动学习变为主动学习，是否由个体学习到主动合作学习；是否由接受性学习变为探究性学习。	5	5	5
	4. 看学生在自主、合作、探究学习上的表现。学生在学习过程中，是否全身心地投入，是否发现问题、提出问题、积极解决问题，是否敢于质疑、善于合作。	7	6	6
	5. 看学生学习的体验与收获。在学习过程中，90% 以上的学生能够相互交流知识、交流体会。	5	4	5
教学效果评价（15分）	1. 看教学目标达成度如何。教师是否关注学生的知识与能力、过程与方法、情感态度价值观的全面发展。	4	4	4
	2. 看教学效果的满意度。在教师的指导下，90% 以上的学生掌握了有效的学习方法，获得了知识，发展了能力，有积极的情感体验。	7	6	6
	3. 看课堂训练题设计，检测效果好。	4	4	4
教学特色评价（5分）	教师在教学方式、方法上，知识的生成点上，教学机智与智慧上的闪光点，有不同寻常之处。	5	5	5
总评		100	94	96

上级建议和意见：

该教学方案目标明确，可操作性较强。支撑教学内容的素材完善，教学大纲明晰，内容和教学手段丰富，教学重点及难点明确，教学内容与实际进行了有机整合，PBL 能够激发学生的积极思维。在教学过程中，能够创造生动有趣的教学情境，诱发学生学习的主动性，同时以培养学生实践能力及创造能力为重点，为学生打造了轻松愉快活泼的学习氛围。在今后的教学方案设计中，可在分层目标设计时更加准确，比如说本科生与实习生、见习生的学习内容和重点应明确，课堂教学和床旁教学要各有侧重。可继续丰富教学材料，同时注意多媒体教学工具的引入。在教学方式上，注意收集教学反馈，注重学生的体验及收获，以不断完善及提高教学质量。

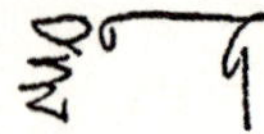

注：评价等级划分：90 分以上为“优秀”；80~89 分为“良好”；60~79 分为“合格”；60 分（不含 60 分）以下为“不合格”。

教学幻灯

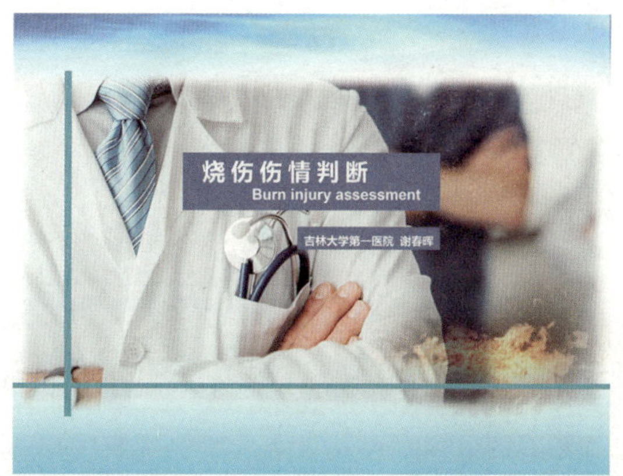
烧伤伤情判断
Burn injury assessment
吉林大学第一医院 谢春晖

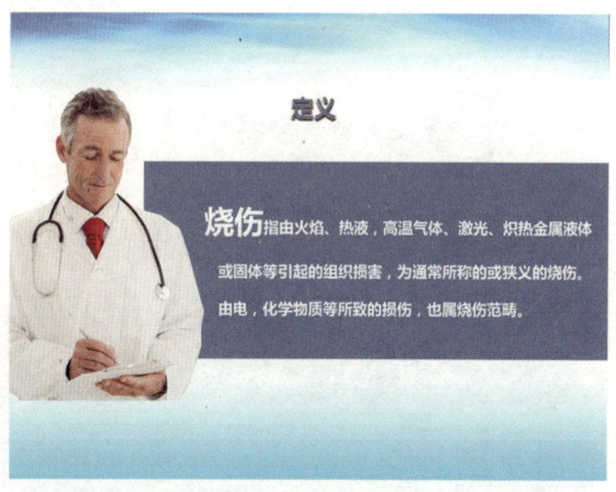
定义
烧伤指由火焰、热液，高温气体、激光、炽热金属液体或固体等引起的组织损害，为通常所称的或狭义的烧伤。由电，化学物质等所致的损伤，也属烧伤范畴。

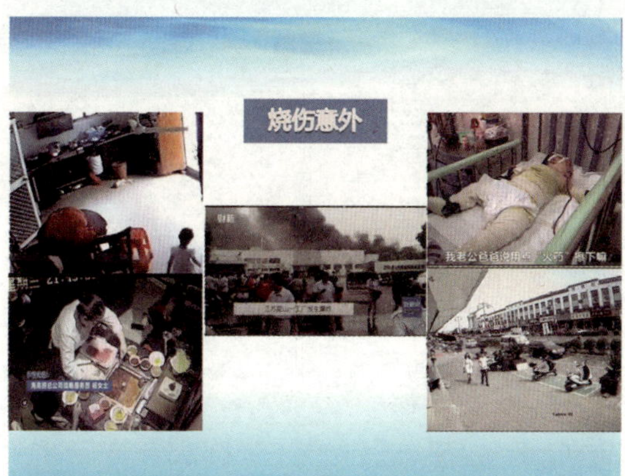
烧伤意外

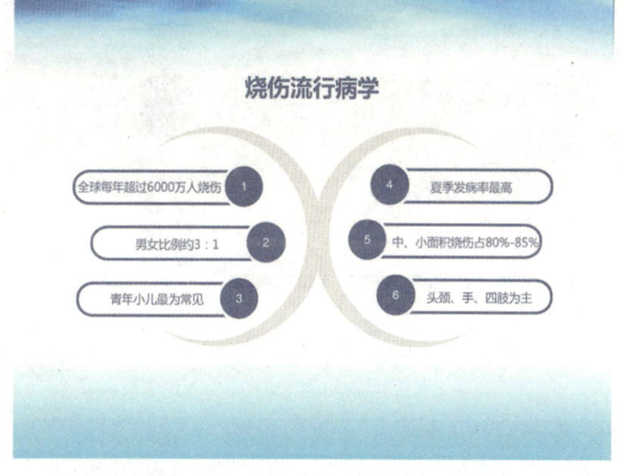
烧伤流行病学
全球每年超过6000万人烧伤 1
男女比例约3：1 2
青年小儿最为常见 3
4 夏季发病率最高
5 中、小面积烧伤占80%-85%
6 头颈、手、四肢为主

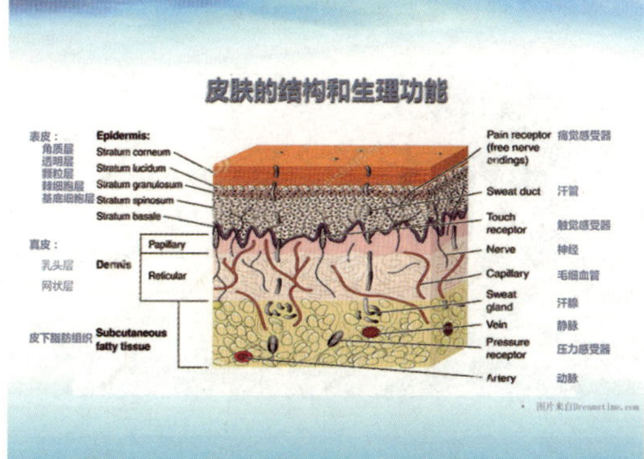
皮肤的结构和生理功能
表皮：
角质层
透明层
颗粒层
棘细胞层
基底细胞层
Epidermis:
Stratum corneum
Stratum lucidum
Stratum granulosum
Stratum spinosum
Stratum basale
真皮：
乳头层
网状层
Dermis
Papillary
Reticular
皮下脂肪组织
Subcutaneous fatty tissue
Pain receptor (free nerve endings) 痛觉感受器
Sweat duct 汗管
Touch receptor 触觉感受器
Nerve 神经
Capillary 毛细血管
Sweat gland 汗腺
Vein 静脉
Pressure receptor 压力感受器
Artery 动脉

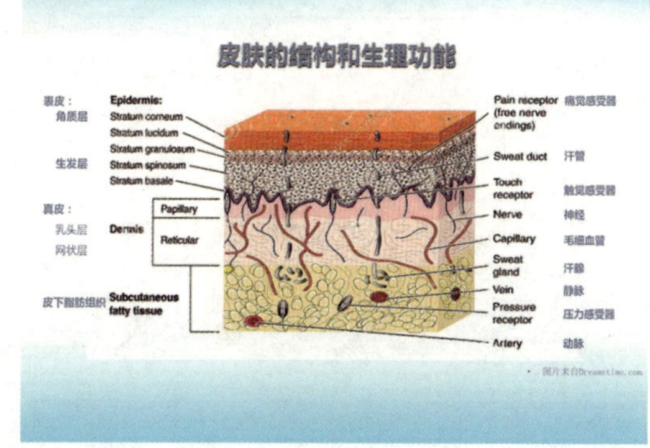
皮肤的结构和生理功能
表皮：
角质层
生发层
Epidermis:
Stratum corneum
Stratum lucidum
Stratum granulosum
Stratum spinosum
Stratum basale
真皮：
乳头层
网状层
Dermis
Papillary
Reticular
皮下脂肪组织
Subcutaneous fatty tissue
Pain receptor (free nerve endings) 痛觉感受器
Sweat duct 汗管
Touch receptor 触觉感受器
Nerve 神经
Capillary 毛细血管
Sweat gland 汗腺
Vein 静脉
Pressure receptor 压力感受器
Artery 动脉

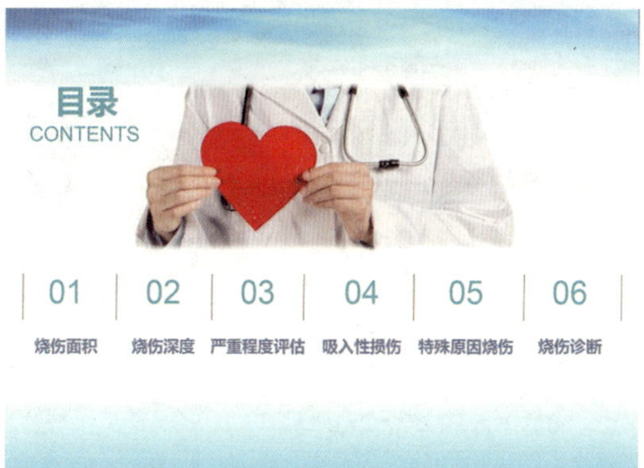
目录
CONTENTS
01 烧伤面积
02 烧伤深度
03 严重程度评估
04 吸入性损伤
05 特殊原因烧伤
06 烧伤诊断

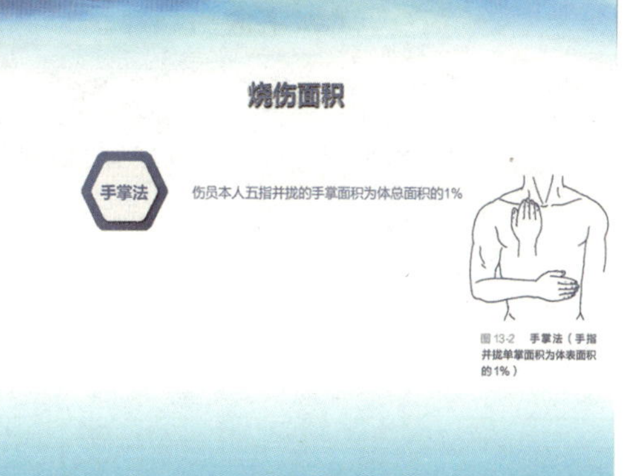
烧伤面积
手掌法
伤员本人五指并拢的手掌面积为体总面积的1%
图 13-2 手掌法（手指并拢单掌面积为体表面积的 1%）

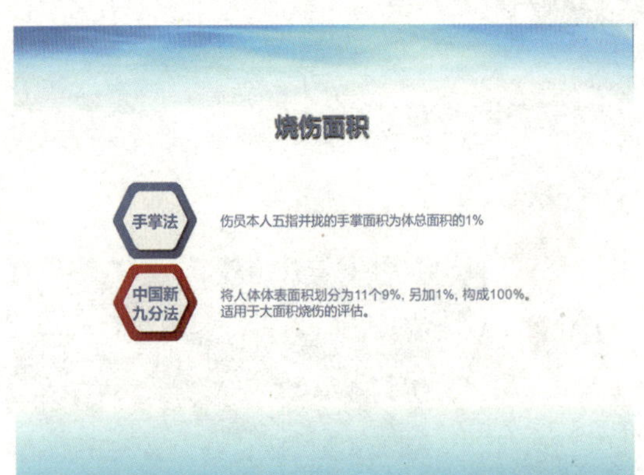

烧伤面积
手掌法
伤员本人五指并拢的手掌面积为体总面积的1%
中国新九分法
将人体体表面积划分为11个9%，另加1%，构成100%。
适用于大面积烧伤的评估。

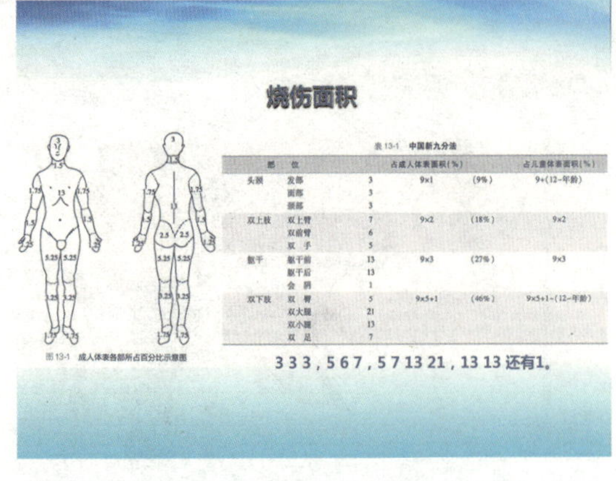

表13-1 中国新九分法

部位		占成人体表面积(%)			占儿童体表面积(%)
头颈	发部	3	9×1	(9%)	9+(12-年龄)
	面部	3			
	颈部	3			
双上肢	双上臂	7	9×2	(18%)	9×2
	双前臂	6			
	双手	5			
躯干	躯干前	13	9×3	(27%)	9×3
	躯干后	13			
	会阴	1			
双下肢	双臀	5	9×5+1	(46%)	9×5+1-(12-年龄)
	双大腿	21			
	双小腿	13			
	双足	7			

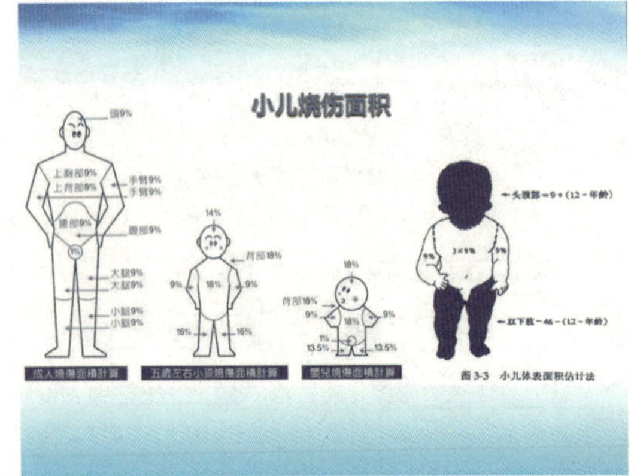

图3-3 小儿体表面积估计法

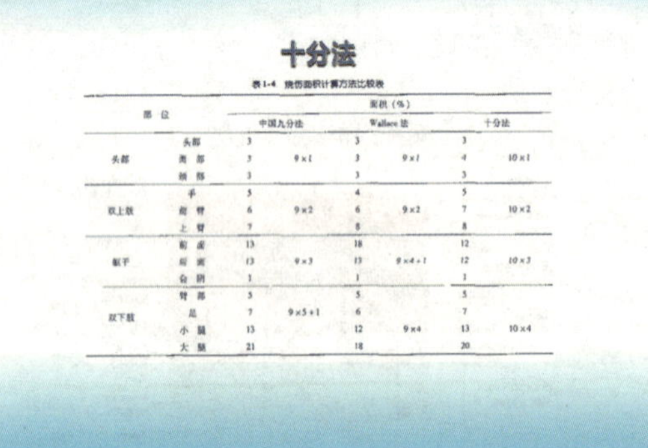

表1-3 480名男女青壮年身体各部位体表面积统计

部位	界限值(cm²)	平均值(cm²)	标准误	标准差	变异系数	占全身的百分比(%)
头	556~1471	1053	3.89	83	7.84	6.52
颈	300~811	427	2.64	56	13.12	2.64
左臂	382~1467	639	3.77	80	12.52	3.96
右臂	381~1542	654	3.97	80	12.28	4.05
左前臂	393~812	491	2.09	44	9.48	3.04
右前臂	400~832	505	2.20	47	8.76	3.13
左手	313~514	395	1.58	34	8.50	2.44
右手	290~490	397	1.62	34	8.63	2.46
左半躯	1632~2938	2141	9.86	209	9.77	13.25
右半躯	1621~2964	2161	9.95	211	9.76	13.38
左股	1513~2818	2021	9.53	202	10.00	12.51
右股	1506~2807	2024	9.72	206	10.19	12.53
左小腿	614~1589	1033	4.83	103	9.92	6.39
右小腿	616~1607	1034	5.09	108	10.44	6.40
左足	406~987	587	3.09	66	11.17	3.63
右足	425~997	594	3.07	65	10.97	3.68

注：全身总体表面积16 156 (cm²)

十分法

表1-4 烧伤面积计算方法比较表

部位		面积(%)					
		中国九分法		Wallace法		十分法	
头部	头部	3	9×1	3	9×1	3	10×1
	面部	3		3		4	
	颈部	3		3		3	
双上肢	手	5	9×2	4	9×2	5	10×2
	前臂	6		6		7	
	上臂	7		8		8	
躯干	前面	13	9×3	18	9×4+1	12	10×3
	后面	13		13		12	
	会阴	1		1		1	
双下肢	臀部	5	9×5+1	5	9×4	5	10×4
	足	7		6		7	
	小腿	13		12		13	
	大腿	21		18		20	

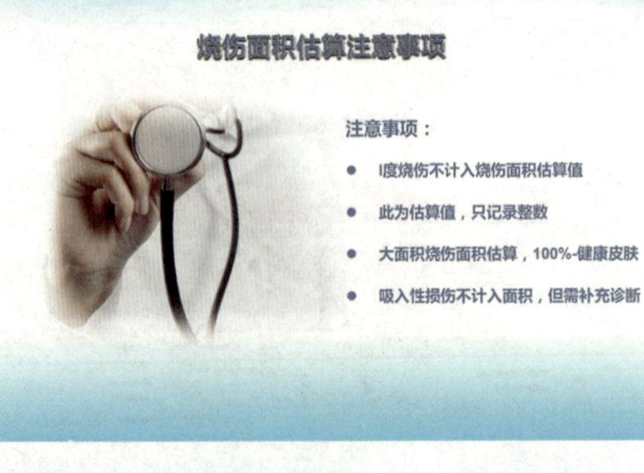

烧伤面积估算注意事项
注意事项：
I度烧伤不计入烧伤面积估算值
此为估算值，只记录整数
大面积烧伤面积估算，100%-健康皮肤
吸入性损伤不计入面积，但需补充诊断

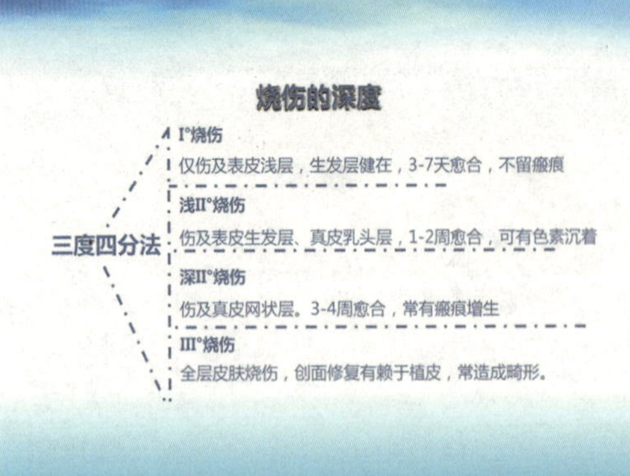

烧伤的深度
三度四分法
I°烧伤
仅伤及表皮浅层，生发层健在，3-7天愈合，不留瘢痕
浅II°烧伤
伤及表皮生发层、真皮乳头层，1-2周愈合，可有色素沉着
深II°烧伤
伤及真皮网状层，3-4周愈合，常有瘢痕增生
III°烧伤
全层皮肤烧伤，创面修复有赖于植皮，常造成畸形。

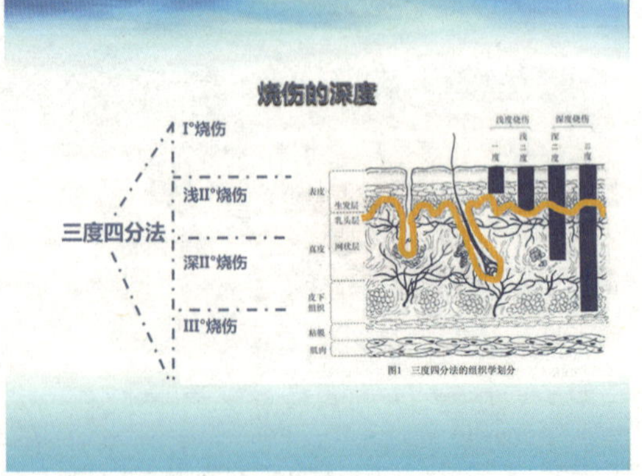

图1 三度四分法的组织学划分

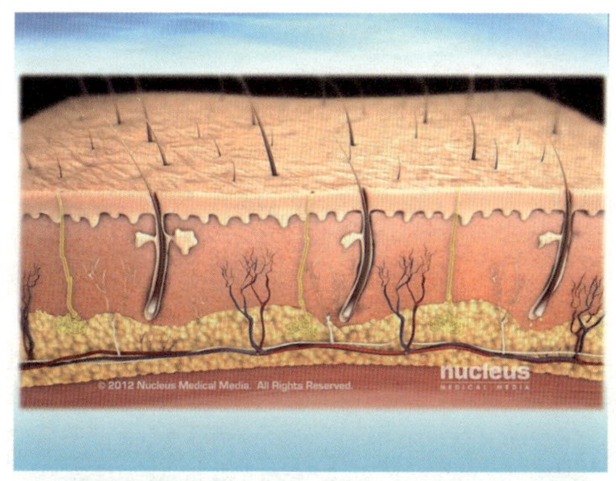
nucleus
© 2012 Nucleus Medical Media. All Rights Reserved.

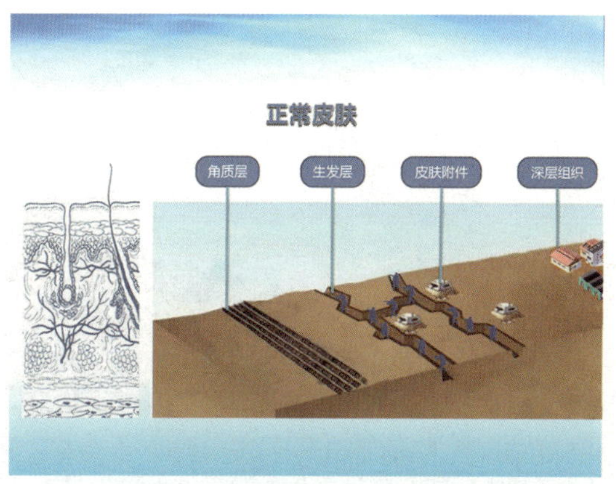
正常皮肤
角质层
生发层
皮肤附件
深层组织

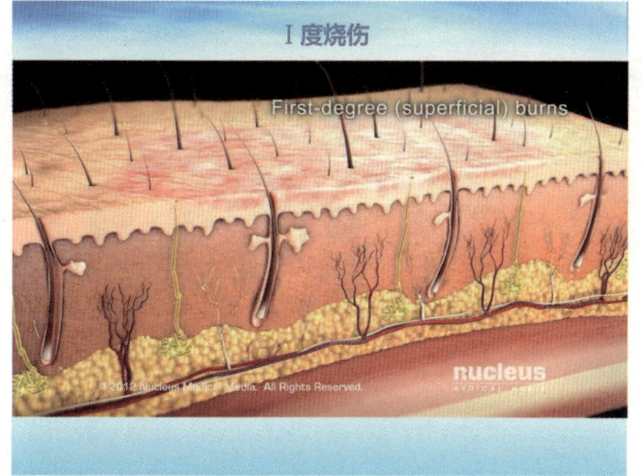
I 度烧伤
First-degree (superficial) burns
nucleus

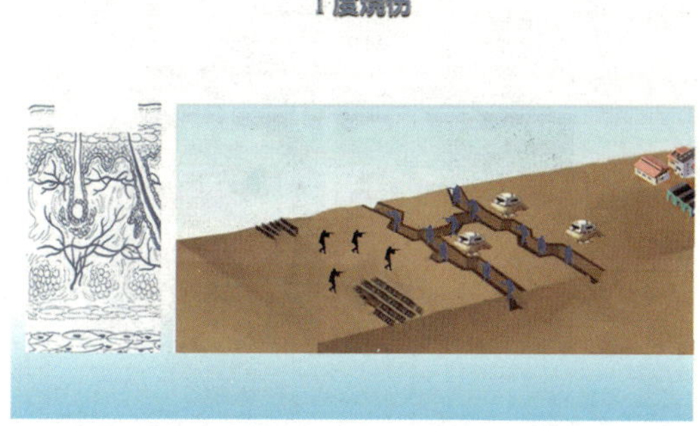
I 度烧伤

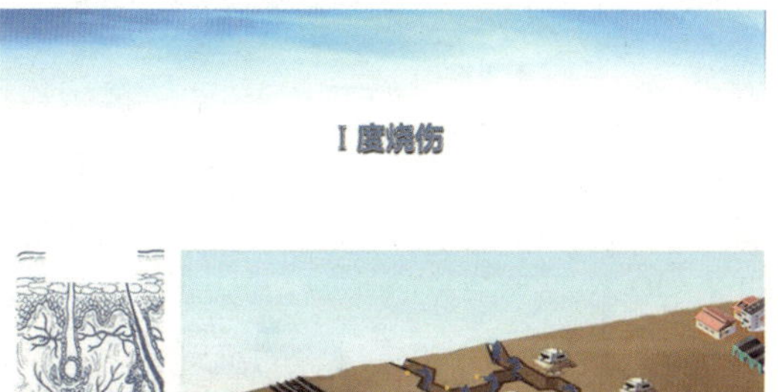
I 度烧伤

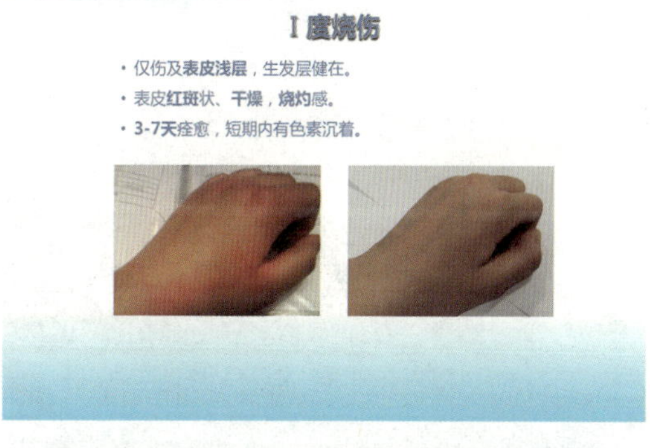
I 度烧伤
仅伤及表皮浅层，生发层健在。
表皮红斑状、干燥，烧灼感。
3-7天痊愈，短期内有色素沉着。

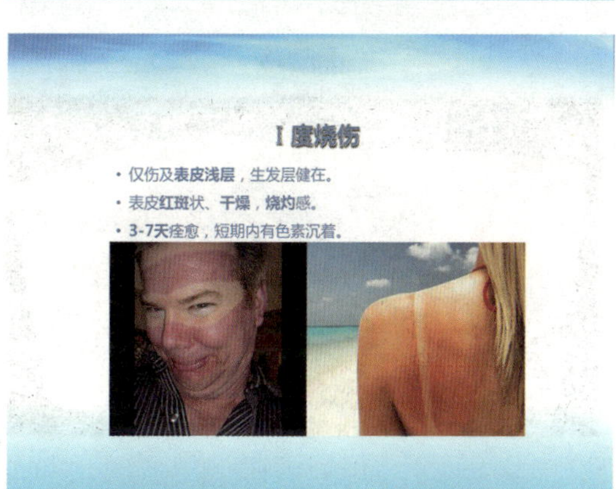
I 度烧伤
仅伤及表皮浅层，生发层健在。
表皮红斑状、干燥，烧灼感。
3-7天痊愈，短期内有色素沉着。

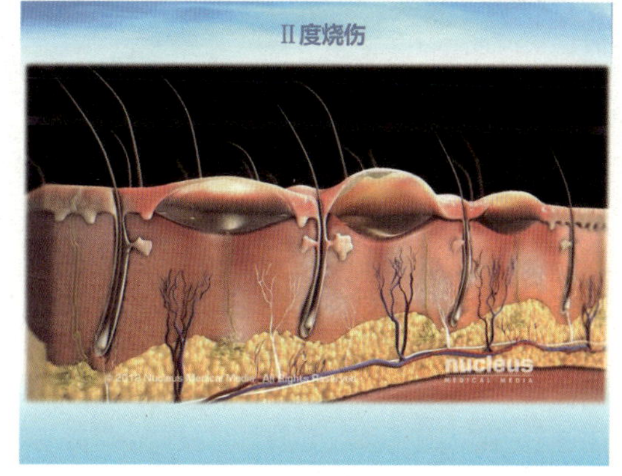
II 度烧伤
nucleus

浅Ⅱ度烧伤

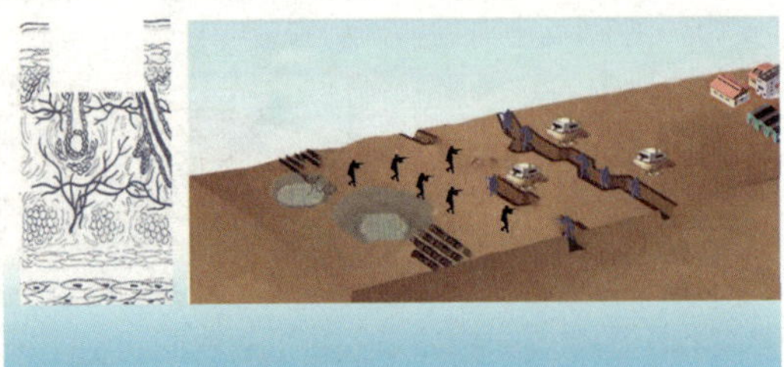

浅Ⅱ度烧伤

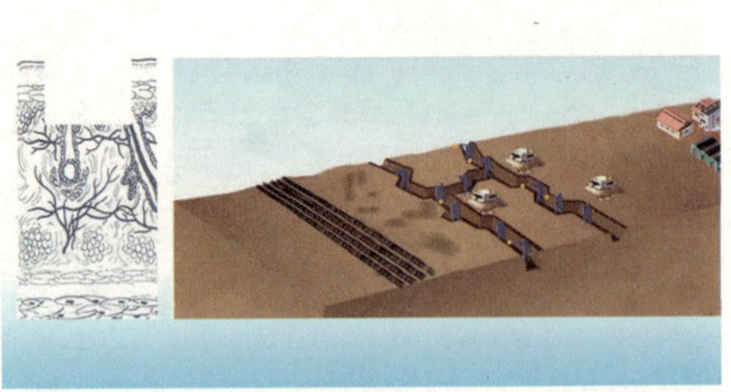

浅Ⅱ度烧伤

- 伤及表皮的生发层、**真皮乳头层**。
- 红肿明显，有**水疱**形成，水疱皮如剥脱，创面**红润**、潮湿、**疼痛**明显。
- **1-2周**内愈合，一般**不留瘢痕**，但可有色素沉着。

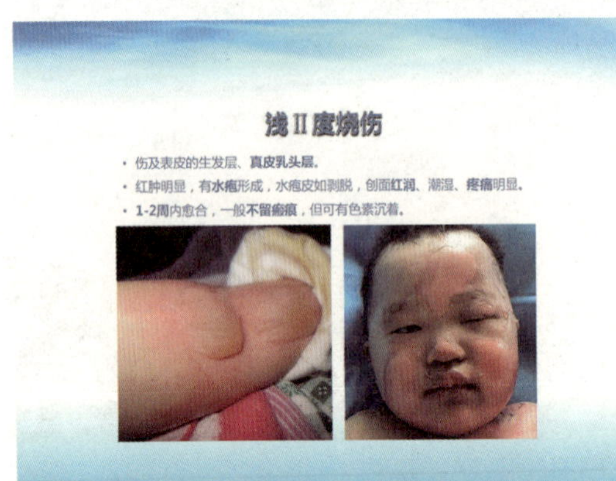

浅Ⅱ度烧伤

- 伤及表皮的生发层、**真皮乳头层**。
- 红肿明显，有**水疱**形成，水疱皮如剥脱，创面**红润**、潮湿、**疼痛**明显。
- **1-2周**内愈合，一般**不留瘢痕**，但可有色素沉着。

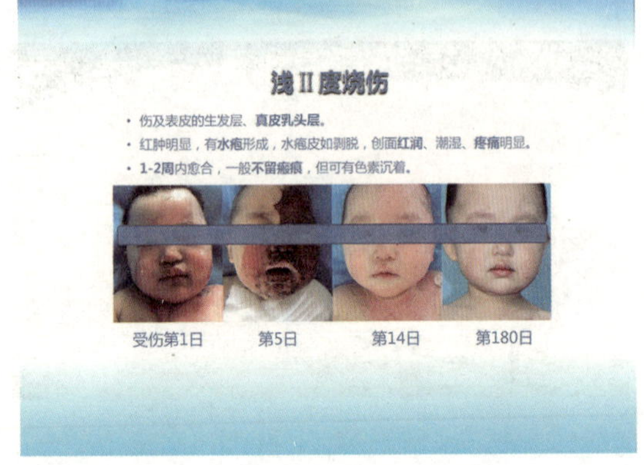

受伤第1日　第5日　第14日　第180日

深Ⅱ度烧伤

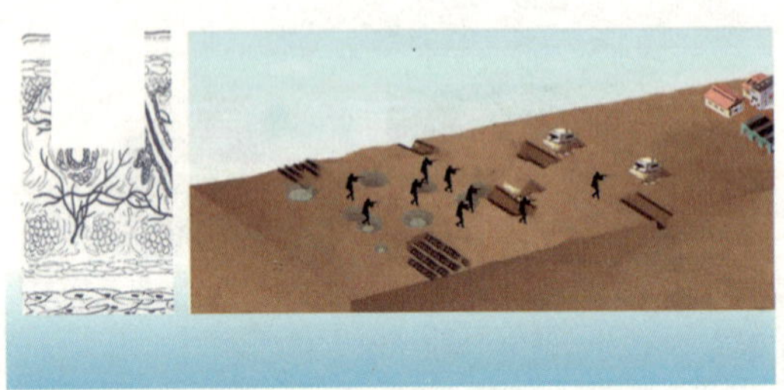

深Ⅱ度烧伤

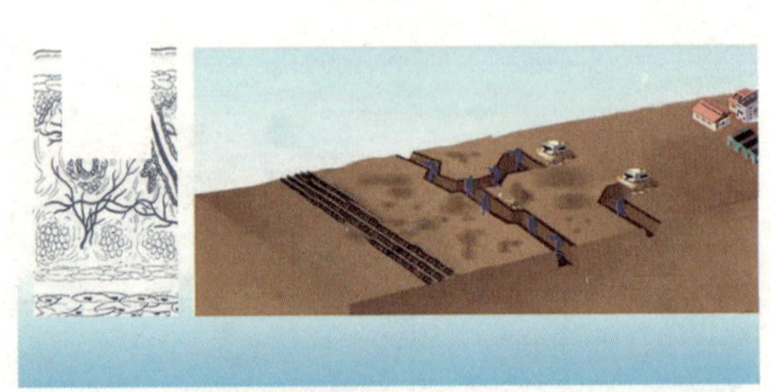

深Ⅱ度烧伤

- 伤及真皮乳头层以下，仍残留部分**网状层**和皮肤附件。
- 可有**水疱**，去疱皮后，创面微湿，**红白相间**，**痛觉较迟钝**。
- **3-4周**痊愈，常有**瘢痕**增生。

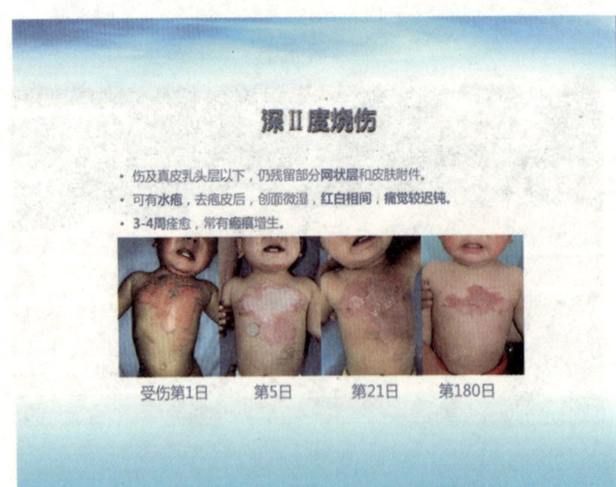

受伤第1日　第5日　第21日　第180日

Ⅲ度烧伤

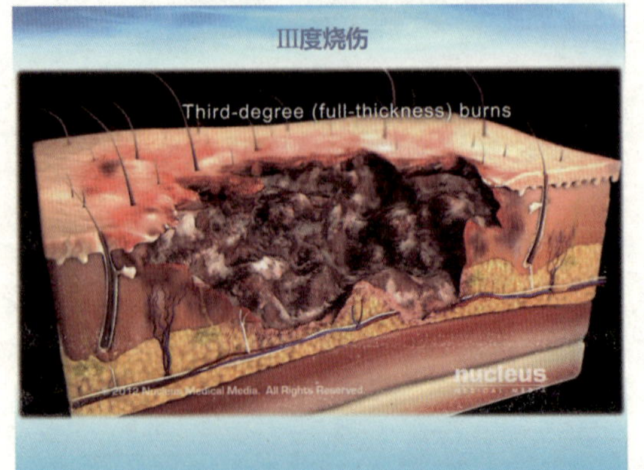

Ⅲ度烧伤

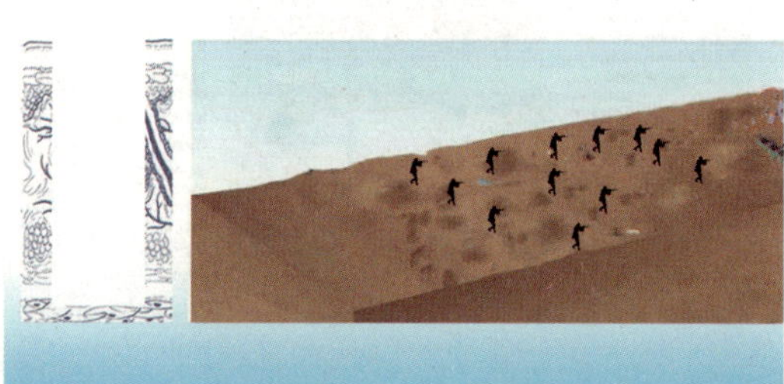

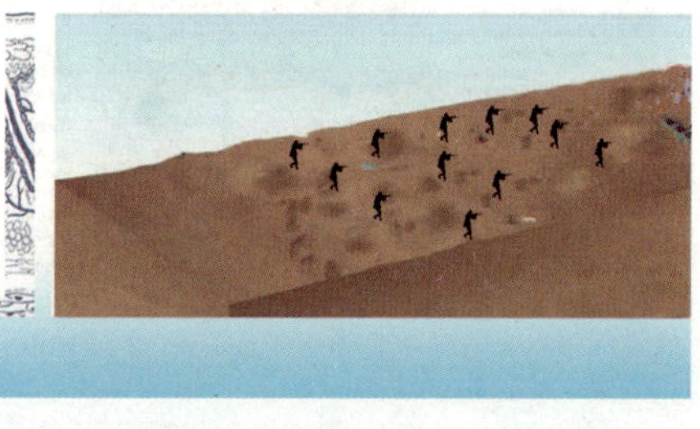

Ⅲ度烧伤

- 全层皮肤烧伤，可深达肌肉,骨骼,脏器。
- 创面蜡白或焦黄，甚至碳化，痛觉消失。
- 创面修复有赖于植皮，多形成瘢痕，且常造成畸形。

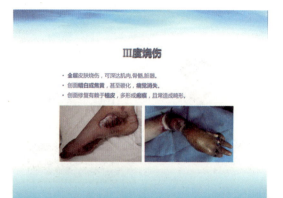

混合烧伤

混合烧伤

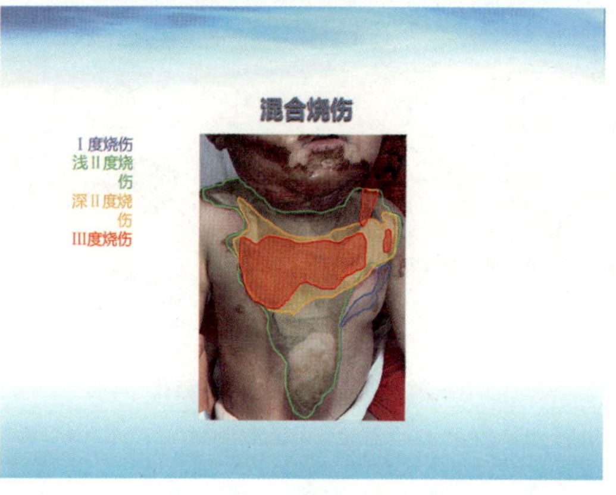

混合烧伤

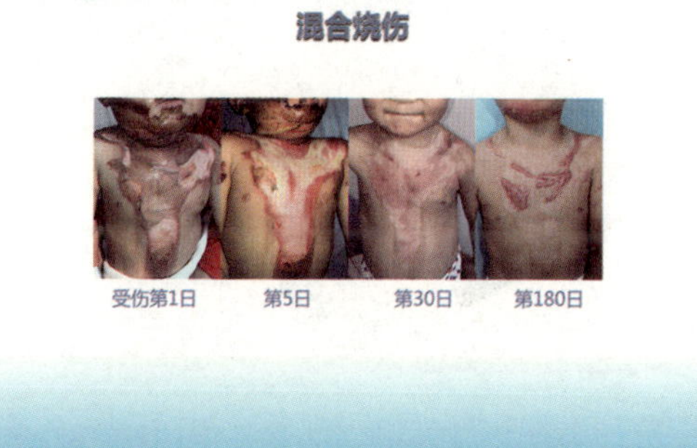

回　顾

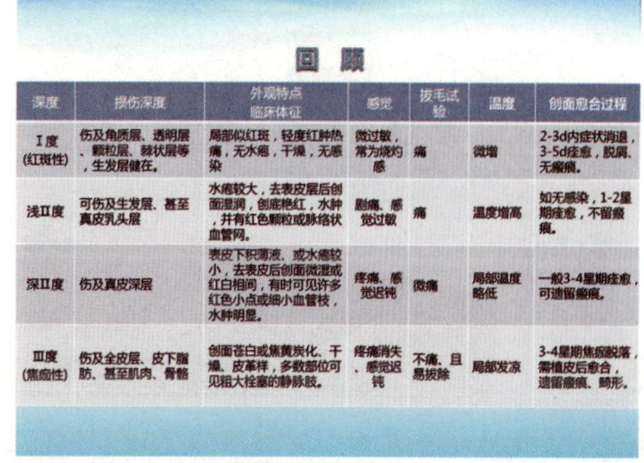

深度	损伤深度	外观特点 临床体征	感觉	拔毛试验	温度	创面愈合过程
Ⅰ度 (红斑性)	伤及角质层、透明层、颗粒层、棘状层等，生发层健在。	局部似红斑，轻度红肿热痛，无水疱，干燥，无感染	微过敏，常为烧灼感	痛	微增	2-3d内症状消退，3-5d痊愈，脱屑、无瘢痕。
浅Ⅱ度	可伤及生发层、甚至真皮乳头层	水疱较大，去表皮层后创面湿润，创底艳红，水肿，并有红色颗粒或脉络状血管网。	剧痛、感觉过敏	痛	温度增高	如无感染，1-2星期痊愈，不留瘢痕。
深Ⅱ度	伤及真皮深层	表皮下积薄液、或水疱较小，去表皮后创面微湿或红白相间，有时可见许多红色小点或细小血管枝，水肿明显。	疼痛、感觉迟钝	微痛	局部温度略低	一般3-4星期痊愈，可遗留瘢痕。
Ⅲ度 (焦痂性)	伤及全皮层、皮下脂肪、甚至肌肉、骨骼	创面苍白或焦黄炭化、干燥、皮革样，多数部位可见粗大栓塞的静脉肢。	疼痛消失、感觉迟钝	不痛、且易拔除	局部发凉	3-4星期焦痂脱落，需植皮后愈合，遗留瘢痕、畸形。

创面深度监测方法

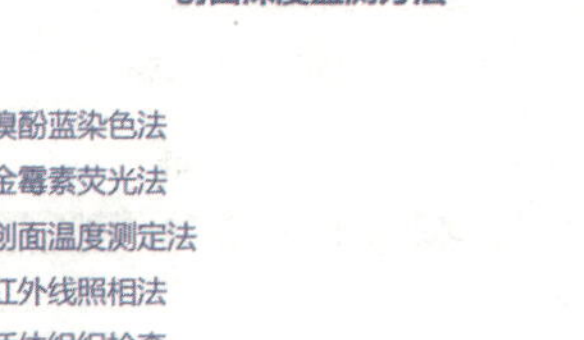

- 溴酚蓝染色法
- 金霉素荧光法
- 创面温度测定法
- 红外线照相法
- 活体组织检查
- 创面微循环检测法

深度判断注意事项

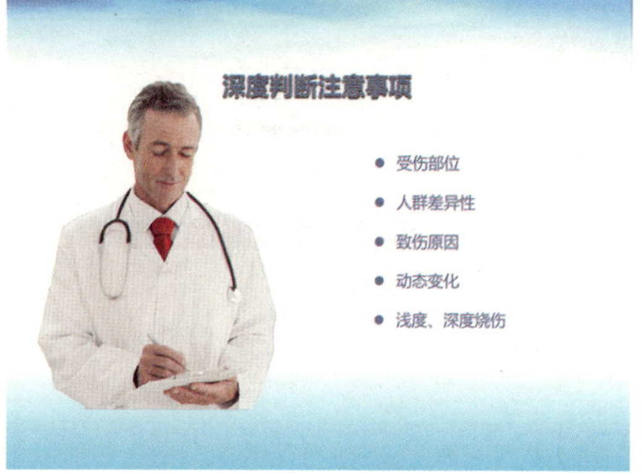

- 受伤部位
- 人群差异性
- 致伤原因
- 动态变化
- 浅度、深度烧伤

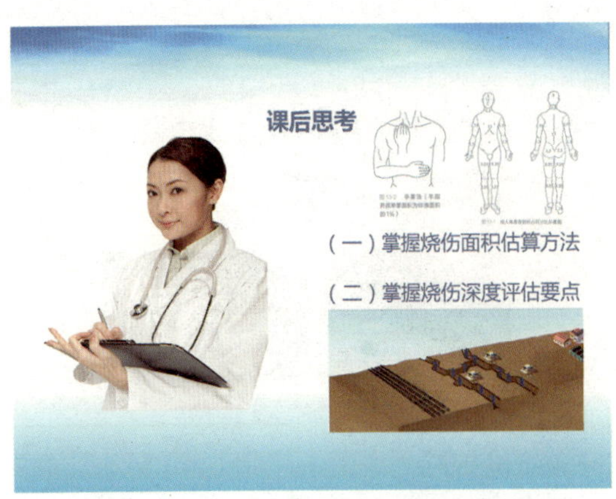
课后思考
（一）掌握烧伤面积估算方法
（二）掌握烧伤深度评估要点

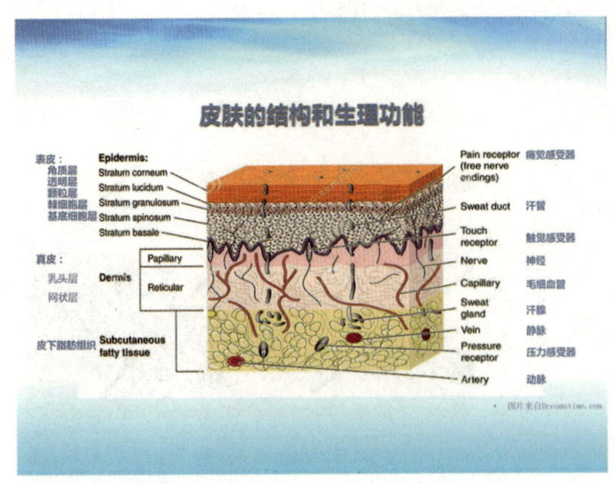
皮肤的结构和生理功能
表皮：
角质层
透明层
颗粒层
棘细胞层
基底细胞层
Epidermis:
Stratum corneum
Stratum lucidum
Stratum granulosum
Stratum spinosum
Stratum basale
真皮：
乳头层
网状层
Dermis
Papillary
Reticular
皮下脂肪组织
Subcutaneous fatty tissue
Pain receptor (free nerve endings) 痛觉感受器
Sweat duct 汗管
Touch receptor 触觉感受器
Nerve 神经
Capillary 毛细血管
Sweat gland 汗腺
Vein 静脉
Pressure receptor 压力感受器
Artery 动脉

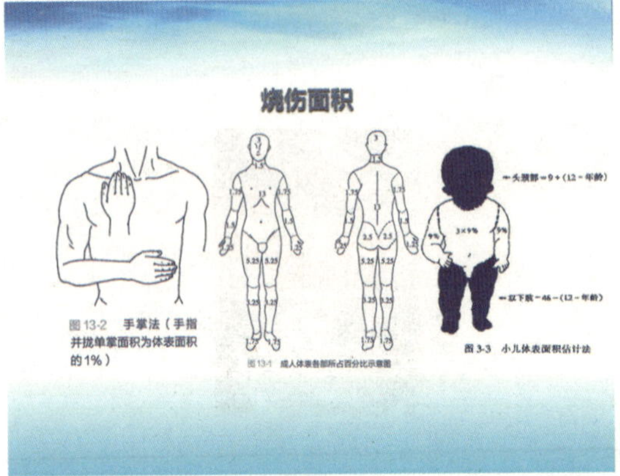
烧伤面积
图 13-2 手掌法（手指并拢单掌面积为体表面积的1%）
图 13-1 成人体表各部所占百分比示意图
图 3-3 小儿体表面积估计法

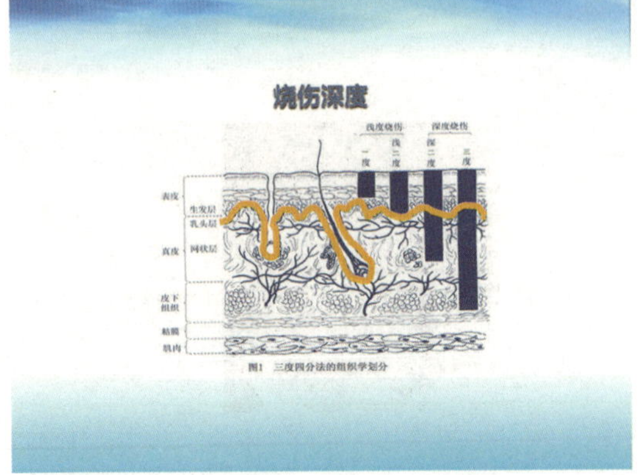
烧伤深度
浅度烧伤
深度烧伤
一度
浅二度
深二度
三度
表皮
生发层
乳头层
真皮
网状层
皮下组织
粘膜
肌肉
图1 三度四分法的组织学划分

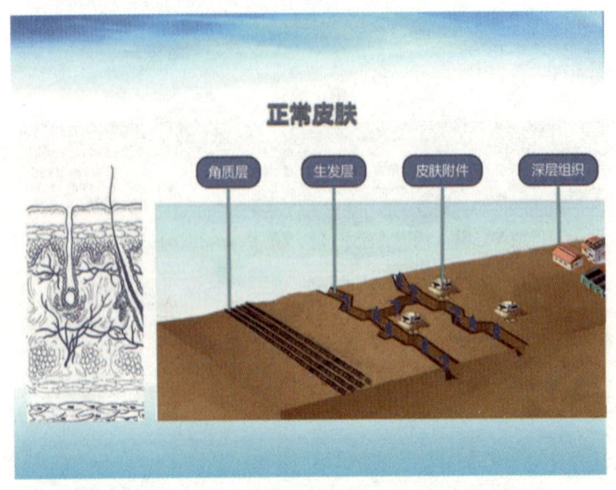
正常皮肤
角质层
生发层
皮肤附件
深层组织

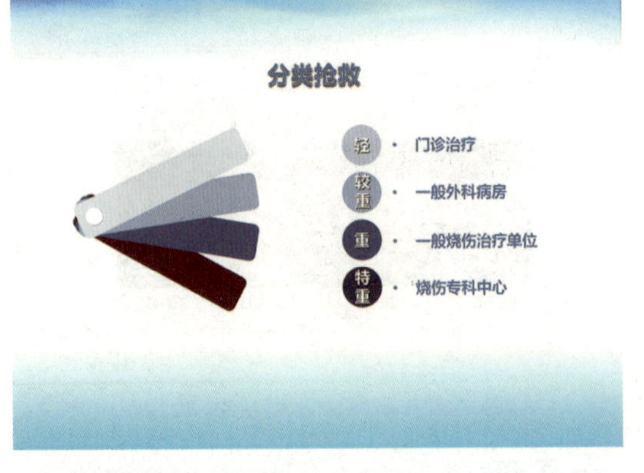
分类抢救
轻 · 门诊治疗
较重 · 一般外科病房
重 · 一般烧伤治疗单位
特重 · 烧伤专科中心

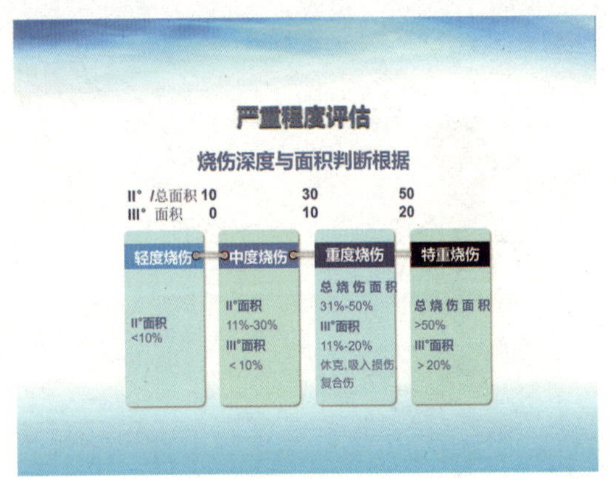
严重程度评估
烧伤深度与面积判断根据
II° /总面积 10 30 50
III° 面积 0 10 20
轻度烧伤
II°面积
<10%
中度烧伤
II°面积
11%-30%
III°面积
< 10%
重度烧伤
总烧伤面积
31%-50%
III°面积
11%-20%
休克,吸入损伤,
复合伤
特重烧伤
总烧伤面积
>50%
III°面积
> 20%

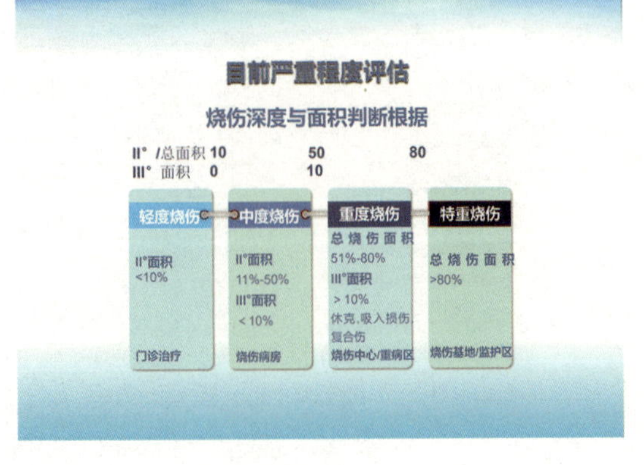
目前严重程度评估
烧伤深度与面积判断根据
II° /总面积 10 50 80
III° 面积 0 10
轻度烧伤
II°面积
<10%
门诊治疗
中度烧伤
II°面积
11%-50%
III°面积
< 10%
烧伤病房
重度烧伤
总烧伤面积
51%-80%
III°面积
> 10%
休克,吸入损伤,
复合伤
烧伤中心/重病区
特重烧伤
总烧伤面积
>80%
烧伤基地/监护区

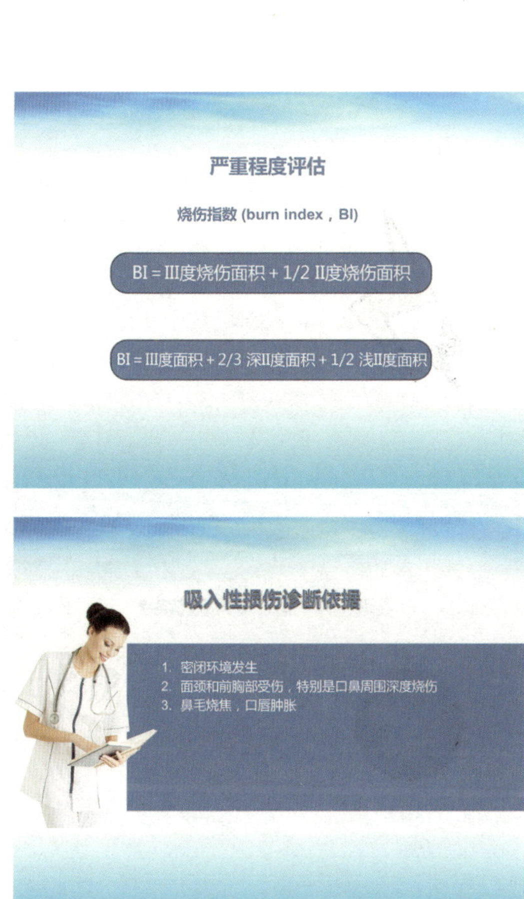

严重程度评估
烧伤指数 (burn index，BI)
BI = III度烧伤面积 + 1/2 II度烧伤面积
BI = III度面积 + 2/3 深II度面积 + 1/2 浅II度面积
吸入性损伤诊断依据
1. 密闭环境发生
2. 面颈和前胸部受伤，特别是口鼻周围深度烧伤
3. 鼻毛烧焦，口唇肿胀

吸入性损伤

定义

又称呼吸道烧伤，其致伤因素除了热力引起外，燃烧时烟雾中还含有大量的化学物质，如CO、氰化物等等，被吸入至下呼吸道，引起局部腐蚀或全身中毒。

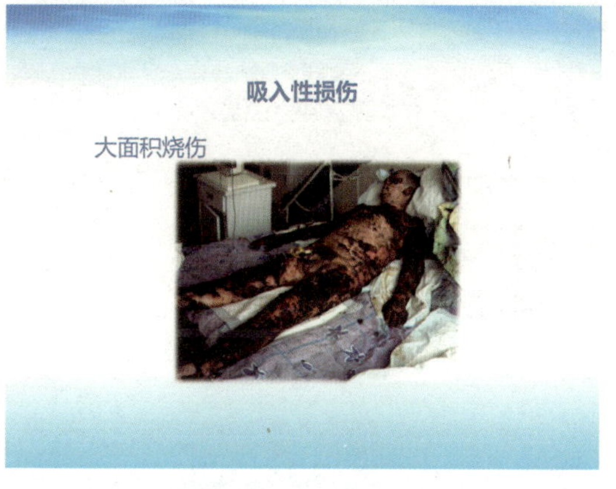

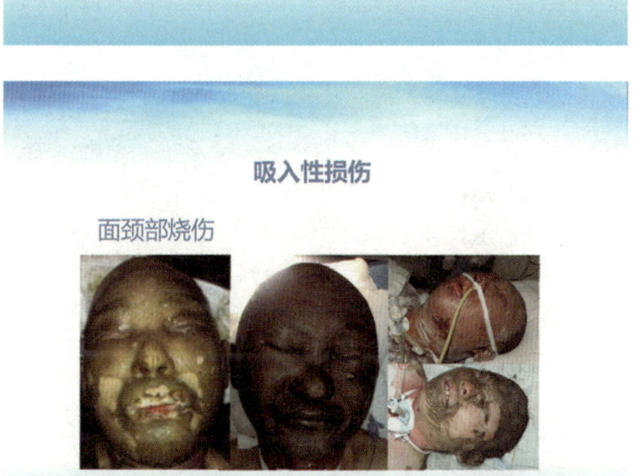

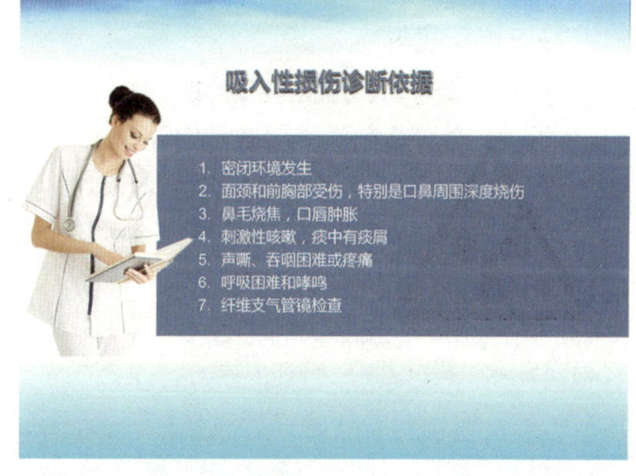

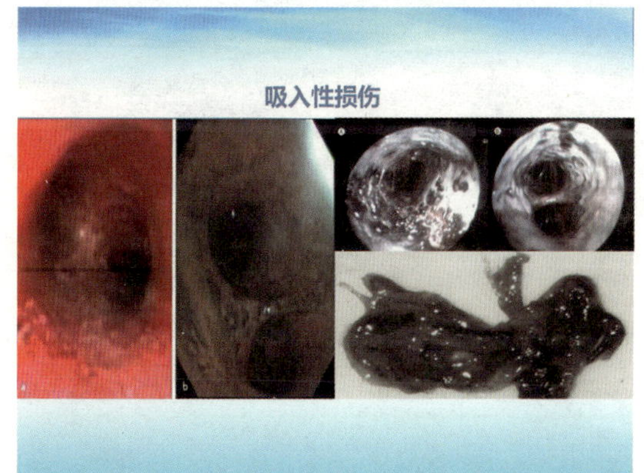

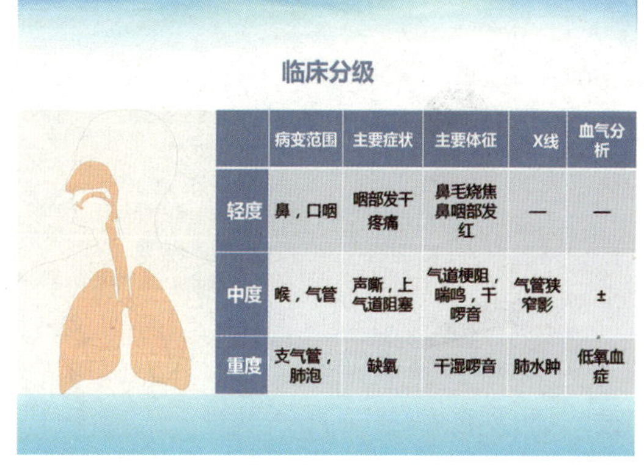

	病变范围	主要症状	主要体征	X线	血气分析
轻度	鼻，口咽	咽部发干疼痛	鼻毛烧焦鼻咽部发红	—	—
中度	喉，气管	声嘶，上气道阻塞	气道梗阻，喘鸣，干啰音	气管狭窄影	±
重度	支气管，肺泡	缺氧	干湿啰音	肺水肿	低氧血症

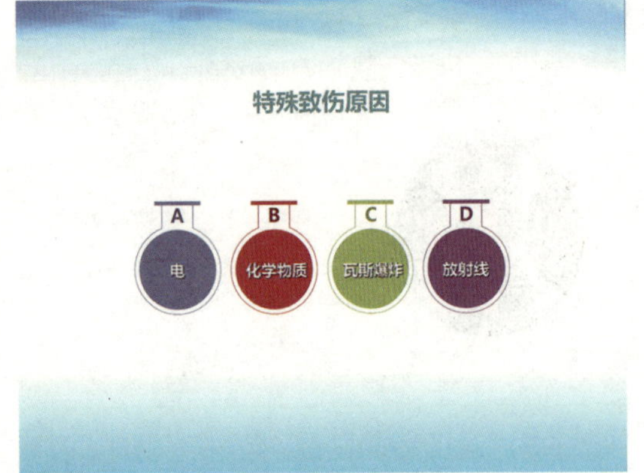
特殊致伤原因
A
电
B
化学物质
C
瓦斯爆炸
D
放射线

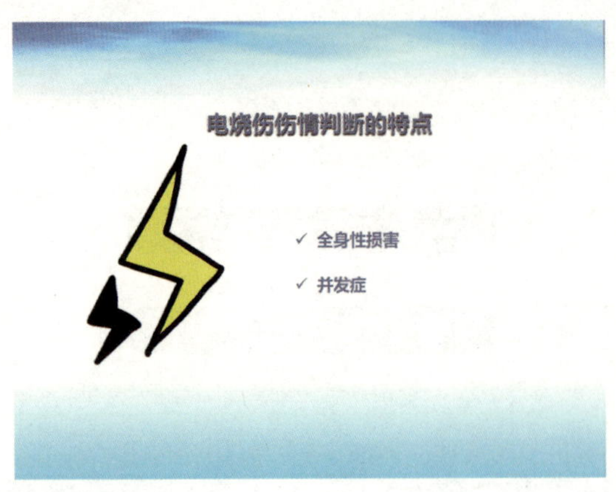
电烧伤伤情判断的特点
✓ 全身性损害
✓ 并发症

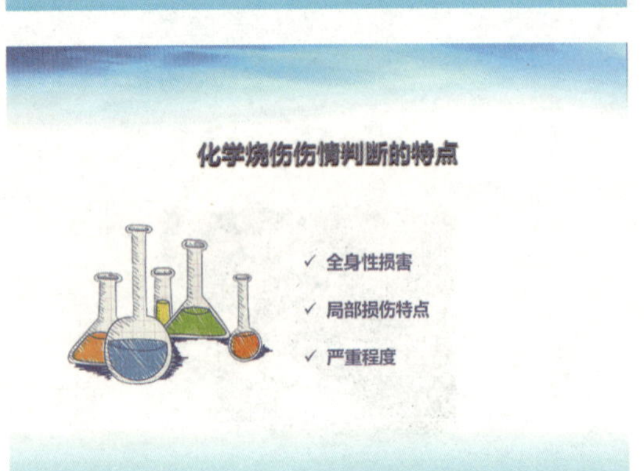
化学烧伤伤情判断的特点
✓ 全身性损害
✓ 局部损伤特点
✓ 严重程度

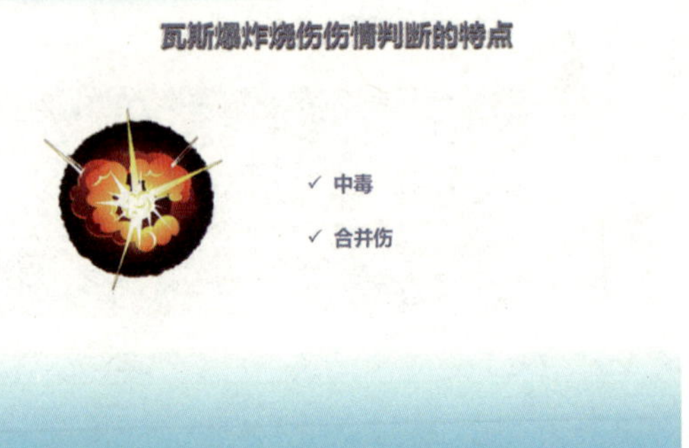
瓦斯爆炸烧伤伤情判断的特点
✓ 中毒
✓ 合并伤

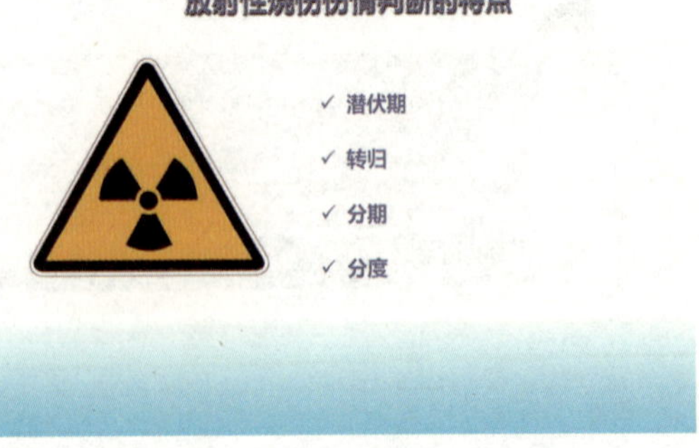
放射性烧伤伤情判断的特点
✓ 潜伏期
✓ 转归
✓ 分期
✓ 分度

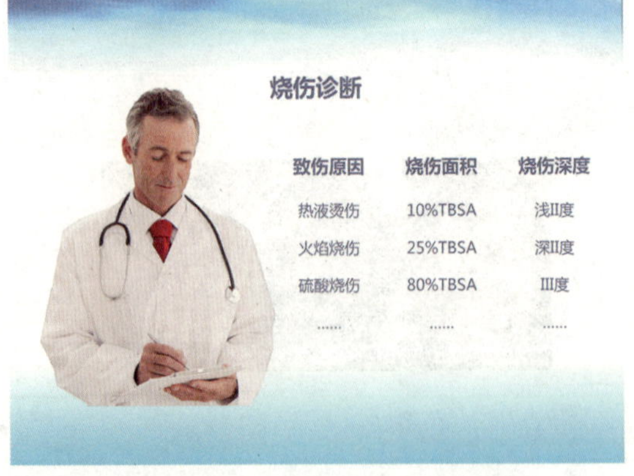
烧伤诊断
致伤原因 烧伤面积 烧伤深度
热液烫伤 10%TBSA 浅II度
火焰烧伤 25%TBSA 深II度
硫酸烧伤 80%TBSA III度
…… …… ……

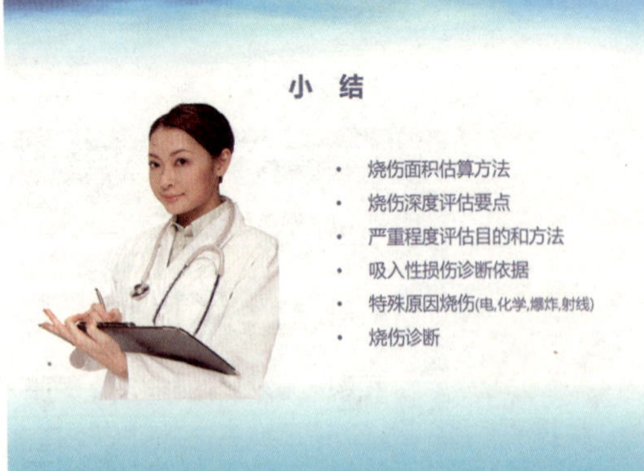
小 结
• 烧伤面积估算方法
• 烧伤深度评估要点
• 严重程度评估目的和方法
• 吸入性损伤诊断依据
• 特殊原因烧伤(电,化学,爆炸,射线)
• 烧伤诊断

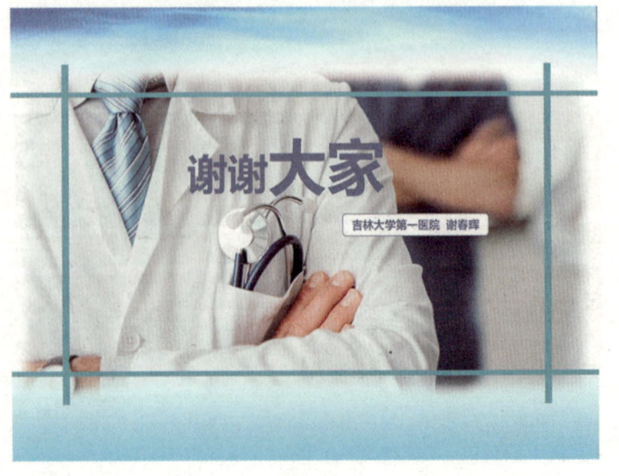
谢谢大家
吉林大学第一医院 谢春晖

课后练习题

一、选择题

1. 下列解剖部位用中国九分法计算成人的烧伤面积，错误的是（ ）

A. 头颈部（头、面、颈）9%
B. 双上肢 18%
C. 躯干（躯干前、躯干后、会阴）27%
D. 双臀部 9%
E. 双下肢（双大腿、双小腿、双足）46%

2. 烧伤病情严重程度的判断标准为（ ）

A. 烧伤面积
B. 烧伤深度
C. 有无合并伤或休克
D. 有无呼吸道烧伤
E. 以上都是

3. 特重烧伤是指（ ）

A. 烧伤总面积 >50% 或Ⅲ度烧伤面积 >20%
B. 烧伤总面积 >25%
C. Ⅲ度烧伤面积 >10%
D. 烧伤总面积 31%~50%
E. Ⅲ度烧伤面积达 15%

4. 中度烧伤是指（ ）

A. 烧伤总面积 <10% 以下的Ⅱ度烧伤
B. 烧伤总面积在 11% ~30% 的Ⅱ度烧伤或Ⅲ度烧伤面积 <10%
C. Ⅲ度烧伤面积在 11%~20% 之间
D. Ⅲ度烧伤面积 >50%
E. 烧伤总面积 >80%

5. 浅Ⅱ度烧伤的临床特点下列正确的是（ ）

A. 局部红肿，有疼痛和烧灼感，皮温稍增高
B. 水疱较饱满，有剧痛和感觉过敏，皮温增高
C. 水疱较小，感觉稍迟钝，皮温也稍低
D. 水疱扁平，感觉稍迟钝，皮温也稍低
E. 剖面无水疱. 感觉消失，皮温低

6. 烧伤指数的计算公式为（ ）

A. Ⅲ度烧伤面积 + Ⅱ度烧伤面积
B. Ⅲ度烧伤面积 +1/2 Ⅱ度烧伤面积
C. Ⅲ度烧伤面积 +2/3 深Ⅱ度烧伤面积 +1/3 浅Ⅱ度烧伤面积
D. B 或 C
E. A 或 B 或 C

7. 患者，男，38 岁。煤气烧伤头颈及双上肢，深Ⅱ度，伴有中度吸入性损伤。患者烧伤的严重程度为（ ）

A. 中度烧伤　　B. 重度烧伤

C. 轻度烧伤　　D. 特重度烧伤

E. 中重度烧伤

8. 小儿体表面积计算与成人的不同点是（ ）

A. 头大，躯干小　　B. 头大，四肢、躯干相似

C. 头大，四肢小　　D. 头大，四肢、躯干小

E. 头大，下肢小，躯干相似

9. 按临床分度，轻度吸入性损伤是指（ ）

A. 伤及细支气管　　B. 伤及咽部以上

C. 伤及肺泡　　D. 伤及气管以上

E. 伤及喉部以上

10. 疑有吸入性损伤时，正确的处理方法是（ ）

A. 补液　　B. 吸痰

C. 密切观察病情变化　　D. 吸氧，保持气道通畅，必要时行气管切开

E. 利尿

11. 吸入性损伤的早期诊断，具有临床意义的表现是（ ）

A. 呼吸困难　　B. 颜面部炭灰

C. 颜面部烧伤　　D. 烦躁不安

E. 声嘶及喘鸣

12. 烧伤患者应考虑合并吸入性损伤是因为出现了下列情况中的（ ）

A. 烧伤面积 >80%，含头颈部　　B. 休克

C. 口、鼻周围深度烧伤　　D. Ⅲ度烧伤面积达 30%

E. 全身感染出现早

13. 下列不属于吸入性损伤造成呼吸系统损害的因素是（ ）

A. 热力　　B. 气体压力

C. 毒性颗粒　　D. 气体或液体

E. 烟雾

14. 为了明确诊断吸入性损伤并判断严重程度，首先要做的检查是（ ）

A. 咽部检查　　B. 肺部听诊

C. 胸部 X 线摄片　　D. 纤维支气管镜检查

E. 动脉血气分析

15. 患者声音嘶哑加重，呼吸困难，动脉血气分析：PaO_2 60mmHg，$PaCO_2$ 53mmHg。应立即采取的措施是（ ）

A. 胸部 CT 检查　　B. 提高吸氧浓度

C. 喉镜检查声嘶原因　　D. 抗感染治疗

E. 气管切开

16. 患者男，35岁，体重65kg。头面部及双手深Ⅱ度烧伤伴声嘶和呼吸困难，痰中含黑色颗粒。为明确是否有吸入性损伤及其严重程度，首先要进行的检查是（ ）

A. 检查咽部　　B. 肺部听诊

C. 胸部X线摄片　　D. 纤维支气管镜检查

E. CT扫描

二、填空题

1. 表皮层由深到浅依次可分为（　　），（　　），颗粒层，透明层，角质层。

2. 按照三度四分法，烧伤深度分为（　　）。

3. 红斑性烧伤是指（　　）度烧伤。

4. 深Ⅱ度烧伤的皮肤损害深达（　　）。

5. 成人重度烧伤是指烧伤总面积为（　　）；或Ⅲ度烧伤面积达（　　），或Ⅱ度，Ⅲ度烧伤面积虽不到上述百分比，但已发生（　　）等并发症，或存在较重的吸入性损伤、复合伤等。

6. 成人双上肢烧伤，按照中国九分法其烧伤面积为（　　）。

7. 创面有逐渐加深特点的是（　　）。

8. 强酸烧伤的特点是（　　）。

9. 采用手掌法计算小面积烧伤，是以患者的手掌进行估算，五指并拢的掌面为体表面积的（　　）。

10. 小儿体表面积计算与成人的不同点是（　　）。

11. 烧伤致伤因素中，最常见的是（　　）。

12. 按照中国九分法计算，小儿双下肢面积所占的比例为（　　）。

13. 轻度烧伤是指烧伤总面积小于（　　）的（　　）度烧伤。

14. 浅Ⅱ度烧伤的愈合时间一般为（　　）。

15. 焦痂性烧伤指的是（　　）。

16. 依靠周围正常表皮向创面生长而覆盖创面的是（　　）。

17. 深及真皮乳头层以下，但仍残留部分真皮网状层的是（　　）度烧伤。

18. 烧伤指数等于（　　）。

三、是非题

1. 凡能产热的物质所致的组织损害统称热力烧伤。（ ）

2. 烧伤后体液渗出，一般两天内称为渗出期。（ ）

3. 烧伤面积 < 30%，合并休克为重度烧伤。（ ）

4. 浅Ⅱ度烧伤的局部损害深度达真皮浅层，部分生发层健在。（ ）

5. 对于深Ⅱ度烧伤的皮肤损害深达真皮深层，有皮肤附件残留，可见树枝状栓塞血管。（ ）

6. 浅Ⅱ度烧伤创面伴有剧痛、感觉过敏、皮温增高和大小不等水疱。（ ）

7. Ⅲ度烧伤多有蜘蛛状细小而密集的栓塞血管。（ ）

8. Ⅰ度烧伤属于红斑性烧伤。（ ）

9. 浅Ⅱ度烧伤可见创面剧痛，感觉过敏，皮温增高。（ ）

10. 深Ⅱ度烧伤创面愈合后不会遗留瘢痕。（ ）

11. 轻度吸入性损伤伤及咽部以上部位。（ ）

12. 诊断吸入性损伤最直接和最可靠的方法为CT检查。（ ）

四、问答题

1. 简述常用的烧伤深度的分度方法?

2. 烧伤严重程度的分度

3. 吸入性烧伤的诊断标准

五、翻译题

Hot water scalds are the next most common cause of burns in the United States. Despite educational programs, the epidemiology and incidence of scalds worldwide has changed very little. The depth of scald injury depends on the water temperature, the skin thickness and the duration of contact. Water at 140°F (60℃) creates a deep dermal burn in 3 s but will cause the same injury in 1 s at 156°F (69℃). Freshly brewed coffee from an automatic percolator is generally about 180°F (82℃). Once in the pot, coffee temperature approximates 160°F (70 ℃). Boiling water often causes a deep dermal burn, unless the duration of contact is very short. Soups and sauces, which are thicker in consistency, will remain in contact longer with the skin and invariably cause deep dermal burns. In general, exposed areas tend to be burned less deeply than clothed areas. Clothing retains the heat and keeps the liquid in contact with the skin longer. As a result, scalds are often a mosaic of superficial and indeterminate dermal burns. A common example is a toddler who reaches above head level and spills hot water on himself. His face bears a superficial burn, his trunk burn is of indeterminate thickness, and his skin under his diaper has a deep dermal burn.

Immersion scalds are often deep because of the prolonged skin exposure, although the water temperature may not be as high as in spill scalds. They occur in individuals who do not perceive the discomfort of prolonged immersion (i.e. a diabetic patient soaking his foot in hot water), or who are not able to escape from the hot water (i.e. young children, the elderly, or people with physical and cognitive disabilities). This latter group of vulnerable individuals is also susceptible to non-accidental scald burns. Child victims of non-accidental scalds represent about 2% of all children admitted to our burn center. Circumferential extremity injuries, symmetrical burns to a child's buttocks and perineum are examples that should raise suspicion of abuse. A detailed description on the recognition and management of intentional burn injuries is available elsewhere in this text. The evaluating physician therefore, must carefully consider whether the history provided matches the distribution and probable cause of the burn; this is best accomplished by an experienced burn surgeon who is familiar with burn distribution and etiologies.

参考答案

一、选择题

1–5　D E A B B

6–10　D B E B D

11–15　E C B D E

16–20　D

二、填空题

1. 表皮层由深到浅依次可分为（基底细胞层），（棘细胞层），颗粒层，透明层，角质层。

2. 按照三度四分法，烧伤深度分为（Ⅰ度，浅Ⅱ度，深Ⅱ度，Ⅲ度）。

3. 红斑性烧伤是指（Ⅰ）度烧伤。

4. 深Ⅱ度烧伤的皮肤损害深达（真皮深层，有皮肤附件残留）。

5. 成人重度烧伤是指烧伤总面积为（31%~50%）；或Ⅲ度烧伤面积达（11%~20%），或Ⅱ度，Ⅲ度烧伤面积虽不到上述百分比，但已发生（休克）等并发症，或存在较重的吸入性损伤、复合伤等。

6. 成人双上肢烧伤，按照中国九分法其烧伤面积为（18%）。

7. 创面有逐渐加深特点的是（强碱烧伤）。

8. 强酸烧伤的特点是（创面多为凝固性坏死）。

9. 采用手掌法计算小面积烧伤，是以患者的手掌进行估算，五指并拢的掌面为体表面积的（1%）。

10. 小儿体表面积计算与成人的不同点是（头大，下肢小，躯干相似）。

11. 烧伤致伤因素中，最常见的是（热力烧伤）。

12. 按照中国九分法计算，小儿双下肢面积所占的比例为（41%-（12- 年龄）%）。

13. 轻度烧伤是指烧伤总面积小于（10%）的（Ⅱ）度烧伤。

14. 浅Ⅱ度烧伤的愈合时间一般为（1~2 周）。

15. 焦痂性烧伤指的是（Ⅲ度烧伤）。

16. 依靠周围正常表皮向创面生长而覆盖创面的是（Ⅲ度烧伤）。

17. 深及真皮乳头层以下，但仍残留部分真皮网状层的是（深Ⅱ）度烧伤。

18. 烧伤指数等于（Ⅲ度烧伤面积 +1/2 Ⅱ度烧伤面积）。

三、是非题

1. 凡能产热的物质所致的组织损害统称热力烧伤。（否）

2. 烧伤后体液渗出，一般两天内称为渗出期。（是）

3. 烧伤面积 < 30%，合并休克为重度烧伤。（是）

4. 浅Ⅱ度烧伤的局部损害深度达真皮浅层，部分生发层健在。（是）

5. 对于深Ⅱ度烧伤的皮肤损害深达真皮深层，有皮肤附件残留，可见树枝状栓塞血管。（否）

6. 浅Ⅱ度烧伤创面伴有剧痛，感觉过敏，皮温增高和大小不等水疱。（是）

7. Ⅲ度烧伤多有蜘蛛状细小而密集的栓塞血管。（否）

8. Ⅰ度烧伤属于红斑性烧伤。（是）

9. 浅Ⅱ度烧伤可见创面剧痛，感觉过敏，皮温增高。（是）

10. 深Ⅱ度烧伤创面愈合后不会遗留瘢痕。（否）

11. 轻度吸入性损伤伤及咽部以上部位。（是）

12. 诊断吸入性损伤最直接和最可靠的方法为 CT 检查。（否）

四、问答

1. 采用三度四分法，即分为Ⅰ度、浅Ⅱ度、深Ⅱ度、Ⅲ度。

Ⅰ度、浅Ⅱ度烧伤一般称浅度烧伤；深Ⅱ度、Ⅲ度烧伤则属深度烧伤。

Ⅰ度烧伤：仅伤及表皮浅层，生发层健在，再生能力强。表面红斑状、干燥，烧灼感，3~7天脱屑痊愈，短期内有色素沉着。

浅Ⅱ度烧伤：伤及表皮的生发层、真皮乳头层。局部红肿明显，大小不一的水疱形成，内含淡黄色澄清液体，水疱皮如剥脱，创面红润、潮湿、疼痛明显。上皮再生靠残存的表皮生发层和皮肤附件（汗腺、毛囊）的上皮增生，如不感染，1~2周内愈合，一般不留瘢痕，多数有色素沉着。

深Ⅱ度烧伤：伤及皮肤的真皮乳头层以下，介于浅Ⅱ度和Ⅲ度之间，深浅不尽一致，也可有水疱，但去疱皮后，创面微湿，红白相间，痛觉较迟钝。由于真皮层内有残存的皮肤附件，可赖其上皮增殖形成上皮小岛，如不感染，可融合修复，需时3~4周。但常有瘢痕增生。

Ⅲ度烧伤：是全皮层烧伤甚至达到皮下、肌肉或骨骼。创面无水疱，呈蜡白或焦黄色甚至炭化，痛觉消失，局部温度低，皮层凝固性坏死后形成焦痂，触之如皮革，痂下可显树枝状栓塞的血管。因皮肤及其附件已全部烧毁，无上皮再生的来源，所以必须靠植皮而愈合。只有很局限的小面积Ⅲ度烧伤，才有可能靠周围健康皮肤的上皮爬行而收缩愈合。

2. 烧伤严重程度

轻度烧伤：Ⅱ度烧伤面积9%以下。

中度烧伤：Ⅱ度烧伤面积10%~29%，或Ⅲ度烧伤面积不足10%。

重度烧伤：烧伤总面积30%~49%；或Ⅲ度烧伤面积10%~19%；或Ⅱ度、Ⅲ度烧伤面积虽不到上述百分比，但已发生休克等并发症、呼吸道烧伤或有较重的复合伤。

特重度烧伤：烧伤总面积50%以上；或Ⅲ度烧伤20%以上；或已有严重并发症。

3. 吸入性损伤的诊断标准

于密室内发生的烧伤；

面、颈和前胸部烧伤，特别是口、鼻周围深度烧伤；

鼻毛烧焦，口唇肿胀，口腔、口咽部有红肿或水疱或黏膜发白者；

刺激性咳嗽，痰中有炭屑；

声嘶、吞咽困难或疼痛；

呼吸困难和（或）哮鸣；

纤维支气管镜检查发现气道黏膜充血、水肿，黏膜苍白、坏死、剥脱等是诊断吸入性烧伤最直接和准确的方法。

五、翻译

热水烫伤是美国导致烧伤的第二常见原因。虽然相关教育项目已经开展，全世界范围内烫伤的流行病学和发生率变化很小。烫伤的深度取决于水温、皮肤的厚度以及接触时间。140°F（60℃）的热水在3秒内会造成深度烧伤，而156°F（69℃）的热水在1秒内就会造成同样的损伤。自动过滤壶现煮的咖啡的温度大约为180°F（82℃）。当转入咖啡壶里时，咖啡的温度大约为160°F（70℃）。除非接触时间非常短，沸水通常导致深度烧伤。汤和调味汁由于较浓，因而会与皮肤接触时间较长且常造成深度烧伤。总的来说，暴露区域皮肤的烧伤通常没有衣物覆盖区域深。衣物会保留热度且使液体与皮肤的接触时间变长。其结果就是，烫伤常常出现浅度烧伤和不确定深度烧伤的混合创面。常见的例子是一个孩子碰到高处后将热水洒到自己身上。他的脸会受浅度烧伤，躯干烧伤的深度不确定，在尿布覆盖下的皮肤会遭受深度烧伤。

虽然水温不如溢出式烫伤那么高，浸入式烫伤通常由于皮肤暴露时间较长而较深。这种烫伤发生于长时间浸入但无不适感的人群（例如糖尿病病人将足置于热水中），或者无法脱离热水的人群（比如孩子、老人、身体残疾或认知障碍者）。后一部分易伤人群同样对非意外烫伤敏感。非意外儿童烫伤约占收入烧伤中心儿童总数的2%。肢体环形损伤、臀部和会阴部对称式烧伤应高度警惕有无虐待儿童发生。（在本文其他部分有关于认识和处理蓄意烧伤的具体描述。评估的医生必须认真考虑病史与烧伤的分布及可能原因是否相符；这最后由经验丰富的烧伤医生来完成，因为他对烧伤的分布和病因学更为熟悉。）

第二章 烧伤病理生理和临床分期

编写　房　贺
审阅　官　浩

教学设计

一、教学目标

通过本次课程，使学生能够掌握的知识点有：烧伤病程的临床分期，各临床分期的病理生理特点，体液渗出期的病理生理机制（毛细血管通透性增加、细胞能量代谢障碍、心肌损害），急性感染期发生全身感染的主要原因及感染来源。

针对不同对象，教学目标略有不同：针对烧伤专业研究生和进修生，要求掌握各临床分期的病理生理特点和演变，进一步指导烧伤专业的临床实践；针对烧伤专业研究生，要求熟悉各临床分期病理生理特点；针对本科生和非烧伤专业研究生，要求了解各临床分期病理生理特点，能够为后续阶段专业知识的学习打好基础。

二、教学重点

烧伤病程的临床分期是对烧伤临床发展的规律性总结，掌握临床分期及其病理生理机制，有利于指导临床实践，掌握临床治疗的主动性。因此本次课程的重点是：烧伤病程的临床分期名称、各临床分期的病理生理特点、体液渗出期的病理生理机制（毛细血管通透性增加、细胞能量代谢障碍、心肌损害）、急性感染期发生全身感染的主要原因及感染来源、创面修复期及康复期的意义和手段。

以本科生教学为例，学生已学习了外科总论，对外科病人的体液和酸碱平衡失衡、重症治疗监护与复苏、休克均有了初步的认识，对外科病人的营养及代谢情况、疼痛治疗、外科感染也有了基本认识。烧伤作为一个特殊的外科病种，需要综合前期学到的外科知识，灵活运用于烧伤患者的诊疗。

本次课程重点内容中的体液渗出期与“病理生理学”及“外科学”总论休克部分联系较为密切，

因此在实施教学之前可以采取 PBL 教学法或翻转教学法，预先让学生复习相关知识点，以更好地掌握本次课的重点内容。

三、教学难点

本节课的内容较为重要，对指导临床实践具有重要意义，但是课程中理论知识较多，涉及分期、病理生理、机制等内容，内容枯燥。另外，理论知识的传授与解决临床疾病的应用存在一定的距离，这些都较为考验授课教员的授课能力，故也是本次课的主要教学难点。

烧伤病程的临床分期是为了加强对烧伤不同时期病理生理过程的理解而人为划分，在各期之间并无明确的界限，因此易引起学生理解的混乱。

体液渗出期部分，对于中小面积烧伤局部的病理生理变化较易理解，涉及全身的系统性变化则需建立在对于病理生理具有一定知识储备的基础上，而学生掌握水平难免不一。如何通过通俗易懂的讲解使所有学生理解此部分机制是另一教学难点。

四、教学思路

本次课程拟从临床烧伤病例开始，增加学生兴趣，提高授课效果。首先提供一组大面积烧伤患者治疗过程中不同时期的创面照片，提问学生有何不同及是否为同一患者，引导学生认识到烧伤患者在病程不同阶段表现不同，从而介绍烧伤病程的临床分期，引出课程主题。

由于本次课大部分为理论知识，为提高趣味性，课程讲授过程以真实临床病例的治疗为主线，按烧伤休克、感染、创面修复、康复的顺序进行逐步讲解，设计讲课流程，将课程的知识点串联起来，运用图片、动画强调说明重点、难点，提高讲课的趣味性及逻辑性。在实际授课过程中，可根据授课对象层次及数量，采取不同教学方法，推荐采用 CBL 教学方法，将某一学生当作患者的经治医生，另外的同学提供参考意见，以学生较为感兴趣的临床诊疗为基础，逐步向学生讲授病程的临床分期以及各期的病理生理特点，加深理解。

五、教学方法

本次课程讲授可根据不同教学条件采取不同方法。对于大多数教学单位，一般采取大班课教学方式，对于烧伤专业研究生、进修生等人数较少的教学对象，可采取小班课教学方式。一般采用 PPT 辅助教学，应充分利用 PPT 的图片、动画、视频等功能，增强授课的教学效果。

CBL（case-based learinging）教学法：CBL 教学法是指以实例入手，结合临床和实际应用以启示性教学为方法建立的一种新的教学模式。在授课过程中，改变传统的枯燥理论教授方法，也是本次课程的授课主线。在对疾病进行充分分析的前提下，提出问题，然后对相关的知识进行学习，并在机制学习以后，再次面对病例，巩固对临床治疗措施的认识以及对病理生理机制的理解。

本次授课实施时，以典型大面积烧伤的救治过程作为实例，首先让学生面对疾病进行讨论，发掘临床实例中不同阶段的不同特点，从而使学生加深对临床分期的理解。

在讲解休克期的病理生理机制时，采用 PBL 教学的方法。围绕“休克的本质是什么”的问题，让学生复习之前学习的内容并进行充分讨论，引导学生对于休克期“血管通透性增加”的机制加深认识和理解。

在课堂上让学生首先面对病例，通过对治疗过程的分析，引出隐藏在其中的病理生理机制，然后再结合疾病进行讲述，这样学生容易理解，并且印象也将很深刻。这对于学生更深入地理解原理，加深记忆，以及增强学生分析问题、解决问题的能力都将有极大的帮助，并且有助于提高学生进入临床以后分析病情、处理病情的能力。

参考文献

[1] 夏照帆，胡晓燕，王光毅，等. 烧伤休克的发病机制和病理生理[J]. 中华损伤与修复杂志（电子版），2007(6): 323-324.

[2] 李稻，韩玉慧，蒋益，等. 医学基础教育中 PBL 和 CBL 两种教学模式的实践与体会[J]. 中国高等医学教育，2010(2): 108-110.

[3] Srinivasan M，夏颖，顾鸣敏. PBL 教学法与 CBL 教学法的比较——基于两种教学法的转换在临床课程学习上的效果分析[J]. 复旦教育论坛，2009(5): 88-91.

[4] 吴旺春，陈水钰，彭演国，等. CBL 联合 PBL 教学法在神经外科临床教学中的应用效果[J]. 当代医学，2019, 25(31): 188-190.

教案展示

教案首页

第__次课　　　　授课时间______年　月　日　　　　教案完成时间______年　月　日

<table>
<tr><td>课程名称</td><td colspan="7">烧伤外科学</td></tr>
<tr><td>年　级</td><td colspan="3"></td><td>专业、层次</td><td colspan="3"></td></tr>
<tr><td>教　员</td><td>房贺</td><td>职务</td><td>讲师</td><td>授课方式
（大、小班）</td><td>大班课</td><td>学时</td><td>1 学时</td></tr>
<tr><td colspan="2">授课题目（章，节）</td><td colspan="6">烧伤病理生理和临床分期</td></tr>
<tr><td colspan="2">基本教材
（或主要参考书）</td><td colspan="6">基本教材：
陈孝平，汪建平，赵继宗 . 外科学 . 9 版 . 北京：人民卫生出版社，2018
主要参考书：
黎鳌 . 烧伤治疗学 . 2 版 . 北京：人民卫生出版社，1995</td></tr>
<tr><td colspan="8">教学目的与要求：掌握烧伤后不同的临床分期，熟悉不同临床分期的病理生理特点以及各期的治疗要点。
重点：烧伤病程的临床分期名称、各临床分期的病理生理特点、体液渗出期的病理生理机制、急性感染期发生全身感染的主要原因及感染来源、创面修复期及康复期的意义和手段。
难点：不同临床分期的病理生理特点。</td></tr>
<tr><td colspan="8">教学内容与时间安排：
第一学时：
1. 课程设计、烧伤的临床分期　（6 分钟）
2. 体液渗出期的病理生理特点和治疗要点　（18 分钟）
3. 急性感染期的病理生理特点和治疗要点　（8 分钟）
4. 创面修复期和康复期的病理生理特点和治疗要点　（8 分钟）
教学方法：本次课程讲授可根据不同教学条件采取不同方法。对于大多数教学单位，一般采取大班课教学方式，对于烧伤专业研究生、进修生等相对专业及人数较少教学对象，可采取小班课教学方式。一般采用 PPT 辅助教学，应充分利用 PPT 的图片、动画、视频等功能，增强授课的教学效果。采取 CBL 教学法、PBL 教学法与课堂讲授结合的方式。</td></tr>
<tr><td colspan="8">教研室审阅意见：

（教学组长签名）__________
（教研室主任签名）__________
年　月　日</td></tr>
</table>

（教案续页 1）

讲授与指导内容	讲课、互动内容设计	信息技术运用设计	课时分配	备注
烧伤病理生理和临床分期 pathophysiology of burn and clinical staging 烧伤病程的临床分期是根据烧伤的临床发展规律经总结而来，掌握临床分期及其病理生理机制，有利于指导临床实践，掌握临床治疗的主动性。因此本次课程的重点是：烧伤病程的临床分期名称、各临床分期的病理生理特点、体液渗出期的病理生理机制、急性感染期发生全身感染的主要原因及感染来源、创面修复期及康复期的意义和手段。	阐述课堂设计、教学目的与要求。		2分钟	注意控制时间
病例 图 1：这个患者的双下肢肿胀严重、渗液也很多，旁边包扎用的敷料全部渗湿；图 2：右下肢呈焦黄色，局部发黑，创面干燥；图 3：双下肢贴满皮片；图 4：创面基本愈合，但患者的愈合部位的瘢痕生长比较明显，右小腿和双侧腹股沟区有残余创面，同时患者两个脚踝有些下垂，功能受限。 53 岁，男性，火焰烧伤全身，诊断烧伤（火焰）88%TBSA Ⅱ°-Ⅲ°全身多处。	展示照片 以创面照片直观展示不同时期烧伤患者的不同临床表现 提问：大家觉得这是同一个病人吗？ 引导学生区分烧伤病程的不同阶段，带着问题进行学习。 引入病例，增强课堂趣味性。 可穿插提问该患者严重程度分级以回顾前面的课程内容。	【图】	4分钟	
在烧伤的病程中，不同时期有不同的表现，创面只是其中的表现之一。为了区分这些不同的病程时期，我们人为将烧伤的病程进行了分期，根据烧伤病理生理特点，一般将烧伤临床发展分为四期，各期之间相互交错，烧伤越重，其关系越密切。 四期依次是：体液渗出期、急性感染期、创面修复期、康复期。	以图表形式形象表述烧伤病程的临床分期。	【表】		

（教案续页 2）

1. 体液渗出期 烧伤后迅速发生的变化为体液渗出，体液渗出的速度，一般以伤后 6~12 小时内最快，渗出一般可持续 36~48 小时，严重烧伤可延长，甚至达 72 小时以上。 体液渗出与烧伤的伤情有关。在较小面积的浅度烧伤，体液渗出主要表现为局部组织水肿，一般对有效循环血量无明显影响。 当大面积烧伤时，没有进行补液或补液不及时时，人体不足以代偿迅速发生的体液丧失时，循环血量显著下降，导致血流动力学变化，进而发生休克。因此在大面积烧伤时，此期又称为休克期。 一般Ⅱ度、Ⅲ度烧伤面积在成人 >15%、小儿 >5%，才会容易发生休克。	指出烧伤休克期与体液渗出期的区别，以及界限 提问：多大面积烧伤才能算是大面积？ 如果急诊碰到大面积的烧伤患者，作为医生应该要注意什么？ 留观或收入院。	【幻灯】 一、体液渗出期 □ 立即发生，逐渐发展 □ 持续36～48小时，严重烧伤可达72小时以上 □ 小面积浅度烧伤，表现为局部组织水肿 □ 大面积烧伤，不补液或补液不及时，会发生休克，又称休克期 Ⅱ度、Ⅲ度烧伤面积：成人>15%、小儿>5%	13 分钟	
体液渗出期　病理生理机制： 体液渗出期的主要病理生理变化为烧伤区及其周围或深层组织内毛细血管通透性增加。 具体机制为：伤后大量致伤因子，包括热力、TNF-α 等炎症因子、组胺、5-HT 等血管活性物质，在神经、内分泌和免疫反应的调节下，作用于毛细血管内皮细胞，引起通透性增加，大量血浆样液体自血管内外渗。 这些血浆样液体包括：水分、钠盐等电解质、蛋白质（主要是白蛋白）。 烧伤休克与失血性休克的异同：均为低血容量休克，但烧伤休克为低血浆容量，血液浓缩较失血性休克更明显。因此烧伤的低血容量休克也被称为白色出血。 液体自血管内外渗后，可以渗出体外引起体外丢失，也可引起组织水肿，还可渗入第三间隙引起水肿。最终的结果是引起血容量减少。	体液渗出期的主要病理生理变化为烧伤区及其周围或深层组织内毛细血管通透性增加。 提问：烧伤后的致伤因素包括哪些？ 提问：血浆样液体包括哪些？ 引导学员回顾 突出白色出血的概念，加深学生理解。	【图】 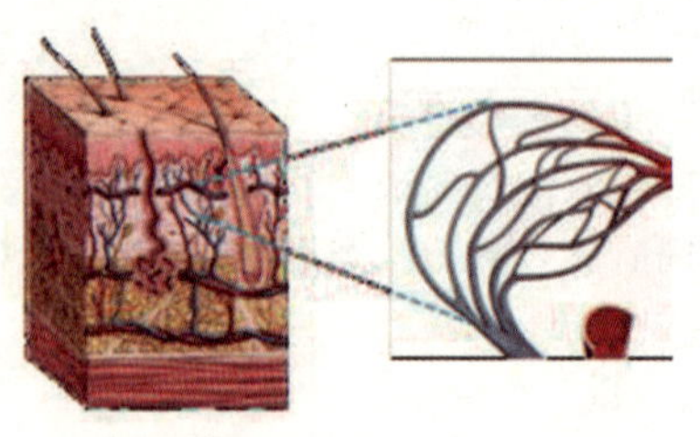 【表】 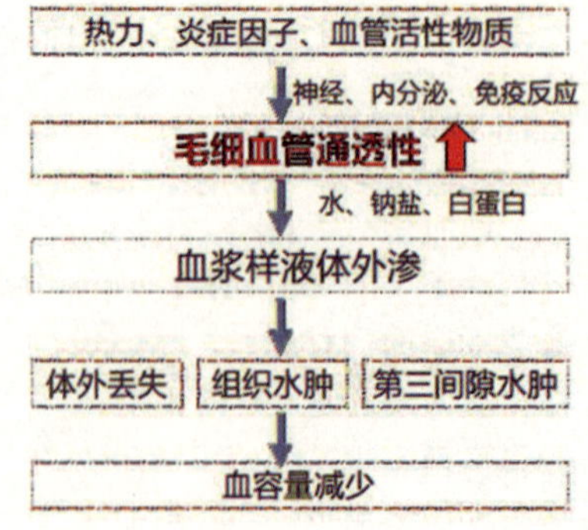 		

（教案续页 3）

<table>
<tr>
<td>在毛细血管通透性改变的同时，烧伤区及其周围组织，或虽因热力损伤并未致死，或因水肿压迫、血栓形成等因素，造成组织细胞缺血缺氧，导致细胞无氧代谢增加，细胞膜功能发生改变，如 Na-K-ATP 酶活性下降，以致 Na 离子进入细胞内，导致细胞内水肿，从而加重水电解质和酸碱平衡失调。缺血缺氧严重者，还可导致大量血管活性物质释放。这些都使毛细血管通透性进一步增加，导致渗出更加增多，甚至导致血管内凝血、微循环障碍等，这又反过来会加重组织细胞缺氧，形成恶性循环。</td>
<td></td>
<td>【图】

</td>
<td></td>
<td></td>
</tr>
<tr>
<td>严重烧伤后不久，心排血量即有明显下降。
以往认为是血容量减少、回心血量不足所引起。后续动物实验表明，心排血量下降常发生于血容量下降之前，并且下降程度也与之不成比例。在临床上，也发现烧伤患者早期心肌酶谱也显著升高。这些都提示烧伤后心排血量下降并非完全是因血容量减少所引起，早期可能存在各种心肌抑制因子等使心肌受损。
因此，严重烧伤患者早期应考虑心力扶持。</td>
<td>提问：心排血量下降的原因。

鼓励学员从事烧伤专业，探索未完全阐明的临床问题。</td>
<td>【图】
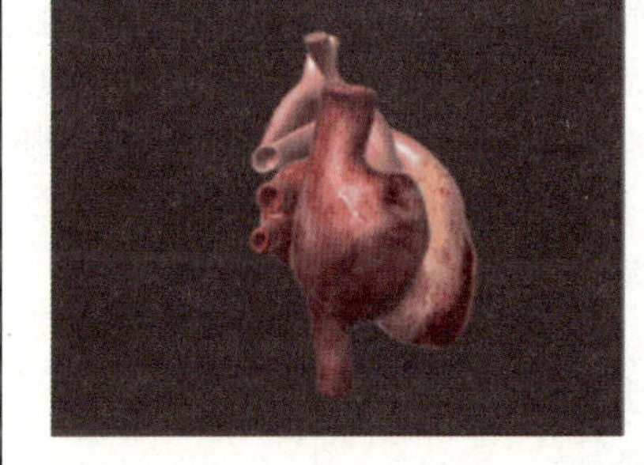</td>
<td></td>
<td></td>
</tr>
<tr>
<td>体液渗出期的临床特点
由于以上病理生理特点，烧伤特别是大面积烧伤患者体内体液再分布，临床表现为烧伤部位局部甚至全身肿胀。严重程度与烧伤的面积和深度有关，有一定规律；逐渐发生，48~72h 血管通透性可以恢复，可以预防。
在体液渗出期，最主要的治疗手段之一就是复苏补液。而根据其病理生理特点，国内外发展出了不同的补液公式，能够提供一定</td>
<td>通过图片生动展示烧伤早期肿胀。</td>
<td>【图】
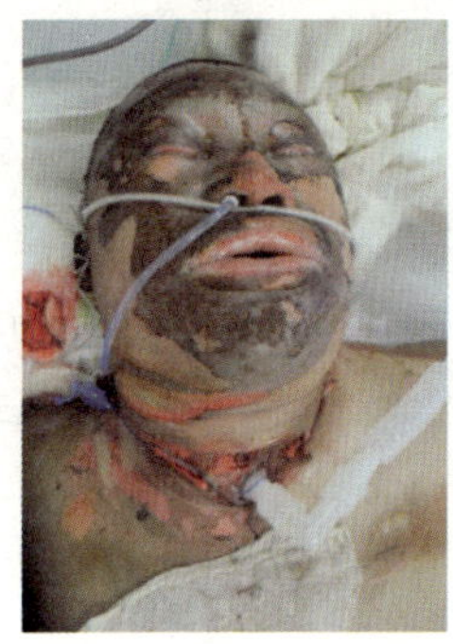</td>
<td>5
分
钟</td>
<td></td>
</tr>
</table>

（教案续页 4）

（续）的参考价值。其中我国烧伤界前辈，根据丰富的救治经验，也总结出一套行之有效的公式，即中国通用公式，这也是目前我国烧伤学界临床工作中使用的重要的补液参考。				
中国通用公式的计算方法： · 24 小时补液量 = 烧伤面积（%）× 体重（kg）× 1.5ml + 2000ml · 胶体：平衡液 = 1 ：（1~2） · 前 8 小时 1/2，后 16 小时 1/2 · 第二个 24 小时，补液量减半	介绍烧伤专业发展过程中的补液公式，引出国内通用公式，并指出其重要性。	【幻灯】 ■ Evans Formula （胶体:生理盐水 = 1:1） = 烧伤面积(%) × 体重(kg) × 2ml + 2000ml ■ Parkland Formula （平衡液） = 烧伤面积(%) × 体重(kg) × 4ml ■ Chinese General Formula (1971) 中国通用公式 = 烧伤面积(%) × 体重(kg) × 1.5ml + 2000ml ■ 24小时补液量 = 烧伤面积(%) × 体重(kg) × 1.5ml + 2000ml ■ 胶体:平衡液 = 1:(1～2) ■ 前8小时 1/2，后16小时1/2 ■ 第二个24小时，补液量减半		
体液渗出期小结： 立即发生，持续 36~48h，逐渐发展 → 可以预防 严重程度与伤情有关 成人 >15%、小儿 >5% 病理生理机制 毛细血管通透性增加 组织细胞缺血缺氧 心肌损害 防止休克是此期关键	详细介绍中国通用公式指出补液公式的意义。强调体液渗出期的特点，逐渐发生，因此是可以预防休克发生；此期关键是防治休克。	■ 补液公式的指导意义-个体化 ■ 目标1：生命体征平稳 ■ 目标2：尿量维持0.5～1.0ml/(kg·h) ■ 终极目标：休克期不发生休克 □ 立即发生，持续36-48小时，逐渐发展 → 可以预防 □ 严重程度与伤情有关 成人>15%、小儿>5% □ 病理生理机制 ✓ 毛细血管通透性增加 ✓ 组织细胞缺血缺氧 ✓ 心肌损害 □ 防治休克是此期关键		
2. 急性感染期 渗出期结束后，组织水肿回吸收期即开始，渗出液从组织间回收入血，此时全身免疫力处于低下状态，使得感染逐渐上升为主要矛盾。 感染期可以持续到创面修复后期，即只要有一定面积的创面及其他易感因素存在，就持续处于临床感染期。 严重烧伤易发生全身性感染的主要原因： 皮肤、黏膜屏障功能受损，为细菌入侵打开了门户。	继休克后或休克的同时，感染是对烧伤病人的另一严重威胁。	【图】 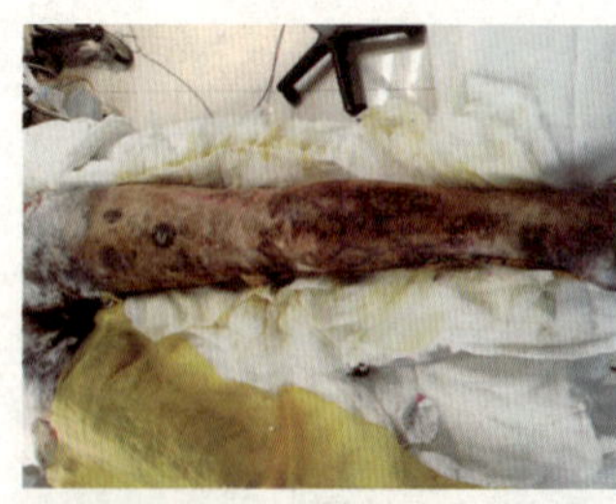 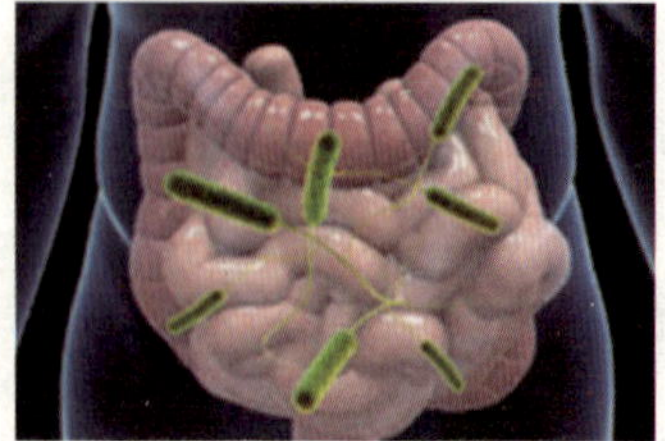	8 分钟	

（教案续页 5）

（续）机体免疫功能受抑制，烧伤后，尤其是早期，体内与抗感染有关的免疫系统各组分均受不同程度损害，免疫球蛋白和补体丢失或被消耗。 机体抵抗力降低。烧伤后 3~10d，正值水肿回吸收期，病人在遭受休克打击后，内脏及各系统功能尚未调整和恢复，局部肉芽屏障未形成，伤后渗出使大量营养物质丢失，以及回吸收过程中带入的细菌、内毒素等，使人体抵抗力处于低潮，易感染性增加。	提问：烧伤，特别是严重烧伤以后，发生全身性感染的主要原因有哪些？	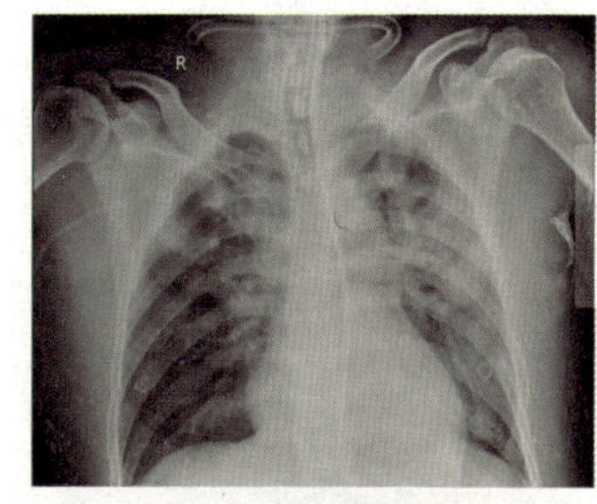 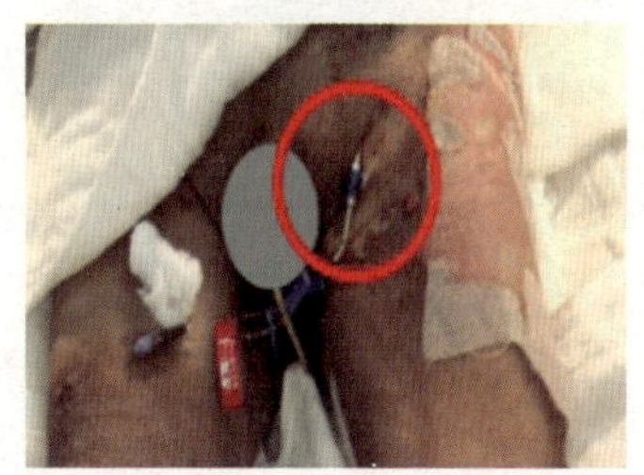		
感染来源： 烧伤感染可来自创面、肠道、呼吸道，或静脉导管等	提问 4 位同学：烧伤感染的主要来源有哪些？			
防止感染是此期的关键。 原则：2 早 1 维持 积极维持机体本身的抗病能力，防止休克，改善缺血缺氧等 尽早移除坏死组织，减少有害物质 尽早封闭创面	强调创面是烧伤感染的主要来源；复习肠道菌群移位等概念。	【幻灯】 防治感染是此期的关键 原则：2早1维持 1. 积极维持机体本身的抗病能力，防治休克，改善缺血缺氧等 2. 尽早移除坏死组织，减少有害物质 3. 尽早封闭创面		
小结 · 感染来源：创面、肠道、呼吸道、静脉导管 · 发生全身性感染原因 皮肤、黏膜屏障功能受损 机体免疫功能受抑制 机体抵抗力降低 易感染性增加 · 防止感染是此期的关键，原则：2 早 1 维持	总结烧伤感染防治原则“2 早 1 维持”。	□ 感染来源：创面、肠道、呼吸道、静脉导管 □ 发生全身性感染原因 ✓ 皮肤、粘膜屏障功能受损 ✓ 机体免疫功能受抑制 ✓ 机体抵抗力降低 ✓ 易感染性增加 □ 防治感染是此期的关键，原则：2早1维持		
3. 创面修复期 · 组织烧伤后，炎症反应的同时，组织修复也已经开始 · 大面积烧伤患者的修复期长达 1~2 个月，甚至更久 · 创面修复与烧伤深度、感染等多种因素有关。Ⅰ度、浅Ⅱ度、部分深Ⅱ度，可自愈；Ⅲ度和严重感染的深Ⅱ度，需外科干预，如植皮修复	通过图片介绍常用植皮方法，增加学员兴趣。	【图】 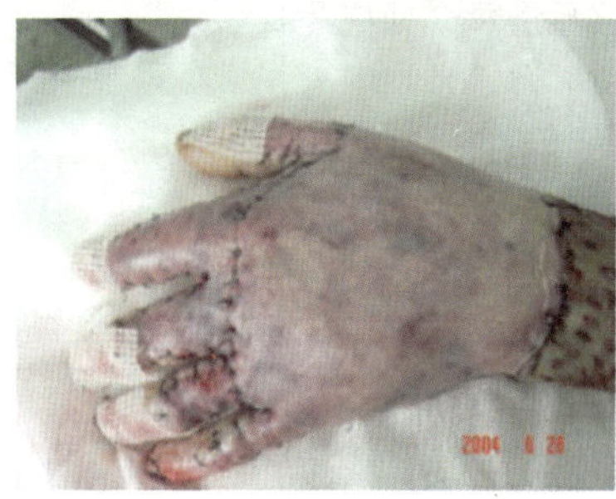	4 分 钟	

（教案续页 6）

（续）· 修复期为创面开始修复到完成创面修复，涵盖了烧伤临床治疗的大部分病程，也与感染期有大部分重叠。 		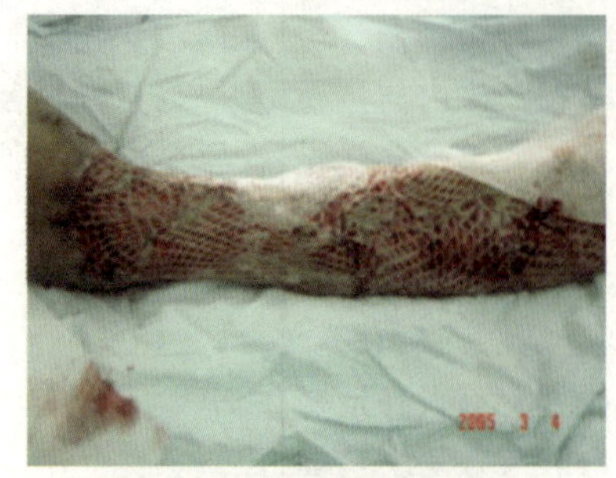 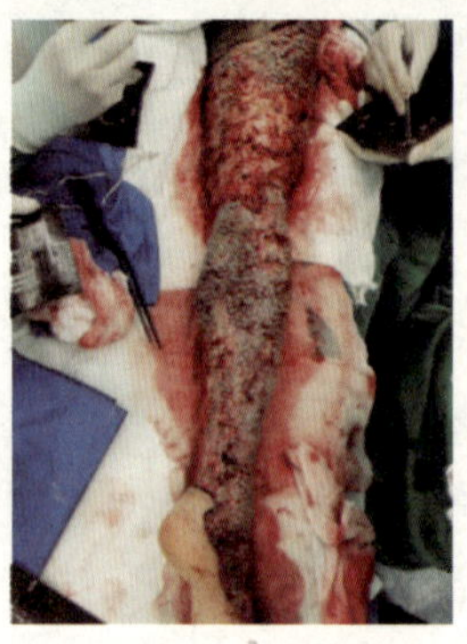		
4. 康复期 · 既往康复期被归结为创面修复期结束后的功能治疗阶段，然而现代烧伤治疗越来越重视患者的生存质量，使得康复期的工作提早到烧伤早期 · 康复期的持续时间可以在修复期结束后 1~2 年，甚至更长时间 · 康复治疗是烧伤患者重新融入社会的必要手段 康复期主要工作包括 · 治疗瘢痕，改善外观及功能 · 恢复器官功能，纠正心理异常 · 治疗“残余创面” · 调整体温调节能力 · 治疗并发症或后遗症，如尿路结石、骨关节畸形等 总结： 临床过程复杂，四期并非截然分开，相互交错，互相影响。	再次强调：烧伤临床过程复杂，四期并非截然分开孤立存在，往往是相互交错、互相影响。	【幻灯】 □ 既往康复期被归结为创面修复期结束后的功能治疗阶段，然而现代烧伤治疗越来越重视患者的生存质量，使得康复期的工作提早到烧伤早期 □ 康复期的持续时间可以在修复期结束后1~2年，甚至更长时间 □ 康复治疗是烧伤患者重新融入社会的必要手段 □ 治疗瘢痕，改善外观及功能 □ 恢复器官功能，纠正心理异常 □ 治疗“残余创面” □ 调整体温调节能力 □ 治疗并发症或后遗症，如尿路结石、骨关节畸形等 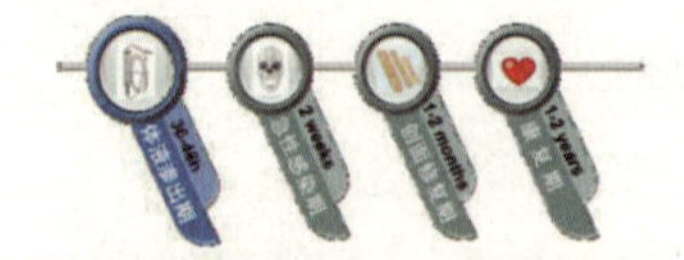 临床过程复杂，四期并非截然分开，相互交错，互相影响	4 分钟	

（教案末页）

小结	烧伤的临床过程较复杂，一般将其分为4期：体液渗出期、急性感染期、创面修复期、康复期。各期病理生理过程各有不同，应根据其不同机制，采取不同的治疗策略。需指出的是，各期之间并非孤立存在，往往互相重叠、互相影响。分期的目的是便于临床观察和治疗有所侧重。抗休克、抗感染与创面处理是烧伤治疗的三个主要问题，而创面处理又是贯彻始终的，尤其是对于抗感染的效果和功能的恢复有决定性意义，从急救开始就应注意并抓紧。
复习思考题、作业题	1. 烧伤的临床分期及各期特点？ 2. 简述体液渗出期的病理生理机制？ 3. 简述烧伤感染发病原因及感染来源？
实施情况及分析	本次授课按教学计划及教案设计实施，课程实施过程中课堂纪律好，学生反馈良好。课程从临床烧伤病例开始，提供一组大面积烧伤患者治疗过程中不同时期的创面照片，增加学生兴趣，引导学生认识到烧伤患者在病程不同阶段表现不同，引出课程主题——烧伤病程的临床分期。在讲授不同临床分期的病理生理特点时，采用了PBL、CBL等不同的教学方法，引导学生主动发掘临床实例中不同阶段的不同特点，从而使学生加深对临床分期的理解，提高教学效果。通过课程教授及课后复习，学生能够基本掌握本节课的重点和难点，本节课达到了教学目的。

注：1. 印制教案首页应用A4纸张；

2.“教案首页”二号宋体、居中；

3. 其余各项标题栏五号宋体。

教学评价表

评价项目	评价要点	评价分数	自我评价	上级评价
教学目标评价（10分）	1. 目标明确，符合学生实际。目标的设置不可过高或过低。	5	5	5
	2.“三维目标”全面、具体、适度，有可操作性，并能使知识目标、能力目标、情感、态度、价值观目标有机相融，和谐统一。	5	5	5
教学材料评价（5分）	教学材料完善，教学大纲、教案体现本课程的教学目的、任务、内容与要求，能体现本课程的重点、难点；教学进程安排合理得当。	5	5	5
教学内容评价（10分）	1. 教师能准确把握所教学科内容的重点、难点，教授内容正确。	4	4	4
	2. 教学内容符合学生的认知规律，激发学生去积极思维。	4	4	4
	3. 教师能从教学实际出发，转变教材观念，对教材进行科学有效的整合，不唯教材。	2	2	2
教师行为评价（25分）	1. 教师是否能够有效地组织学生进行学习，培养学生良好的学习习惯；是否创造了生动有趣的教学情境来诱发学生学习的主动性；是否能和学生一起学习、探究、倾听、交流。	8	7	7
	2. 教师能以学生为主体，重视知识的形成过程，重视学生学习方法的培养，重视学生的自学能力、实践能力、创新能力的发展。	5	4	4
	3. 课堂上能营造宽松、民主、平等的学习氛围，教态自然亲切，对学生学习的评价恰当、具体、有激励性。	2	2	2
	4. 能够根据教材的重点、难点之处，精心设计问题，所提出的问题能针对不同层次的学生，问题提出恰到好处。能启发学生思考，注重学生的“问题”意识，引导学生主动提出问题。	4	3	3
	5. 根据教学内容和学生实际，恰当选择教学手段，合理运用教学媒体。	3	2	2
	6. 教师的讲解语言准确简练，示范操作规范，板书合理适用，教学有一定的风格和艺术性。	3	3	3

学生 行为 评价 （30分）	1. 看学生的学习状况，学生学习的主动性是否被激起，学生能积极地以多种感官参与到学习活动之中。	7	6	6
	2. 看学生的参与状态，学生要全员参与，有效参与。	6	6	6
	3. 看学生的学习方式。是否由被动学习变为主动学习，是否由个体学习到主动合作学习，是否由接受性学习变为探究性学习。	5	4	4
	4. 看学生在自主、合作、探究学习上的表现。学生在学习过程中，是否全身心地投入、是否发现问题，提出问题，积极解决问题，是否敢于质疑，善于合作。	7	6	6
	5. 看学生学习的体验与收获。学生在学习过程中，90% 以上的学生能够相互交流知识、交流体会。	5	5	5
教学 效果 评价 （15分）	1. 看教学目标达成度如何，教师是否关注学生的知识与能力、过程与方法、情感态度价值观的全面发展。	4	4	4
	2. 看教学效果的满意度。在教师的指导下，90% 以上的学生掌握了有效的学习方法，获得了知识，发展了能力，有积极的情感体验。	7	6	6
	3. 看课堂训练题设计，检测效果好。	4	4	4
教学特色评价 （5分）	教师在教学方式、方法上，知识的生成点上，教学机智与智慧上的闪光点，有不同寻常之处。	5	5	5
总评		100	92	92

上级建议和意见：

教学目标明确，教学设计合理，选用教材具有权威性和专业性；教学实施过程中，能结合烧伤各分期的病理、病生的特点及临床表现，选择典型病例进行教学；能够以学员为中心，合理运用多媒体，讲解图文并茂，具有趣味性；教学内容较为丰富，能够体现本次课程的重点难点。建议在后续的教学实施过程中，能够增加师生互动、交流的环节。

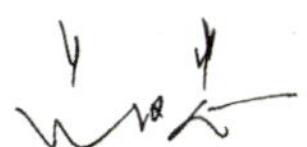

注：评价等级划分：90分以上为“优秀”；80~89分为“良好”；60~79分为“合格”；60分（不含60分）以下为“不合格”。

教学幻灯

烧伤病理生理和临床分期

Pathophysiology of Burn and Clinical Staging

房 贺
海军军医大学附属长海医院 烧伤外科

教学目的与要求

掌握 烧伤不同的临床分期

熟悉 烧伤病程的临床分期名称、各临床分期的病理生理特点、体液渗出期的病理生理机制、急性感染期发生全身感染的主要原因及感染来源、创面修复期及康复期的意义和手段

重点 烧伤的临床分期

难点 不同临床分期的病理生理特点

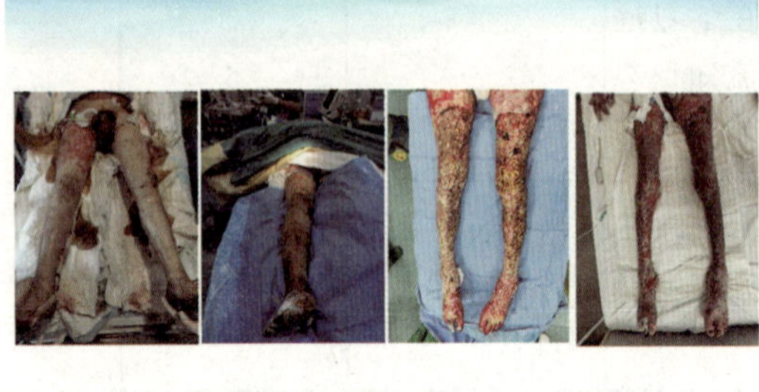

烧伤临床分期

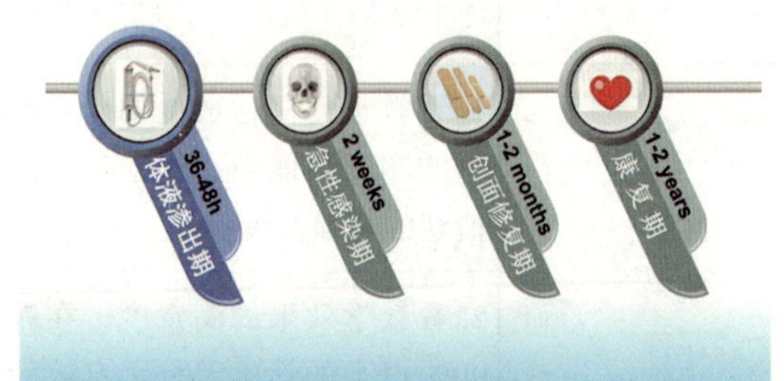

一、体液渗出期

- 立即发生，逐渐发展
- 持续36～48小时，严重烧伤可达72小时以上
- 小面积浅度烧伤，表现为局部组织水肿
- 大面积烧伤，不补液或补液不及时，会发生休克，又称休克期

  II度、III度烧伤面积：成人>15%、小儿>5%

一、体液渗出期 病理生理机制

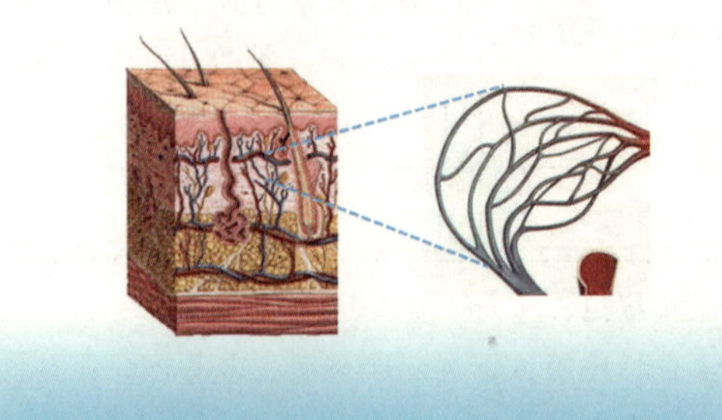

一、体液渗出期 病理生理机制

热力、炎症因子、血管活性物质

↓ 神经、内分泌、免疫反应

毛细血管通透性↑ —— 白色出血

↓ 水、钠盐、白蛋白

血浆样液体外渗

↓

体外丢失 | 组织水肿 | 第三间隙水肿

↓

血容量减少

一、体液渗出期 病理生理机制

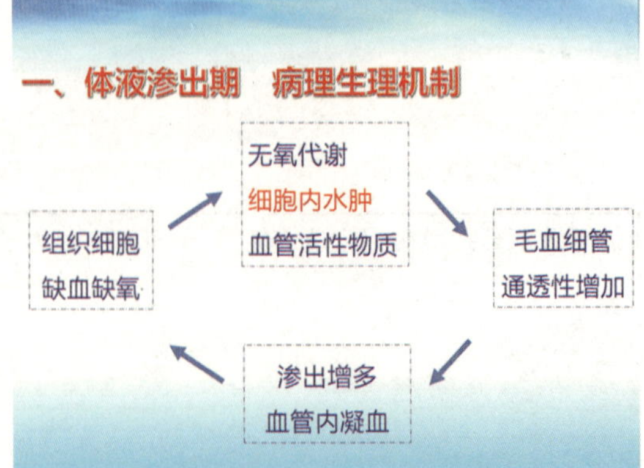

一、体液渗出期 病理生理机制

□ 心肌损害

- 严重烧伤后，心排血量下降
- 动物实验：心排血量下降早于循环血量下降，且下降程度不成比例
- 临床实践：烧伤患者早期心肌酶谱升高

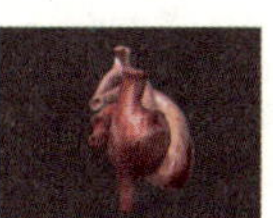

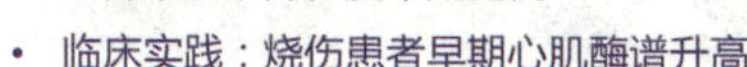

一、体液渗出期 临床特点

- 全身肿胀 ----体液的再分布

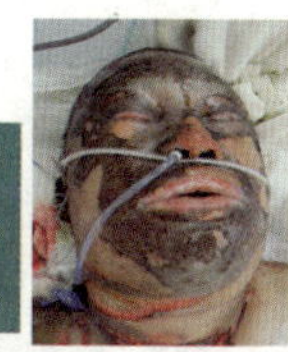

组织间水肿：血管内 → 组织间
细胞内水肿：细胞外 → 细胞内
体液在创面的丢失

- 严重程度与烧伤的面积和深度有关，有一定规律
- 逐渐发生，48-72h血管通透性可以恢复，可以预防

一、体液渗出期 复苏-补液公式

- Evans Formula (胶体:生理盐水＝1:1)
  ＝烧伤面积(%)×体重(kg)×2ml＋2000ml
- Parkland Formula (平衡液)
  ＝烧伤面积(%)×体重(kg)×4ml
- Chinese General Formula (1971) 中国通用公式
  ＝烧伤面积(%)×体重(kg)×1.5ml＋2000ml

一、体液渗出期 复苏-中国通用公式

- 24小时补液量
  ＝烧伤面积(%)×体重(kg)×1.5ml＋2000ml
- 胶体:平衡液＝1:(1～2)
- 前8小时 1/2，后16小时1/2
- 第二个24小时，补液量减半

一、体液渗出期 复苏

- 补液公式的指导意义-个体化
- 目标1：生命体征平稳
- 目标2：尿量维持0.5～1.0ml/(kg·h)
- 终极目标：休克期不发生休克

一、体液渗出期 小结

□ 立即发生，持续36~48小时，逐渐发展 → 可以预防
□ 严重程度与伤情有关 成人>15%、小儿>5%
□ 病理生理机制
  ✓ 毛细血管通透性增加
  ✓ 组织细胞缺血缺氧
  ✓ 心肌损害
□ 防治休克是此期关键

烧伤临床分期

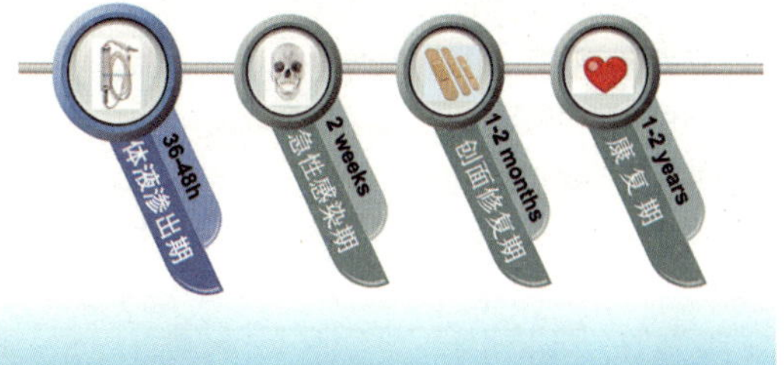
36-48h
体液渗出期
2 weeks
急性感染期
1-2 months
创面修复期
1-2 years
康复期

二、急性感染期

□ 渗出期结束后，组织水肿回吸收期即开始，渗出液从组织间回收入血，此时全身免疫力处于低下状态，使得感染逐渐上升为主要矛盾
□ 感染期可以持续到创面修复后期，即只要有一定面积的创面及其他易感因素存在，就持续处于临床感染期

二、急性感染期

严重烧伤易发生全身性感染的主要原因

- ✓ 皮肤、黏膜屏障功能受损
- ✓ 机体免疫功能受抑制
- ✓ 机体抵抗力降低
- ✓ 易感染性增加

二、急性感染期

感染来源

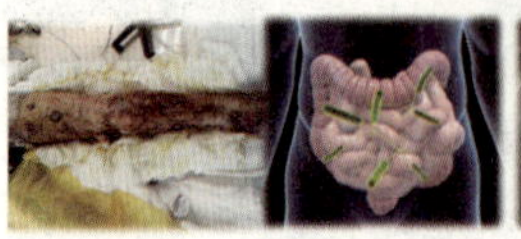
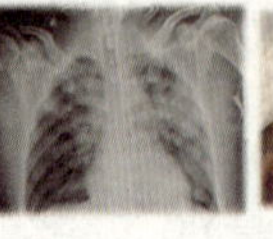
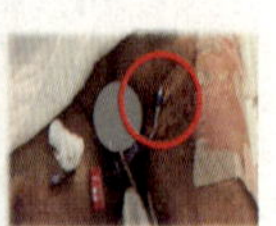

创面　肠道　呼吸道　静脉导管

二、急性感染期

防治感染是此期的关键

原则：2早1维持

1. 积极维持机体本身的抗病能力，防治休克，改善缺血缺氧等
2. 尽早移除坏死组织，减少有害物质
3. 尽早封闭创面

二、急性感染期 小结

- □ 感染来源：创面、肠道、呼吸道、静脉导管
- □ 发生全身性感染原因
  - ✓ 皮肤、黏膜屏障功能受损
  - ✓ 机体免疫功能受抑制
  - ✓ 机体抵抗力降低
  - ✓ 易感染性增加
- □ 防治感染是此期的关键，原则：2早1维持

三、创面修复期

- □ 组织烧伤后，炎症反应的同时，组织修复也已经开始
- □ 大面积烧伤患者的修复期长达1～2个月，甚至更久
- □ 创面修复与烧伤深度、感染等多种因素有关
  - ✓ I度、浅II度、部分深II度，可自愈
  - ✓ III度和严重感染的深II度，需外科干预，如植皮修复
- □ 修复期为创面开始修复到完成创面修复，涵盖了烧伤临床治疗的大部分病程，也与感染期有大部分重叠

三、创面修复期

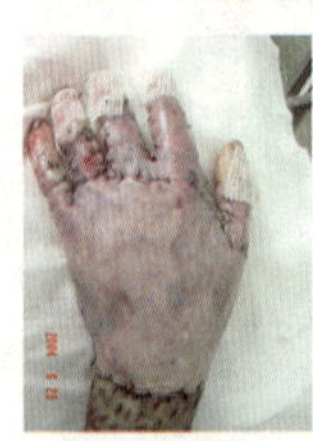
大张植皮

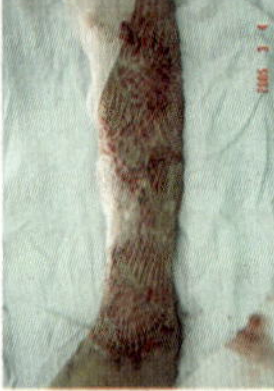
网状植皮

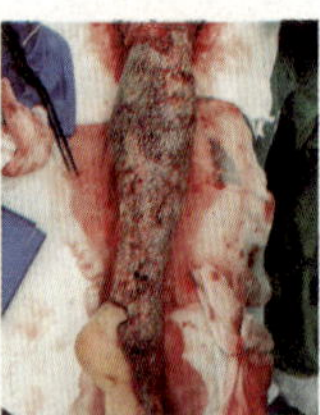
邮票植皮

四、康复期

- □ 既往康复期被归结为创面修复期结束后的功能治疗阶段，然而现代烧伤治疗越来越重视患者的生存质量，使得康复期的工作提早到烧伤早期
- □ 康复期的持续时间可以在修复期结束后1～2年，甚至更长时间
- □ 康复治疗是烧伤患者重新融入社会的必要手段

四、康复期

- □ 治疗瘢痕，改善外观及功能
- □ 恢复器官功能，纠正心理异常
- □ 治疗“残余创面”
- □ 调整体温调节能力
- □ 治疗并发症或后遗症，如尿路结石、骨关节畸形等

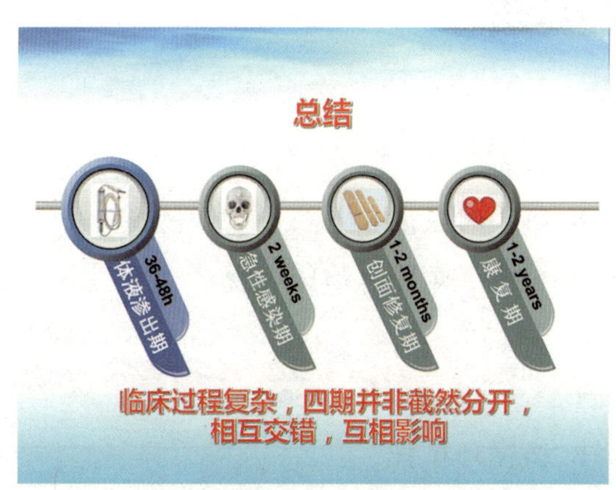
总结
36-48h
体液渗出期
2 weeks
急性感染期
1-2 months
创面修复期
1-2 years
康复期
临床过程复杂，四期并非截然分开，
相互交错，互相影响

谢谢 ！

课后练习题

一、单选题

1. 大面积烧伤患者休克期调节补液量最可靠的临床指标是（ ）

A. 血压　B. 每小时尿量

C. 脉率　D. 口渴、烦躁等临床表现

E. 中心静脉压

2. 烧伤休克时失代偿期微循环的基本变化是（ ）

A. 微循环收缩　B. 微循环扩张

C. 微循环衰竭　D. 动静脉短路和直接通道开放

E. 弥散性血管内凝血

3. 严重大面积烧伤病人致死最常见的主要原因是（ ）

A. 烧伤创面大量失液引起低血容量休克

B. 烧伤后继发的脓毒血症

C. 能量不足及负氮平衡引起机体衰竭

D. 呼吸道烧伤导致呼吸道狭窄引起呼吸衰竭

E. 多脏器功能衰竭

二、多选题

1. 延迟性休克复苏患者易发生感染和脓毒症的原因有（ ）

A. 加重组织水肿　B. 肠道微生态失衡和肠黏膜损伤

C. 免疫抑制　D. 组织缺氧时间过长

E. 清创不积极

2. 烧伤损伤中内皮细胞的作用（ ）

A. 对凝血的调控　B. 调节血管紧张度

C. 对血管通透性的整合　D. 对红细胞浅层脂质的影响

E. 调节白细胞的粘附和播散

3. 哪些属于针对烧伤休克再灌注损伤的细胞保护治疗中的抗氧化剂（ ）

A. 氢气　B. 乌司他丁

C. 依达拉奉　D. 卡立泊来德

E. 褪黑素

三、病例分析

女性，17 岁，夏天因蚊帐着火烧伤总面积 70%，1 小时后送入当地医院并准备转上海进一步治疗。

1. 当地医院在作医疗处理时应首先考虑（ ）

A. 清创后包扎创面转送　B. 建立可靠的静脉通路输液

C. 准备饮料路上服用　　D. 肌肉注射镇痛药物

E. 联系运输工具，尽快转院

2. 转运途中应该注意（　）

A. 病人口渴时可大量给予白开水　　B. 在转运途中及时清创

C. 密切注意呼吸道情况并记录尿量　　D. 为争取时间汽车速度应尽量快

E. 病人不可给予镇静、止痛药物以免掩盖病情

参考答案

一、选择题

1. B　2. C　3. E

二、多选题

1. ABCD　2. ABCE　3. ACE

三、病例分析

1. B　2. C

第三章 烧伤治疗原则、现场急救、转送及入院后初期处理

编写 王洪瑾

审阅 官 浩

治疗原则是烧伤救治的总框架、总方向，具有科学指导烧伤救治的意义。对轻度烧伤来说，经过清创和局部治疗可以使创面愈合；对严重烧伤来说则是包括复苏补液和吸入性损伤的处理，维护机体内环境的稳定，防治局部和全身性感染，以及各系统脏器并发症，增强代谢和营养支持，实施创面换药处理和手术植皮等局部修复的整个治疗过程。

在烧伤的临床治疗中，还应提倡诊疗工作个体化，重视个性化的救治策略，善于安排治疗计划，这是烧伤临床能够取得救治成功的前提和基础。烧伤救治的原则是在确保生存质量的前提下，提高患者生活质量，兼顾康复和功能治疗。即为了更好地康复，把原来晚期康复治疗的方法和手段尽早用于烧伤早期，尽可能地融入急性期治疗中去。

现场急救可使烧伤急救及时有效，为后续诊治打下基础，为提高治愈率提供保证。烧伤作为生活意外、事故及突发性事件，多属突然发生，缺乏思想准备。现场急救多由非专业人员进行，极少数情况由专业人员进行，因此提高社会各类人员的非专业化现场急救的水平是非常有必要的，这部分内容是烧伤科普的重点。现场专业化救护既要对危重伤情有针对性地采取果断措施，解除危险保全生命安全，还要根据具体情况因地制宜，采取有效措施明确伤情，为进行专科处理创造有利条件。

边远地区和基层医院的烧伤专业化建设程度较差，救治力量较为薄弱，常需要转送烧伤患者到省市级医院。原则上应该把安全放在首位，强调转运时机；需要周密的计划安排，不要盲目转运。当烧伤患者被送到医院后，合理有效的急救程序对大面积重症烧伤患者的抢救至关重要。在临床千变万化的病情中，应该根据实际病情的轻重缓急区别对待，绝不可千篇一律照搬院后的初期处理急救顺序。

教学设计

一、教学目标

1. 知识与技能目标　熟悉烧伤的治疗原则，能够独立完成烧伤门诊患者的分流工作，并对烧伤患者的救治有整体认识；掌握烧伤急救要点，能够实践和指导非医学人员进行正确的烧伤现场急救，会正确脱离致伤因素，能理解冷疗的细节和禁忌证；了解转送的时机和院后的初期处理流程。

2. 情感态度目标　让学生理解烧伤不仅仅是封闭创面，更是提高患者生活质量的综合救治；同时提高学生的安全意识，科普烧烫伤预防安全知识。培养学生严谨求实的学习态度、高度的责任心和良好的职业道德。

二、教学重点

1. 现场急救要点：现场急救错误处理方式，现场急救正确程序，冷疗的细节和禁忌证。

2. 灭火。

3. 转送患者的时机、准备工作及注意事项。

三、教学难点

1. 大面积深度烧伤的救治原则。

2. 院后的初期处理。

四、教学思路

本章是烧伤理论到烧伤临床实践过度的教学环节，是具有科普性质的教学内容。需要注重学生在生活中对烧伤常识的理解，包括正确的和错误的，同时联系学生已掌握的物理、化学知识以及医学基础理论，从烧伤原因入手帮助学生掌握“灭火”的正确方式，和学生探讨人为什么会烧伤，在此基础上进一步纠正学生对烧伤急救的错误处理意识，并梳理出正确的处理程序，再讨论烧伤转送和入院初期处理要求。突出“以学生为主体、教材为载体，以老师为主导、多媒体教学为手段”的素质教育理念。教学实践证明，学生对知识信息的选择主要决定于学生内部自我的需要、兴趣和情感等因素，而学习兴趣是非智力因素中的一个重要内容。不少课课堂上“主体”变成了“客体”，“主导”变成了“主宰”，不是教师的“教”服务于学生的“学”，而是学生的“学”服从教师的“教”，学生已有的知识储备、能力得不到正常发挥，课堂上一讲到底“满堂灌”现象屡见不鲜。学生在教学活动中并没有取得真正主体地位，而是成了被动接受知识的容器；教师也不是教学的主导者，而是教学活动的主宰者，成了教学活动的中心，压抑了学生学习的主动性、积极性，使其丧失学习兴趣，双边活动变成了单边活动，严重影响了课堂教学效果和教学质量的提高。

1. 教师为主导　在以前教师为主体的教学中，由于过分强调教师的作用，学生往往是被动消极地接受知识，不能发挥自己的聪明才智，能力也得不到相应的发展。只有创设和谐平等的师生关系、活泼生动的课堂气氛，学生才能发挥自己的主体作用。我在课堂上宣布“五个允许”：错了允许重答；不明白的问题允许发问；不同意见允许争论；老师错了允许提意见；答错了允许坐下。并在教学中采取小组学习的形式，自己则尽可能多地走下讲台巡视指导，参与学生的讨论等，成为学生可亲可信的学习伙伴。学生在这样轻松的氛围中，就会心情舒畅，思维活跃，全身心地投入教学活动中。引导学生将前期的基础知识融会贯通，增强学生对学好烧伤的兴趣和信心。

2. 学生为主体　美国教育家杜威曾说过："教师，一个引导者，他撑着船，学生们用力地用桨把船划向前。"这句话形象地说明了教师在教学中的主导作用和学生在学习中的主体地位，没有学生的积极学习，便没有教学；没有学生参与的教学，就没有教学的质量，因此我们应让学生参与教学活动，发挥其主体作用。如本章内容"烧伤急救的错误处理方式、冷疗的细节"，这部分内容让学生扮演患者角色，如果自己烧伤了，如何急救呢？如果自己的家人或者朋友烧伤了向他求救时应该怎么做呢？学生会根据生活经验，也会根据医学基础知识来阐述自己的想法。这样学生自己就把错误的和正确的想法都罗列出来了，课堂气氛活跃，大家思维发散开来就很容易记住教学内容。

五、教学方法

1. 讨论法　针对各个教学内容，多以提问形式导入，让学生积极参与，再以讨论的形式得出结果，完成教学内容的讲解。利用烧伤伤情判断的基础知识，让学生罗列出烧伤面积和烧伤深度的不同组合，进一步提炼出烧伤患者分为小面积浅度烧伤与大面积深度烧伤两大类。进一步根据烧伤严重程度梳理出对应的治疗原则。烧伤急救、转送及入院的初期处理教学环节均是在问题和讨论中进行。

2、互动法　烧伤急救这部分内容相对接近生活，学生大多有过烧伤经历或者见过烧伤创面，能够引起共鸣。让学生扮演患者角色，结合部分学生自己烧伤的感受，将所讲述的内容与生活中的常识串联起来，让学生积极互动，明确错误处理方式，分析解释正确的处理，环环相扣，推进教学进展。让学生扮演急诊科医生、烧伤专业医生，再联系本章节烧伤伤情判断，通过播放烧伤视频，可以相对轻松地完成教学任务。

3. 启发式教学　让学生更容易理解烧伤创面脱水会加深的原因。削了皮的苹果和没有削皮的苹果放一晚上，第二天会发现没有皮的苹果已经干瘪，因为水分丢失导致果肉细胞脱水坏死，而有皮的苹果没有什么变化。

4. 案例教学　列举不同的烧伤或烧伤后瘢痕的案例，以此提升学生的学习兴趣，培养其解决问题的能力，并给予其充分的学习成就感。如：涛涛小朋友 6 岁，体重 22kg，在家中拉倒热水杯后烫伤左上肢，左下肢、烧伤面积共约 10%。应该怎么处理？

参考文献

[1] 陈孝平，汪建平，赵继宗．外科学．9 版．北京：人民卫生出版社，2018.

[2] 葛绳德，夏照帆．临床烧伤外科学．北京：金盾出版社，2006.

[3] 杨宗城．烧伤治疗学．3 版．北京：人民卫生出版社，2006.

［4］郭建华 . 从“以教师为主导，学生为主体”谈优化课堂教学 . 林区教学，2001(6): 4.

［5］邢美娟 . PBL 教学法在我国医学教育中的应用及存在的问题探讨 [J]. 课程教育研究，2015(14): 245.

［6］周志坚，向裕民，向必纯，等 .“以学生为主体 教材为载体 教师为主导”的教学模式探讨——以大学物理为例 [J]. 四川理工学院学报（社会科学版），2007(22): 1-2.

［7］陈桂正 . 以探索活动为主线，培养学生创新思维能力——优化“启导创新”教学模式之一 [J]. 科学教育，2001, 7(4): 5-7.

［8］施斌，马晓红，朱樑，等 . 在临床教学中应合理应用多媒体教学手段 [J]. 临床和实验医学杂志，2008, 7(02): 178-179.

教案展示

教案首页

第__次课　　　　授课时间＿＿年＿月＿日　　　　教案完成时间＿＿年＿月＿日

<table>
<tr><td>课程名称</td><td colspan="7">烧伤外科学</td></tr>
<tr><td>年　级</td><td colspan="3"></td><td>专业、层次</td><td colspan="3"></td></tr>
<tr><td>教　员</td><td>王洪瑾</td><td>职务</td><td></td><td>授课方式
（大、小班）</td><td>大班课</td><td>学时</td><td>2 学时</td></tr>
<tr><td colspan="2">授课题目（章，节）</td><td colspan="6">烧伤治疗原则、现场急救、转送及入院后的初期处理</td></tr>
<tr><td colspan="2">基本教材
（或主要参考书）</td><td colspan="6">陈孝平，汪建平，赵继宗．外科学．9 版．北京：人民卫生出版社，2018
黎鳌．黎鳌烧伤学．上海：上海科学技术出版社，2001
杨宗城．烧伤治疗学．北京：人民卫生出版社，2006</td></tr>
<tr><td colspan="8">教学目的与要求：对烧伤救治有整体的认识，能整体评估患者的病情，做好烧伤门急诊患者的分流处理工作，能针对不同病情和创面采取合理的治疗方案。让学生充分掌握烧伤现场急救的处理要点，知道哪些是错误的处理方式，能够远程指导自救，并且能确定转送患者的时机和准备物品清单。
重点：烧伤急救要点，要求能够实践和指导非医学人员进行正确的烧伤现场急救，会正确脱离致伤因素，能理解冷疗的细节和禁忌证。
难点：理解烧伤的治疗原则。</td></tr>
<tr><td colspan="8">教学内容与时间安排：
第一学时：
烧伤的治疗原则
1. 导入新课＋小面积浅度烧伤　　5 分钟
2. 大面积深度烧伤　　10 分钟
3. 课堂训练和小结　　5 分钟
现场急救
1. 导入新课＋急救目标　　5 分钟
2. 灭火　　5 分钟
3. 灭火后的处理　　15 分钟
第二学时：
转送
1. 送院　　5 分钟
2. 转院　　25 分钟
入院后初期处理
1. 处理原则＋专业救治　　10 分钟
2. 批量伤员救治　　5 分钟
教学方法 ：互动式教学、启发式教学、PBL 教学、案例教学</td></tr>
<tr><td colspan="8">教研室审阅意见：

（教学组长签名）＿＿＿＿＿＿
（教研室主任签名）＿＿＿＿＿＿
年　月　日</td></tr>
</table>

（教案续页 1）

讲授与指导内容	讲课、互动内容设计	信息技术运用设计	课时分配	备注
第一学时授课内容 介绍授课内容和本节课的学习重点、难点。 烧伤的治疗原则：小面积浅表烧伤；大面积深度烧伤（难点） 现场急救：“灭火”；灭火后的处理（重点）	开场自我介绍，进行授课内容和授课时间的说明。		5分钟	注意控制时间
烧伤的治疗原则（principles for the treatment of burns） 通过一个急诊门诊患者，提问引起学生思考。 导入问题：男，42 岁，开水烫伤右小腿 2 小时，门诊诊断为热烧伤 6%（浅Ⅱ度） 【提问】患者是否需要住院？ 让学生根据前面学的烧伤伤情判断和烧伤严重性分度来探讨这个患者是门诊治疗还是住院治疗。 不同面积和不同深度组合会出现几种情况呢？ 小面积浅度烧伤、大面积深度烧伤、小面积深度烧伤、大面积浅度烧伤。同时点出本次课程授课内容。 烧伤创面预后：浅烧伤自己好；深烧伤要动刀	1. 导入问题，引发思考（PBL 教学） 启发式教学：和学生一起回顾烧伤严重性分度与烧伤深度、面积的关系。用数学排列组合方式，体现烧伤后的几种可能。提问激发学生学习热情，让学生主动参与进来。	【幻灯片】 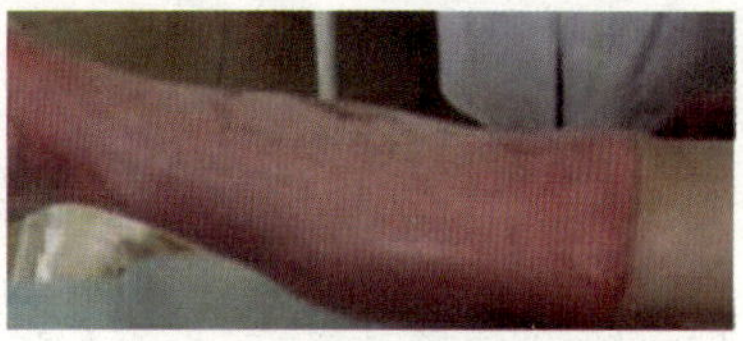 图示：患者烧伤创面 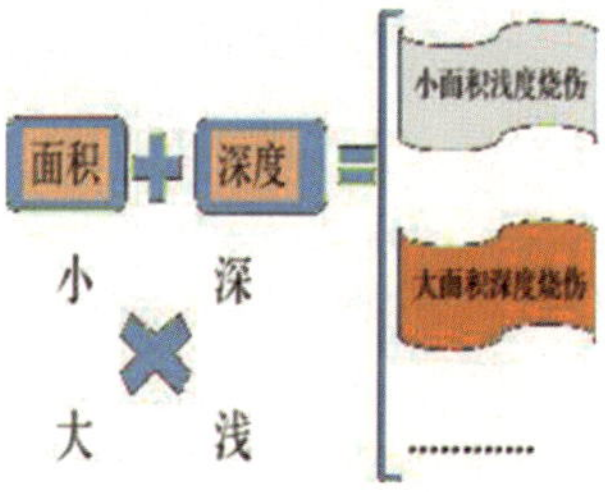 面积 + 深度 = 小面积浅度烧伤 / 大面积深度烧伤 / …… 小 深 × 大 浅 图示：不同烧伤情况		
一、小面积浅度烧伤（small area shallow burns） 清创、保护创面，自行愈合。门诊处理。 Ⅰ度烧伤：无须特殊处理，自行愈合。 浅Ⅱ度烧伤：水疱完整保留疱皮，3~5 天再去除疱皮包扎创面；水疱皮已破，去除疱皮包扎，定期换药愈合。	一起复习Ⅰ度烧伤和浅Ⅱ度烧伤的特点，重点从愈合方式解释门诊处理的合理性。	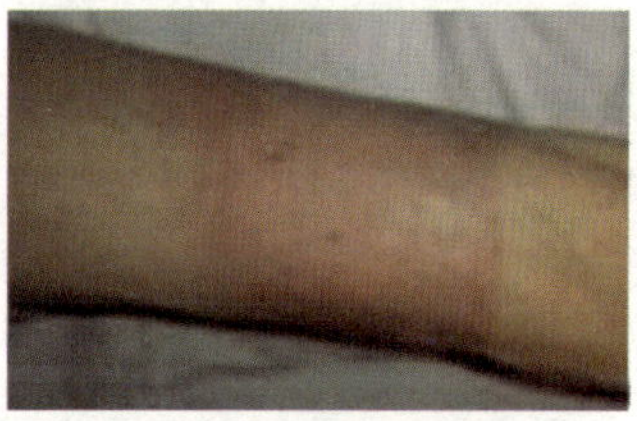 图示：Ⅰ度烧伤 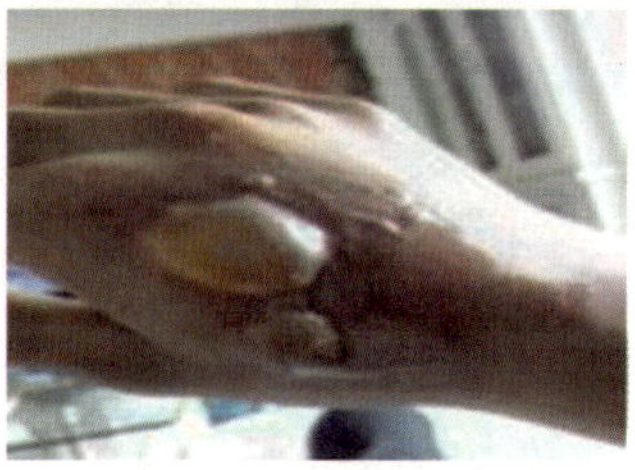 图示：浅Ⅱ度烧伤		

（教案续页 2）

二、大面积深度烧伤（large area deep burns）： 全身反应重、并发症多、死亡率和伤残率高。皮肤屏障受损，第一道屏障受到破坏，最大免疫器官受损，进而引发感染、休克、多脏器功能障碍综合征（MODS）等等问题。原则是： （1）迅速纠正休克，维持呼吸道通畅； （2）使用有效抗生素； （3）尽早手术，促进创面修复； （4）防治脏器功能障碍； （5）重视心理、外观和功能的康复。	启发式教学：让学生回顾皮肤的作用，并推导出可能发生的并发症。引出烧伤治疗原则。	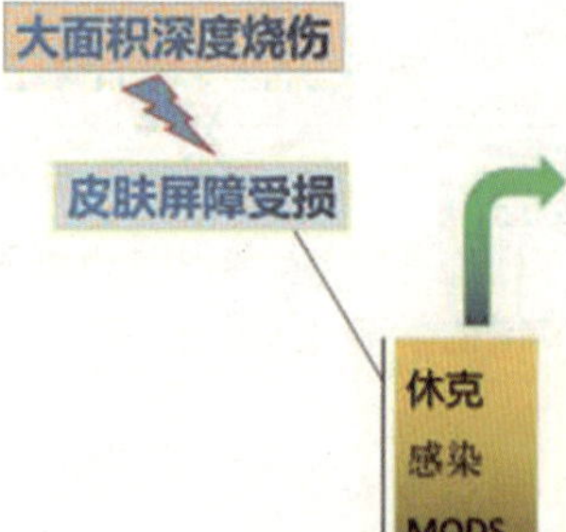 图示：烧伤的机制	5分钟	注意控制时间
迅速纠正休克，维持呼吸道通畅 （1）ABC 原则（我们最主要的 2 个系统呼吸和循环）： A 保持气道通畅 B 吸氧 C 输液支持循环（容量补充 + 动力扶持） （2）三管齐下： 深静脉置管 + 动脉置管 气管切开置管 留置尿管	复习心肺复苏知识（顺序 CAB），阐述两者的不同。常用深静脉穿刺点：股静脉、颈内、锁骨下。	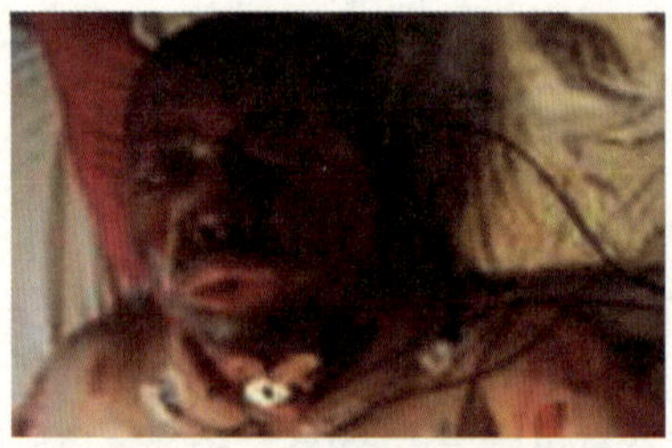 图示：气管切开置管 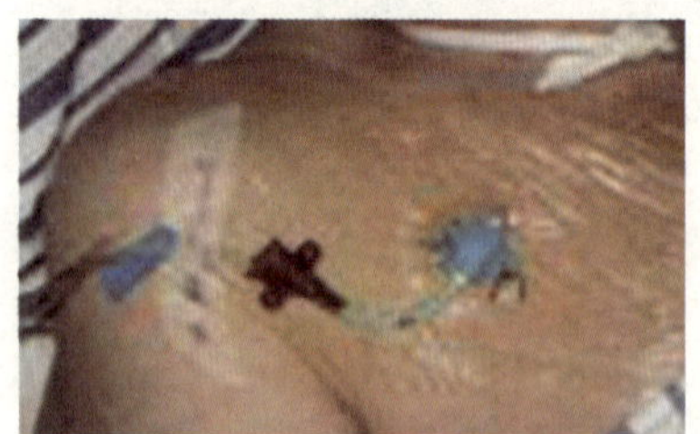 图示：深静脉置管 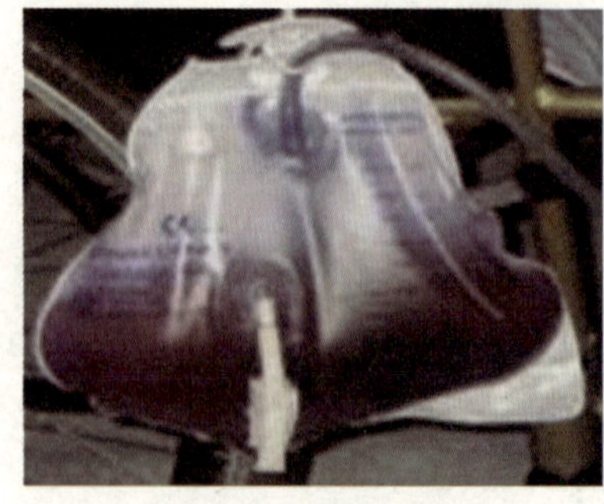 图示：留置尿管		

（教案续页 3）

（续）使用有效抗生素（use of effective antibiotics） （1）抗生素分为 3 级：非限制使用级；限制使用级；特殊使用级。 （2）降阶梯疗法：早期，广谱，足量。因为 48 小时后为第一个感染高峰期，所以需要提前做好准备。 同时强调合理使用抗生素：待微生物学监测结果回归，选用敏感的窄谱抗生素；敢用敢停；强调预防真菌感染的介入时机。	强调烧伤抗生素使用的特殊性。休克期过后进入感染期，同时要保证微粒皮的成活，需要使用高档抗生素。经验性用药的特点。同时注意科学使用，不能等到各项感染指标正常后再停止使用抗生素；预防菌群失调。	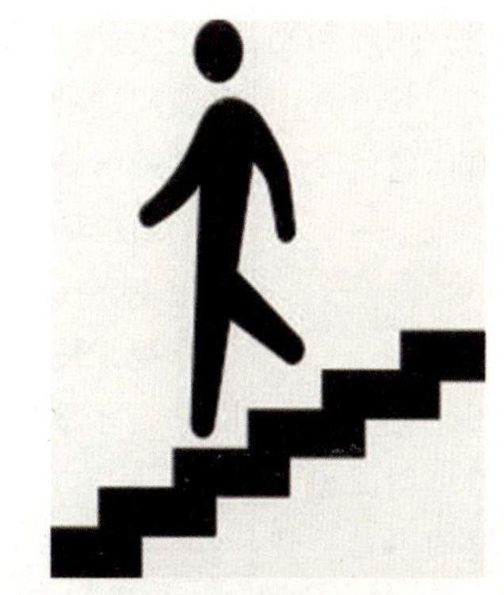 图示：降阶梯疗法 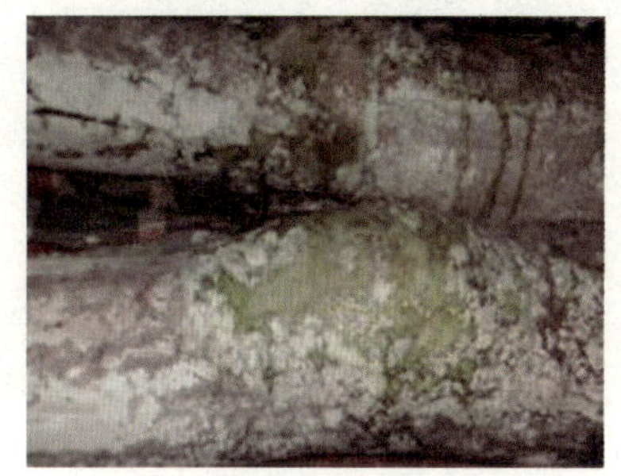 图示：铜绿假单胞菌感染		
尽早手术，促进创面修复 创面是万恶之源！没有创面，也就不是烧伤患者了。 · 早期：暴露，刷银 / 涂碘，烤灯照射——成痂！ · 黄金时期（2 个月）：分次去除痂皮，覆盖创面。（非常关键） 黄金时期后：反复扩创植皮消灭剩余创面。（烧伤晚期残余创面脓毒症）	明确创面是烧伤患者治疗的核心问题。暴露疗法可以减少细菌滋生，促进痂皮形成。患者在早期、中期、晚期均有感染危险。强调创面早期植皮具有减轻瘢痕的作用。	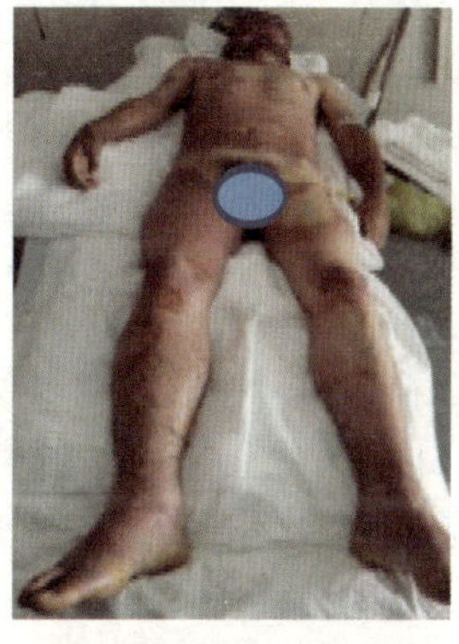 图示：大面积深度烧伤	5 分钟	注意控制时间
防治脏器功能障碍（prevention and treatment of organ dysfunction） 休克、缺血再灌注损伤、感染等因素致使多器官均受到打击，会发生 MODS。因此我们要对重要器官进行预防性保护。	烧伤患者面对休克和感染双重打击。休克可以导致多脏器问题；感染液可以导致多脏器问题。	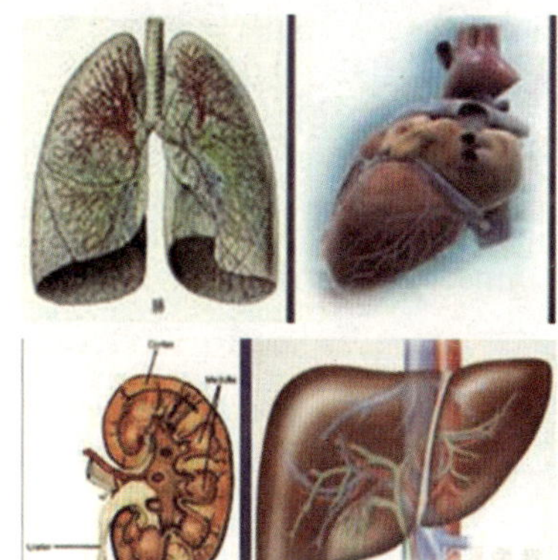 图示：主要脏器		

（教案续页 4）

（续）早期重视心理、外观和功能的康复。 （1）瘢痕会导致美观问题； （2）功能障碍； （3）关节畸形； （4）瘢痕癌。 烧伤不只是创面封闭，更要提高创面愈合的质量，缩短创面愈合的时间。让不留瘢痕的不留；让必须留瘢痕的减轻。 心理康复：治疗期间心理疏导；出院后参加融入社会的活动	通过图片，让学生感受瘢痕问题的严重性。能深刻理解烧伤不只是封闭创面的问题，要提高思想境界。要重视心理治疗视，使烧伤患者重回社会才是最终的治疗成功。	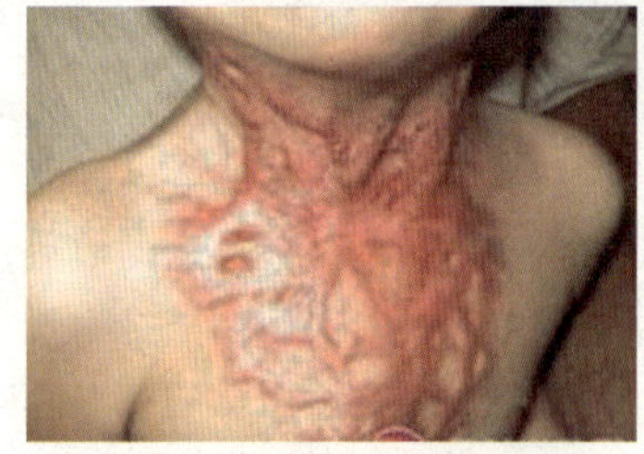 图示：瘢痕影响美观 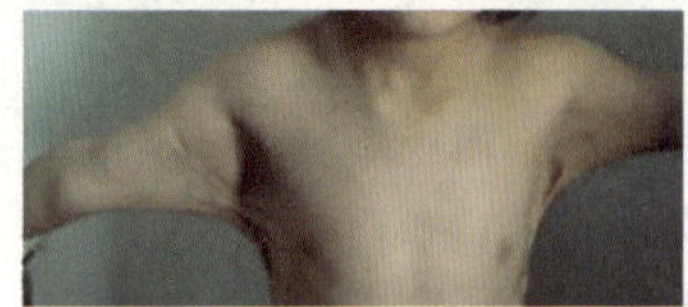 图示：瘢痕影响关节活动 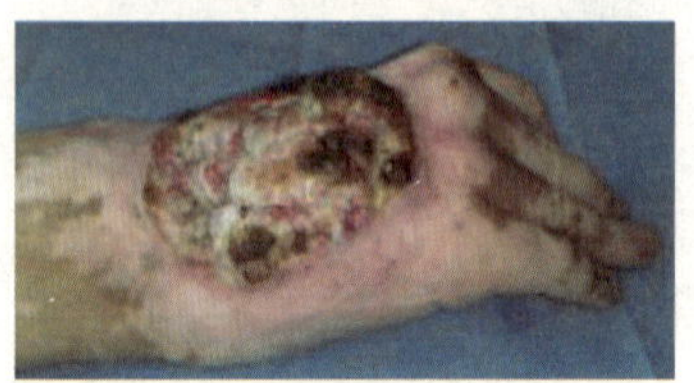 图示：瘢痕成瘢痕癌		
现场急救（field first aid） 导入问题：有没有被烫伤或者烧伤过的同学？当时是如何处理的？ 用绘本图片展示不同原因烧伤患者的情况。让学生更感兴趣，增加课堂气氛。电击伤，火焰烧伤，热液烫伤等。 现场急救目标（field first aid target） 尽快消除致伤原因，脱离现场，终止烧伤，进行危及生命的救治措施。现场急救有“灭火”和“灭火后的处理”两大部分内容。	启发式教学：让学生转化为患者角色。让学生回想烧伤时的情景，当时是如何处理的，展开讨论，迅速进入课堂状态。 灭火有两层含义：减少身体接触热量和去除身体多余的热量	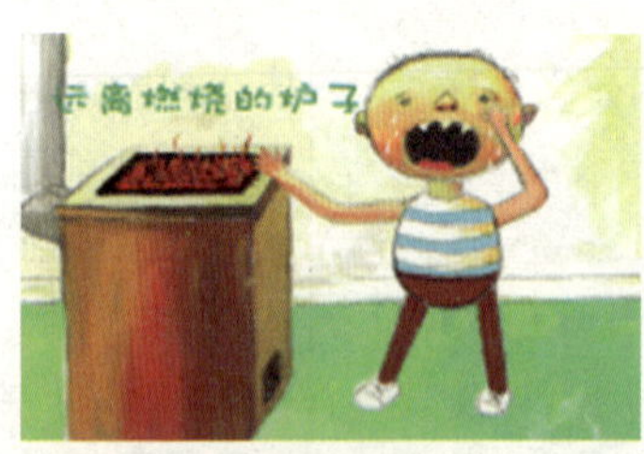 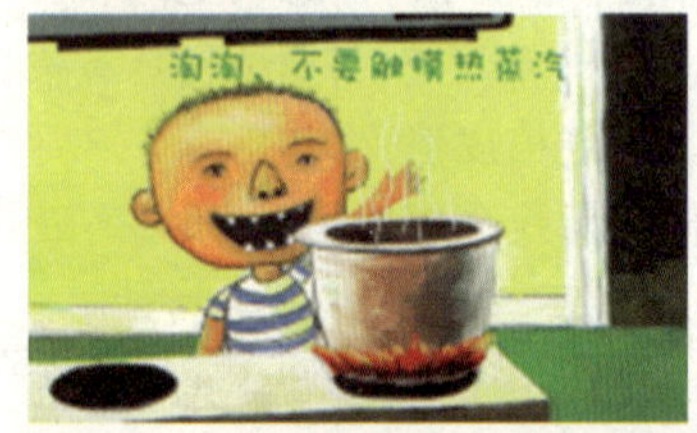 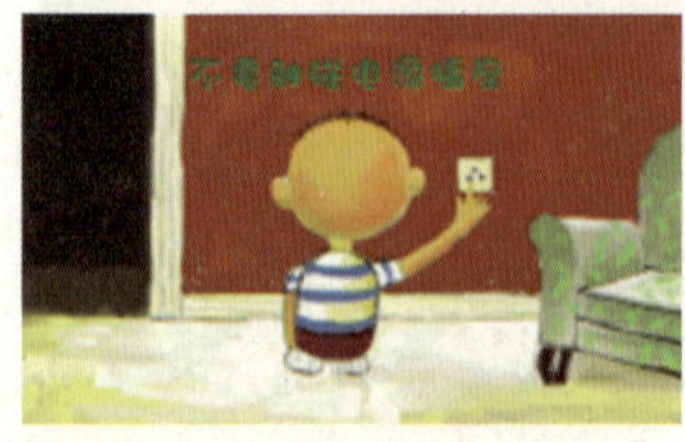 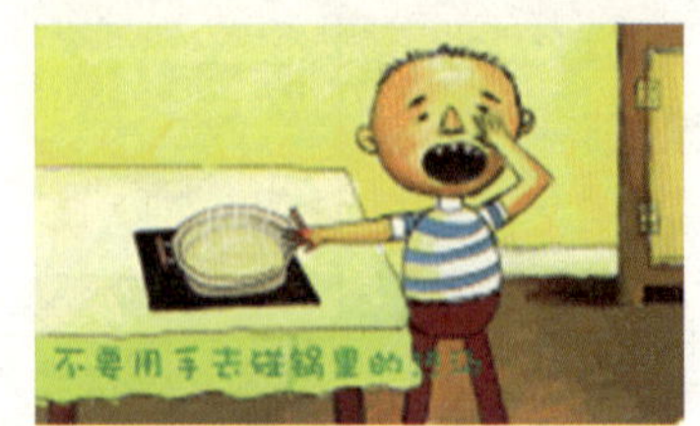 图示：展示不同原因烧伤	5 分 钟	

（教案续页5）

一、灭火（extinguish a fire） 【目的】迅速脱离热源（烧少点，烧浅点） 【提问】热力烧伤的致伤原因：包括火焰蒸汽，高温液体，高温金属。 【提问】人为什么会烧伤？火山口有能耐受110℃高温的细菌。激发学习兴趣，提高对烧伤的理解。	互动：人为什么会烧伤？激发学习兴趣，提高对烧伤的理解。		5分钟	注意控制时间
1. 针对热力烧伤 （1）扑灭火焰； （2）脱去着火或者沸液浸湿的衣服； （3）劝阻喊叫； （4）离开相对密闭的场所； （5）及时冷疗。 提问：为什么要捂住口鼻？	复习热力烧伤常见的原因；吸入性烧伤的诊断方法。	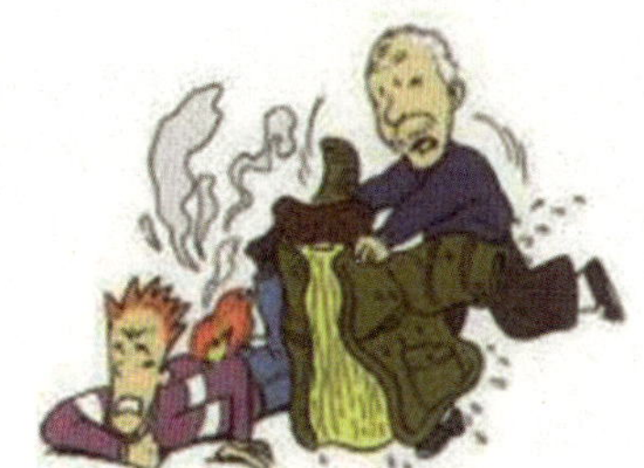 图示：盖被子 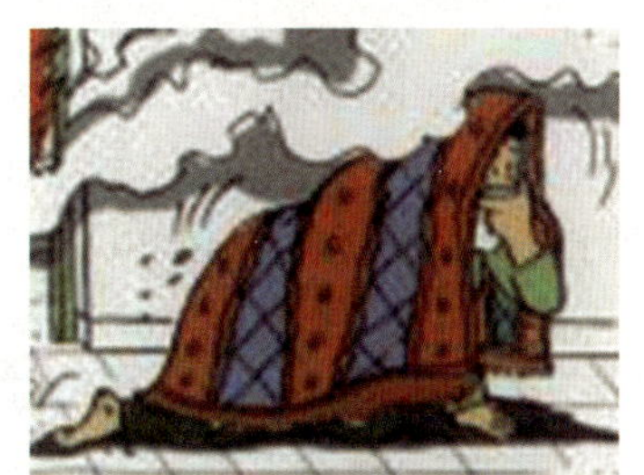 图示：捂鼻子		
2. 针对化学烧伤（包括磷，酸，碱）： （1）迅速脱去浸湿的衣服； （2）及时冲洗，清除化学物质（>120分钟） （3）慎用中和剂； （4）颜面部烧伤时，特别注意眼睛的冲洗。 3. 针对电烧伤： （1）立即切断电源； （2）若有呼吸心跳停止，立即进行心肺复苏。	强调化学烧伤冷疗时间更长；要清除疱皮疱液；要加强眼睛的冲洗。伤后疼痛导致闭眼，造成双眼不能及时冷疗，造成严重后果。	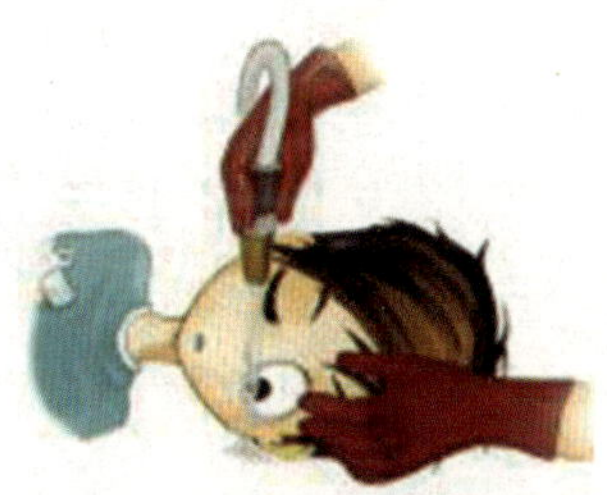 图示：冲眼睛 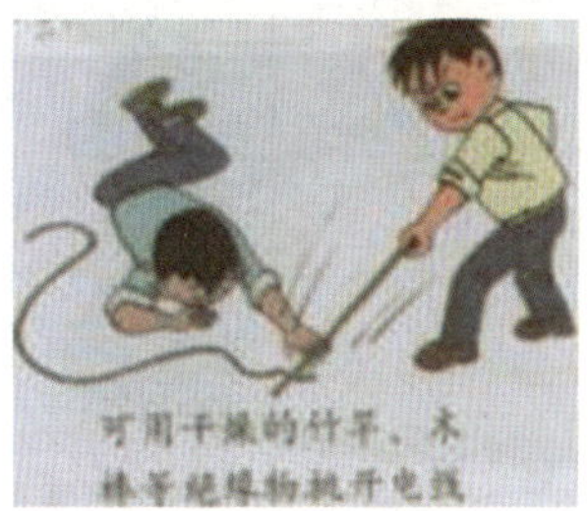 图示：挑开电线		

（教案续页 6）

二、灭火后的处理（treatment after fire extinguishing） 依据烧伤面积和烧伤严重程度，有无复合伤和中毒按如下顺序处理： 1. 急救处理 2. 保护受伤部位 3. 维护呼吸道通畅 4. 其他救治措施 5. 转送 相关处理包括自救处理和出诊医生的专业处理。	这部分仍然是现场急救内容，重点是解除危及生命的问题。		5 分钟	
1. 紧急处理（first aid） （1）专业处理：注意有无心跳、呼吸停止，复合伤、出血、窒息、气胸、骨折中毒等等。 · 开放伤进行包扎 · 活动性出血进行止血 · 骨折给予固定 · CO 中毒给予高浓度氧气吸入 · 呼吸困难者给予插管	这部分救治措施和普通外伤急救是一致的。	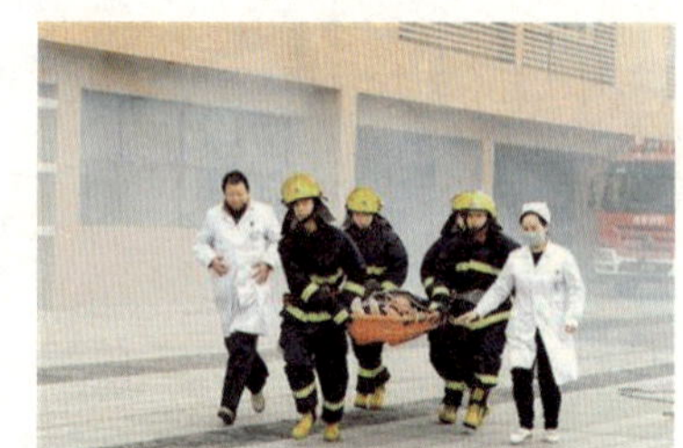 图示：救出火场		
（2）自救处理： ①先展示错误处理方案 · 涂抹酱油、醋等调味品：高渗，造成细胞脱水创面加深，有颜色会误导专业医生对烧伤深度的判断。 · 涂抹牙膏：有颜色会误导专业医生对烧伤深度的判断；本身是清洁剂，里面有增加摩擦力的小颗粒，医生在清除牙膏时造成二次损伤；牙膏里含有的薄荷成分仅是刺激神经降低痛觉，实际上带走的热量是很少的，没有真正达到减轻损伤的作用。 · 直接脱掉衣服：热液浸湿的衣服是不容易脱掉的，直接强行脱衣服可能把疱皮撕脱，不利于愈合。 · 直接送医院救治：之所以会有烧伤，是因为局部热量过多，导致组织损伤。我们急救时最需要的是去除致伤因素，就是带走多余的热量，而直接送到医院治疗会耽误救治。	这部分相关的自救处理是学生必须理解和掌握的。学生当烧伤专科医生的机会少，但是学生和他接触的人发生烧伤的几率很高。 启发式教学：让学生转化为患者角色。与学生互动，气氛轻松，协助深入理解，使学生知其然，知其所以然。	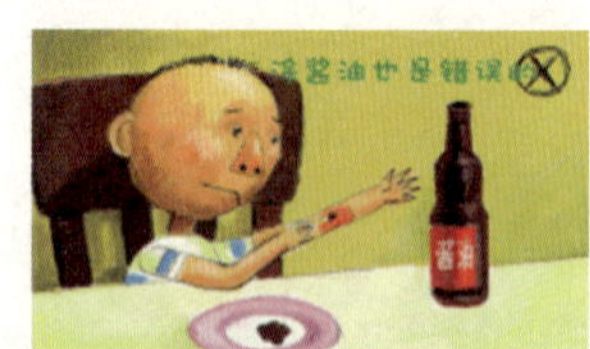 图示：涂酱油 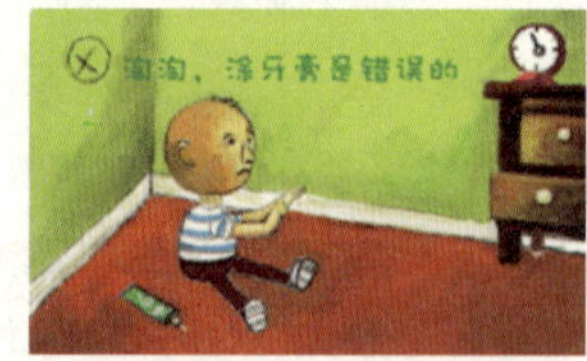 图示：涂牙膏 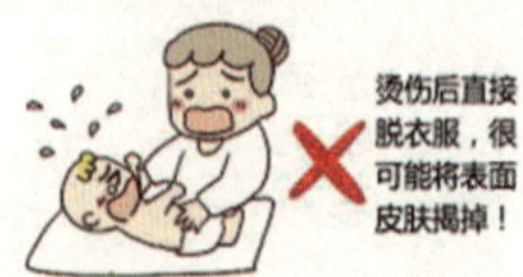 图示：直接撕脱衣服 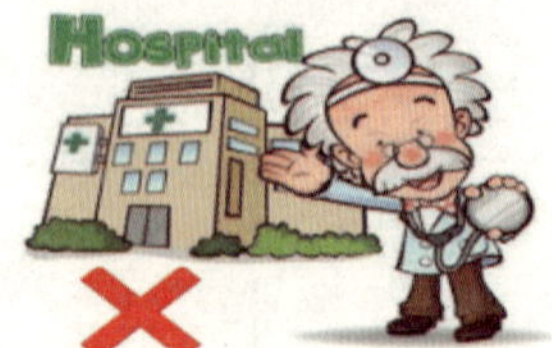 图示：直接送医院		

（教案续页 7）

②展示正确的处理方案 冷疗（cold treatment ） 冷疗的作用? · 防止热力继续加深创伤（冷水带走热量） · 减轻疼痛（寒冷条件下神经感受器敏感度降低、引起疼痛的物质和前列腺素分泌减少） · 减少渗出（血管收缩后其通透性降低） · 防止水肿形成（渗出减少，水肿就减轻） 冷疗开始时间？温度？持续时间？ ·开始时间:越早越好,越快越好。 · 温度： 自来水的温度、井水的温度、河水的温度。 · 持续时间：停止冷疗后不再剧痛为佳。很多患者经过网络搜索知道烧伤后需要冷疗，但是往往只进行 10 分钟以内的冷疗，害怕在家中耽误时间长了再去医院会影响治疗效果。 会增加感染风险吗？根据哲学的思想,我们要优先解决主要矛盾。现在烧伤了，去除热量是主要矛盾，因此需要先去除热量减轻损伤，甚至可以用河水、井水进行冷疗，然后到了医院后再消毒包扎才，这是正确的治疗程序。 冷疗的禁忌证? 对于烧伤面积超过 30% 的患者，不要冷水冲洗，可能会加重休克（因为寒冷刺激会外周血管大范围收缩，外周血管阻力增加，导致有效循环血量不足的风险）。	充分联系生活，客观实际地解释正确的处理方法。 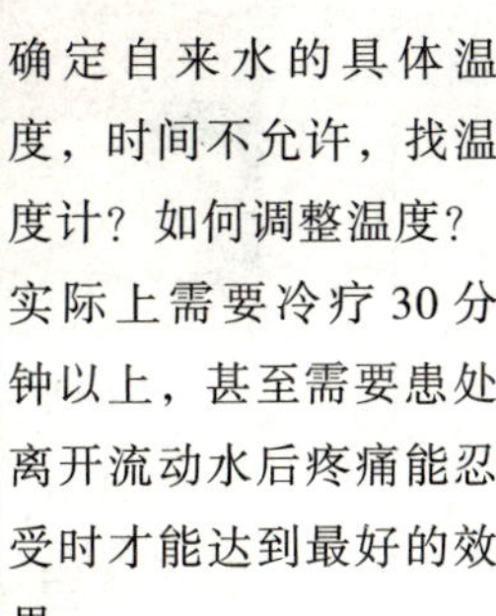 确定自来水的具体温度，时间不允许，找温度计？如何调整温度？实际上需要冷疗 30 分钟以上，甚至需要患处离开流动水后疼痛能忍受时才能达到最好的效果。 任何治疗方案都要考虑它的适用范围，不可能什么情况都能使用。	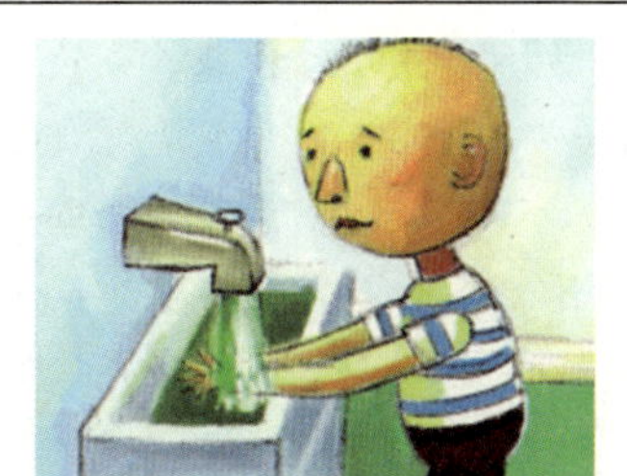 图示：冷疗 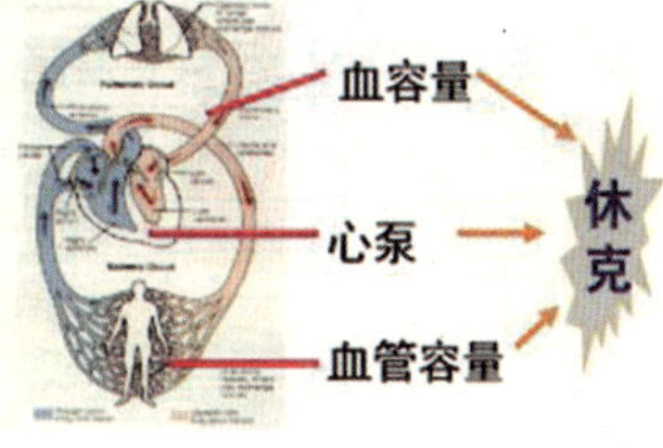 图示：休克原因	8 分 钟	

（教案续页 8）

（续）③正确的紧急处理方式：冲、脱、泡、盖、送——五部曲 冲：即冷水冲洗。 脱：可以用剪刀剪下衣服，或者可以连衣服一起冷疗，再脱衣服，争取带走更多的热量，减轻损伤。 泡：在没有办法进行流动水冲洗的时候，可以在水盆里浸泡受伤区域以收缩血管减少渗出。 盖：目的是保护创面，可以用清洁的毛巾或者床单覆盖创面，这里一定不能包扎。 送：到医院救治，进行专业的治疗，烧伤后不仅仅要封闭创面，还要科学地治疗。	快速、有效带走热量；保证冷疗时间；烧伤后肢体会进行性肿胀，非专业人员包扎创面过紧，会导致骨筋膜室综合征的发生，因此一定是覆盖。再次强调烧伤不只是封闭创面，还要要重视功能和美观。	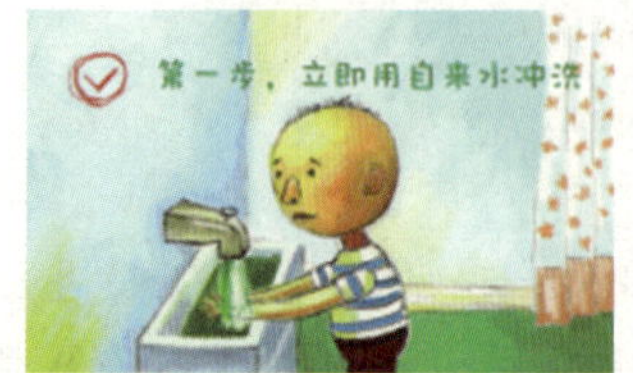 图示：冲自来水 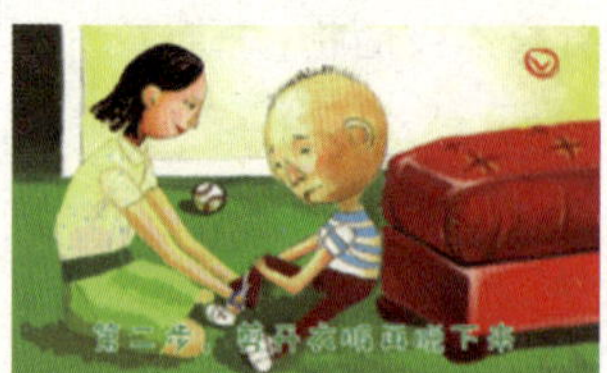 图示：脱衣服 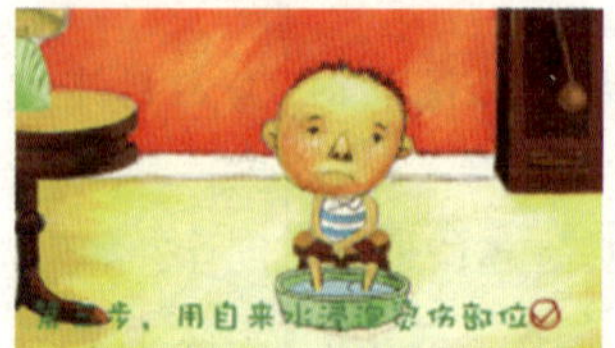 图示：泡患处 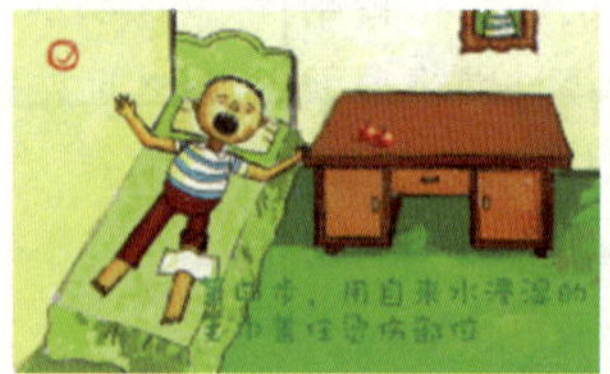 图示：盖创面 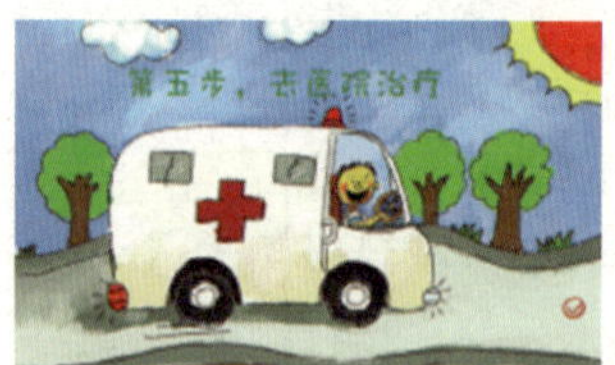 图示：送医院		
2. 妥善保护创面（proper protection of wounds） （1）创面只求不再污染、不再损伤，用干净的布覆盖。 （2）避免用有颜色的药物涂抹。 · 不随意使用偏方 · 不适用龙胆紫、红汞 · 不使用溶痂性药物 （3）去除饰物。	有色药物影响创面深度判断；单纯收敛剂不适用于烧伤创面；烧伤后局部会水肿，环形饰物会导致远端缺血坏死。	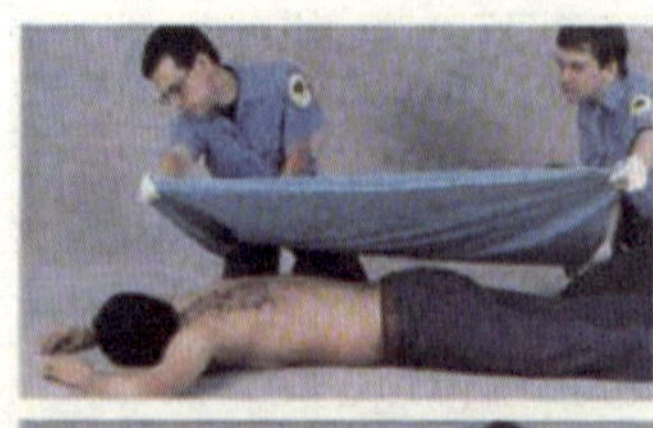 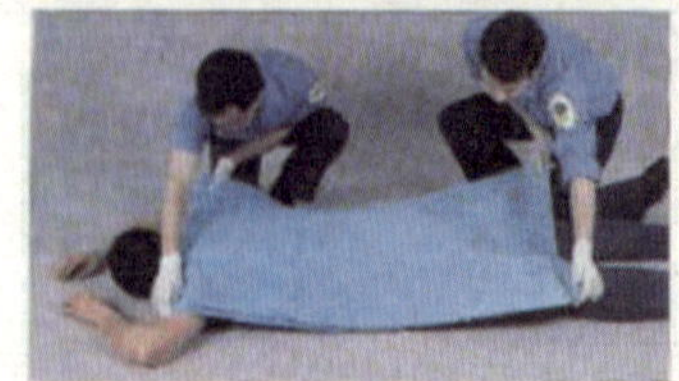 图示：保护创面	5分钟	

（教案续页 9）

（续）3. 维护呼吸道通畅（maintenance of airway patency） 对有吸入性损伤或者颜面部烧伤出现呼吸困难者，根据情况进行气管插管或切开、吸氧等。 4. 其他救治措施： （1）口渴、烦躁者提示休克，可口服含盐的饮料，有条件应静脉输液。 （2）疼痛剧烈者可以镇静镇痛，但预防呼吸抑制。 5. 医疗文书书写： （1）填写简单的急救医疗文书，包括：姓名、年龄、受伤时间、初估损伤面积和深度，以及经过何种特殊处理。 （2）批量伤员：标清轻重缓急。	不宜大量饮纯水，防止发生水中毒；防止胃肠道功能不全，发生呕吐，导致误吸梗阻气道。			
课堂训练（classroom training） 浅Ⅱ度 6% 患者和Ⅲ度 1% 患者的处理有什么不同? 让学生知道哪些需要住院治疗，哪些可以门诊处理。正确进行烧伤患者的分流。 【总结】门诊处理患者：无基础疾病，无并发症，无特殊部位烧伤，无化学物质残留： 成人：10% 以下浅度烧伤（浅Ⅱ度） 儿童：5% 以下浅度烧伤（浅Ⅱ度）	让学生进入医生角色，掌握烧伤患者应该住院治疗还是门诊处理。	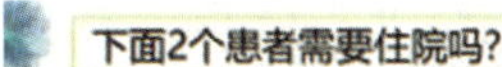 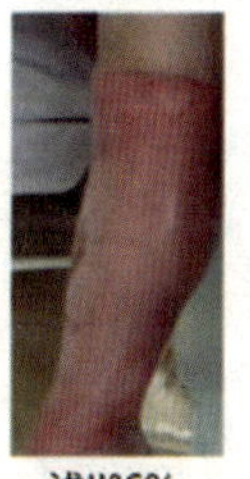 图示：不同创面	5 分 钟	
小结（brief summary） （1）小面积浅表烧伤： 门诊处理，换药愈合 （2）大面积深度烧伤： 抗休克，保持呼吸道通畅； 抗生素合理使用； 创面修复； 脏器保护； 重视外观和功能的康复。 （3）灭火： 热力烧伤、化学烧伤、电烧伤 （4）灭火后的处理： 急救处理（自救处理、医师专业处理） 保护受伤部位 维护呼吸道通畅 其他救治措施	和学生一起回顾本节课知识，有问题及时提问，给予解答。			

（教案续页 10）

第二学时授课内容 淘淘小朋友 6 岁，体重 22kg，在家中拉倒热水杯后烫伤左上肢、左下肢，烧伤面积共约 10%。应该怎么处理？	复习上一节课内容，进而提出本地无烧伤专科，需要转院救治。	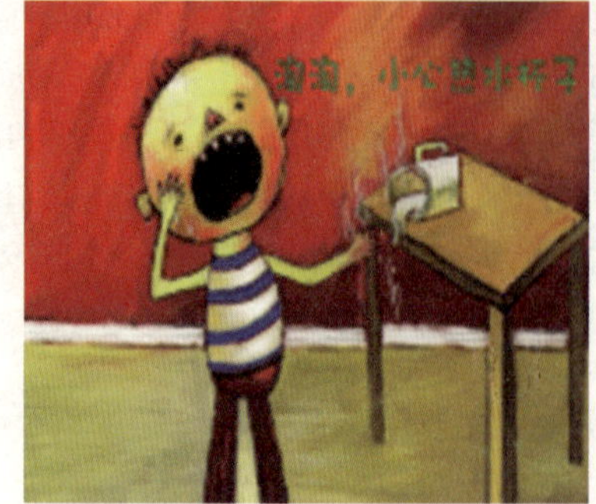 图示：烫伤患者	5 分 钟	
一、转送 送院 转院（重点） 二、入院后的处理 处理原则 专业救治（难点） 成批烧伤救治	提纲：介绍本节课的重点和难点。			
送院：急救现场到就近医院 现场急救之后，为了尽早开始正规的救治，需要将伤员迅速送至就近医疗单位进行救治。 · 危重患者，不可盲目转往较远的大医院或者专科医院 · 基层医院治疗困难，可以请专家亲临指导 批量伤员，做好分流工作	常用的转运工具是汽车、私家车或者救护车。强调就近治疗。	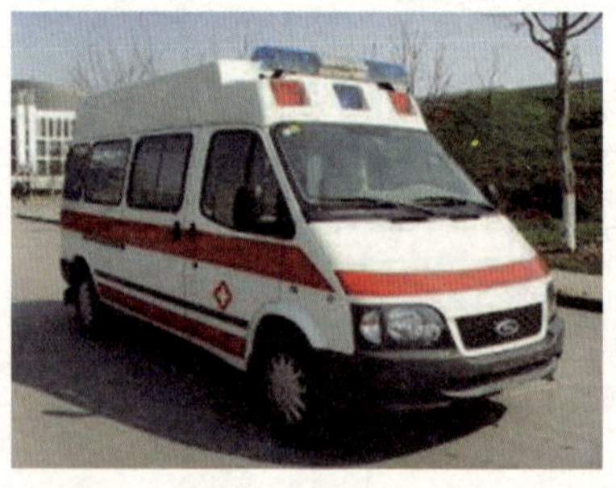 图示：救护车		
转送（transfer） 当地不能完成治疗时应进行患者的转送，同时做到尽可能地减少转送途中可能增加的损害或负担。包括以下四个方面：联系，转送的时机，转送前的准备，转送途中的注意事项，以及交班。 一、联系 联系拟转入医院 对病情全面评估，与上级医院联系，制定转送计划 1. 转出医院（患者准备，物资准备、到达时间） 2. 接收医院（病房准备、药品器械准备、医护人员准备）	请示上级医师，给予指导和批准转院。一定做好准备，详细计划：包括患者的准备；物质的准备，护送人员的准备。转院途中保证治疗的连续性，做好突发事件的预防。		5 分 钟	

（教案续页 11）

<table>
<tr>
<td>（续）二、转送的时机（timing of transfer）
什么时机转送对伤员影响最小？
与烧伤严重程度、致伤原因、伤员情况、转送工具、途中条件、转送距离等因素有关系。原则：病情基本被控制后再转送。
仅就烧伤面积分类
・烧伤面积 30% 以下：休克发生率低，与入院时间无关，随时转送。
・烧伤面积 30%~49%：最好能在 8 小时内到达指定医院，否则要在抗休克的同时进行转送。
・烧伤面积 50%~69%：最好能在 4 小时内到达指定医院，否则要在抗休克 24 小时后再进行转送。
・烧伤面积 70%~100%：最好能在 2 小时内到达指定医院，否则要在休克被控制住、48 小时后再进行转送。</td>
<td>学生转变为急诊科医生角色，进行周密计划。准确评估伤情。</td>
<td>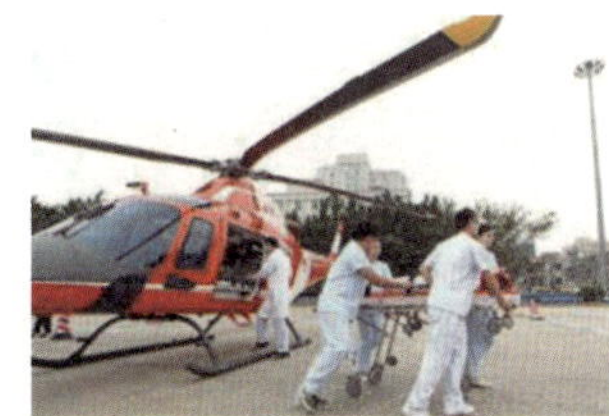
图示：救援直升机
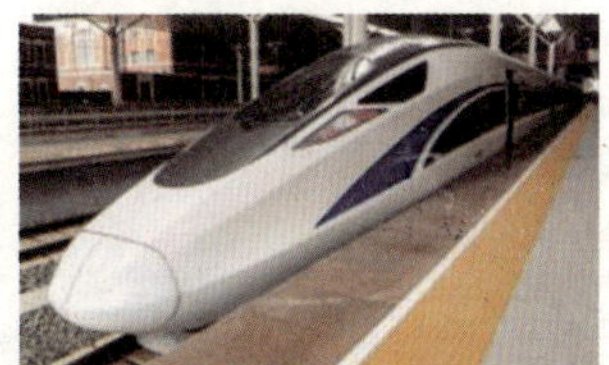
图示：火车转送
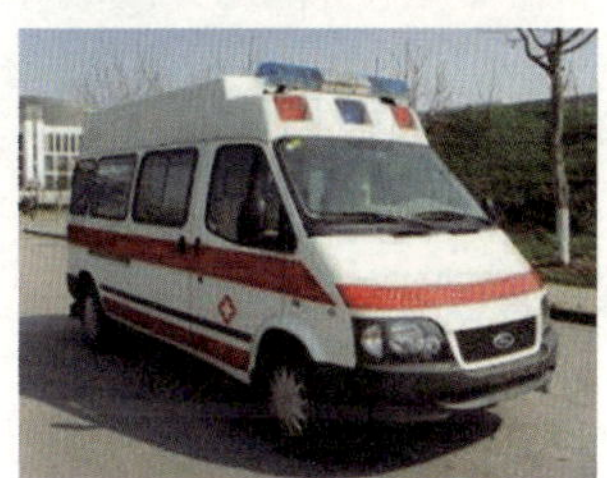
图示：汽车转送</td>
<td></td>
<td></td>
</tr>
<tr>
<td>三、转送前的准备（preparation before transfer）
患者准备：全身情况是不是相对平稳。
・创面处理：妥善包扎创面。有环形焦痂时，需提前行切开减张。
・补液治疗：面积小时的口服含盐饮料，面积较大时需要建立静脉通路。准备足够的晶体、胶体、水分。
・保持呼吸道通畅，预防性气管切开或者插管。
・留置导尿管、胃管。
・处理复合伤
・必要的医疗器械：途中供氧设备、吸痰器、心电监护仪、除颤器、呼吸机等等。
・整理好医疗文件随伤员一起转送。</td>
<td>启发式教学：让学生转化为医生角色，根据烧伤治疗原则，推断准备内容。</td>
<td>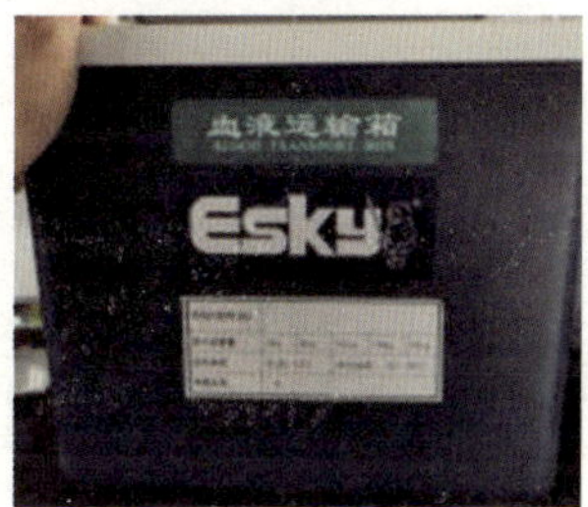

图示：血浆箱
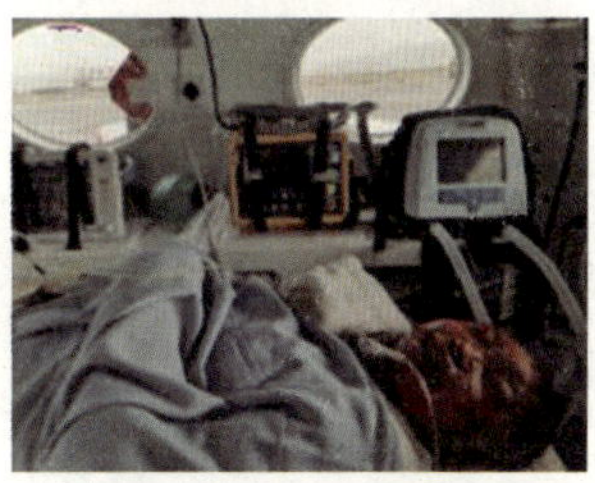
图示：准备的仪器
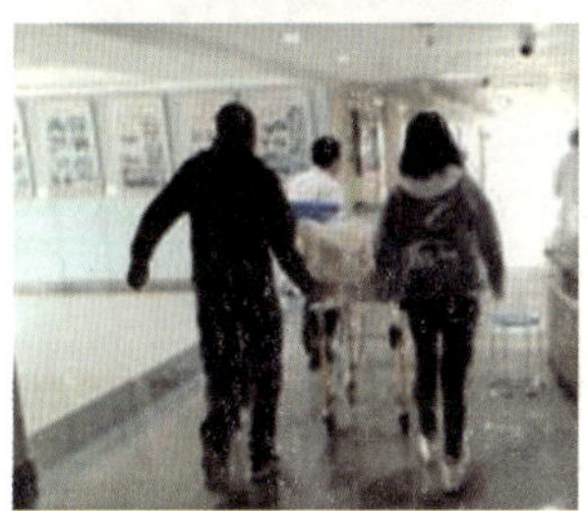
图示：氧气包</td>
<td>10 分钟</td>
<td></td>
</tr>
</table>

（教案续页 12）

四、转送途中的注意事项（matters needing attention in transit） 1. 减少颠簸，争取快送。 2. 有止血带的患者一定做好标识，记录好时间，按时充放气。 3. 尽量减少口服液体量，如果发生胃肠道功能紊乱，立即禁饮。 4. 密切观察呼吸道情况，及时吸痰，清除口腔分泌物及呕吐物。 5. 牢固固定气管插管、导尿管、胃管。 6. 头部朝向的问题。	提示途中需要注意的细节。		5 分钟	
五、交班（shift） 患者到了指定医院，应详细向接收医院的医护人员交班。 · 姓名，性别，年龄，单位 · 受伤原因，受伤时间，初估烧伤面积深度 · 合并伤，是否有休克 · 现场抢救过程，早期补液量 · 转送前的处置，转送途中患者病情情况 · 抗生素使用情况	保证治疗的连续性和准确性。交代患者特殊的情况。			
入院后初期处理（initial post-admission treatment） 伤员早期治疗是否得当，直接影响后期的治疗效果。 一、处理原则（treatment principle） 1. 判断和处置 ABC。确保呼吸顺畅，呼吸运动良好，循环功能正常。依据实际情况。给予吸氧，气管插管，气管切开，深静脉穿刺，快速补液。 2. 询问病史：全面深入，防止遗漏。 3. 体格检查： · 生命体征观察，确定有无休克及呼吸困难。 · 系统体征：明确是否存在并发症和复合伤。 二、专业救治（professional treatment） 包括轻度烧伤、中重度烧伤 轻度烧伤：按治疗原则中小面积轻度烧伤治疗方案进行。	到达烧伤专科，需要进行体格检查，重新评估伤情。查看管。		10 分钟	

（教案续页 13）

（续）· 初步评估伤情 · 镇静镇痛：口服药物为主。 · 创面处理（重点）：冷疗，清洗创面，浅度水疱皮保留；深度水疱皮清除。包扎疗法，半暴露疗法。 · 依病情进行液体补充（静脉 / 口服） · 应用破伤风、抗生素 中、重度烧伤（按治疗原则中大面积深度烧伤治疗方案进行） · 建立静脉通道，记录生命体征：血压、尿量、心率。 · 进行实验室检验、心电图、胸部 X 线检查。 · 必要时气管切开，留置尿管，记录出入量。 · 破伤风抗毒素（TAT），抗生素（antibiotics）。 · 制定抗休克计划 。 · 清创，在休克稳定后进行，大面积烧伤采用暴露疗法。环形焦痂切开减张术。 · 多学科会诊。	这部分内容和烧伤治疗原则相近。让学生回忆烧伤治疗原则的内容。			
三、成批烧伤患者的救治 平时多发生在火灾、爆炸、交通事故时。常伴有吸入性损伤、复合伤。2014 年 8 月 2 日 7 时 34 分，江苏省的昆山中荣金属制品有限公司发生铝粉尘爆炸事故，共有 97 人死亡、163 人受伤，直接经济损失 3.51 亿元。伤员被安排在 20 个医疗机构救治。 1. 特点 · 伤员多，伤情较重。每个伤员制作名牌或者腕带，录入关键信息。 · 任务繁重，需要大量人力物力。 2. 抢救组成立 领导小组：负责指导和统筹安排就职工作。 · 医疗组：负责具体诊断和医疗计划，做好各项治疗工作。由组长、主治医师、住院医师组成。 · 护理组：做好消毒隔离及物品保管，严格执行医嘱，做好护理工作和护理记录。可分成若干小组，每组 4~6 人。 · 后勤组：保障药品和器材供应。	列举实例，学生回去可以到数据库找相关的救治文献，进一步理解学习内容。	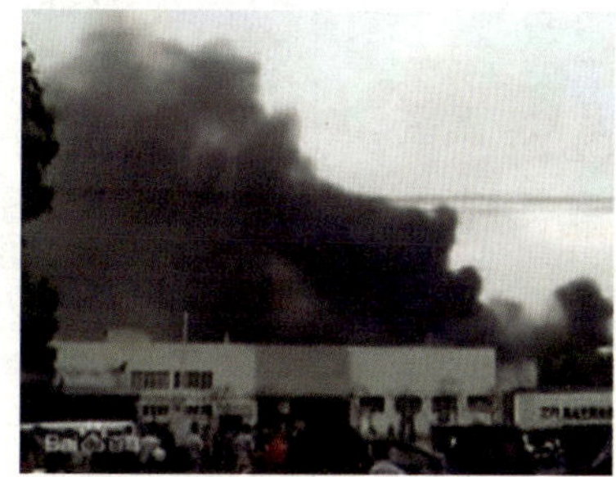 图示：昆山爆炸	5 分钟	

（教案续页 14）

<table>
<tr>
<td>课堂训练（classroom training）

从急救处理，到转送，再到入院后初期处理。让学生把课堂知识应用到实际病例中。
患者在炼钢炉前工作时不慎被炉中喷出的火焰烧伤头、面、颈、躯干、四肢，口鼻烧伤。患者裤子完全着火焦化，头发烧焦。患者被工友救出，自感烧伤创面持续灼痛，立即到当地医院就诊，予以静点 0.9% 氯化钠注射液 500ml，未予其他处理。因无条件治疗急乘车 2 小时来省会城市医院救治，未穿衣物保温，患者感咽痛，无明显呼吸困难，无声音嘶哑，咳出痰液有灰尘。口渴明显，肢冷发抖，无发热。
问题：
1. 烧伤患者的现场急救措施得当吗？（第一次讨论）
2. 患者需要住院吗？（第二次讨论）
3. 住院后的诊疗计划？（第三次讨论）

小结
送院：
· 急救现场到就近医院
转院：
· 联系
· 转送的时机
· 转送前的准备
· 转送途中的注意事项
· 交班
入院后初期处理
· 处理原则
· 专业救治
· 成批烧伤患者的救治</td>
<td>案例教学，让学生转化为烧伤专科医生，给出自己的处理方案
详细问题提示：
1. 烧伤患者的现场急救措施？
冷疗（适应证，禁忌证）
创面涂药？
大量喝水？
2. 患者需要住院吗？
烧伤严重程度的判断（面积估算、深度判断、吸入性损伤）
什么患者应该住院？
院内急救（需气管切开，需切开减张）
3. 住院后的诊疗计划？
休克期补液
生命体征检测（休克期一般监测、特殊检测、化验检查）
吸氧、导尿、静脉通路
换药（包扎、暴露、半暴露）
保护脏器
备注：整个过程学生随时可以提问老师。</td>
<td></td>
<td>5
分
钟</td>
<td></td>
</tr>
</table>

（教案末页）

小结	这部分内容是从烧伤理论知识到烧伤临床实践过度的教学环节，包括了从烧伤现场急救到入院初期处理，以及烧伤综合救治的内容。治疗原则是烧伤患者救治的全过程，是烧伤救治的纲领。现场急救多由非专业人员进行，因此提高非专业化现场急救的水平是非常有必要的。转送烧伤患者要把安全放在首位，强调转运时机，不要盲目地转运。入院后的初期处理，强调合理有效的急救程序对大面积重症烧伤患者的抢救至关重要。
复习思考题、作业题	详见后续练习题
实施情况及分析	本节内容设计了 2 个学时，能够保证教学内容顺利完成。教学内容要尽量做到模拟现实场景，不同教学环节分别让学生扮演患者，扮演急诊科医生，扮演烧伤专业医生，与学生积极互动，帮助学生在轻松的教学环境中掌握本章节内容。让学生知道烧伤不仅是封闭创面，更是要提高患者生活质量的正确救治，同时提高学生的安全意识，让他们掌握烧烫伤急救知识。

教学评价表

评价项目	评价要点	评价分数	自我评价	上级评价
教学目标评价（10分）	1. 目标明确，符合学生实际。目标的设置不可过高或过低。	5	4	4
	2. “三维目标”全面、具体、适度，有可操作性，并能使知识目标、能力目标、情感、态度、价值观目标有机相融，和谐统一。	5	4	5
教学材料评价（5分）	教学材料完善，教学大纲、教案体现本课程的教学目的、任务、内容与要求，能体现本课程的重点、难点；教学进程安排合理得当。	5	5	5
教学内容评价（10分）	1. 教师能准确把握所教学科内容的重点、难点，教授内容正确。	4	4	4
	2. 教学内容符合学生的认知规律，激发学生去积极思维。	4	4	4
	3. 教师能从教学实际出发，转变教材观念，对教材进行科学有效的整合，不唯教材。	2	2	2
教师行为评价（25分）	1. 教师是否能够有效地组织学生进行学习，培养学生良好的学习习惯；是否创造了生动有趣的教学情境来诱发学生学习的主动性；是否能和学生一起学习、探究、倾听、交流。	8	7	8
	2. 教师能以学生为主体，重视知识的形成过程，重视学生学习方法的培养，重视学生的自学能力、实践能力、创新能力的发展。	5	4	5
	3. 课堂上能营造宽松、民主、平等的学习氛围，教态自然亲切，对学生学习的评价恰当、具体、有激励性。	2	2	2
	4. 能够根据教材的重点、难点之处，精心设计问题，所提出的问题能针对不同层次的学生，问题提出恰到好处。能启发学生思考，注重学生的“问题”意识，引导学生主动提出问题。	4	3	4
	5. 根据教学内容和学生实际，恰当选择教学手段，合理运用教学媒体。	3	2	2
	6. 教师的讲解语言准确简练，示范操作规范，板书合理适用，教学有一定的风格和艺术性。	3	2	2

学生 行为 评价 （30 分）	1. 看学生的学习状况。学生学习的主动性是否被激起，能积极地以多种感官参与到学习活动之中。	7	5	6
	2. 看学生的参与状态，学生要全员参与，有效参与。	6	5	5
	3. 看学生的学习方式。是否由被动学习变为主动学习。是否由个体学习到主动合作学习，是否由接受性学习变为探究性学习。	5	4	5
	4. 看学生在自主、合作、探究学习上的表现。学生在学习过程中，是否全身心地投入、是否发现问题，提出问题，积极解决问题，是否敢于质疑，善于合作。	7	5	6
	5. 看学生学习的体验与收获。学生在学习过程中，90% 以上的学生能够相互交流知识、交流体会。	5	4	5
教学 效果 评价 （15 分）	1. 看教学目标达成度如何。教师是否关注学生的知识与能力、过程与方法、情感态度价值观的全面发展。	4	4	4
	2. 看教学效果的满意度。在教师的指导下，90% 以上的学生掌握了有效的学习方法，获得了知识，发展了能力，有积极的情感体验。	7	6	7
	3. 看课堂训练题设计，检测效果好。	4	4	4
教学特色评价 （5 分）	教师在教学方式、方法上，知识的生成点上，教学机智与智慧上的闪光点，有不同寻常之处。	5	3	4
总评		100	83	92

上级建议和意见：

授课教师在书本知识的基础上，拓展了教学的知识深度及广度。教学重点和难点的设计注重实用性，紧密结合临床实例讲解，培养了学生的临床思维，也起到了培养学生医德医风的作用。教师很注意与学生的互动环节，在问题中学习，在问题中提高，同时及时了解学生对知识点掌握情况，活跃了课堂气氛，完成了教学任务。不足之处是需要提高语言艺术性和教学艺术性，教学方法多样性，实现更具有启发性的教学过程，达到基础知识与临床知识相结合的效果。在课后习题的多样性和启发性方面也需要有所加强。

注：评价等级划分：90 分以上为“优秀”；80~89 分为“良好”；60~79 分为“合格”；60 分（不含 60 分）以下为“不合格”。

教学幻灯

烧伤的治疗原则与现场急救

王洪瑾

青海大学附属医院

1/37

教学内容

一、烧伤的治疗原则

小面积浅度烧伤

大面积深度烧伤（难点）

二、现场急救

"灭火"

灭火后的处理（重点）

烧伤的治疗原则

病例：男，42岁，开水烫伤右小腿2小时，门诊诊断：热烧伤6%（浅II°）。

提问：患者是否需要住院？

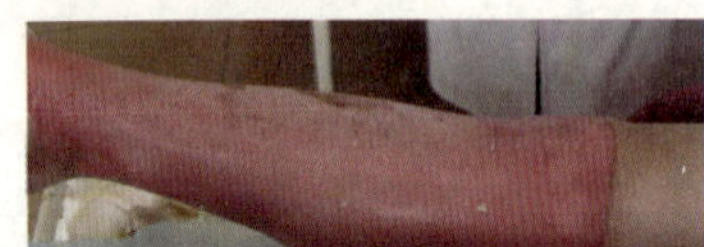

烧伤的治疗原则

知识回顾：

烧伤伤情判断包括哪几个方面？

烧伤严重性分度与哪几个因素有关？

烧伤面积、烧伤深度、并发症、基础疾病、复合伤

烧伤创面情况

烧伤的治疗原则

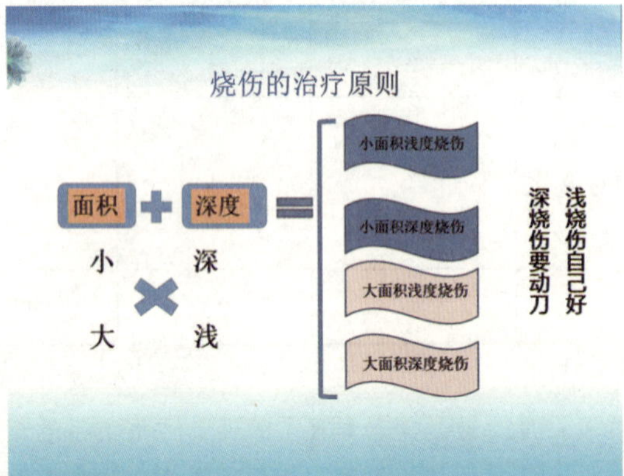

小面积浅度烧伤

清创、保护创面愈合；门诊处理，不需要住院。

I°烧伤：无需特殊处理，自行愈合。

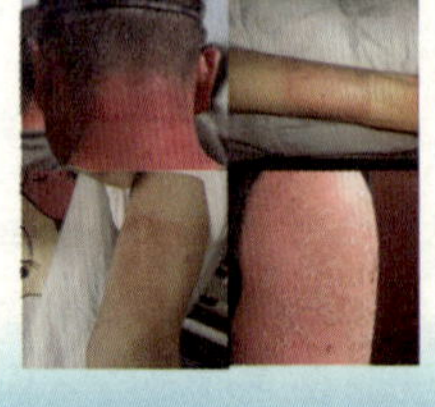

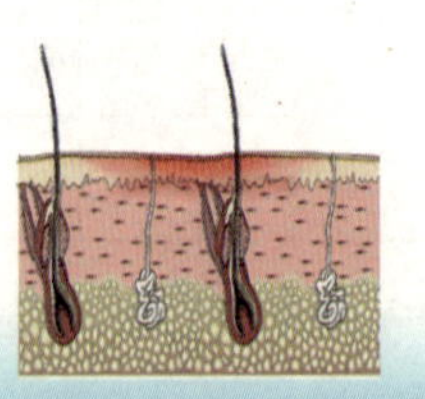

小面积浅度烧伤

清创、保护创面愈合；门诊处理，不需要住院。

浅II°烧伤：保留完整水疱皮，3~5天再去除疱皮包扎创面；水疱皮已破，清除疱皮后包扎，定期换药愈合。

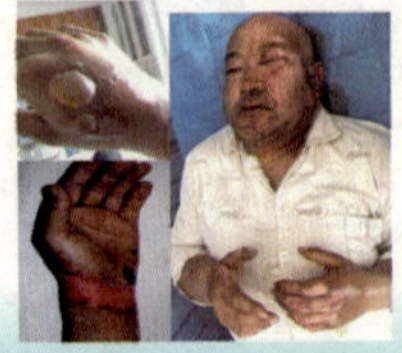

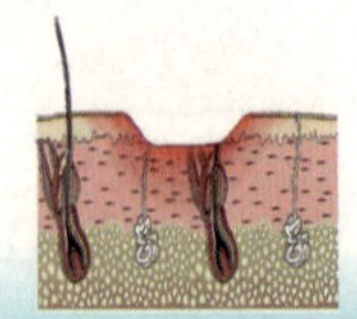

大面积深度烧伤

全身反应重、并发症多、死亡率和伤残率高。

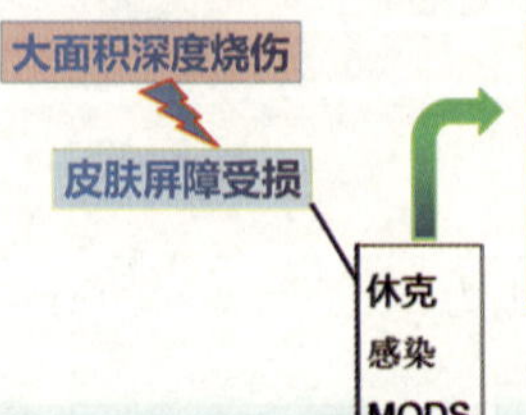

①迅速纠正休克,维持呼吸道通畅;

②使用有效抗生素;

③尽早手术,促进创面修复;

④防治脏器功能障碍；

⑤重视心理、外观和功能的康复。

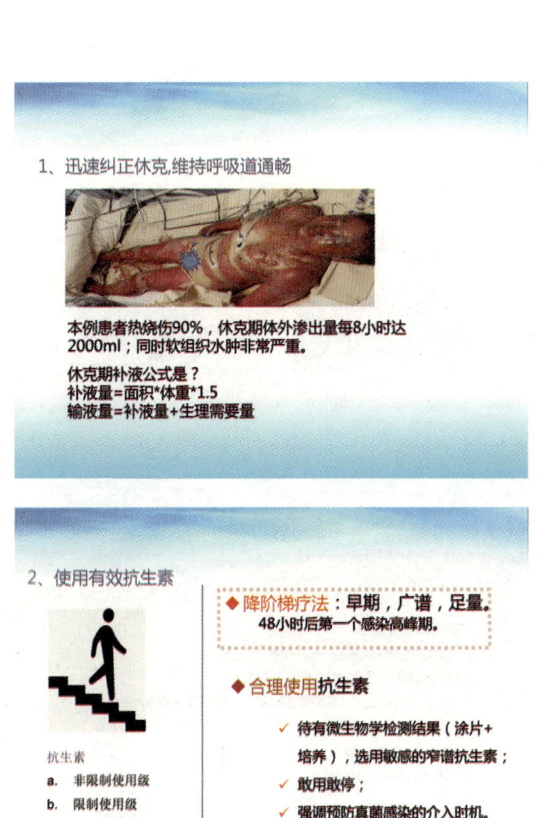
1、迅速纠正休克,维持呼吸道通畅
本例患者热烧伤90%，休克期体外渗出量每8小时达2000ml；同时软组织水肿非常严重。
休克期补液公式是？
补液量=面积*体重*1.5
输液量=补液量+生理需要量

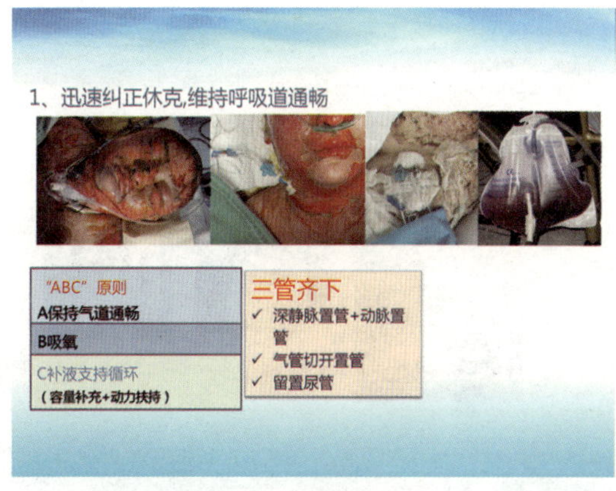
1、迅速纠正休克,维持呼吸道通畅
"ABC"原则
A保持气道通畅
B吸氧
C补液支持循环
（容量补充+动力扶持）
三管齐下
✓ 深静脉置管+动脉置管
✓ 气管切开置管
✓ 留置尿管

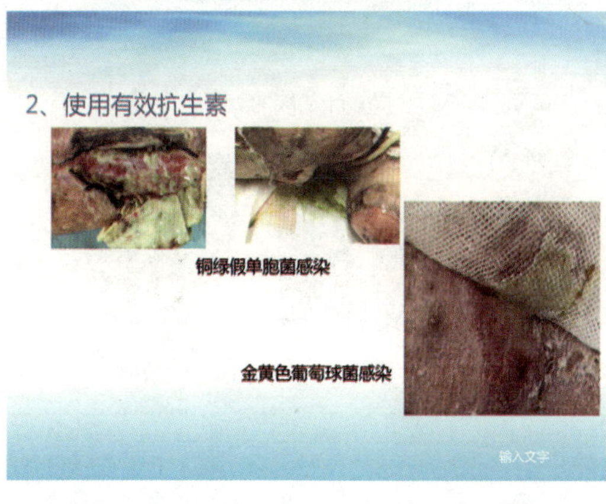
2、使用有效抗生素
抗生素
a. 非限制使用级
b. 限制使用级
c. 特殊使用级
◆降阶梯疗法：早期，广谱，足量。
48小时后第一个感染高峰期。
◆合理使用抗生素
✓ 待有微生物学检测结果（涂片+培养），选用敏感的窄谱抗生素；
✓ 敢用敢停；
✓ 强调预防真菌感染的介入时机。

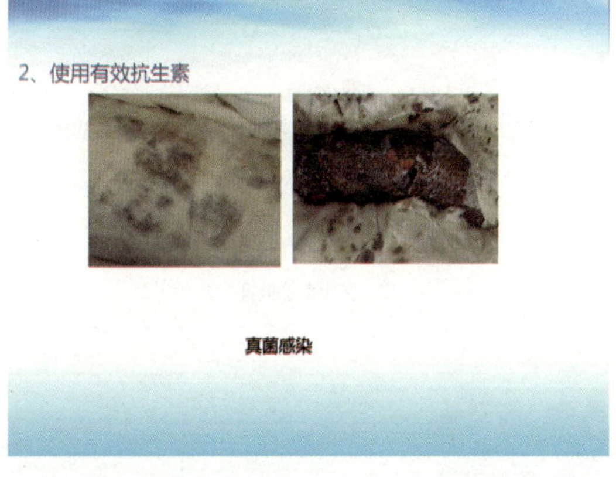
2、使用有效抗生素
真菌感染

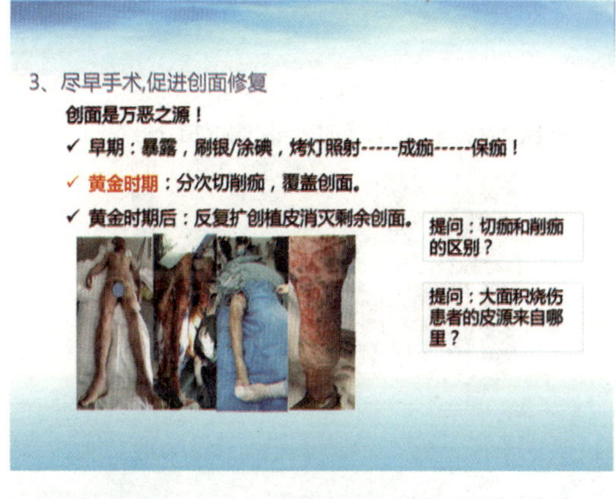
2、使用有效抗生素
铜绿假单胞菌感染
金黄色葡萄球菌感染
输入文字

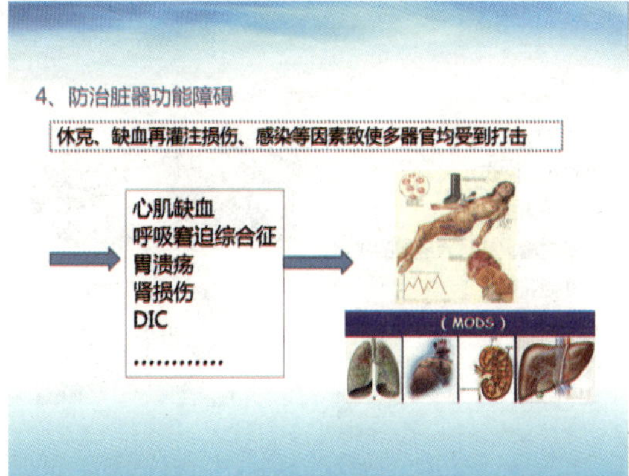
4、防治脏器功能障碍
休克、缺血再灌注损伤、感染等因素致使多器官均受到打击
心肌缺血
呼吸窘迫综合征
胃溃疡
肾损伤
DIC
....
（MODS）

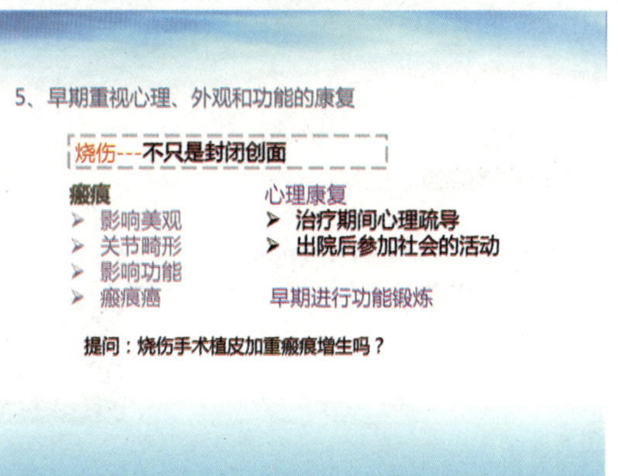
3、尽早手术,促进创面修复
创面是万恶之源！
✓ 早期：暴露，刷银/涂碘，烤灯照射-----成痂-----保痂！
✓ 黄金时期：分次切削痂，覆盖创面。
✓ 黄金时期后：反复扩创植皮消灭剩余创面。
提问：切痂和削痂的区别？
提问：大面积烧伤患者的皮源来自哪里？
5、早期重视心理、外观和功能的康复
烧伤---不只是封闭创面
瘢痕
➢ 影响美观
➢ 关节畸形
➢ 影响功能
➢ 瘢痕癌
心理康复
➢ 治疗期间心理疏导
➢ 出院后参加社会的活动
早期进行功能锻炼
提问：烧伤手术植皮加重瘢痕增生吗？

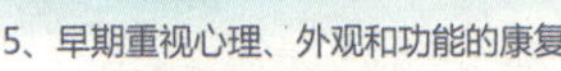
5、早期重视心理、外观和功能的康复

影响美观

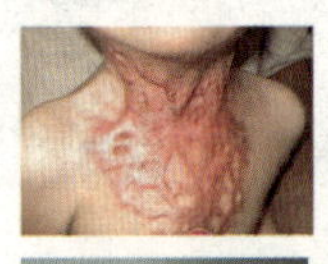
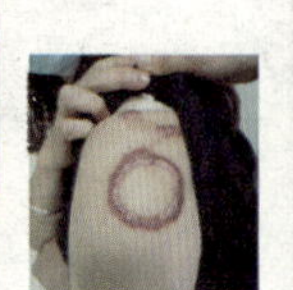
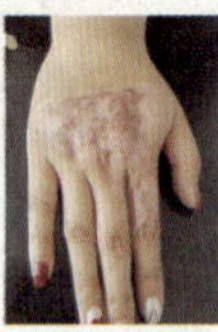

5、早期重视心理、外观和功能的康复

关节畸形

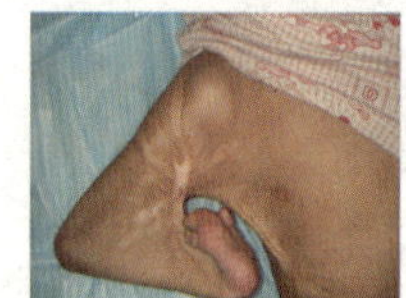
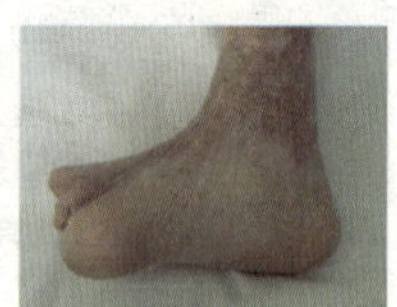

5、早期重视心理、外观和功能的康复

瘢痕癌

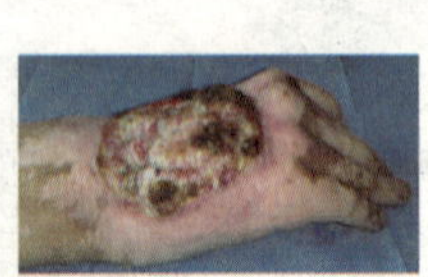
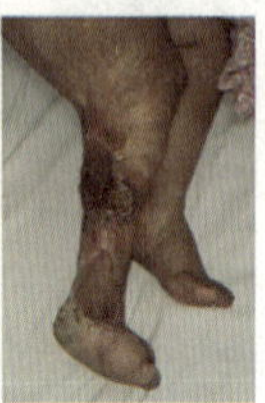

5、早期重视心理、外观和功能的康复

产生心理问题的原因

1、患者受伤的场景是患者一辈子的心理阴影；

2、长时间的换药疼痛刺激让患者产生恐惧；

3、创面愈合出院后，遗留瘢痕甚至畸形，造成自卑不敢融入社会。

心理疏导（住院+出院）

出院后参加融入社会的活动

现场急救

有没有同学被烫伤或者烧伤过？当时是如何处理的？

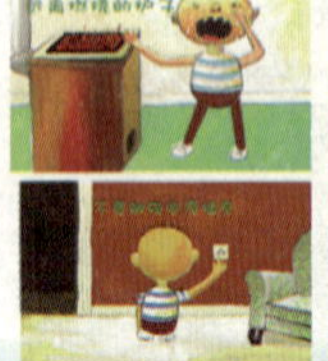
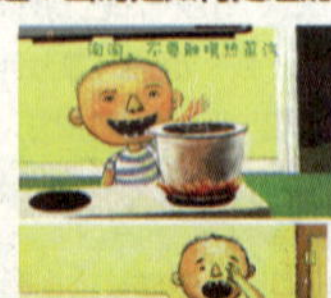
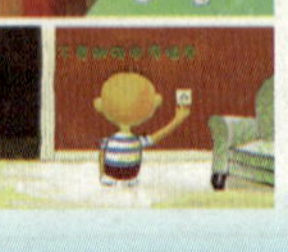
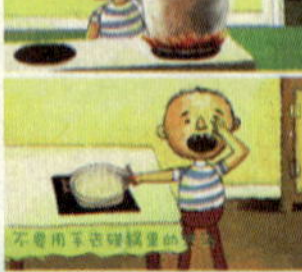

现场急救

目标：尽快消除致伤原因，脱离现场，进行危及生命的救治措施。

一、“灭火”

二、灭火后的处理

现场急救

一、灭火

迅速脱离热源（烧少点，烧浅点）

人为什么会烧伤？

深海火山口忍耐高温的嗜热菌Pyrodictium，生长的温度范围85℃～110℃，最适生长温度为105℃，这种温度下我们人类是一定不能生存的。

现场急救

针对热力烧伤：

✓ 扑灭火焰；

✓ 脱去着火或热液浸湿的衣服；

✓ 劝阻喊叫；

✓ 离开相对密闭的场所；

✓ 及时冷疗。

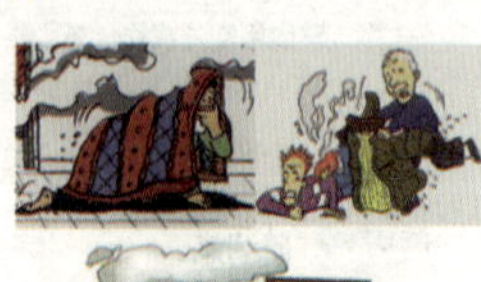
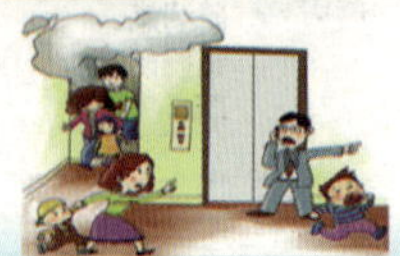

现场急救

针对化学烧伤：

✓ 迅速脱去浸湿的衣服；
✓ 及时冲洗，清除化学物质
✓ 慎用中和剂；
✓ 颜面部烧伤时，特别注意眼睛的冲洗；

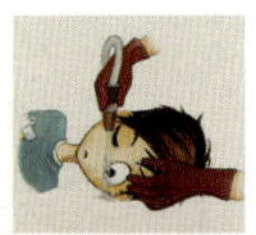
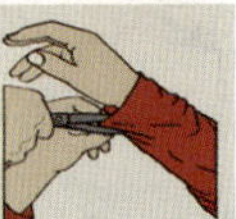

现场急救

针对电烧伤：

✓ 立即切断电源
✓ 若有呼吸心跳骤停，立即进行心肺复苏

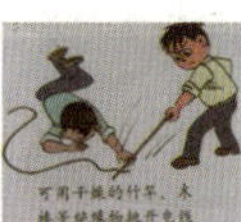
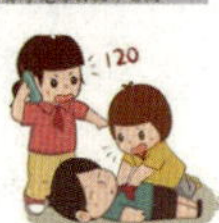

现场急救

二、灭火后的处理

依据烧伤面积和烧伤严重程度，有无复合伤和中毒，按如下顺序处理：

1. 急救处理：医护现场处理；自救处理
2. 保护受伤部位
3. 维护呼吸道通畅
4. 其他救治措施
5. 转送

现场急救

1、急救处理

医护专业处理：注意有无心跳、呼吸停止，复合伤、出血、窒息、气胸、骨折中毒等等。

（1）开放伤进行包扎
（2）活动性出血进行止血
（3）骨折行固定
（4）CO中毒时给予高浓度氧气
（5）呼吸困难者行插管

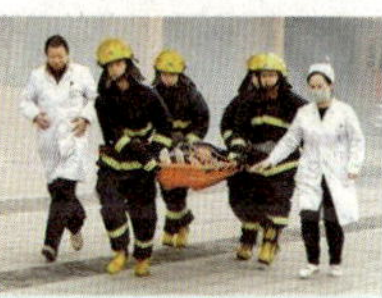

现场急救

1、急救处理：自救处理

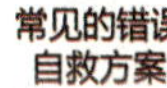

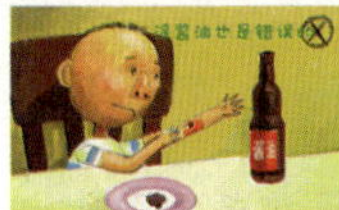
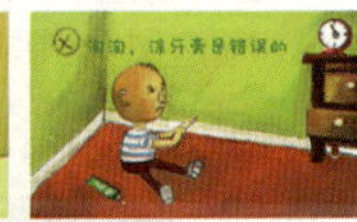
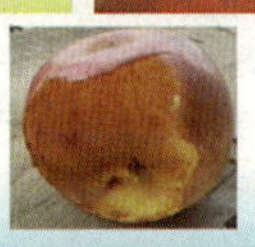

现场急救

1、急救处理：自救处理

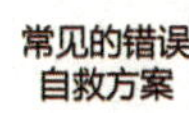

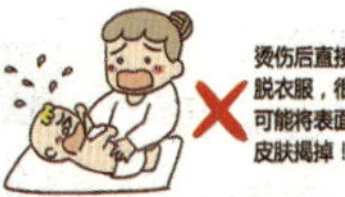

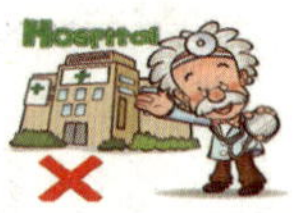

现场急救

冷疗的作用？

◆防止热力继续加深创伤(冷水带走热量)
◆减轻疼痛（寒冷条件下神经感受器敏感度降低、P物质等疼痛物质分泌减少）
◆减少渗出（血管收缩后其通透性降低）
◆防止水肿形成（渗出减少，水肿就减轻）

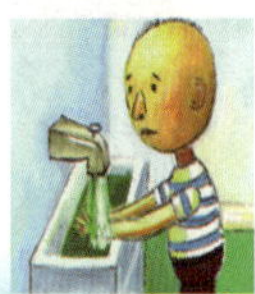

现场急救

冷疗开始时间？温度？持续时间？会增加感染风险吗？

开始时间：越早越好

冷疗温度：自来水的温度

持续时间：停止冷疗后不再剧痛为佳

会增加感染风险吗？不会，结束后去医院救治

现场急救

冷疗的忌症？

血容量
心泵
血管容量
休克

对于烧伤面积超过30%的患者，不要冷水冲洗，可能加重休克。
（外周血管大范围收缩，导致有效循环血量不足的风险）

正确的自救处理方式

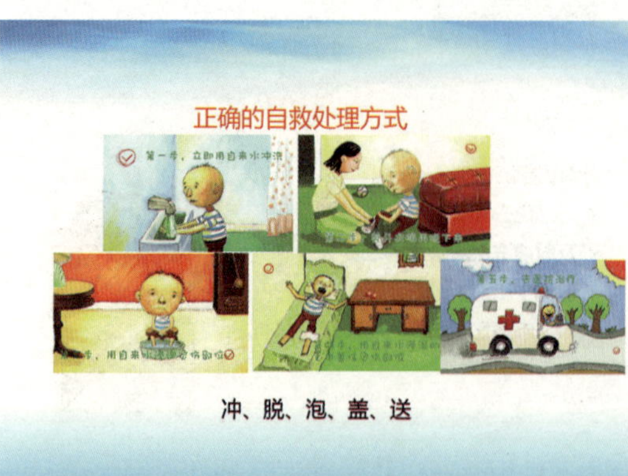

冲、脱、泡、盖、送

现场急救

2、妥善保护创面：

- ✓ 创面只求不再污染、不再损伤，用干净的布覆盖。
- ✓ 避免用有颜色的药物涂抹。
- ✓ 去除饰物。

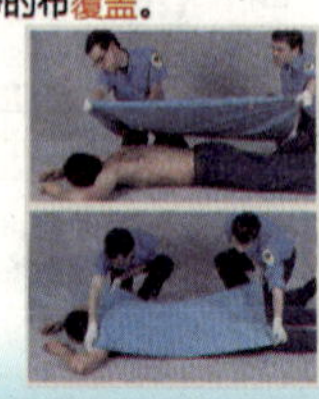

现场急救

2、妥善保护创面：

- ✓ 创面只求不再污染、不再损伤，用干净的布覆盖。
- ✓ 避免用有颜色的药物涂抹。
- ✓ 去除饰物。

1）不随意使用偏方
2）不使用龙胆紫、红汞
3）不使用溶痂性药物

现场急救

2、妥善保护创面：

- ✓ 创面只求不再污染、不再损伤，用干净的布覆盖。
- ✓ 避免用有颜色的药物涂抹。
- ✓ 去除饰物。

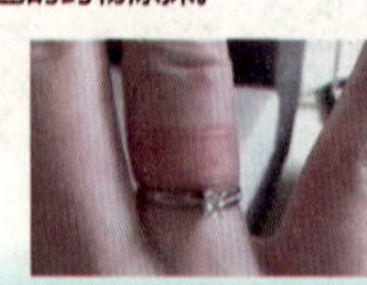
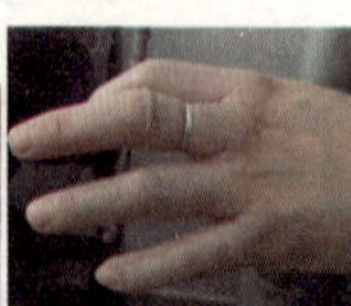

现场急救

3. 维护呼吸道通畅：对有吸入性损伤或者颜面部烧伤出现呼吸困难者，根据情况进行气管插管或切开，吸氧等。

4. 其他救治措施：

（1）口渴、烦躁者提示休克，可口服含盐的饮料，不宜大量饮纯水，防止发生水中毒。有条件应静脉输液。

（2）疼痛剧烈者可以镇静镇痛，但预防呼吸抑制。

现场急救

5.医疗文书书写：

（1）填写简单的急救医疗文书，包括：姓名，年龄，受伤时间，初估损伤面积和深度，经过何种特殊处理。

（2）批量伤员：标清轻重缓急。

课堂训练

下面2个成年患者有需要住院的吗？

例1　例2

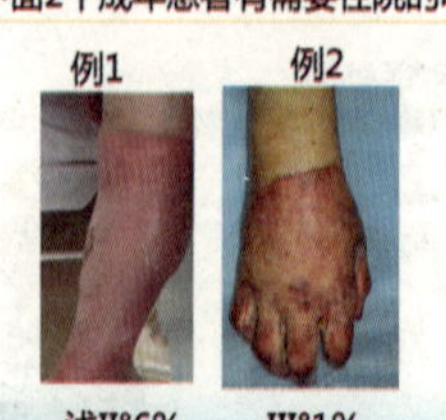

浅II°6%　III°1%

可以门诊处理的患者：无基础疾病，无并发症，无特殊部位烧伤：

- ➢ 成人：10%以下浅度烧伤（浅II°）
- ➢ 儿童：5%以下浅度烧伤（浅II°）

小结

小面积浅度烧伤：

- 门诊处理 ，换药愈合

大面积深度烧伤：

- 抗休克，保持呼吸道通畅;
- 抗生素合理使用;
- 创面修复;
- 脏器保护；
- 重视外观和功能的康复。

小结

灭火：

热力烧伤、化学烧伤、电烧伤

灭火后的处理：

1. 急救处理（自救处理、医师专业处理）
2. 保护受伤部位
3. 维护呼吸道通畅
4. 其他救治措施
5. 转送

转送与入院后初期处理

王洪瑾

青海大学附属医院

43/37

导入新课

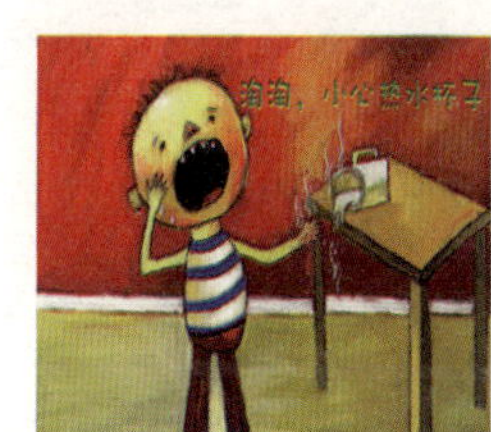

淘淘小朋友6岁，体重22kg,在家中拉倒热水杯后烫伤左上肢、左下肢，烧伤面积共约10%。

1）如何现场急救？

2）作为接诊医生如何处理？

3）作为烧伤专科医生如何处理？

教学内容

一、转送

送院

转院（重点）

二、入院后的处理

处理原则

专业救治（难点）

成批烧伤救治

送院

送院：从急救现场送到就近医院。

现场急救之后，为了尽早开始正规的救治，需要将伤员从受伤现场迅速送至就近医疗单位进行救治。

- ✓ 危重患者，不可盲目转往较远的大医院或者专科医院；
- ✓ 基层医院治疗困难，可以请专家亲临指导
- ✓ 批量伤员，做好分流工作

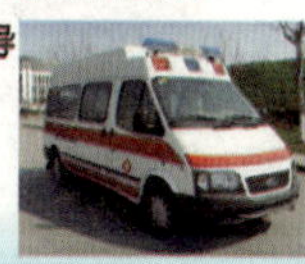

转院

当地医疗机构不能完成患者救治时应进行转送，但要做到尽可能地减少转送途中可能增加的损害或负担。

- ✓ 联系
- ✓ 转送的时机
- ✓ 转送前的准备
- ✓ 转送途中的注意事项
- ✓ 交班

转院

1、 联系拟转入医院

对病情全面评估，与上级医院联系，制定转送计划。

1）转出医院（患者准备，物资准备、到达时间）

2）接收医院（病房准备、药品器械准备、医护人员准备）

转送

2、转送时机

什么时机转送对伤员影响最小？

与烧伤严重程度、致伤原因、伤员情况、转送工具、途中条件、转送距离等等因素有关系。

原则：病情基本被控制后再转送。

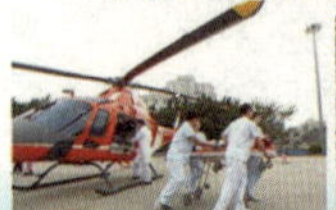
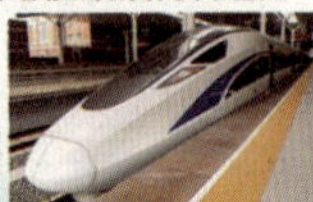
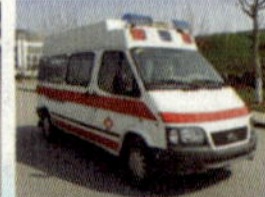

转送

仅就烧伤面积分类，转送的时机：

- 烧伤面积30%以下：休克发生率低，与入院时间无关，随时转送。
- 烧伤面积30%~49%：最好能在8小时内到达指定医院，否则要抗休克的同时进行转送。
- 烧伤面积50%~69%：最好能在4小时内到达指定医院，否则要抗休克24小时后再进行转送。
- 烧伤面积70%~100%：最好能在2小时内到达指定医院，否则要在休克被控制住，48小时后再进行转送。

转送

转送前的准备：

1. 患者准备：全身情况是不是相对平稳。
2. 创面处理：妥善包扎创面。有环形焦痂时，需提前行切开减张。
3. 补液治疗：小面积的口服含盐饮料，面积较大的需要建立静脉通路。准备足够的晶体、胶体、水分。
4. 保持呼吸道通畅，预防性气管切开或者插管。

转送

转送前的准备：

5. 留置导尿管、胃管。
6. 处理复合伤。
7. 必要的医疗器械　途中供氧设备、吸痰器、心电监护仪、除颤器、呼吸机等等。
8. 整理好医疗文件随伤员一起转送。

转送

转送前的准备：保证治疗的连续性。

准备清单

建立静脉通道	包扎创面
保持气道通畅	处理复合伤、镇静镇痛
放置尿管，记尿量	途中必要的药品和器械
放置胃管	专业人员护送
血浆箱	整理好医疗文件随伤员转送

转送

转送途中的注意事项：保证患者的安全。

1. 减少颠簸、争取快送。
2. 有止血带的患者一定做好标识，记录好时间，按时充放气。
3. 尽量减少口服液体量，如果发生胃肠道功能紊乱，立即禁饮。

转送

转送途中的注意事项：

4. 密切观察呼吸道情况，及时吸痰，清除口腔分泌物及呕吐物。
5. 牢固固定气管套管、导尿管、胃管、静脉置管。
6. 头部和车头朝向一致。
7. 保证每小时有尿量，保证治疗的连续性。

转送

交班：

患者到了指定医院，应**详细**向接收医院的医护人员交班。

- ✓ 姓名，性别，年龄，单位
- ✓ 受伤原因，受伤时间，初估烧伤面积深度
- ✓ 合并伤，是否有休克
- ✓ 现场抢救过程，早期补液量
- ✓ 转送前的处置，转送途中患者病情情况
- ✓ 抗生素使用情况

入院后初期处理

伤员早期治疗是否得当，直接影响后期的治疗效果。

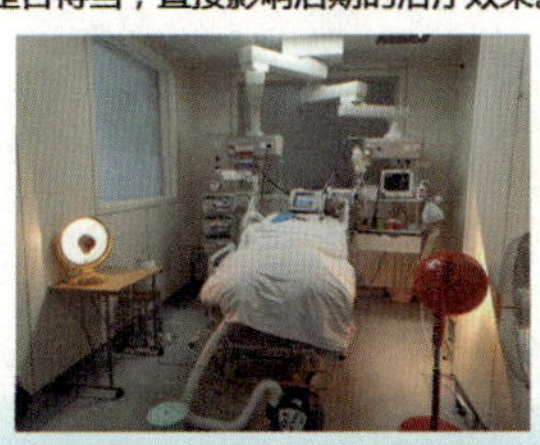

入院后初期处理

要做到轻重有别。

一、处理原则

1. 判断和处置ABC。确保呼吸顺畅，呼吸运动良好，循环功能正常。依据实际情况，给予吸氧，气管插管，气管切开，深静脉穿刺，快速补液。
2. 询问病史：全面深入，防止遗漏。
3. 体格检查：生命体征观察，确定有无休克及呼吸困难。
4. 系统体征：明确是否存在并发症和复合伤。

入院后初期处理

二、专业救治

轻度烧伤：指轻度烧伤或者无休克的中度烧伤患者。主要为创面处理。

1. 初步评估伤情
2. 镇静镇痛：口服药物为主。
3. 创面处理（重点）：冷疗，清洗创面，浅度水疱皮保留；深度水疱皮清除。包扎疗法，半暴露疗法，暴露疗法。
4. 依病情进行液体补充（静脉/口服）
5. 应用破伤风、抗生素

入院后初期处理

二、专业救治

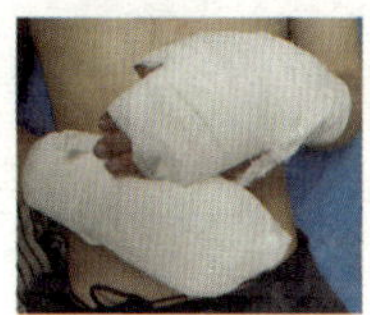

包扎治疗

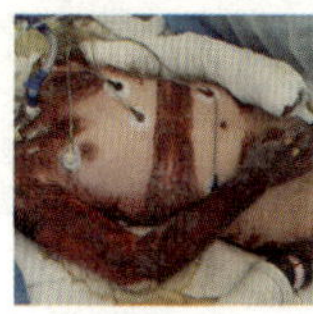

暴露治疗

入院后初期处理

二、专业救治

中、重度烧伤：

1. 建立静脉通道，记录生命体征：血压、尿量、心率；
2. 进行实验室检验、心电图、胸部X线检查。
3. 必要时气管切开，留置尿管，记录出入量。
4. 破伤风抗毒素（TAT），抗生素（antibiotics）
5. 制定抗休克计划。
6. 清创，在休克稳定后进行，大面积烧伤采用暴露疗法。环形焦痂切开减张术。
7. 多学科会诊。

入院后初期处理

三、成批烧伤患者的救治

平时多发生在火灾、爆炸、交通事故时。常伴有吸入性损伤、复合伤。

1、特点

- 伤员多，伤情重。每个伤员制作铭牌或者腕带，录入关键信息。
- 任务繁重，需要大量人力物力。

入院后初期处理

三、成批烧伤患者的救治

2. 抢救组成立

① 领导小组：负责指导和统筹安排工作。
② 医疗组：负责具体诊断和医疗计划，做好各项治疗工作。由组长、主治医师、住院医师组成。
③ 护理组：做好消毒隔离及物品保管，严格执行医嘱，做好护理工作和护理记录。可分成若干小组，每组4~6人。
④ 后勤组：保障药品和器材供应。

课堂训练

患者在炼钢炉前工作时不慎被炉中喷出的火焰烧伤头、面、颈、躯干、四肢，口鼻烧伤。患者裤子完全着火焦化，头发烧焦。患者被工友救出，自感烧伤创面持续灼痛，立即到当地医院就诊，予以静点0.9%氯化钠注射液500ml，未予其他处理。因无条件治疗急乘车2小时来省会城市医院救治，未穿衣物保温，患者感咽痛，无明显呼吸困难，无声音嘶哑，咳出痰液有灰尘。口渴明显，肢冷发抖，无发热。

问题：

1、烧伤患者的现场急救措施？（第一次讨论）
2、患者需要住院吗？（第二次讨论）
3、住院后的诊疗计划？（第三次讨论）

小结

送院：

- 从急救现场到就近医院

转院：

- 联系
- 转送的时机
- 转送前的准备
- 转送途中的注意事项
- 交班

入院后初期处理

- 处理原则
- 专业救治
- 成批烧伤患者的救治

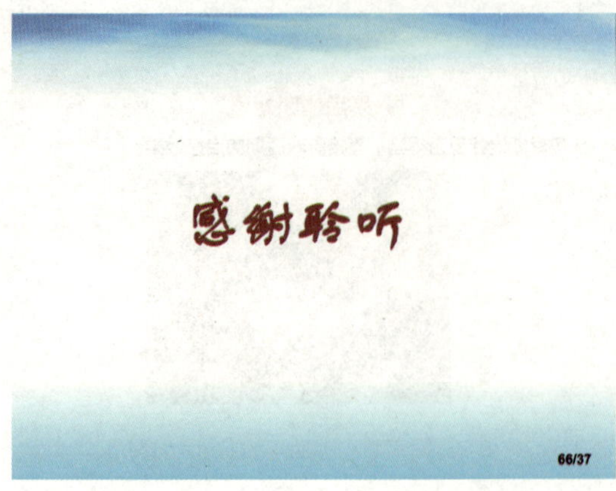

课后练习题

一、单选题

1. 火灾现场下列哪项自救措施是错误的（　）

A. 如有可能，迅速灭火

B. 衣服着火，迅速脱掉衣服

C. 大声呼喊或奔跑，寻求帮助

D. 全身着火，就地卧倒，慢慢打滚

E. 衣服着火，用物品（衣服、被子）覆盖

2. 火焰烧伤现场急救时，下列哪项是错误的？（　）

A. 倒地慢滚灭火

B. 用大衣毯子棉被覆盖灭火

C. 呼救并用手扑灭火

D. 使用灭火器灭火

E. 淋水或跳入水池灭火

3. 下列哪项不是烧伤的现场救治原则（　）

A. 迅速脱离致伤源

B. 立即冷疗

C. 就近急救

D. 分类转送专科医院

E. 立即镇静补液

4. 烧伤应用抗生素错误的是（　）

A. 降阶梯疗法：早期、广谱、足量

B. 提倡经验用药

C. 待有微生物学检测结果，选用敏感的窄谱抗生素

D. 待体温正常后再停止应用抗生素

E. 入院初期就可以使用广谱抗生素

5. 针对化学烧伤急救错误的是（　）

A. 迅速脱去浸湿的衣服

B. 脱离受伤环境

C. 鼓励用中和剂

D. 颜面部烧伤时，特别注意眼睛的冲洗

E. 用大量冷水冲洗

二、多选题

1. 大面积烧伤患者来院急救措施是（　）

A. 建立静脉通道

B. 保持呼吸道通畅

C. 检查有无复合伤

D. 创面处理

E. 鼓励病人喝水

2. 瘢痕可以导致下面哪些情况？（　）

A. 影响美观

B. 导致关节畸形

C. 导致患者心理负担　　D. 瘢痕癌

E. 瘢痕出现色素脱失

3. 下列烧伤急救措施错误的是（　）

A. 烧伤创面涂抹牙膏　　B. 烧伤创面涂抹酱油

C. 强行脱掉，换处衣服　　D. 直接到医院治疗

E. 直接用冰给患处降温

三、判断题

1. 烧伤后应立马到医院救治。（　）

2. 烧伤不会导致严重的并发症，不会导致生命危险。（　）

3. 烧伤患者要等到连续高热时才能使用抗生素。（　）

4. 烧伤后浅Ⅱ度的水疱皮可以保留 3~5 天。（　）

5. 烧伤转运途中可以大量饮纯水。（　）

四、简答题

1. 烧伤的治疗原则是什么?

2. 转送烧伤患者需要准备的内容有哪些?

五、问答题

1. 烧伤急救冷疗的作用、注意事项及禁忌证?

2. 仅就烧伤面积分类，什么时机转送对伤员影响最小?

参考答案

一、单选题

1. C　2. C　3. D　4. D　5. C

二、多选题

1. ABCD　2. ABCDE　3. ABCDE

三、判断题

1. ×　2. ×　3. ×　4. √　5. ×

四、简答题

1. 烧伤的治疗原则是什么?

参考答案：（1）小面积浅度烧伤：清创、保护创面，自行愈合，门诊处理。

（2）面积深度烧伤：①迅速纠正休克，维持呼吸道通畅；②使用有效抗生素；③尽早手术，促进创面修复；④防治脏器功能障碍；⑤重视心理、外观和功能的康复。

2. 转送烧伤患者需要准备的内容有哪些?

参考答案：①建立静脉通道；②保持气道通畅；③放置尿管，记尿量；④放置胃管；⑤注射抗生素；⑥包扎创面，处理复合伤、镇静镇痛；⑦途中必要的药品和器械；⑧专业人员护送；⑨整理好医疗文件随伤员转送。

五、问答题

1. 烧伤急救冷疗的作用，注意事项及禁忌证?

参考答案：①冷疗的作用：防止热力继续加深创伤；减轻疼痛；减少渗出；防止水肿形成。②冷疗开始时间：越早越好，越快越好。③冷疗持续时间：停止冷疗后不再剧痛为佳。④冷疗不会增加感染风险，冷疗结束后到医院后再消毒包扎。⑤冷疗的禁忌证：对于烧伤面积超过 30% 的患者，不要冷疗冲洗，否则有加重休克的风险。

2. 仅就烧伤面积分类，什么时机转送对伤员影响最小？

参考答案：①烧伤面积 30% 以下：休克发生率低，与入院时间无关，随时转送。②烧伤面积 30%~49%：最好能在 8 小时内到达指定医院，否则要在抗休克的同时进行转送。③烧伤面积 50%~69%：最好能在 4 小时内到达指定医院，否则要抗休克 24 小时后再进行转送。④烧伤面积 70%~100%：最好能在 2 小时内到达指定医院，否则要在休克被控制住，48 小时后再进行转送。

第四章 烧伤休克

编写 王 鹏
审阅 官 浩

烧伤休克是烧伤患者最常见的并发症，其治疗效果直接影响到患者的后续治疗甚至生命，因此，烧伤休克是烧伤教学的核心内容和必考点之一。本部分的教学内容主要包括：烧伤休克的病理生理、临床表现、影响因素、治疗原则、补液治疗及延迟复苏等，其中烧伤休克的治疗原则和补液治疗是本节的重点内容。尤其是烧伤休克期的补液治疗部分，不仅是考研、执业医师考试以及中级考试等重大考试的必考部分，更是在临床治疗中的必备知识储备。

学生在此章节学习前已经学习了烧伤的伤情判断以及外科休克的相关内容，已具备了学习烧伤休克的相关基础，并且对烧伤患者的照片和视频有了一定的接受能力，对烧伤休克的病理生理特点、临床表现及治疗原则有着较强的求知欲，整体学习热情高。尽管此部分重点要求学生掌握烧伤休克的治疗原则和补液治疗，但只有引导学生真正理解烧伤休克的病理生理变化才能够帮助他们掌握和牢记。因此，在教学时要尽量做到深入浅出，联系学生已经掌握的内容，通过播放烧伤视频、结合烧伤案例，以问题为导向等教学方式，与学生积极互动，充分调动学生学习的积极性，并通过多维度重现重点内容及课堂讨论测验，帮助学生牢固掌握烧伤休克的核心知识。

教学设计

一、教学目标

1. 总体目标　通过 2 个学时的课程学习，重点要求学生掌握烧伤休克的治疗原则，牢记烧伤休克的补液公式，能够说出烧伤休克的影响因素及危害，理解烧伤休克的病理生理，熟悉烧伤休克的临床表现，了解延迟复苏的补液方式及补液注意事项，并在此基础上进一步提升对烧伤休克的兴趣、理解和认知。与此同时，还应注意培养学生对烧伤学科的兴趣，感受临床医学人文情怀，提高安全意识，宣传推广烧烫伤预防安全知识。

2. 分层目标　烧伤休克作为外科学中的重要组成部分，其授课对象包括：专科生、本科生、研究生、进修生以及实习、见习生等不同群体。由于不同教学对象的理论和实践基础不同，他们的学习目的和兴趣点也各不相同，讲师应根据学生组成针对性地因材施教，选择合适的教学内容和形式，以提高学生的学习兴趣和积极性，使课程的教学质量和效果最大化：①针对专科生和本科生，重点在于结合他们刚刚学过的解剖、病理生理学等知识从发病机制上理解烧伤休克，掌握烧伤休克的治疗原则并牢记补液公式。由于他们尚未进入临床，缺乏对烧伤患者直观形象的感受，并对这方面充满好奇，讲师可以通过多展示一些烧伤病例的视频和图片，充分调动他们的学习兴趣；②针对研究生，他们能够通过检索和阅读文献了解烧伤科学前沿知识，大部分已经具备一定的临床实践经验，应在保证其掌握重点知识的基础上加强纵向深入和横向扩展，力争其能形成完整的知识体系，并进一步提升其自我学习能力；③针对进修生，重点在于规范临床习惯及临床知识，提高基础理论知识的掌握程度，通过引导其理解烧伤后皮肤及全身的病理生理变化，使他们能够根据不同病情随时对治疗进行调整；④针对实习、见习生，重点在于了解烧伤学科的涵盖范围，熟悉烧伤休克的评估要点，感受临床人文情怀，培养其主动学习的兴趣。

二、教学重点

烧伤休克的教学重点在于掌握烧伤休克的治疗原则并牢记烧伤休克的补液公式。烧伤休克的治疗原则和补液公式不但是各类外科学考试的必考内容，更是每一位外科医生可能面临且必须掌握的临床技能。课堂中应结合病理生理特点、真实临床病例、记忆口诀、课堂提问和互动等多种手段帮助学生全方位理解和掌握。

三、教学难点

烧伤休克的教学难点在于引导学生深刻理解烧伤休克病理生理以及延迟复苏。

烧伤休克的病理生理特点是学生理解休克发生机制、掌握治疗原则、牢记补液公式的基础，但其内容抽象复杂，而且需要以学生前期的病理生理学知识为支撑，所以在课前应嘱咐学生及时复习之前已学过的病理生理和外科休克的相关内容，并在授课时注意联系这些基础知识帮助学生课堂理解。

烧伤休克延迟复苏的难点在于延迟时间和患者状态各不相同，缺乏统一的评估指标和治疗标准，容易使学生感到困惑。因此，对于课堂教学，应集中于延迟复苏的共性问题，引导学生重点掌握尽快补足欠缺液体的总体原则，并结合临床表现和复苏指标防止补液过度。

四、教学思路及整体设计

1. 教学思路　烧伤休克授课，必须注重对学生基本理论、基本知识和基本技能的三基训练，同时联系学生已掌握的病理生理基础和外科休克，从病理生理特点入手，首先帮助学生深刻理解烧伤休克的发生机制，并在此基础上进一步学习其临床表现和治疗手段。作为讲师，还应不断从课程设计、教学理念、教学方法及教学条件等多方面不断改革和创新，突出“以教师为主导、学生为主体”的素质教育理念。

在学习烧伤休克内容前，大部分学生均已学习和掌握了相关基础知识，但尚需适度复习和整合，所以选择“以教师为主导，学生为主体”的启发教育。①教师为主导：整个课堂中教师要把握课堂进程及关键知识点的讲授，起到主导作用，并兼顾创造学习气氛，组织学生交流、引导思考，适当指引方向及知识延伸。在涉及理论和知识点较多的情况下，根据学生特点因材施教，以学生知识结构的实际需要，优化重组教学内容，突出系统性、科学性、实用性，兼顾前沿性和创新性，引导学生将前期的基础知识融会贯通，增强学生对学好烧伤休克的兴趣和信心。②学生为主体：由于烧伤休克涉及内容较多，和各个学科联系紧密，应该鼓励学生在课前做好对相关知识的复习巩固和烧伤休克内容的预习思考，适度的预习对于学生在课堂上能跟上教师的思路，顺利完成课程有重要的意义。在课堂上注意引导学生积极参与讨论和回答问题，适度的讨论有助于增强学生的注意力，充分调动学生的学习积极性和主动性，并提升学生的团队合作能力。课后应嘱咐学生及时复习，认真完成课后作业，并鼓励其主动拓展学习以及和老师互动。

2. 教学设计

（1）总体设计　教师指出要点，学生课前复习相关内容并预习将要学习的烧伤休克；授课过程中适度复习、解析要点，引导学生积极互动；课堂结束前适度小结，以经典题目进行课堂测验，并结合实际病例请学生讨论，融会所学；课后留教学评价表和复习思考题。

（2）具体设计　①以视频导入临床案例问题开始课程，并以解决问题结束课程：由临床中常见的煤气爆炸致严重烧伤的病例入手，播放一段餐厅煤气爆炸烧伤患者就医的影视资料（节选自电视剧《急诊科医生》），使学生对休克的临床症状和严重程度有直观的认识，播放结束后请学生结合视频内容思考烧伤休克“是什么（定义）”，“为什么（病理生理）”和“怎么做（治疗方式）”，进行对号入座式的讨论，并在课程结束后使学生具备回答这些问题的能力。以此提升学生的学习兴趣，培养其解决问题的能力，并给予其充分的学习成就感。②以病理生理讲述为基础：烧伤休克的病理生理特点是其临床表现和治疗方式的根基。学生在此之前已经学习过解剖学、生理学及病理生理学等基础课程以及外科休克、热力烧伤的病理生理分期等外科学知识，基于这些知识基础逐步过渡到烧伤休克的病理生理特点，有助于其深刻理解和掌握。但这一部分内容相对比较枯燥，大部分是理论讲述，为了避免学生在听课过程中走神，应该注意避免长时间的平铺直叙，在专业内容之间穿插较为轻松但和课程相关的内容，如专业知识和其他内容的类比、比喻等；在讲述专业课程时，合理设计讲课流程，采用 PPT 动画和课堂提问、测验等方式，将所讲述的内容串联起来，形成故事性逻辑，环环相扣，推进教学进展。③与外科休克内容密切联系：烧伤休克属于外科休克中的低血量性休克，在学习烧伤休克之前，学生刚刚学过外科休克的相关知识，应充分利用学生对外科休克的掌握程度，加强其对烧伤休克的理解和学习，但要注意讲清楚它们之间的区别和联系。④烧伤补液内容多维度复现：烧伤补液是烧伤休克的核心内容，也是各类考试的必考内容，拟通过病理生理延伸、表格学习、案例分析以及课堂测验等多种方式对烧伤补液内容多维度复现，以确保学生能够课堂掌握。⑤以学生为主体，引导其主动学习、积极互动：对于学生已经掌握的基础知识内容，尽量以提问的形式引导学生主动学习，对于本节课刚刚学习过的重点和难点知识，应及时小结巩固，开展课堂测验或讨论发言，了解学生的掌握程度。通过丰富的课堂形式增强学生的参与感，以提高其学习兴趣和效率。

五、教学方法

1. 教学条件　烧伤休克的教学配有投影仪、多媒体以及教学道具等多种现代化教学设备，能够发挥信息化教学的特点和优势，增强学生的学习兴趣，进一步强化学生的临床思维能力和综合分析能力。

2. 教学语言　提倡双语教学，主要内容采用中文讲解，同时介绍常用和核心的专业词汇的英文表达，在提升学生学习兴趣的同时，也使其具备一定的英文学习能力和表达能力。

3. 教学方法　采用多种教学方法相结合的方法，融知识传授和能力培养为一体来提高教学质量。将 PBL 教学、启发式教学等多种教学方法相结合，课堂上通过讲解典型病例并及时总结归纳，适时课堂测验和分组讨论，与学生积极互动，引导学生主动参与，不但能加深学生对教学重点的理解和记忆，更有助于调动学员探索和批判性学习的积极性。同时利用高清视频、动画、多媒体课件、教具和网络资源来提升教学手段，更好地为教学服务。视频素材来自电视剧《急诊科医生》的片段，分别截取患者受伤场景、临床表现以及医生诊治的片段，融合为过渡自然的30秒教学视频。PPT 设计动画采用逐层展开，环环相扣的思路，以提出问题、讨论问题、给出思路的顺序展开、多种教学方法和手段的综合运用，将有助于引导学员主动学习，强化学员对教学内容，特别是重点、难点内容的课堂掌握效果，同时启迪思维，培养其养成良好的自主学习研究以及团队合作能力。

参考文献

[1] 陈孝平，汪建平，赵继宗 . 外科学 . 9 版 . 北京：人民卫生出版社，2018.

[2] 黎鳌 . 黎鳌烧伤学 [M]. 上海：上海科学技术出版社，2001.

[3] 杨宗城 . 烧伤治疗学 [M]. 3 版 . 北京：人民卫生出版社，2006.

[4] 邢美娟 . PBL 教学法在我国医学教育中的应用及存在的问题探讨 [J]. 课程教育研究，2015(14): 245.

[5] 古源 . 教师为主导学生为主体的课堂教学实践与思考 [J]. 广东职业技术教育与研究，2017(05): 86–88.

[6] 燕贞，张静 . 多媒体教学结合 PBL 模式在职业卫生与职业医学实验教学中的应用和探索 [J]. 中国校外教育，2019(36): 163–164.

[7] 张静敏，叶磊，邹利群 . 启发式临床医学与以问题为基础的联合教学模式在急诊科护理带教中的应用 [J]. 基础医学与临床，2019, 39(01): 136–139.

教案展示

教案首页

第__次课　　授课时间____年__月__日　　教案完成时间____年__月__日

<table>
<tr><td>课程名称</td><td colspan="7">烧伤外科学</td></tr>
<tr><td>年　级</td><td colspan="3"></td><td>专业、层次</td><td colspan="3"></td></tr>
<tr><td>教　员</td><td>王鹏</td><td>职务</td><td>助理研究员</td><td>授课方式
（大、小班）</td><td>大班课</td><td>学时</td><td>2 学时</td></tr>
<tr><td colspan="2">授课题目（章，节）</td><td colspan="6">烧伤休克</td></tr>
<tr><td colspan="2">基本教材
（或主要参考书）</td><td colspan="6">基本教材：
陈孝平，汪建平，赵继宗．外科学．9 版．北京：人民卫生出版社，2018
主要参考书：
黎鳌．黎鳌烧伤学．上海：上海科学技术出版社，2001</td></tr>
</table>

教学目的与要求：此次教学展示部分（2 个学时），重点要求学生掌握烧伤休克的治疗原则，牢记烧伤休克的补液公式，能够说出烧伤休克的影响因素及危害，理解烧伤休克的病理生理，熟悉烧伤休克的临床表现，了解延迟复苏的补液方式及补液注意事项，并在此基础上进一步提升对烧伤及休克的兴趣、理解和认知。

掌握：烧伤休克的治疗原则和补液治疗公式。

熟悉：烧伤休克的病理生理特点和临床表现。

了解：延迟复苏的补液方式和补液注意事项。

教学内容与时间安排：2 个学时

第一学时：

开场白及烧伤休克情境视频　2 分钟

通过病例引出问题（PBL 式）、介绍烧伤休克的教学大纲　3 分钟

烧伤休克的定义、病理生理、临床表现、影响因素及危害　16 分钟

小结并讨论课前病例及问题（视授课对象控制讨论时间）　19 分钟

第二学时：

回顾上节课的情境视频并引出问题　3 分钟

烧伤休克的治疗原则和补液治疗　15 分钟

延迟复苏的特点和措施　1 分钟

烧伤休克的辅助治疗　1 分钟

复苏成功的指标　2 分钟

总结（强调考点和易错点）　3 分钟

课上讨论并回答课前病例及问题（视授课对象控制讨论时间）　15 分钟

教学方法：启发式教学、PBL 教学、参与性实验、病例分析与课堂讲授结合。

教研室审阅意见：

（教学组长签名）__________

（教研室主任签名）__________

年　月　日

（教案续页1）

讲授与指导内容	讲课、互动内容设计	信息技术运用设计	课时分配	备注
第一学时 一、烧伤休克（burn shock） 播放视频：引出烧伤休克的案例。	简要进行自我介绍、讲授课程与所需学时，带给学生熟悉感和目标感 通过观看影视视频，增强学生的画面感，激发学生作为医学生的责任感及对烧伤休克的学习兴趣	【视频】	2分钟	注意控制时间
二、通过病例引出问题（PBL式） 成年男性，主因“煤气火焰烧伤半小时余”入院，经初步查体和判断，患者烧伤面积约60%，深度为Ⅲ度，患者当前血压为80/50mmHg。 请思考：1. 是什么：诊断依据？ 2. 为什么：病理生理？ 3. 怎么做：治疗手段？ （提问）	承接开场白和视频，根据视频病例向学生引出本节课的重点，让学生带着问题开始本节课学习 （请三个同学分别回答问题）	【多媒体幻灯】	2分钟	
三、讲解教学大纲，指出重点难点	概述本节教学目标，强调重难点		1分钟	
四、烧伤休克的定义（definition） 热力损伤及血管活性物质释出，造成机体毛细血管通透性增高，大量血管内液外渗，导致有效循环血容量不足，为低血容量性休克（失血浆性休克）	首先分别复习烧伤和休克的概念，然后过渡到烧伤休克的定义，强调烧伤休克为失血浆性休克	【图】	2分钟	
五、病理生理（pathophysiology） 烧伤局部或远隔部位毛细血管通透性增加引起的体液丢失，并有微循环改变和早期迅即发生的心肌损害导致的循环动力减弱	首先采用图片描述烧伤休克病理生理特点，让学生直观理解烧伤休克病理生理的特点和重要性：病理生理是掌握烧伤休克临床表现和治疗原则的基础	【多媒体幻灯】	2分钟	

（教案续页 2）

1. 体液丢失（fluid loss） （1）毛细血管通透性改变（根本原因）：①热损伤效应：受热损伤的变性蛋白，激活了凝血和补体系统释放的各种介质：组织胺、5-羟色胺、缓激肽、前列腺素、白三烯、血小板活化因子等；②肠黏膜受损、肠道细菌内毒素移位：单核巨噬细胞激活、释放炎症因子 TNF，IL-1/6 等；③缺血再灌注损伤：产生大量氧自由基；④乏氧代谢：代谢性酸中毒	“由总至分”：先通过多媒体幻灯片总述体液丢失的特征规律，再依次重点讲解体液丢失的机制	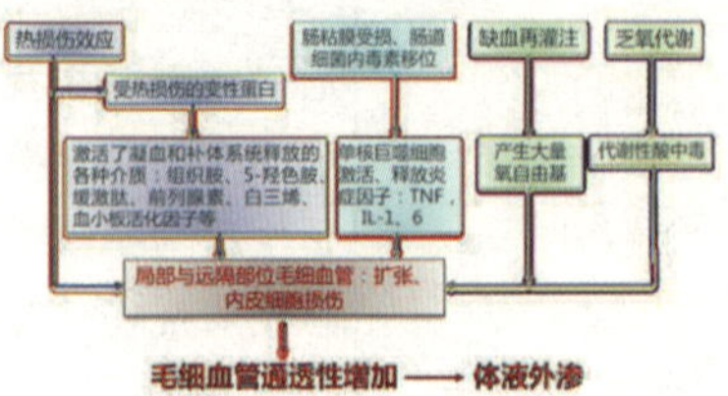 【动画】 1. 毛细血管通透性改变-根本原因 毛细血管通透性增加 —— 体液外渗	1 分钟	
（2）血管内渗透压的降低加重了血浆成分的外渗：A. 合成减少：① 严重烧伤后肝功能障碍导致的白蛋白合成减少；② 食欲减退、入量减少导致营养不良等因素，都促使血浆白蛋白迅速降低；B. 消耗增加：① 水疱液中的蛋白含量相当于血浆的 90%，说明渗出是白蛋白丢失的主要途径；② 严重烧伤后机体的应激反应，以白蛋白为原料合成急性期反应蛋白，高代谢反应使消耗增多	结合学生之前学习生理及病理生理的相关知识（如凝血和补体系统、细胞因子、缺血再灌注、乏氧代谢、白蛋白的合成与代谢、钠钾泵等）	2. 血管内渗透压的降低加重了血浆成分的外渗	1 分钟	
（3）钠离子与水分同步丢失：① 钠离子和水分子渗至组织间隙和创面；② 细胞膜因缺氧而遭受损伤，细胞膜上 Na^+-K^+ ATP 酶活力显著下降导致 Na^+ 内流到细胞内，Na^+ 内流的同时细胞外液的水分亦随之入内，最终导致循环血量进一步下降	联系学生已掌握的外科休克的相关基础（注意强调外科休克与烧伤休克的区别与联系）	3. 钠离子与水分同步丢失 结果：循环血量进一步下降	30 秒	
（4）创面大量蒸发促进血容量减少：①烧伤后创面水蒸发量即刻升高，是正常蒸发量的 10 倍以上；②同等烧伤深度，儿童创面水蒸发量多于成人；③深Ⅱ度和Ⅲ度创面水蒸发高于浅Ⅱ度创面；④浅Ⅱ度无水疱皮创面水蒸发远远高于水疱皮完整创面	利用动画，采用“引导式教学”的方式，利用 PPT 动画分步进行展示，并引导学生互动学习	4. 创面大量蒸发促进血容量减少	30 秒	

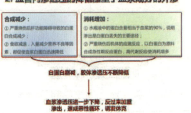

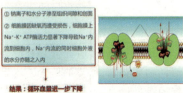

（教案续页 3）

2. 微循环变化（microcirculation change） （1）烧伤休克早期：在休克早期，在交感肾上腺轴－肾素－血管紧张素系统作用下，外周血管收缩，使循环血流表现为“少灌少流”的特点：毛细血管前括约肌收缩，后括约肌相对开放，有助于组织液回吸收以补充血容量 （2）烧伤休克后期：随着休克的进展，组织缺氧加重，大量酸性代谢产物堆积，舒血管物质，如组胺激肽、乳酸、肌酐等增多，使毛细血管前括约肌舒张。由于后括约肌对这些物质敏感性较低，处于相对收缩状态，并伴随有微血栓形成，血流滞缓，从而使血液成分析出聚集后阻力增加，形成“多灌少流”的特点，加剧烧伤后血管内液体外渗	利用 GIF 动图和经典教学图片向学生阐释烧伤休克期微循环变化，此部分内容讲解结合学生已经学过的外科休克分期的病理生理特点，重点讲述烧伤休克前期和后期的微循环变化特点，强调“少灌少流”和“多灌少流”的特点和结局	【动画】 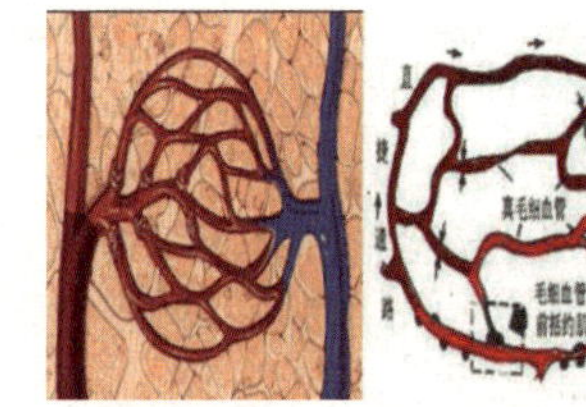 【动画】 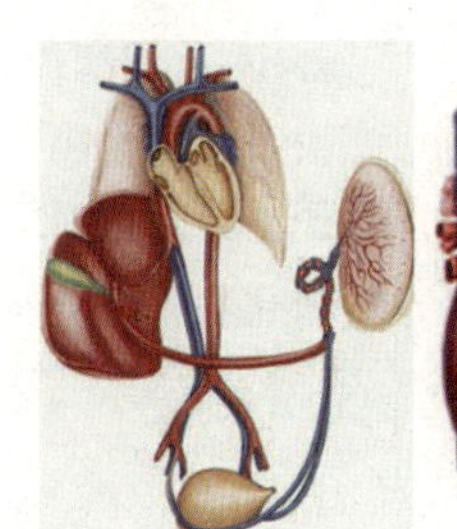	2 分 钟	
3. 心泵功能障碍（cardiac pump dysfunction） （1）心肌供血不足：①循环血量下降；②血浆量下降；③冠脉灌流减少 （2）心肌收缩力下降：①能量缺乏；②代谢产物堆积，酸中毒；③抑制心肌细胞能量代谢酶活性 ·病理生理小结（提问）	利用 GIF 动图和经典教学图片向学生阐释烧伤休克期心泵功能障碍的特点和机制 （请一名同学简要总结烧伤休克病理生理要点）	【多媒体幻灯】 小结 病理生理 Pathophysiology 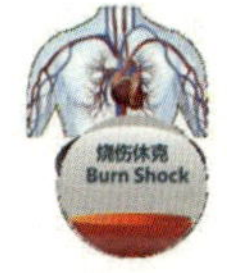	1 分 钟	
六、影响因素（influencing factors） 1. 烧伤严重程度 （1）烧伤面积：成人≥ 30%，小儿≥ 10% 时容易发生休克； （2）烧伤深度 （3）吸入性损伤影响通气或其他严重复合伤 2. 个体因素 （1）补液延迟或不规范 （2）长途转运 （3）合并基础疾病	烧伤休克的发生时间与烧伤严重程度关系密切，面积越大、深度越深、并发症越重者，休克发生越早越重 此外，还要注意仔细询问患者的现病史及是否有基础疾病 结合学生已掌握的外科休克的知识，采用 PPT 动画引导教学的方式，帮助学生温故而知新	【图】 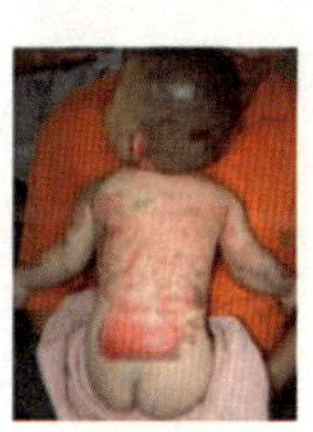 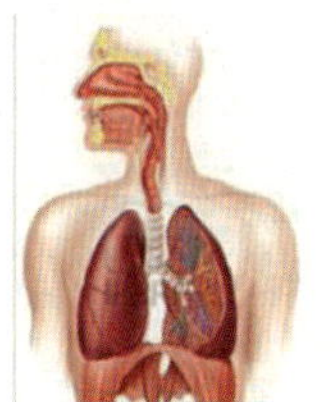 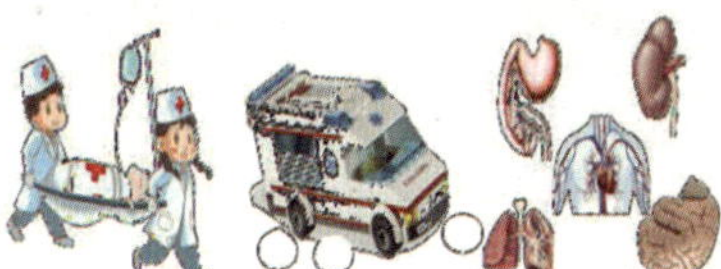	2 分 钟	

（教案续页 4）

<table>
<tr>
<td>七、临床表现和诊断（clinical manifestations and diagnosis）
1. 精神状况：烦躁不安或淡漠，为脑组织缺血缺氧的一种表现
2. 口渴难忍：小儿尤为明显
3. 心率脉搏：心率增快（成人 ≥ 120 次 / 分，小儿 ≥ 150 次 / 分）、脉搏细弱、听诊心音低弱
4. 呼吸：呼吸浅快（≥ 30 次 / 分）
5. 血压：早期脉压变小，随后血压下降
6. 周围循环：周围静脉充盈不良，肢端凉，畏冷
7. 尿量：尿量减少［成人 ≤ 30ml/h，小儿 ≤ 1ml/(kg · h)］
8. 中心静脉压（CVP）：下降（CVP ≤ 5cmH_2O）
9. 血液化验：血液浓缩、低血钠、低蛋白、酸中毒等</td>
<td>记忆要点：“从头到脚”“从无创到有创”：精神状态（头）；口渴（面部，唇）；心率脉搏（心脏）；呼吸（肺）；血压（联想测血压的上臂部位）；周围循环（肢端）；尿量（会阴部位）；CVP（肺，有创）
血液化验（有创）</td>
<td>【动画】
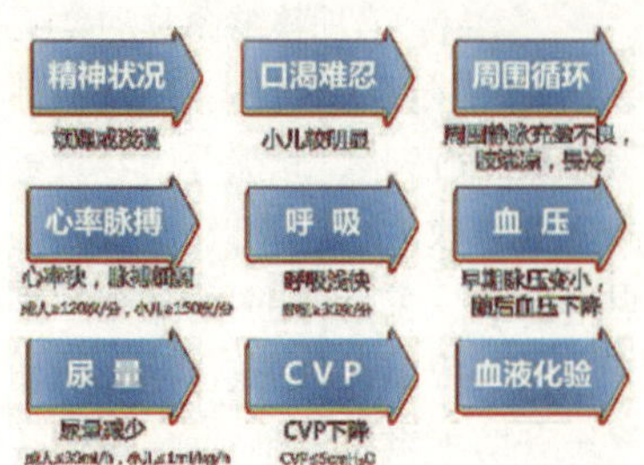

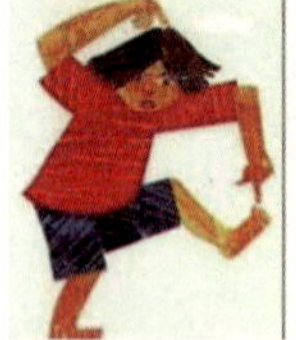
从头到脚
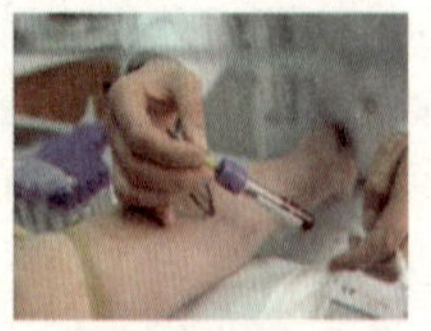
从无创到有创</td>
<td>3
分
钟</td>
<td></td>
</tr>
<tr>
<td>八、危害及机制
（harm and mechanism）
1. 器官组织损伤效应
（1）缺血缺氧
（2）氧自由基损伤
2. 感染风险增加
（1）组织水肿
（2）肠黏膜损伤
（3）免疫抑制</td>
<td>结合模式图和实际病例向学生生动地说明烧伤休克的危害和机制</td>
<td>【多媒体幻灯】
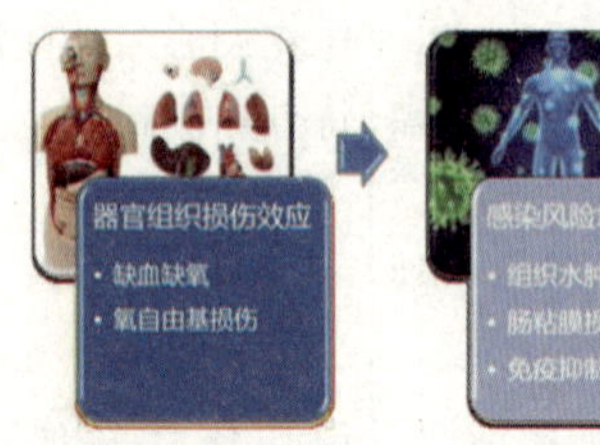
</td>
<td></td>
<td></td>
</tr>
<tr>
<td>九、小结（summary）
1. 烧伤休克的病理生理
2. 烧伤休克的影响因素
3. 烧伤休克的临床表现
（课堂提问）</td>
<td>采用 PPT 动画效果、与学生互动的方式小结本学时重点内容</td>
<td>【多媒体幻灯】
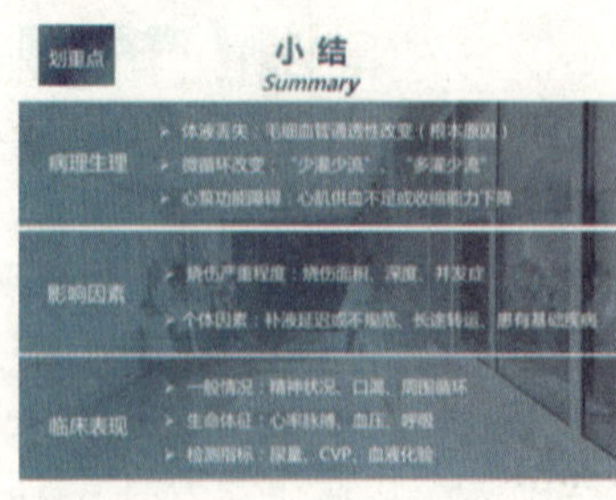
</td>
<td>1
分
钟</td>
<td></td>
</tr>
<tr>
<td>十、课堂测验（in-class quiz）

十一、病例分析（case analysis）
回顾课前视频及案例，请学生思考：
（1）在急诊还需注意观察和检测患者哪些指标？</td>
<td></td>
<td></td>
<td>20
分
钟</td>
<td></td>
</tr>
</table>

（教案续页 5）

（续）（2）患者需要立即进行哪些治疗？ （3）患者的第一个 24h 和第二个 24h 的补液量分别是多少？ （4）补液过程中需要注意哪些问题？ （5）患者休克期需要的辅助治疗可能有哪些？	回顾课前视频，请学生讨论并回答第（1）和（2）题，其余三题请学生预习思考，在第二个学时后回答			
十二、课后作业（questions after class） 1. 简答题：（1）烧伤休克的病理生理特点？ （2）烧伤休克的临床表现和诊断指标？ 2. 病例分析题： 请登录外科学网络课程烧伤休克章节完成作业题并进行答疑。	布置课后作业，请同学在课后及时复习		1 分钟	
十三、参考资料和致谢（references and acknowledgements） 1.《外科学》（第 9 版） 2.《烧伤治疗学》（第 3 版） 3. 可通过邮箱和二维码联系	公布教学资料来源和个人邮箱，请有兴趣的同学进一步拓展和交流	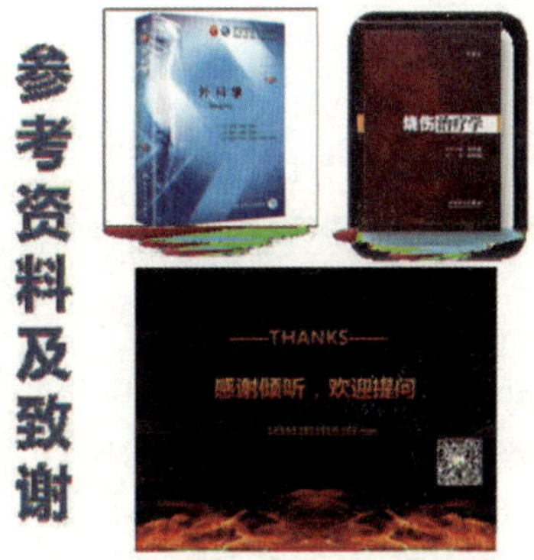 参考资料及致谢	3 分钟	
第二学时 一、提问 （1）烧伤休克的定义？ （2）烧伤休克诊断依据？ 二、引出内容：烧伤治疗手段	采用 PBL 教学法，回顾上节课内容，与学生互动，并通过病例分析引出本节课所讲内容	【视频】 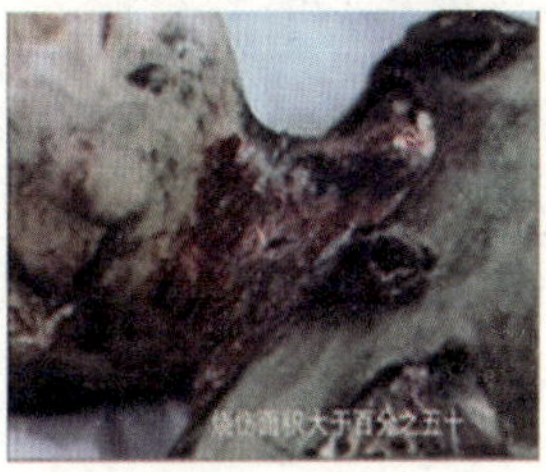 【多媒体幻灯】 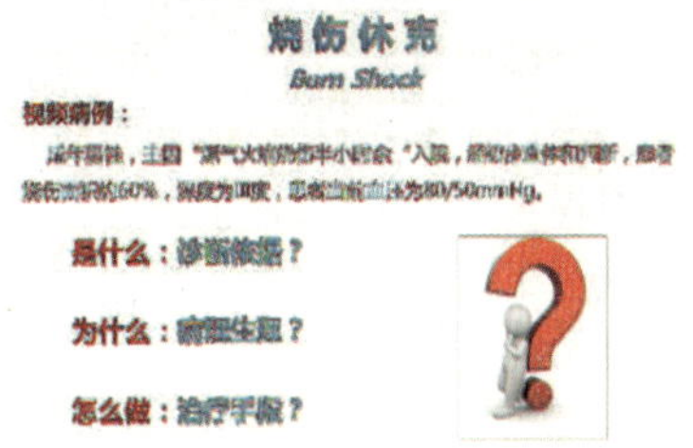 烧伤休克 Burn Shock	2 分钟	

（教案续页 6）

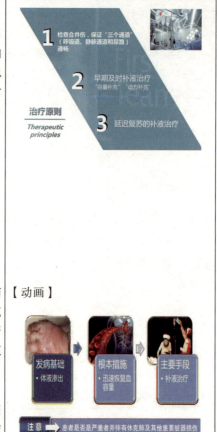

一、治疗原则 （therapeutic principles） 1. 检查合并伤 保证"三个通道"呼吸道、静脉通道和尿路通畅 2. 早期及时补液治疗 （1）容量补充：口服补液、静脉补液（电解质液、胶体和水交替输入） （2）动力补充：心肌保护或心力扶持药物 3. 延迟复苏的补液治疗	采用 PPT 动画效果，向学生展示烧伤休克的总体治疗原则，让学生首先在宏观上了解和把握	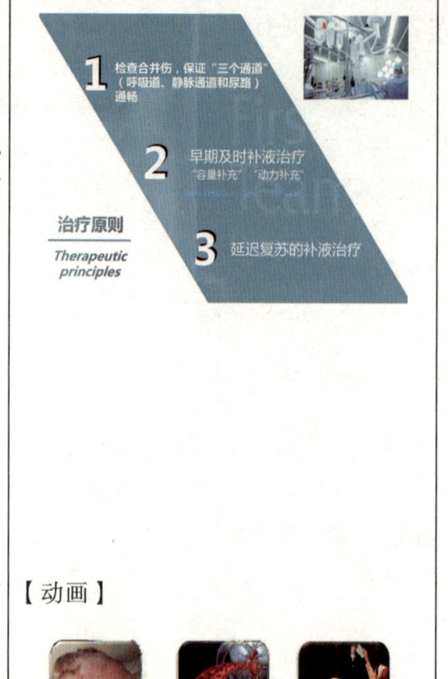	1 分 钟	
二、补液治疗 （fluid resuscitation） 烧伤休克的主要发病基础是体液渗出，根本措施是迅速恢复血容量，因此补液治疗是目前防治烧伤休克的主要手段。	采用 PPT 动画效果，结合刚刚学过的烧伤休克的病理生理特点，来帮助学生理解补液治疗原则和方式	【动画】 发病基础 ·体液渗出 根本措施 ·迅速恢复血容量 主要手段 ·补液治疗 注意 患者是否是严重者并伴有休克肺及其他重要脏器损伤	3 分 钟	
1. 口服补液治疗 （1）适应证：成人烧伤面积在 30% 以下，小儿在 10% 以下的轻、中度烧伤，且无休克表现和胃肠功能障碍者，伤后可给予口服补液治疗 （2）补液成分：可口服烧伤饮料（1000ml 饮用水中加入食盐 3g、碳酸氢钠 1.5g、糖 10g），也可口服含盐饮料如盐茶、盐豆浆，切忌大量饮用白开水 （3）补液方式：口服补液采取少量多次方法，成人每次量不宜超过 200ml，小儿不超过 50ml。过多过急可引起呕吐、腹胀，甚至急性胃扩张。如果病人出现频繁呕吐或并发胃潴留时，应停止口服补液，改用静脉补液治疗	采用表格展示，清晰明了地讲述口服补液治疗的适应证、补液成分及补液方式。 注意强调切忌大量饮用白开水，否则易招致细胞外液低渗并发水中毒。 强调口服补液应采取少量多次方法，如出现频繁呕吐或并发胃潴留时，应及时改用静脉补液治疗	【表格】 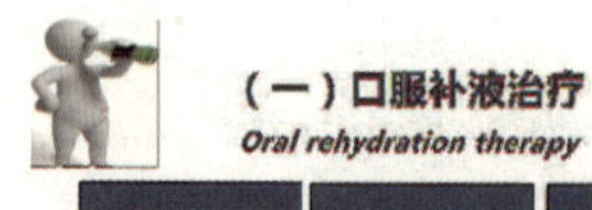 适应证：成人≤30%；儿童≤10%；轻、中度烧伤；无休克表现和胃肠功能障碍者 补液成分：烧伤饮料（1000ml水+食盐3g+碳酸氢钠1.5g+糖10g）；含盐饮料如盐茶、盐豆浆等；切忌大量饮用白开水 补液方式：少量多次；成人≤200ml/次；儿童≤50ml/次；出现频繁呕吐或并发胃潴留时，应停止口服补液	2 分 钟	
2. 静脉补液治疗 （1）补液特点：①烧伤休克期的复苏，输液量大，持续时间长；②应尽早建立可靠的静脉通道，作为"容量补充"的保证；③由于烧伤早期伴有迅即发生的心肌损害导致的循环动力减弱，故还应在早期给予"动力扶持"（心肌保护或心力扶持药物）	采用 PPT 动画效果，结合烧伤休克的病理生理特点，来帮助学生理解烧伤休克的补液特点和补液依据，强调"容量补充"和"动力扶持"的概念	【图】 （二）静脉补液治疗 Intravenous rehydration therapy 补液特点 补液依据	4 分 钟	

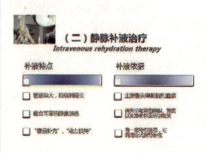

（教案续页 7）

<table>
<tr>
<td>（续）（2）补液依据：①烧伤后体液丢失的成分主要是电解质和血浆；②丢失量与烧伤面积、深度以及患者体重密切相关；③有一定规律性，依此特点，临床上采用补液公式来指导复苏补液治疗。
（3）静脉补液公式：①重点讲解成人烧伤第 1 个 24 小时的补液量计算；②强调补液总量应为损失量 + 生理需要量，晶体和胶体的比例视烧伤严重程度而有不同，前 8 个小时应补充总量的一半；③再进一步延伸至第 2 个 24 小时及婴幼儿的补液量计算（详见 PPT）。
（4）补液原则：先快后慢，先盐后糖，先晶后胶，见尿补钾，适时补碱</td>
<td>在这里复习烧伤休克期体液丢失的特征规律，帮助学生理解烧伤休克期的补液方式和特点

通过表格和案例帮助学生牢记本节课的重点：烧伤休克期的补液公式及补液原则</td>
<td>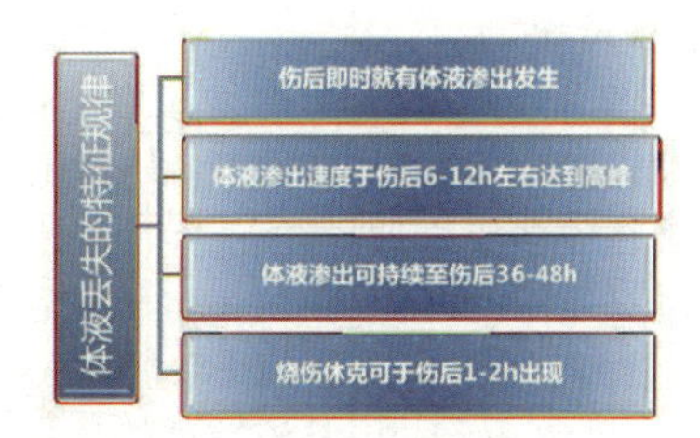

【表格】
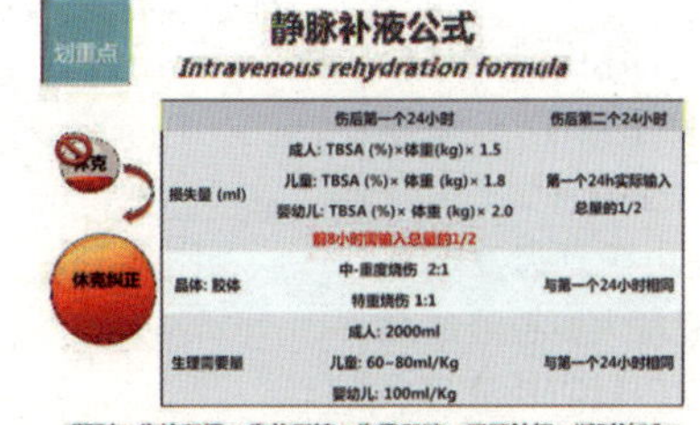

【图片】</td>
<td></td>
<td></td>
</tr>
<tr>
<td>3. 常用休克复苏液体
（1）晶体溶液：①用以补充细胞外液，输入后短时间内有明显的扩充血浆容量的作用；②首选平衡盐溶液（如乳酸钠林格液）
（2）胶体溶液：①通过补充胶体颗粒以增加血浆胶体渗透压，维持有效循环血容量；②首选血浆
（3）水分：① 补充基础水分；②首选 5% 或 10% 葡萄糖</td>
<td>结合烧伤休克病理生理特点，采用“图片 + 注释”的形式，向学生生动直观地展示每一种复苏液体的性质和功能，并强调目前的首选液体</td>
<td>【图】
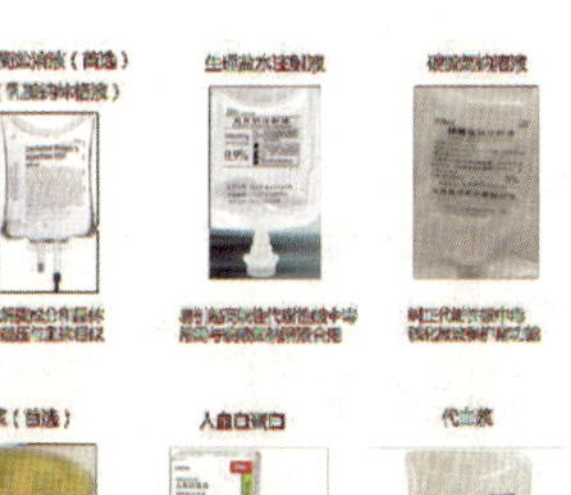
</td>
<td>4
分
钟</td>
<td></td>
</tr>
<tr>
<td>4. 补液治疗的注意事项
（1）不片面依赖补液公式：遵循“有公式可循，不唯公式而行”的基本原则；
（2）补液时机越早越好：力争在伤后半小时内建立补液通道，以预防休克的发生或减轻其存在的严重程度；
（3）避免补液过多：应根据临床指标（尿量、血压、神志等）变化，实时调整补液计划，对于小儿、老年烧伤病人以及有心肺疾患者，更应注意控制补液速度和补液量；
（4）不单纯依靠补液复苏：烧伤后有并发症时，单纯补液更难奏效，往往需要配合某些药物治疗</td>
<td>采用 PPT 动画效果，并结合临床实际案例，帮助学生在情境中理解补液治疗的注意事项，并引导其产生对烧伤治疗的学习兴趣</td>
<td>【动画】
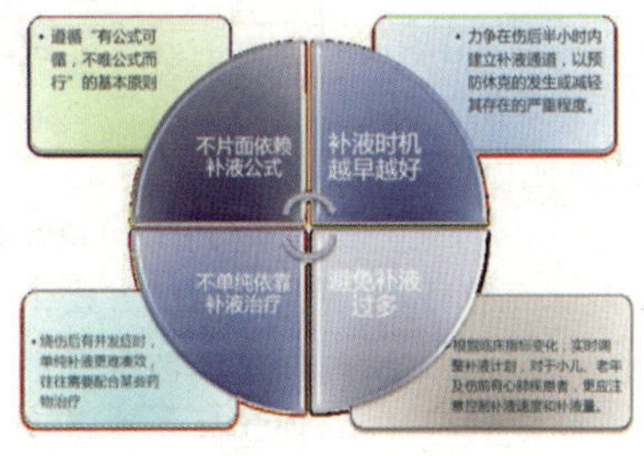
</td>
<td>1
分
钟</td>
<td></td>
</tr>
</table>

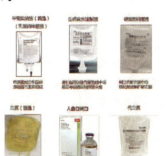

（教案续页 8）

<table>
<tr>
<td>三、延迟复苏的补液治疗
（1）原则：已有明显休克的延迟复苏病人，要打破输液公式的限制，需要的补液量往往多于立即补液者，并应在尽可能短的时间内纠正有效循环容量的不足；
（2）补液方式：TBSA（%）× 体重（kg）× 2.6，晶胶比：1 ：1，另加生理需要量（同前）。当开始复苏时间在伤后 6 小时或之后，常需在 2 小时内补足第 1 个 24 小时计划输液量的 1/2；
（3）注意事项：由于延迟复苏病人第 1 个 24h 补液量大，补液速度快，故应严密监控，以防补液过多过快所致的并发症（尤其是婴幼儿）</td>
<td>延迟复苏的补液治疗了解即可，不做重点讲解

强调：由于延迟复苏病人第 1 个 24h 补液量大，补液速度快，应严密监控，以防补液过多过快所致的并发症</td>
<td>【多媒体幻灯】

延迟复苏的补液方案
Delayed resuscitation rehydration
➢ 原则：已有明显休克的延迟复苏病人，要打破输液公式的限制，需要的补液量往往多于立即补液者，并在尽可能短的时间内纠正有效循环容量的不足。
➢ 补液方式（第1个24h）：TBSA (%)×体重(kg)× 2.6，晶胶比：1:1，另加生理需要量（同前）。当开始复苏时间在伤后6小时或之后，常需在2小时内补足第1个24小时计划输液量的1/2。
➢ 注意：由于延迟复苏病人第1个24h补液量大，补液速度快，应严密监控，以防补液过多过快所致的并发症（尤其是婴幼儿）。</td>
<td>1
分
钟</td>
<td></td>
</tr>
<tr>
<td>四、烧伤休克的辅助治疗
（adjuvant treatment of burn shock）
1. 镇静、镇痛：曲马多、哌替啶、吗啡、双氢埃托啡、冬眠合剂；
2. 强心利尿：西地兰、速尿、甘露醇等；
3. 应用抗生素：早期经验使用广谱抗生素，后期根据培养结果调整；
4. 纠正酸中毒：碳酸氢钠液等；
5. 血管活性药物：小剂量多巴胺，山莨菪碱（654–2）；
6. 氧自由基清除剂：维生素 C、β–胡萝卜素、谷氨酸；
7. 合理应用激素：糖皮质激素，如地塞米松等</td>
<td>采用 PPT 动画效果，结合烧伤休克的病理生理和临床表现，引导学生熟悉并理解烧伤休克的辅助治疗手段和治疗目的

本部分只做了解即可（详见 PPT）</td>
<td>【动画】
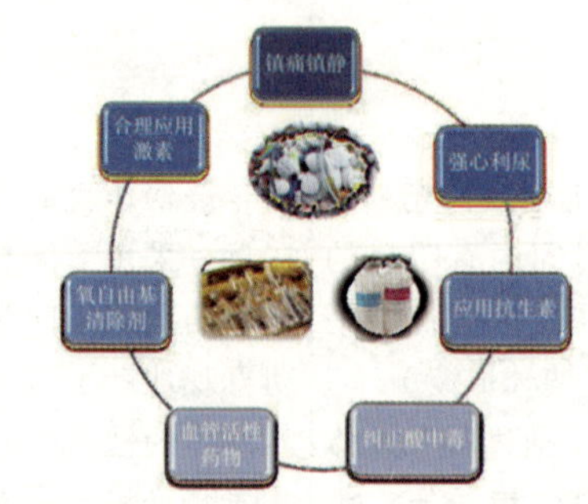
</td>
<td>1
分
钟</td>
<td></td>
</tr>
<tr>
<td>五、液体复苏满意的指标
（indicators for successful fluid resuscitation）
1. 精神状况：安静，无烦躁；
2. 无明显口渴；
3. 周围循环：周围静脉充盈良好，肢端回暖；
4. 心跳脉搏：心跳脉搏有力，脉率≤ 120 次 / 分；
5. 呼吸：平稳，20~24 次 / 分；
6. 血压：收缩压≥ 90mmHg，脉压≥ 20mmHg；
7. 尿量：尿量≥ 1ml/(kg · h)；
8. 中心静脉压（CVP）：5~12cm H_2O；
9. 血液化验：无明显异常</td>
<td>与第一学时讲过的烧伤休克的临床表现与诊断一一对应

采用 PPT 动画效果及互动提问的方式，序贯引导学生回答并识记烧伤休克复苏满意的指标
再次强调记忆要点：“从头到脚”“从无创到有创”</td>
<td>【动画】
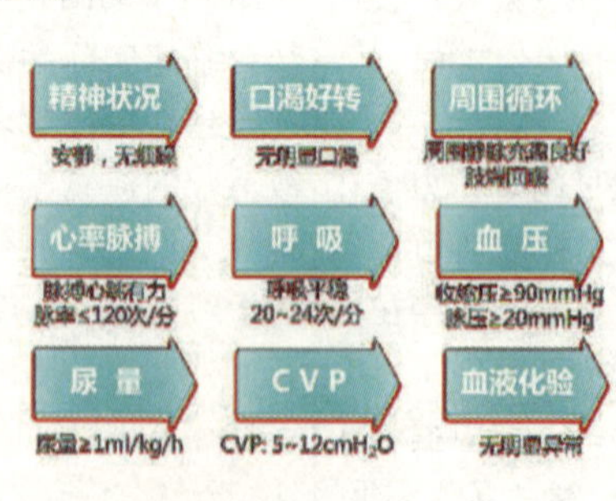

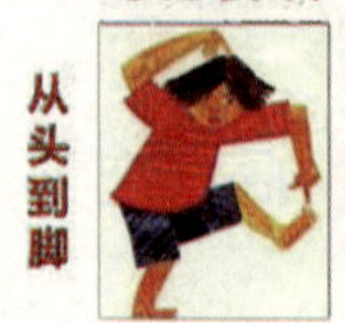
</td>
<td>2
分
钟</td>
<td></td>
</tr>
</table>

（教案续页 9）

六、小结（summary） 1. 病理生理 2. 临床表现 3. 补液治疗 （课堂提问） 七、课堂测验（in-class quiz）	采用 PPT 动画效果及互动提问的方式，依次总结本节课核心内容，帮助学生课堂掌握理解 （分别请三个同学回答问题）		3 分 钟	
八、病例分析（case analysis） 回顾课前视频及案例，请学生思考： （1）在急诊还需注意观察和检测患者哪些指标？ （2）患者需要立即进行哪些治疗？ （3）患者的第一个 24h 和第二个 24h 的补液量分别是多少？ （4）补液过程中需要注意哪些问题？ （5）患者休克期需要的辅助治疗可能有哪些？	通过课堂与学生一起做与本节课密切相关的选择题，充分发挥学生的主观能动性 回顾课前视频，请学生讨论并回答视频中案例相关问题，提升学生解决实际问题的能力。 （视授课对象控制讨论时间）		3 分 钟	
九、课后作业 （questions after class） 1. 简答题： （1）烧伤休克的补液公式是什么？ （2）烧伤休克液体复苏满意的指标是什么？ 2. 病例分析题： 请登录外科学网络课程烧伤休克章节完成作业题并进行答疑。	布置课后作业，请同学在课后及时复习		10 分 钟	
十、下节重点 （next class preview） 下节课将重点讲授烧伤常见内脏并发症及防治	提示下节课重点内容，请同学们提前预习		1 分 钟	
十一、参考资料和致谢 （references and acknowledgements） 1.《外科学》（第 9 版） 2.《烧伤治疗学》（第 3 版） 3. 可通过邮箱和二维码联系	公布教学资料来源和个人邮箱，请有兴趣的同学进一步拓展和交流		1 分 钟	

（教案末页）

小结	烧伤休克是烧伤最常见的并发症，通过本节课程的学习，学生应掌握烧伤休克的治疗原则，牢记烧伤休克的补液公式，能够说出烧伤休克的影响因素和危害，理解烧伤休克的病理生理，熟悉烧伤休克的临床表现，了解延迟复苏的补液方式及补液注意事项，并在此基础上进一步提升对烧伤及休克的兴趣、理解和认知。
复习思考题、作业题	一、简答题 1. 烧伤休克的病理生理特点是什么？ 2. 烧伤休克的补液公式是什么？ 3. 烧伤休克液体复苏满意的指标是什么？ 二、作业题 病例分析题（见 PPT）： 请登录外科学网络课程烧伤休克章节完成作业题，并进行答疑。
实施情况及分析	1. 优化教学手段，丰富教学材料：依据课程改革精神和学生认知现状，为突出重点、突破难点，有效实现知识的巩固与迁移，本课程采用了生动活泼的讲授法，配合丰富的多媒体教学，包括幻灯片、视频和简明易懂的示意图，情境教学，启发和提问式教学法等多种方法，激发学生的学习兴趣，活跃课堂气氛，同时也将抽象的理论知识直观化，帮助学生理解和记忆关键知识要点。 2. 加强教学互动，激励学习兴趣：设置教学互动环节，包括请学生自主总结知识要点、现场演示、重点提问、课上讨论、课后总结、复习题目问答等多种形式，提高学生学习积极性，强化学生对关键知识的记忆；同时让学生学以致用，提高解决问题的能力，同时获得成就感。 3. 拓宽教学素材，鼓励自主学习：通过介绍学科进展、提供参考文献或书籍等方法，引导学生积极思考、自主学习，提高主观能动性，强化学习效果。

教学评价表

评价项目	评价要点	评价分数	自我评价	上级评价
教学目标评价（10分）	1. 目标明确，符合学生实际。目标的设置不可过高或过低。	5	5	5
	2. “三维目标”全面、具体、适度，有可操作性，并能使知识目标、能力目标、情感、态度、价值观目标有机相融，和谐统一。	5	5	5
教学材料评价（5分）	教学材料完善，教学大纲、教案体现本课程的教学目的、任务、内容与要求，能体现本课程的重点、难点；教学进程安排合理得当。	5	5	5
教学内容评价（10分）	1. 教师能准确把握所教学科内容的重点、难点，教授内容正确。	4	4	4
	2. 教学内容符合学生的认知规律，激发学生去积极思维。	4	4	4
	3. 教师能从教学实际出发，转变教材观念，对教材进行科学有效的整合，不唯教材。	2	2	2
教师行为评价（25分）	1. 教师是否能够有效地组织学生进行学习，培养学生良好的学习习惯；是否创造了生动有趣的教学情境来诱发学生学习的主动性；是否能和学生一起学习、探究、倾听、交流。	8	6	7
	2. 教师能以学生为主体，重视知识的形成过程，重视学生学习方法的培养，重视学生的自学能力、实践能力、创新能力的发展。	5	5	5
	3. 课堂上能营造宽松、民主、平等的学习氛围，教态自然亲切，对学生学习的评价恰当、具体、有激励性。	2	2	2
	4. 能够根据教材的重点、难点之处，精心设计问题，所提出的问题能针对不同层次的学生，问题提出恰到好处；能启发学生思考，注重学生的“问题”意识，引导学生主动提出问题。	4	3	3
	5. 根据教学内容和学生实际，恰当选择教学手段，合理运用教学媒体。	3	3	3
	6. 教师的讲解语言准确简练，示范操作规范，板书合理适用，教学有一定的风格和艺术性。	3	3	3

学生 行为 评价 （30分）	1. 看学生的学习状况。学生学习的主动性是否被激起，能积极地以多种感官参与到学习活动之中。	7	6	6
	2. 看学生的参与状态，学生要全员参与，有效参与。	6	6	6
	3. 看学生的学习方式。是否由被动学习变为主动学习；是否由个体学习到主动合作学习；是否由接受性学习变为探究性学习。	5	5	5
	4. 看学生在自主、合作、探究学习上的表现。学生在学习过程中，是否全身心地投入；是否发现问题、提出问题、积极解决问题；是否敢于质疑、善于合作。	7	6	7
	5. 看学生学习的体验与收获。学生在学习过程中，90% 以上的学生能够相互交流知识、交流体会。	5	5	5
教学 效果 评价 （15分）	1. 看教学目标达成度如何。教师是否关注学生的知识与能力、过程与方法、情感态度价值观的全面发展。	4	3	3
	2. 看教学效果的满意度。在教师的指导下，90% 以上的学生掌握了有效的学习方法，获得了知识，发展了能力，有积极的情感体验。	7	6	6
	3. 看课堂训练题设计，检测效果好。	4	4	4
教学特色评价 （5分）	教师在教学方式、方法上，知识的生成点上，教学机智与智慧上的闪光点，有不同寻常之处。	5	5	5
总评		100	92	95

上级建议和意见：

该教学方案教学大纲明晰，教学目标明确，重点难点突出，以相关题材的影视视频为切入点，从烧伤休克的定义、病理生理、影响因素、临床表现和诊断、发生机制、治疗等六方面对烧伤休克进行了详细的讲授，支撑内容的素材完善。在教学过程中能够将教学内容与实际有机整合，充分利用多媒体教学工具，激发学生的学习主动性，打造生动有趣的教学情境。

在今后的教学方案设计中可以继续丰富教学材料：1.休克治疗补液公式较多，授课时可适当介绍，并明确本节课程中所用公式的出处；2.向学生分享介绍更多有关烧伤休克前沿知识，与时俱进。在教学方式上，更加注重学生的体验及收获，提高教学质量。

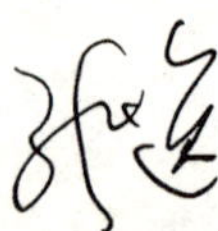

注：评价等级划分：90分以上为“优秀”；80~89分为“良好”；60~79分为“合格”；60分（不含60分）以下为“不合格”。

教学幻灯

烧　伤　休　克
(Burn Shock)

第一学时

外科教研室
王鹏　助理研究员
邮箱：18565280351@163.com

烧伤休克
Burn Shock

视频病例：

成年男性，主因"煤气火焰烧伤半小时余"入院，经初步查体和判断，患者烧伤面积约60%，深度为Ⅲ度，患者当前血压为80/50mmHg。

是什么：诊断依据？

为什么：病理生理？

怎么做：治疗手段？

划重点

教学目标
Objectives

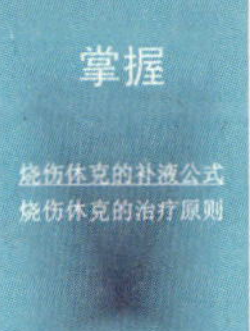
掌握
烧伤休克的补液公式
烧伤休克的治疗原则

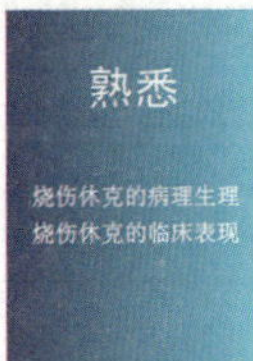

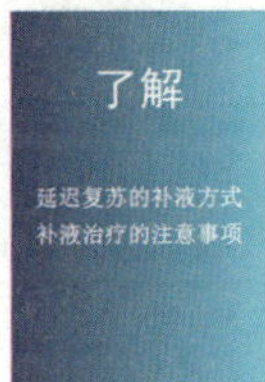

定　义
Definition

- **烧伤(Burn)**：由热力所引起的组织损伤统称烧伤，如火焰、热液、热蒸气、热金属等。由电、化学物质所致的损伤，也属烧伤范畴。
- **休克(Shock)**：是指机体有效循环血容量减少，组织灌注不足，细胞代谢紊乱和功能受损的病理生理过程，由多种病因引起。
- **烧伤休克(Burn Shock)**：热力损伤及血管活性物质释出，造成机体毛细血管通透性增高，大量血管内液外渗，导致有效循环血容量不足，为低血容量性休克（**失血浆性休克**）。

病 理 生 理
Pathophysiology

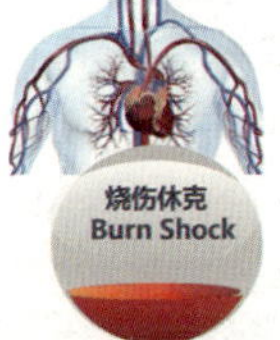

烧伤局部或远隔部位毛细血管通透性增加引起的**体液丢失**，并有**微循环改变**和早期迅即发生的**心肌损害**导致的循环动力减弱。

* 由于大量血浆样体液从血管内渗漏到创面和组织间隙，发生以有效循环血容量锐减为特征的复杂病理过程与临床症候群，并导致重要器官机能代谢紊乱和组织结构的损害。

（一）体液丢失（Fluid loss）

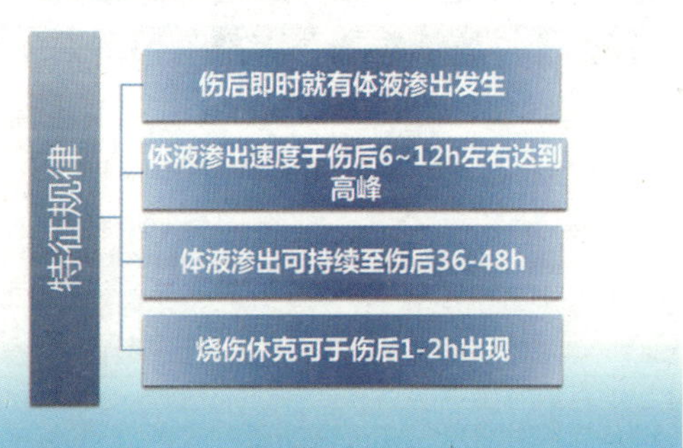

伤后即时就有体液渗出发生
体液渗出速度于伤后6~12h左右达到高峰
体液渗出可持续至伤后36-48h
烧伤休克可于伤后1-2h出现

（一）体液丢失（Fluid loss）

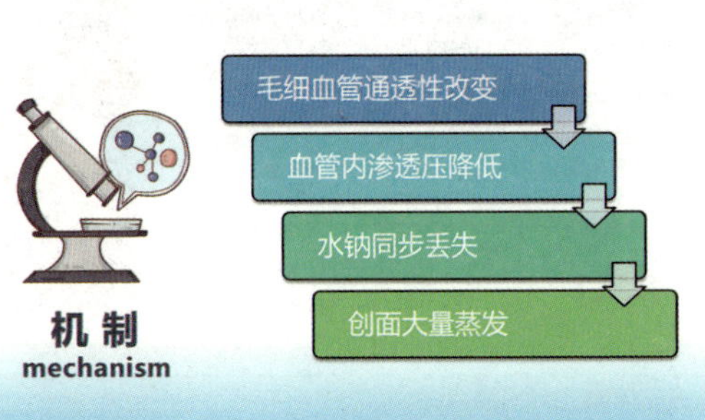

水钠同步丢失

1. 毛细血管通透性改变——根本原因

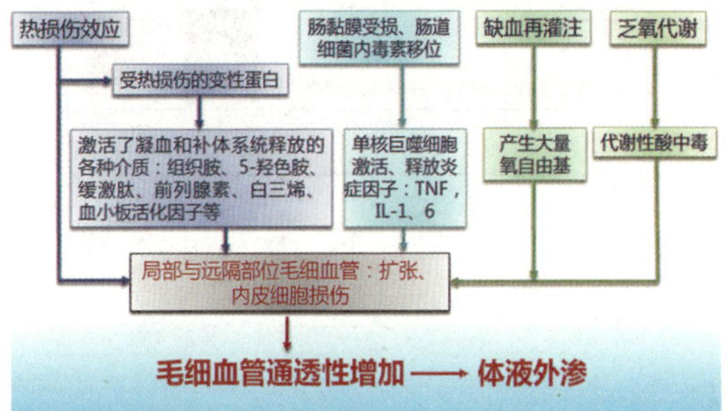

2. 血管内渗透压的降低加重了血浆成分的外渗

合成减少：

① 严重烧伤后肝功能障碍导致的白蛋白合成减少；

② 食欲减退、入量减少导致的营养不良等因素，都促使血浆白蛋白迅速降低

消耗增加：

① 水疱液中的蛋白含量相当于血浆的90%，说明渗出是白蛋白丢失的主要途径；

② 严重烧伤后机体的应激反应，以白蛋白为原料合成急性期反应蛋白，高代谢反应使消耗增多

白蛋白剧减，胶体渗透压不断降低

↓

血浆渗透压进一步下降，反过来加重渗出，造成恶性循环，诱发休克

3. 钠离子与水分同步丢失

① 钠离子和水分子渗至组织间隙和创面

② 细胞膜因缺氧而遭受损伤，细胞膜上 Na^+-K^+ ATP酶活力显著下降导致 Na^+ 内流到细胞内，Na^+ 内流的同时细胞外液的水分亦随之入内

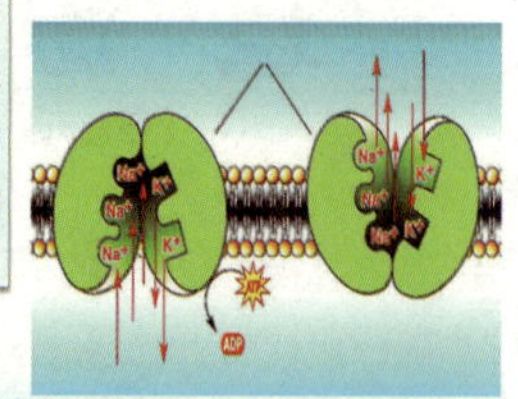

↓

结果：循环血量进一步下降

4. 创面大量蒸发促进血容量减少

- 烧伤后创面水蒸发量即刻升高，是正常蒸发量的10倍以上
- 同等烧伤深度，儿童创面水蒸发量多于成人
- 深II度和III度创面水蒸发高于浅II度创面
- 浅II度无水疱皮创面水蒸发远远高于水疱皮完整创面

304医院基于50例烧伤病人多部位、不同深度烧伤创面水蒸发量的观察结论

（二）微循环变化（Microcirculation change）

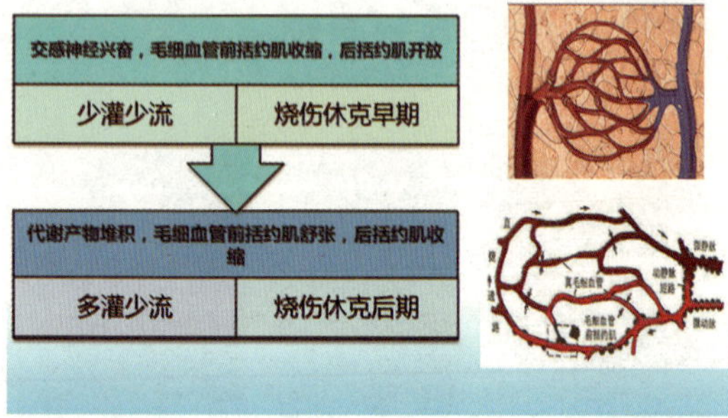

交感神经兴奋，毛细血管前括约肌收缩，后括约肌开放
少灌少流
烧伤休克早期
代谢产物堆积，毛细血管前括约肌舒张，后括约肌收缩
多灌少流
烧伤休克后期

（三）心泵功能障碍（Cardiac pump dysfunction）

心肌供血不足　　心肌舒缩能力下降

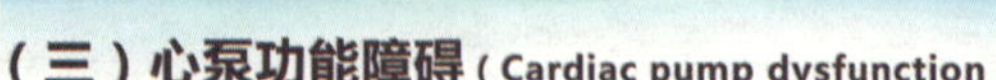

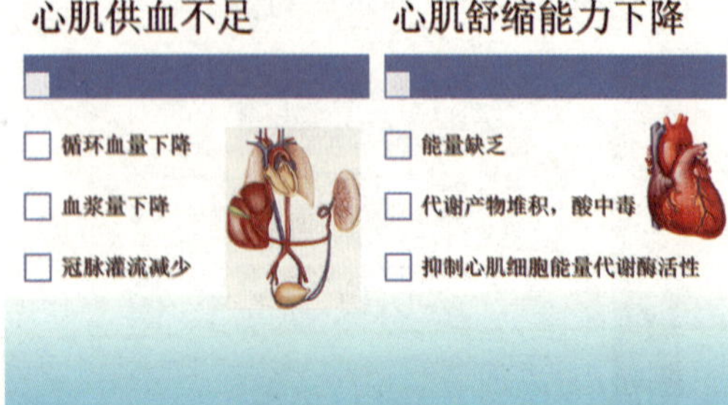

循环血量下降
血浆量下降
冠脉灌流减少
能量缺乏
代谢产物堆积，酸中毒
抑制心肌细胞能量代谢酶活性

小结

病 理 生 理

Pathophysiology

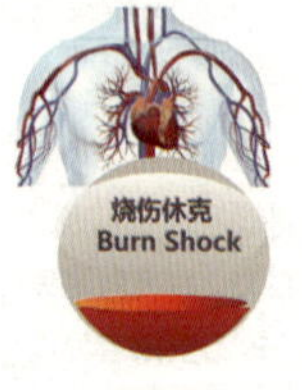

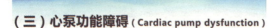

烧伤局部或远隔部位毛细血管通透性增加引起的**体液丢失**，并有**微循环改变**和早期迅即发生的**心肌损害**导致的循环动力减弱。

* 由于大量血浆样体液从血管内渗漏到创面和组织间隙，发生以有效循环血容量锐减为特征的复杂病理过程与临床症候群，并导致重要器官机能代谢紊乱和组织结构的损害。

影 响 因 素

Influencing factors

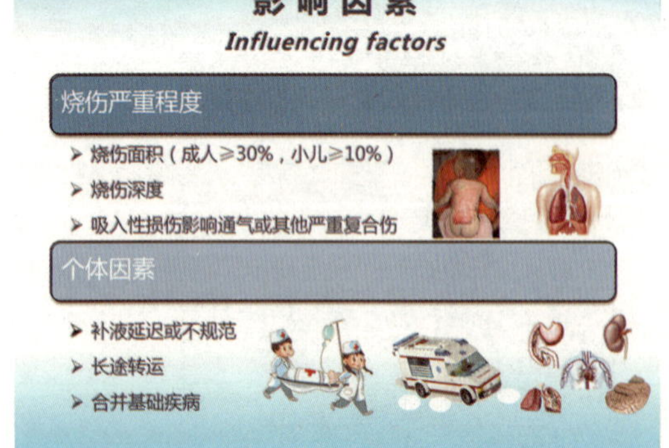

烧伤严重程度
烧伤面积（成人≥30%，小儿≥10%）
烧伤深度
吸入性损伤影响通气或其他严重复合伤
个体因素
补液延迟或不规范
长途转运
合并基础疾病

临床表现与诊断

Clinical manifestations and diagnosis

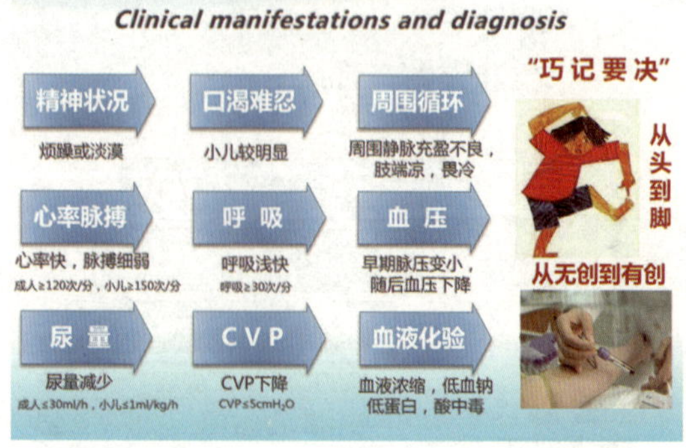

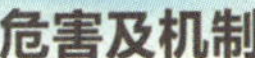

危害及机制

Harm and mechanism

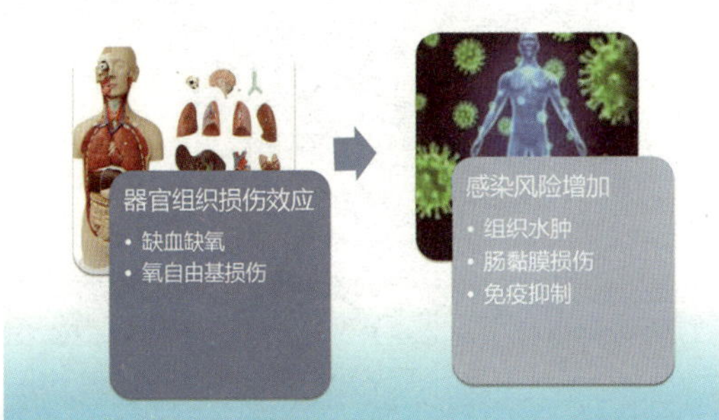
器官组织损伤效应
• 缺血缺氧
• 氧自由基损伤
感染风险增加
• 组织水肿
• 肠黏膜损伤
• 免疫抑制

划重点

小 结

Summary

病理生理

- 体液丢失：毛细血管通透性改变（根本原因）
- 微循环改变："少灌少流"、"多灌少流"
- 心泵功能障碍：心肌供血不足或收缩能力下降

影响因素

- 烧伤严重程度：烧伤面积、深度、并发症
- 个体因素：补液延迟或不规范、长途转运、患有基础疾病

临床表现

- 一般情况：精神状况、口渴、周围循环
- 生命体征：心率脉搏、血压、呼吸
- 检测指标：尿量、CVP、血液化验

课 堂 测 验

In-class quiz

1、关于烧伤休克，以下不正确的是(　)

A 烧伤休克主要临床特点是低血容量休克

B 成人烧伤面积超过20%，就有可能发生休克

C 儿童烧伤面积超过10%，就有可能发生休克

D 危重烧伤患者处理得当也一定会发生休克

E 烧伤越严重，休克发生率越高

答案：D

课 堂 测 验

In-class quiz

2、烧伤休克的病理生理特点是（　）

A 烧伤局部或远隔部位毛细血管通透性增加引起的体液丢失

B 微循环改变

C 早期迅即发生的心肌损害

D 大量细胞成分丢失

E 剧烈疼痛

答案：ABC

课 堂 测 验

In-class quiz

3、烧伤体液丢失的原因主要包括（　）

A 毛细血管通透性改变

B 血管内渗透压的降低加重了血浆成分的外渗

C 钠离子与水分同步丢失

D 心泵功能障碍

E 创面大量蒸发促进血容量减少

答案：ABCE

课 堂 测 验

In-class quiz

4、烧伤休克诊断依据不正确的是（　）

A 脉搏增快在130次/分以上

B 血液稀释

C 口渴，烦躁不安

D 尿量减少

E 收缩压下降，脉压减少

答案：B

病 例 分 析

Case analysis

视频病例：

成年男性，主因"煤气火焰烧伤半小时余"入院，经初步查体和判断，患者烧伤面积约60%，深度为Ⅲ度，患者当前血压为80/50mmHg。

请思考：

1、在急诊还需注意观察和检测患者哪些指标？

2、患者需要立即进行哪些治疗？

3、患者的第一个24h和第二个24h的补液量分别是多少？

4、补液过程中需要注意哪些问题？

5、患者休克期需要的辅助治疗可能有哪些？

课 后 作 业

Questions after Class

一、简答题

1、烧伤休克的病理生理特点是什么？

2、烧伤休克的临床表现和诊断指标是什么？

二、作业题

病例分析：

请登录外科学网络课程烧伤休克章节完成作业题并进行答疑。

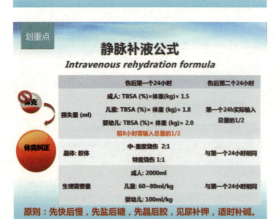

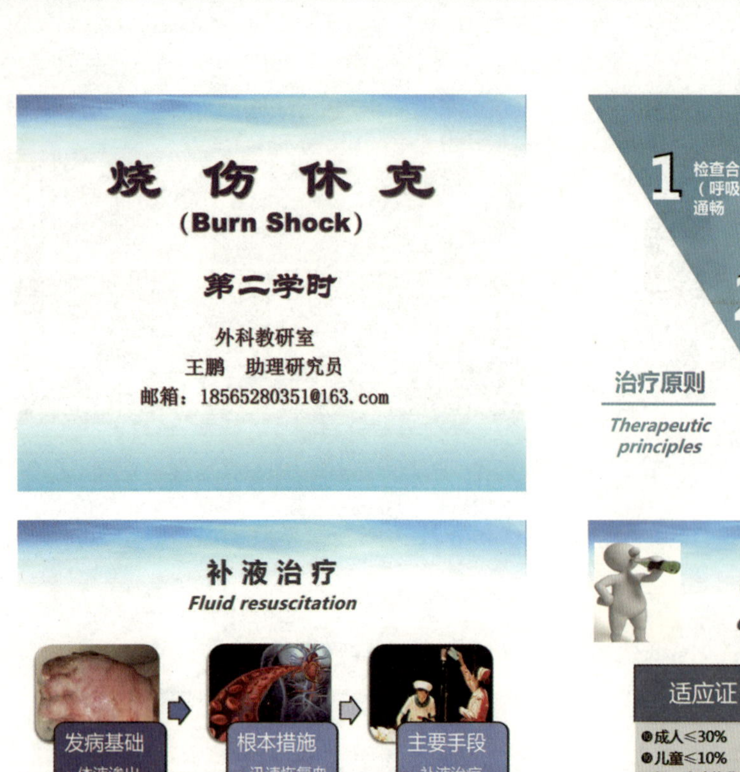
烧 伤 休 克
(Burn Shock)
第二学时
外科教研室
王鹏 助理研究员
邮箱：18565280351@163.com
补 液 治 疗
Fluid resuscitation
发病基础
• 体液渗出
根本措施
• 迅速恢复血容量
主要手段
• 补液治疗
注 意
患者是否是严重者并伴有休克肺及其他重要脏器损伤

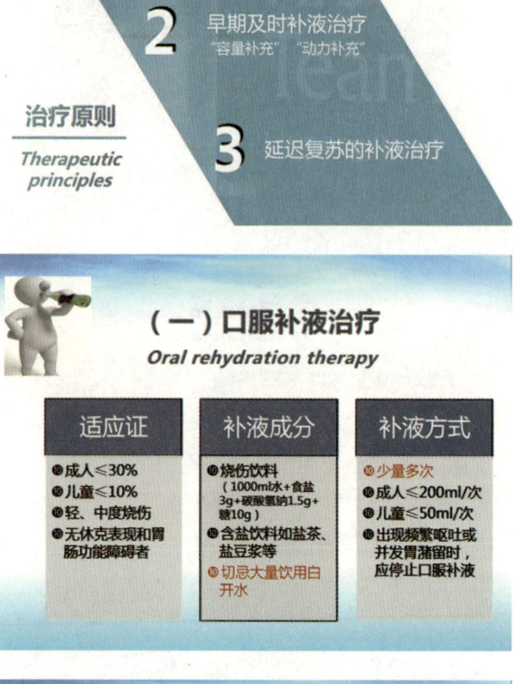

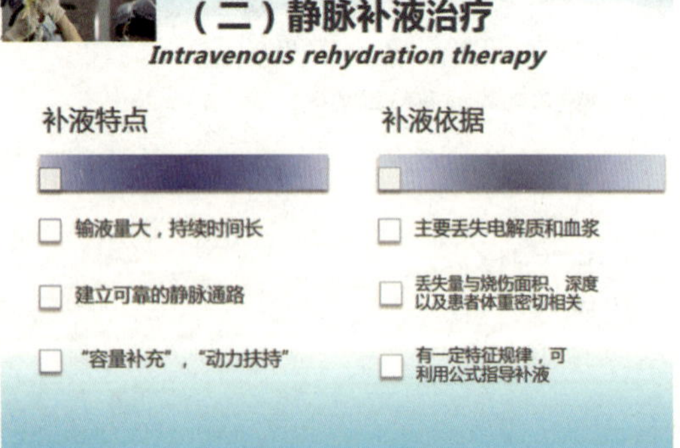

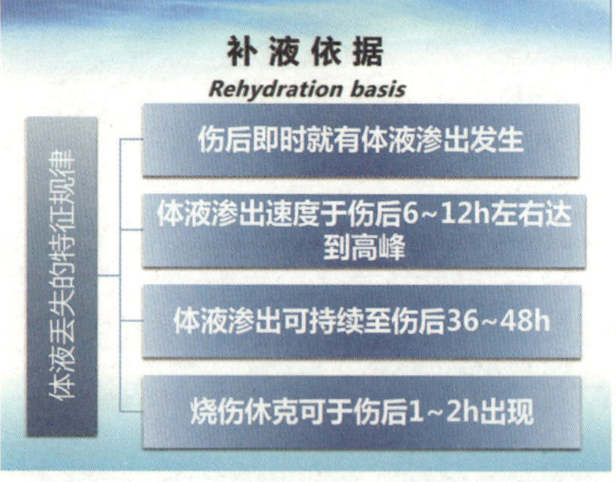

“容量补充” “动力补充”

（一）口服补液治疗

主要丢失电解质和血浆

有一定特征规律，可利用公式指导补液

伤后即时就有体液渗出发生
体液渗出速度于伤后6~12h左右达到高峰
体液渗出可持续至伤后36~48h
烧伤休克可于伤后1~2h出现

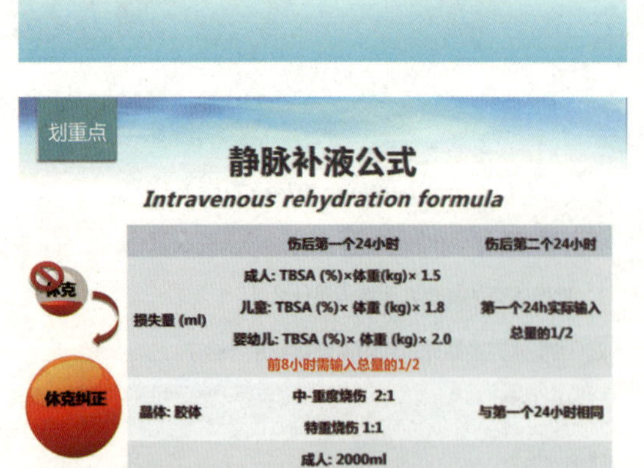
划重点
静脉补液公式
Intravenous rehydration formula
休克
休克纠正
原则：先快后慢，先盐后糖，先晶后胶，见尿补钾，适时补碱。

	伤后第一个24小时	伤后第二个24小时
损失量 (ml)	成人: TBSA (%)×体重(kg)× 1.5 儿童: TBSA (%)× 体重 (kg)× 1.8 婴幼儿: TBSA (%)× 体重 (kg)× 2.0 前8小时需输入总量的1/2	第一个24h实际输入总量的1/2
晶体: 胶体	中-重度烧伤 2:1 特重烧伤 1:1	与第一个24小时相同
生理需要量	成人: 2000ml 儿童: 60~80ml/kg 婴幼儿: 100ml/kg	与第一个24小时相同

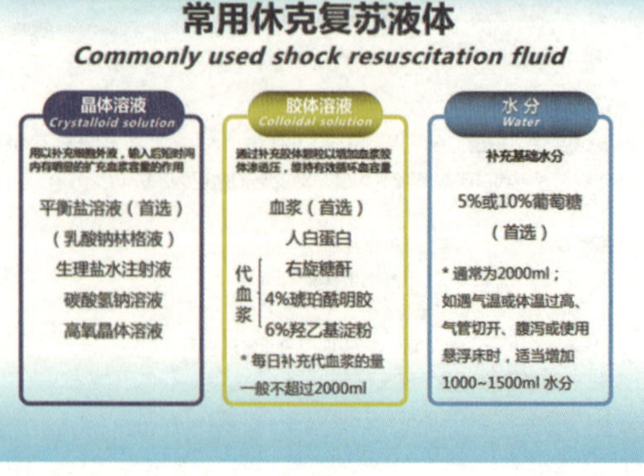
常用休克复苏液体
Commonly used shock resuscitation fluid
晶体溶液
Crystalloid solution
用以补充细胞外液，输入后短时间内有明显的扩充血浆容量的作用
平衡盐溶液（首选）
（乳酸钠林格液）
生理盐水注射液
碳酸氢钠溶液
高氧晶体溶液
胶体溶液
Colloidal solution
通过补充胶体颗粒以增加血浆胶体渗透压，维持有效循环血容量
血浆（首选）
人白蛋白
代血浆
右旋糖酐
4%琥珀酰明胶
6%羟乙基淀粉
* 每日补充代血浆的量一般不超过2000ml
水 分
Water
补充基础水分
5%或10%葡萄糖
（首选）
* 通常为2000ml；
如遇气温或体温过高、气管切开、腹泻或使用悬浮床时，适当增加1000~1500ml 水分

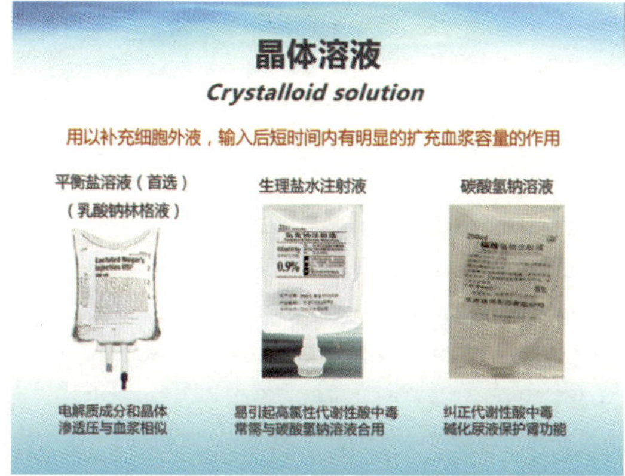

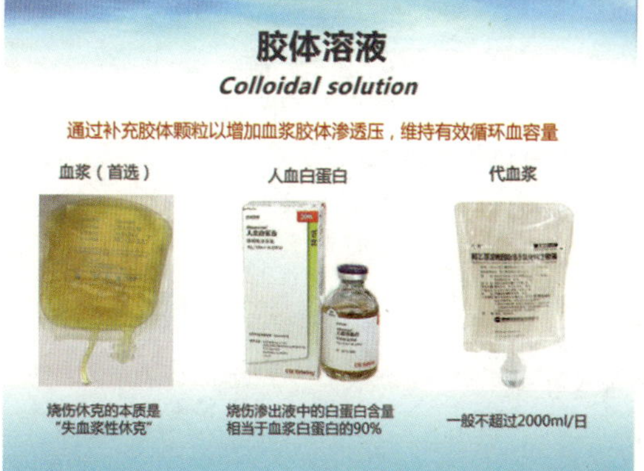

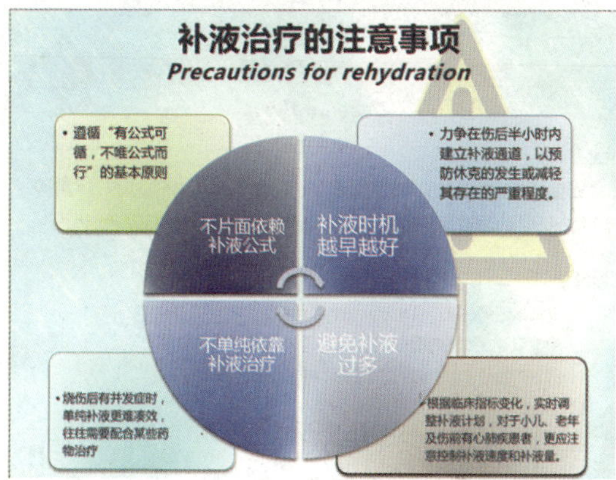

电解质成分和晶体渗透压与血浆相似
易引起高氯性代谢性酸中毒 常需与碳酸氢钠溶液合用
纠正代谢性酸中毒 碱化尿液保护肾功能

烧伤休克的本质是"失血浆性休克"
烧伤渗出液中的白蛋白含量相当于血浆白蛋白的90%

补液治疗的注意事项
Precautions for rehydration
遵循"有公式可循，不唯公式而行"的基本原则
力争在伤后半小时内建立补液通道，以预防休克的发生或减轻其存在的严重程度。
不片面依赖补液公式
补液时机越早越好
不单纯依靠补液治疗
避免补液过多
烧伤后有并发症时，单纯补液更难奏效，往往需要配合某些药物治疗
根据临床指标变化，实时调整补液计划，对于小儿、老年及伤前有心肺疾患者，更应注意控制补液速度和补液量。

延迟复苏的补液方案

Delayed resuscitation rehydration

- 原则：已有明显休克的延迟复苏病人，要打破输液公式的限制，需要的补液量往往多于立即补液者，并应在尽可能短的时间内纠正有效循环容量的不足。
- 补液方式（第1个24h）：TBSA (%)×体重(kg)× 2.6，晶胶比：1∶1，另加生理需要量（同前）。当开始复苏时间在伤后6小时或之后，常需在2小时内补足第1个24小时计划输液量的1/2。
- 注意：由于延迟复苏病人第1个24h补液量大，补液速度快，故应严密监控，以防补液过多过快所致的并发症（尤其是婴幼儿）。

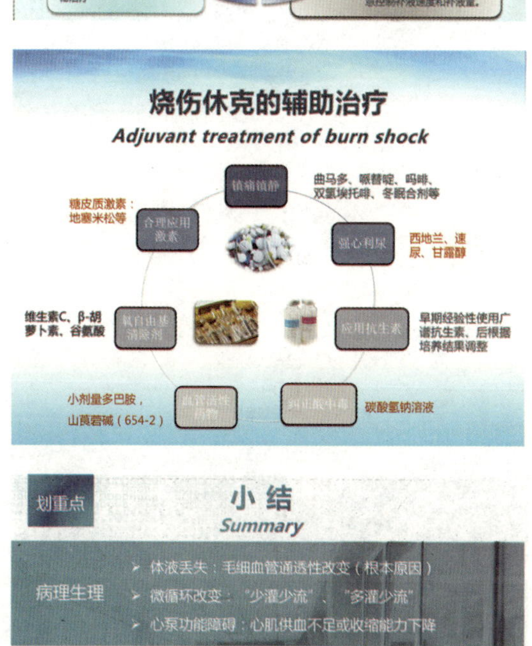

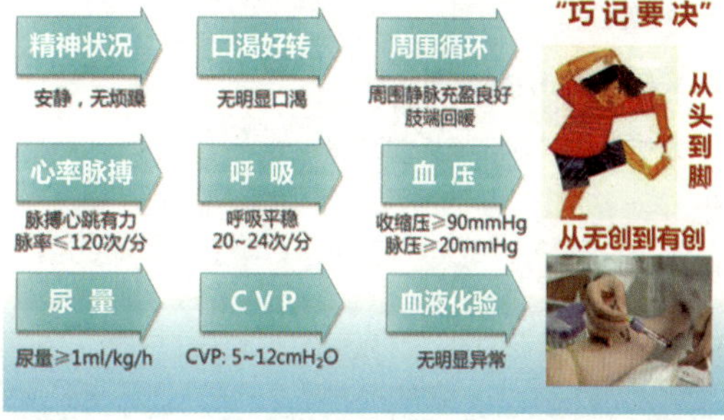

曲马多、哌替啶、吗啡、双氯境托啡、冬眠合剂等

糖皮质激素：地塞米松等

早期经验性使用广谱抗生素、后根据培养结果调整

划重点

小 结

Summary

病理生理	体液丢失：毛细血管通透性改变（根本原因） 微循环改变："少灌少流"、"多灌少流" 心泵功能障碍：心肌供血不足或收缩能力下降
临床表现	一般情况：精神状况、口渴、周围循环 生命体征：心率脉搏、血压、呼吸 检测指标：尿量、CVP、血液化验
补液治疗	静脉补液公式 复苏成功指标 补液注意事项

课 堂 测 验

In-class quiz

1、关于烧伤休克的防治原则，不正确的是(　　)

A 及时有效的液体复苏

B 禁食、禁水

C 减轻自由基损伤

D 检查合并伤，保障"三个重要通道"通畅

E 保护重要脏器功能

答案：B

课堂测验
In-class quiz

2、烧伤休克的补液原则包括（ ）

A 先快后慢

B 先盐后糖

C 先晶后胶

D 见尿补钾

E 适时补碱

答案：ABCDE

课堂测验
In-class quiz

3、25岁，70kg男性患者，烧伤总面积60%，其第一个24小时补液量为（ ）

A 晶体4200ml+胶体2100ml+5%葡萄糖2500ml

B 晶体4200ml+胶体2100ml+5%葡萄糖5000ml

C 晶体2100ml+胶体4200ml+5%葡萄糖2500ml

D 晶体2100ml+胶体4200ml+5%葡萄糖5000ml

E 晶体3150ml+胶体3150ml+5%葡萄糖2500ml

答案：A

课堂测验
In-class quiz

4、以下哪些指标有助于提示烧伤休克复苏成功（ ）

A 心跳脉搏有力，脉率≤120次/分

B 收缩压≥90mmHg，脉压≥20mmHg

C 尿量≥1ml/kg/h

D CVP为3cmH_2O

E 呼吸浅快（≥30次/分）

答案：ABC

病例分析
Case analysis

视频病例：

成年男性，主因"煤气火焰烧伤半小时余"入院，经初步查体和判断，患者烧伤面积约60%，深度为Ⅲ度，患者当前血压为80/50mmHg。

请思考：

1、在急诊还需注意观察和检测患者哪些指标？

2、患者需要立即进行哪些治疗？

3、患者的第一个24h和第二个24h的补液量分别是多少？

4、补液过程中需要注意哪些问题？

5、患者休克期需要的辅助治疗可能有哪些？

课后作业
Questions after Class

一、简答题

1、烧伤休克的补液公式是什么？

2、烧伤休克液体复苏满意的指标是什么？

二、作业题

病例分析：

请登录外科学网络课程烧伤休克章节完成作业题并进行答疑。

下节重点

烧伤常见内脏并发症的防治

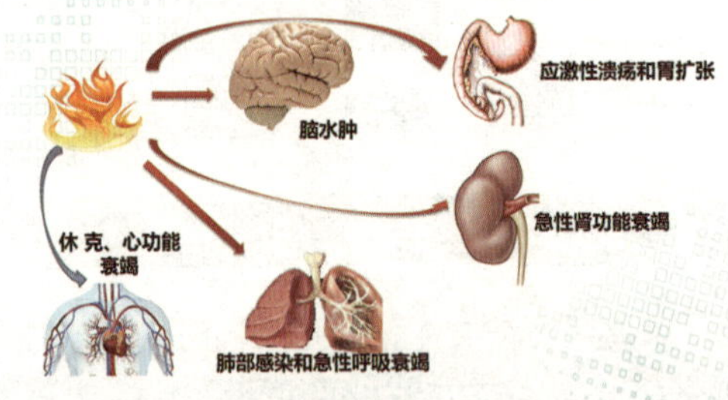

参考资料
References

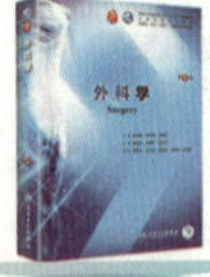

外科学(第9版)

- 陈孝平
- 汪建平
- 赵继宗

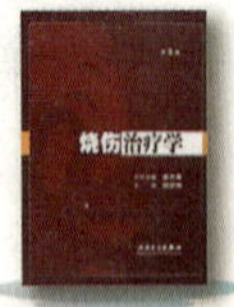

烧伤治疗学(第3版)

- 杨宗城
- 盛志勇

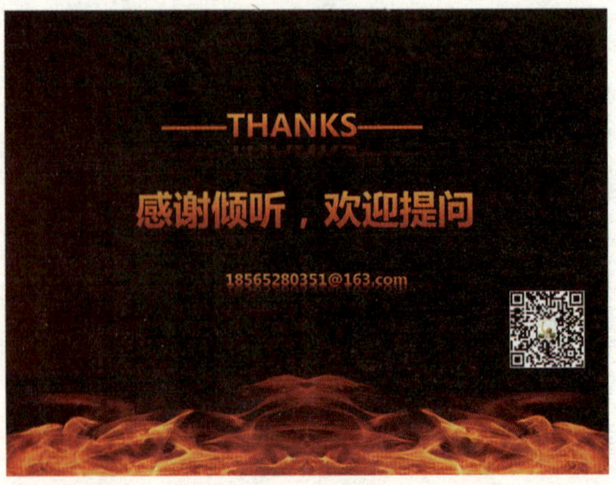

课后练习题

一、单选题

1. 关于烧伤休克，以下不正确的是（ ）

A. 烧伤休克主要临床特点是低血容量休克

B. 成人烧伤面积超过 20%，就有可能发生休克

C. 儿童烧伤面积超过 10%，就有可能发生休克

D. 危重烧伤患者处理得当也一定会发生休克

E. 烧伤越严重，休克发生率越高

2. 烧伤休克诊断依据不正确的是（ ）

A. 脉搏增快在 130 次 / 分以上

B. 血液稀释

C. 口渴，烦躁不安

D. 尿量减少

E. 收缩压下降，脉压减少

3. 组织烧伤后的体液渗出一般持续到伤后（ ）

A. 6 小时

B. 8 小时

C. 24 小时

D. 48 小时

E. 12 小时

4. 关于烧伤休克的防治原则，不正确的是（ ）

A. 及时有效的液体复苏

B. 禁食、禁水

C. 减轻自由基损伤

D. 检查合并伤，保障“三个重要通道”通畅

E. 保护重要脏器功能

5. 男性，体重 50kg，躯干部、双臀及双大腿Ⅱ度烧伤，双小腿及双足Ⅲ度烧伤，第 1 个 24 小时应补充的胶体量是（ ）

A. 1500ml

B. 1800ml

C. 2700ml

D. 3200ml

E. 3600ml

6. 25 岁，70kg 男性患者，烧伤总面积 60%，其第一个 24 小时补液量为（ ）

A. 晶体 4200ml+ 胶体 2100ml+5% 葡萄糖 2500ml

B. 晶体 4200ml+ 胶体 2100ml+5% 葡萄糖 5000ml

C. 晶体 2100ml+ 胶体 4200ml+5% 葡萄糖 2500ml

D. 晶体 2100ml+ 胶体 4200ml+5% 葡萄糖 5000ml

E. 晶体 3150ml+ 胶体 3150ml+5% 葡萄糖 2500ml

二、多选题

1. 烧伤休克的病理生理特点是（ ）

A. 烧伤局部或远隔部位毛细血管通透性增加引起的体液丢失

B. 微循环改变

C. 早期迅即发生的心肌损害

D. 大量细胞成分丢失

E. 剧烈疼痛

2. 烧伤体液丢失的原因主要包括（ ）

A. 毛细血管通透性改变

B. 血管内渗透压的降低加重了血浆成分的外渗

C. 钠离子与水分同步丢失

D. 心泵功能障碍

E. 创面大量蒸发促进血容量减少

3. 烧伤休克的发生时间主要与下列哪些因素相关（ ）

A. 烧伤面积

B. 烧伤深度

C. 烧伤严重程度

D. 补液时机

E. 是否合并相关基础疾病

4. 以下哪些指标有助于提示烧伤休克复苏成功（ ）

A. 心跳脉搏有力，脉率≤ 120 次 / 分

B. 收缩压≥ 90mmHg，脉压≥ 20mmHg

C. 尿量≥ 1ml/kg/h

D. CVP 为 3cmH_2O

E. 呼吸浅快（≥ 30 次 / 分）

5. 烧伤休克的补液原则包括（ ）

A. 先快后慢

B. 先盐后糖

C. 先晶后胶

D. 见尿补钾

E. 适时补碱

6. 烧伤休克复苏时常用的胶体溶液有（ ）

A. 血浆

B. 人血白蛋白

C. 右旋糖酐

D. 琥珀酰明胶

E. 羟乙基淀粉

三、判断题

1. 烧伤休克的临床表现：脉搏减慢，尿量减少，口渴，烦躁不安，恶心呕吐。（ ）

2. 烧伤休克的特点是失细胞性休克。（ ）

3. 烧伤休克的补液原则是：先快后慢、先盐后糖、先晶后胶、见尿补钾。（ ）

4. 最常用于烧伤休克复苏的晶体溶液是生理盐水溶液。（ ）

5. 小儿烧伤面积不足 10% 时应一次性大量口服烧伤饮料以预防休克。（ ）

6. 烧伤休克早期的微循环变化特点为“少灌少流”。（ ）

四、名词解释

1. Burn Shock

2. 少灌少流

3. 多灌少流

4. 代血浆

5. 延迟复苏烧伤患者

五、简答题

1. 烧伤休克的影响因素有哪些？

2. 烧伤休克的补液原则是什么？

六、问答题

1. 烧伤休克液体复苏有效指标有哪些？

2. 张先生，35 岁，体重 60kg，当日上午 8 时不慎被沸水烫伤，1 小时后送往医院。主诉创面疼痛，感觉口渴、胸闷、紧张害怕。病人烦躁不安，呻吟，表情痛苦，脉搏 110 次 / 分，血压 106/94mmHg，查体：面部、胸、腹部、两前臂、双手、两小腿、双足部广泛烫伤，背部散在伤处约 3 手掌大小，均有水疱。

（1）如何进行现场急救？

（2）该病人烫伤面积、深度及严重程度如何？

（3）伤后第一个 24 小时补液总量是多少？如何安排补液种类和速度？

参考答案

一、单选题

1. D　2. B　3. D　4. B　5. C　6. A

二、多选题

1. ABC　2. ABCE　3. ABCDE　4. ABC　5. ABCDE　6. ABCDE

三、判断题

1. ×　2. ×　3. √　4. ×　5. ×

四、名词解释

1. Burn Shock

参考答案：即烧伤休克，热力损伤及血管活性物质释出，造成机体毛细血管通透性增高，大量血管内液外渗，导致有效循环血容量不足，为低血容量性休克（失血浆性休克）。

2. 少灌少流

参考答案：在休克早期，在交感肾上腺轴、肾素、血管紧张素系统作用下，外周血管收缩，使循环血流表现为“少灌少流”的特点。具体表现为：毛细血管前括约肌收缩，后括约肌相对开放，有助于组织液回吸收以补充血容量。

3. 多灌少流

参考答案：随着休克的进展，组织缺氧加重，大量酸性代谢产物堆积，舒血管物质，如组胺激肽、乳酸、肌酐等增多，使毛细血管前括约肌舒张，由于后括约肌对这些物质敏感性较低，处于相对收缩状态，并伴随有微血栓形成，血流滞缓，从而使血液成分析出聚集后阻力增加，形成“多灌少流”的特点，从而加剧烧伤后血管内液体外渗。

4. 代血浆

参考答案：即血浆代用品，是一种分子量接近血浆白蛋白的胶体溶液，输入血管后依赖其胶体渗透压而起到代替和扩张血容量的作用，在治疗失血性休克时可节约部分全血。常用的代血浆包括：右旋糖酐、琥珀酰明胶、羟乙基淀粉等。

5. 延迟复苏烧伤患者

参考答案：因各种原因，未予及时补液或补液不足，入院时已有明显休克的烧伤患者。往往需要在严密监视下立即大量补液治疗。

五、简答题

1. 烧伤休克的影响因素有哪些?

参考答案：烧伤休克的影响因素主要包括：

（1）烧伤严重程度：①烧伤面积：成人≥ 30%，小儿≥ 10% 时容易发生休克；②烧伤深度：患者烧伤深度越深，越容易发生休克；③吸入性损伤影响通气或其他严重复合伤；

（2）个体因素：①补液延迟或不规范；②长途转运；③合并基础疾病。

2. 烧伤休克的补液原则是什么?

参考答案：先快后慢，先盐后糖，先晶后胶，见尿补钾，适时补碱。

六、问答题

1. 烧伤休克液体复苏有效指标有哪些?

参考答案：①精神状况：安静，无烦躁；②无明显口渴；③周围循环：周围静脉充盈良好，肢端回暖；④心跳脉搏：心跳脉搏有力，脉率≤ 120 次 / 分；⑤呼吸：平稳，20~24 次 / 分；⑥血压：收缩压≥ 90mmHg，脉压≥ 20mmHg；⑦尿量：尿量≥ 1ml/(kg · h)；⑧中心静脉压（CVP）：5~12cmH_2O；⑨血液化验：无明显异常。

2. 张先生，35 岁，体重 60kg，当日上午 8 时不慎被沸水烫伤，1 小时后送往医院。主诉创面疼痛，感觉口渴、胸闷、紧张害怕。病人烦躁不安，呻吟，表情痛苦，脉搏 110 次 / 分，血压 106/94mmHg，查体：面部、胸、腹部、两前臂、双手、两小腿、双足部广泛烫伤，背部散在伤处约 3 手掌大小，均有水疱。

（1）如何进行现场急救?

（2）该病人烫伤面积、深度及严重程度如何?

（3）伤后第一个 24 小时补液总量是多少? 如何安排补液种类和速度?

参考答案：（1）①迅速脱离致热源；②保护创面：剪下伤处衣裤，不可剥脱，创面可用干净敷料包扎后送医院处理，避免有色药物涂抹；③尽快建立静脉通路，给以补液治疗；④安慰和鼓励患者，保持情绪稳定；⑤疼痛剧烈时遵医嘱使用止痛药。

（2）烧伤面积：3%+13%+6%+5%+13%+7%+3%=50%、浅Ⅱ度、特重烧伤

（3）①补液总量 =1.5*60*50ml+2000ml=6500ml；

②第 1 个 8 小时输入一半，其余量 16h 匀速输完；晶体：胶体 =1 ： 1。

第五章 烧伤全身性感染

编写 付 洋
审阅 官 浩

烧伤全身性感染是大面积烧伤患者救治的重要环节。随着补液抗休克水平的逐渐提高，大面积烧伤患者休克期死亡率逐年下降，休克期后随之而来的感染期逐渐成为治疗的关键所在。尤其是感染涉及全身创面愈合、脏器功能维护、内环境稳态维持等烧伤治疗的各个环节。因此，对烧伤全身性感染的诊断和治疗，特别是预防就显得尤为重要。本节课程就是要同学们了解烧伤全身性感染的原因，熟悉烧伤全身性感染的诊断，掌握烧伤全身性感染的防治方法，从而在今后的临床工作中不断提高大面积烧伤患者的救治成功率。

教学设计

一、教学目标

本节课程要求学生了解烧伤全身性感染的原因，熟悉烧伤全身性感染的诊断，掌握烧伤全身性感染的防治方法。针对不同的授课对象可以有不同的教学目的。本科生临床经验较少，但思维较为活跃，因此对于他们的教学目的主要是加强其对烧伤全身性感染的感性认知及对预防理念的灌输和强调；实习、见习生刚刚接触临床，正在经历把从书本上所学的知识逐渐运用到临床中去的过程，因此对于他们的教学目的主要是培养他们对烧伤全身性感染教学内容与临床实际的结合与拓展能力；研究生具有一定的临床经验，且有完成学业的任务要求，因此对于他们的教学目的主要是第一时间确诊烧伤全身性感染和与烧伤局部感染；进修生临床经验更为丰富，且有强烈的实践操作渴望，因此对于他们的教学目的主要是充分展示烧伤全身性感染的有效治疗方法。尽管对不同授课对象分别设定了不同的教学目的，但本课程的核心目的是提高大家对烧伤全身性感染的防治意识，促使大家积极主动地去学习相关知识，更重要的是在学习中增强与他人的交流、合作能力。

二、教学重点

本课程的教学重点为烧伤全身性感染的诊断、判断主要感染源、对烧伤全身性感染的治疗和预防。对于任何一种疾病，准确诊断是最为重要的，因为只有诊断明确了，才能为后续的治疗和预防提供充分的证据支持。只有找到了烧伤全身性感染的源头，才能从根本上采取有效的治疗措施。烧伤全身性感染的治疗难度大，患者预后差，因此最好还是将临床工作的重点放在感染的预防方面。

三、教学难点

烧伤全身性感染的预防和治疗是本次课程的难点。预防措施主要有纠正休克和处理创面，治疗措施主要是合理应用抗生素。烧伤患者休克期补液公式有很多，不同医院医生对公式的使用也会加入自己的理解，绝大多数医院是以患者尿量、中心静脉压等指标来衡量补液抗休克的效果。创面处理可以积极，比如休克期切痂；也可以稳妥，比如平稳度过休克期后再切痂。抗生素的使用更能体现医生的技术水平和果敢程度，该用则用，该停则停。烧伤全身性感染的预防和治疗体现了救治患者的核心过程，影响因素多，可选方法多，因此也给治疗效果带来了更多的不确定性。

四、教学思路

本节课程书本内容不多，但可拓展空间很大，涉及大面积烧伤患者临床治疗难度较大的核心环节，因此，如何让学生对课程内容产生兴趣并激发其学习的主观能动性就显得尤为重要。具体教学设计和内容如下：

（一）情景导入

1. 观看《烧伤的危害》视频。

2. 教师引导学生谈体会。老师归纳：烧伤的发生，轻者烧伤部位留下了疤痕，重者危及生命。烧伤后局部血管扩张，血浆从伤处血管中渗透出来，血液浓缩而使血液循环受到影响，组织缺氧，后果严重。严重烧伤休克期后，接下来的考验就是能否平稳度过感染期。

3. 引出课题。

（二）掌握烧伤发生全身性感染的原因

1. 创面　大量坏死组织和渗出成为微生物良好的培养基。

2. 内源性感染　肠道黏膜屏障有明显的应激性损害，肠道微生物和内毒素等均可移位，成为内源性感染的重要来源。

3. 继发性感染　吸入性损伤后，继发肺部感染。

4. 医源性感染　长时间静脉输液，静脉导管感染最常见。

（三）如何诊断烧伤全身性感染

1. 性格改变

2. 体温骤降或骤升

3. 心率加快，呼吸急促

4. 创面骤变

5. 白细胞计数骤升或骤降

（四）烧伤全身性感染的防治措施

1. 小组讨论：如何积极纠正休克

2. 如何正确处理创面

（1）同学们分组讨论创面处理流程，上台展示，说明设计意图

（2）模拟演练　以严重烧伤全身性感染病例为依托，展开互动式教学

3. 合理应用抗生素

（五）其他综合措施

1. 营养支持

2. 水电解质紊乱纠正

3. 脏器保护

（六）小结本次课程内容

（七）课后练习题

（八）强调防重于治的理念

课程由火灾视频引入，给学生带来强大的视觉冲击力，从而加强其对大面积烧伤患者治疗的紧迫性和复杂性的认识。根据严重烧伤患者的疾病发展进程，休克期后的感染期对患者的整体治疗至关重要。准确诊断是治疗的前提，结合患者症状和相关的实验室检查不难确诊烧伤全身性感染，之后的治疗才是课程的重点和难点。此部分内容主要是通过同学小组讨论和病例推演的形式开展，让同学们有身临其境之感，把自己当作是危重患者床前的医生，而不是坐在教室里的学生。纸上得来终觉浅，绝知此事要躬行，相信经过真实的临床病例推演，同学们会对烧伤全身性感染的防治措施有更深刻的记忆。最后还是要特别强调下预防重于治疗的理念，再完美的治疗都不如预防疾病的发生。

五、教学方法

本次教学中用到的教学方法有：讨论法、交流法、互动法、病例推演教学法。前三种比较常见，最后的病例推演教学法是在临床病例分析的基础上发展而来的，它主要是以临床实际病例为蓝本，让学生扮演患者的主治医生，对整个治疗的全流程进行推演，从而加深对疾病的了解和治疗过程的感触。特别是在烧伤全身性感染的预防和治疗方面，以病例推演的形式层层推进，逐步剖析疾病的进展、治疗的影响、用药后的反应等全方位信息，模拟真实临床工作中的各种情景，让同学们切身感受到疾病的凶险和医生的伟大。

参考文献

[1] 刘洋 . 多媒体课件在医学生物学教学中的运用探究 [J]. 成才之路，2018(04): 49.

[2] 邹洁雅，王常安，杨庄青 . 自发式学习小组在医学教育中的应用探讨 [J]. 继续医学教育，2019, 33(11): 46–47.

[3] 薛江燕，云素珍 . 情景模拟演练提高口腔专科护理人员急救技能培训效果评价 [J]. 世界最新医学信息文摘，2019, 19(74): 239–240.

[4] 刘静月 . 互动式教学模式在呼吸系统疾病教学中的应用 [J]. 中国继续医学教育，2019, 11(31): 45–47.

[5] 王凯，王巍，崔晨 . 结构化模拟病例推演在机动卫勤分队评估中的应用与展望 [J]. 华南国防医学杂志，2017, 31(01): 63–64.

[6] 朱艳凌，王顺，杨菁，等 . 案例讨论式教学在生物化学教学中的实践 [J]. 基础医学教育，2019, 21(10): 781–784.

[7] 吴红 .“话题交流法”在研究生英语教学中的应用探索 [J]. 武警学院学报，2019, 35(10): 83–87.

教案展示

教案首页

第__次课　　　授课时间______年　月　日　　　教案完成时间______年　月　日

<table>
<tr><td>课程名称</td><td colspan="7">烧伤外科学</td></tr>
<tr><td>年　级</td><td colspan="3"></td><td>专业、层次</td><td colspan="3"></td></tr>
<tr><td>教　员</td><td>付洋</td><td>职务</td><td>主治医师</td><td>授课方式
（大、小班）</td><td>大班课</td><td>学时</td><td>2 学时</td></tr>
<tr><td colspan="2">授课题目（章，节）</td><td colspan="6">热力烧伤——烧伤全身性感染</td></tr>
<tr><td colspan="2">基本教材
（或主要参考书）</td><td colspan="6">基本教材：
陈孝平，汪建，赵继宗．外科学．9 版．北京：人民卫生出版社，2018
主要参考书：
黎鳌．黎鳌烧伤学．上海：上海科学技术出版社，2001
杨宗城．烧伤治疗学．北京：人民卫生出版社，2006
丁文龙．系统解剖学．北京：人民卫生出版社，2018
李玉林．病理学．北京：人民卫生出版社，2013</td></tr>
<tr><td colspan="8">教学目的与要求：要求学生了解烧伤全身性感染的原因，熟悉烧伤全身性感染的诊断，掌握烧伤全身性感染的防治方法。针对不同的授课对象可以有不同的教学目的。对于本科生主要是加强其对烧伤全身性感染的感性认知及对预防理念的灌输和强调；对于实习、见习生主要是培养他们对烧伤全身性感染教学内容与临床实际的结合与拓展能力；对于研究生主要是第一时间确诊烧伤全身性感染和与烧伤局部感染的区分；对于进修生主要是充分展示烧伤全身性感染的有效治疗方法。
重点：烧伤全身性感染的诊断、判断主要感染源。
难点：烧伤全身性感染的预防和治疗。</td></tr>
<tr><td colspan="8">教学内容与时间安排：
第一学时：
1. 烧伤全身性感染定义　（20 分钟）
2. 烧伤全身性感染原因　（20 分钟）
第二学时：
1. 烧伤全身性感染诊断　（20 分钟）
2. 烧伤全身性感染防治　（20 分钟）
3. 小结　（10 分钟）
教学方法：讨论法、交流法、互动法、病例推演教学法</td></tr>
<tr><td colspan="8">教研室审阅意见：

（教学组长签名）__________
（教研室主任签名）__________
年　月　日</td></tr>
</table>

（教案续页 1）

讲授与指导内容	讲课、互动内容设计	信息技术运用设计	课时分配	备注
烧伤全身性感染 观看《手机充电爆炸烧伤》视频，说明烧伤其实离我们并不遥远。对于大面积烧伤患者，平稳度过休克期后随之而来的就是感染期	提问 2 名学生看过视频后的感想	【视频】	3 分钟	
自 1958 年我国全面开展大面积烧伤患者救治以来，感染一直是威胁患者生命的重要原因。三所军医大学曾综合分析 9329 例患者，死于感染者占 51.87%；北京积水潭医院分析大面积烧伤患者的死亡原因，死于感染者占 57.4%。美国辛辛那提烧伤中心报道，在其大面烧伤患者的死亡原因中，感染占 75%。就烧伤患者最终死亡的原因论，多为多器官功能障碍综合征（MODS），但不少学者也发现，MODS 最常见的“启动因素”是未被控制的感染。烧伤感染之所以突出，是由于广泛生理屏障的损害、大量坏死组织的存在，加上免疫功能的高度削弱，因此，烧伤全身性感染的预防和治疗就显得尤为重要。			5 分钟	
一、定义（definition） 1. 概念 烧伤全身性感染指大面积烧伤或严重吸入性损伤后继发性全身性感染。 课程整体设计 掌握烧伤全身性感染防治 熟悉烧伤全身性感染诊断 了解烧伤全身性感染原因	提问：什么是烧伤全身性感染？它和局部感染有什么区别？ 局部感染：红肿热痛症状。 全身感染：是否为单纯的红肿热痛症状加重？当然不是，全身性感染是人体的整体症状，而不仅仅在局部。在一定情况下，全身性感染包括局部感染，但局部感染一定不包括全身性感染。 以提问的形式，吸引学生思考和产生兴趣。		5 分钟	

（教案续页 2）

2. 定义演变 多年来，临床习惯使用的有关全身性感染的用词是“毒血症”“败血症”，偶尔也使用“菌血症”（指无特殊意义的一过性菌血症），随着对感染机制研究的进展及临床的实践，人们对上述定义已感不足。国际医学界的用词也有所变化。目前全身性感染比较公认的用词是脓毒症（sepsis） 菌血症、脓毒症、创面脓毒症的区别和最新烧伤全身性感染的定义 菌血症：指细菌进入血液，在血培养中发现细菌。 脓毒症：宿主对感染的反应紊乱，导致威胁生命的器官功能障碍。 创面脓毒症：病原菌侵入痂下临近的非烧伤组织，呈弥散性发展，组织菌量超过 10^5 个/g 组织。	介绍烧伤全身性感染的定义和演变过程。 让同学们了解最新的烧伤全身性感染概念。		2 分 钟	
二、原因（cause of sepsis） 1. 创面大量坏死组织和渗出成为微生物良好的培养基。	全身保护屏障被破坏，各种病原菌蜂拥而至，好比卸下武装的战士，任由宰割！（利用比喻方法形象说明感染原因，加深记忆）。		2 分 钟	
2. 严重烧伤在体表，肠黏膜屏障有明显的应激性损害，肠道微生物、内毒素等均可移位，肠道可成为内源性感染的重要来源。			2 分 钟	

（教案续页 3）

3. 吸入性损伤后，继发肺部感染的几率高。		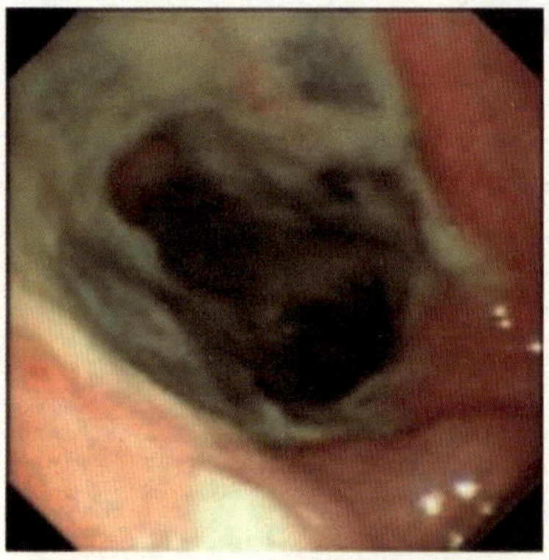	2 分 钟	
4. 长时间静脉输液，静脉导管感染是最常见的医源性感染。		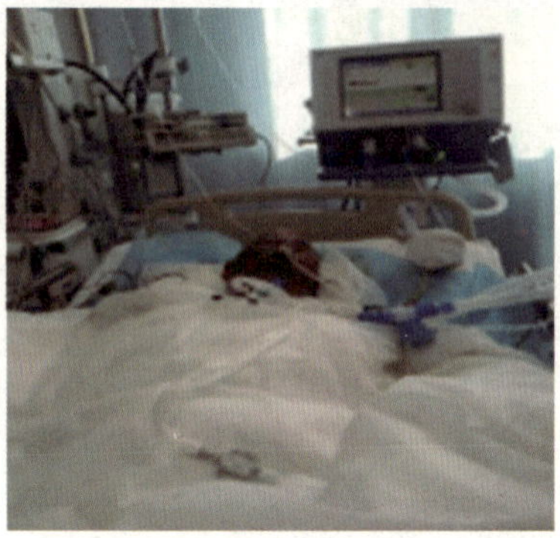	2 分 钟	
扩展内容：病原菌侵入途径 创面感染 非侵入性感染： 烧伤组织实质上是大量坏死或变性的腐败物质，创面有菌，而且是多菌种的混合生长，但不一定能侵入临近的活组织，痂下组织菌量也常限制在“临界菌量”（10^5个/g组织）以下，这类感染属于非侵入性感染。临床表现除有轻度或者中度发热以外，没有其他明显的全身症状。			2 分 钟	
侵入性感染： 主要标记是病原菌侵入到痂下临近的活组织，烧伤创面脓毒症就属于侵入性感染，是侵入性感染的弥散或发展。其性质已经超过一般的局部感染范畴，临床依靠对痂下活组织的细菌定量培养和冰冻切片进行诊断。			2 分 钟	

（教案续页 4）

静脉感染 静脉感染是一重要的医源性感染途径，美国有一份报道称，静脉导管感染居医源性感染的首位（占 75%）。济南市中心医院一回顾性资料：76 例烧伤患者，留置静脉导管 135 例次，置管时间平均为（6.6 ± 2.5）d，导管培养细菌阳性数达 90 例次（66.6%）. 作者强调，静脉导管不仅可引发静脉炎，还是全身性感染甚至是 MODS 的根源。美国辛辛那提医学中心曾报道，静脉置管 3d 以上，发生静脉炎者占 70%，特别是危重患者。近代开展的静脉高价营养，营养液中的成分如高糖、氨基酸、脂肪乳剂等又分别适合于一些微生物的生长，如金黄色葡萄球菌、念珠菌、克雷白菌；潮湿的环境也适合于多种 G– 杆菌的生长；表皮葡萄球菌可分泌一种黏质，对塑料制品有特殊的亲和力等，应引起烧伤临床工作者的注意。			2 分钟	
呼吸道感染 感染的发生和发展，不单纯是细菌的问题，实际上是微生物和机体防御功能抗衡的结果，谁胜谁败决定着感染的发生和发展。严重烧伤后，机体免疫功能明显下降，对微生物的易感性明显增加，表现于呼吸道的情况也很明显。研究人员曾以两组家兔进行对比，在其条件相同的情况下，一组动物在背部予体表面积 20% 的 Ⅲ 度烧伤，另组不予烧伤，气管内分别导入同量的铜绿假单胞菌。结果：在没有烧伤的动物组中，该菌在咽部虽暂时形成优势，但 24h 后优势基本消失，48h 后优势完全消失；而背部烧伤的动物，该菌优势情况一直保持到活杀时的 72h，肺部的肉眼病变也明显重于对照组，40 只烧伤动物中有 8 只形成肺脓肿，提示烧伤后机体对外袭菌的易感性增加，包括呼吸道。合并吸入性损伤者，	诊断明确才能够给予相应的治疗，因此要通过患者点滴的临床表现变化寻得感染的蛛丝马迹，为及时、准确的治疗提供依据。		5 分钟	

（教案续页 5）

（续）呼吸道成为全身性感染的途径更趋明显。烧伤感染中的革兰阴性杆菌，如铜绿假单胞菌、沙雷菌、克雷伯肺炎杆菌、肠杆菌、不动杆菌等，特别容易在潮湿环境中存在，不需特殊营养也可繁殖。近代临床上广泛应用各种吸入装置，如气道湿化器、雾化器、输氧装置中的湿化瓶等，经常可检出上述细菌，虽经灭菌处理，24h 内又可出现细菌，这些装置所形成的雾粒小，有的可达下呼吸道，如不加注意，可成为病原菌侵入的重要途径。				
肠源性感染 严重烧伤对人体是一个强烈的刺激，伤在表面，但反应于肠黏膜的损害是迅速和明显的。由于肠道是人体最大的“储菌所”和“内毒素库”，细菌和内毒素有可能经肠道侵入而播散全身，称之为“肠源性感染（gut derived infection）。肠源性感染由于是一潜在的感染途径，有一定的隐蔽性，临床不易觉察。其发病机制可归纳为三点：①肠道菌群微生态失衡；②肠黏膜屏障的机械性损害；③免疫功能受抑制。			2 分 钟	
第二学时 三、诊断（diagnosis） 性格改变 初期兴奋、多语、定向障碍，继而出现幻觉、迫害妄想，甚至大喊大叫或者对周围淡漠。		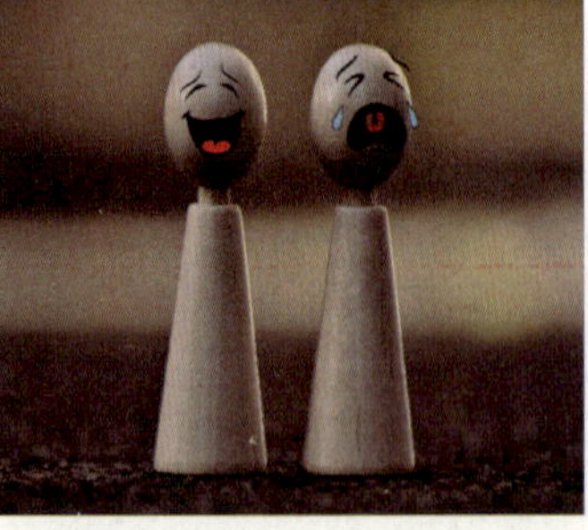	2 分 钟	
体温变化 骤升或者骤降，低可以到 36℃以下，高可达 40℃ ~41℃，波动幅度较大 1℃ ~2℃，骤升常伴寒战，不升常为严重革兰阴性杆菌感染（铜绿假单胞菌，也叫绿脓杆菌）		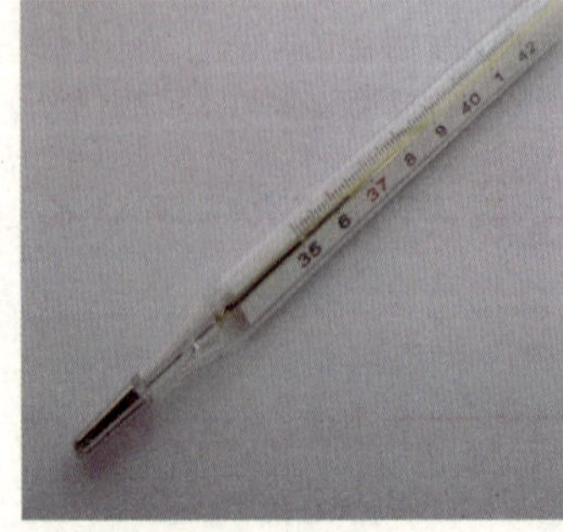	2 分 钟	

（教案续页 6）

心率加快 成人 140 次 / 分以上			2 分 钟	
呼吸急促			2 分 钟	
创面骤变 突然出现生长停滞，创缘变钝、干枯、出血坏死斑等			2 分 钟	
白细胞变化 骤升或者骤降			2 分 钟	
扩展内容： 1. 革兰染色阳性细菌脓毒症：有或无寒战，多呈稽留热或弛张热。病人面色潮红，四肢温暖，休克发生时间晚，多有谵妄和昏迷，可出现转移性脓肿，易并发心肌炎。常见细菌为金黄色葡萄球菌、表皮葡萄球菌、肠球菌。 2. 革兰染色阴性杆菌脓毒症：全身寒战，呈间歇热，严重时体温不升高或低于正常。病人四肢厥冷、发绀、少尿或无尿，休克发生早，持续时间长。常见细菌为铜绿假单胞菌、沙雷菌、克雷伯菌。			5 分 钟	

（教案续页 7）

（续）3. 真菌性脓毒症：病人突起寒战、高热，病情迅速恶化，周围血象可呈白血病样反应。常见真菌为念珠菌、曲霉菌、毛霉菌。 4. 厌氧菌：多见于电击伤、焦痂压迫下伴有肌肉坏死、女性会阴临近创面。常见细菌为无芽孢厌氧菌。 感染很少为一种细菌，多为混合感染，有时需氧菌、厌氧菌也可同时存在。 四、防治（prevention and cure） 提高对感染发生和发展规律性的认识，理解烧伤休克和感染的内在联系，及时积极地纠正休克，维护机体的防御功能：认识到烧伤感染途径的多样性，包括外源性与内源性以及静脉导管感染等，全面于以防治。 积极纠正休克 防治组织器容缺血缺氧损害，维护机体的防功能，保护肠黏膜屏障，对防治感染有重要意义。 扩展内容： 特别要重视肠源性感染的防治，尤其注意以下四点： 1. 烧伤低血容量性休克和肠源性感染的发生率密切相关，所以严重烧伤后尽早开始补充血容量、纠正休克应属第一措施。尽快纠正休克的内涵就有抗感染的意义。 2. 从动物实验结果可知，严重烧伤后肠源性感染发生之早（细菌侵入可在 3h 之内，肠道内毒素的侵入更早）、播散之广（肝、脾、肺、肾等），提示在大面积烧伤的抗休克阶段，尤其是延迟补液的患者，应加入抗感染的措施，短期使用较广谱、针对易经肠道侵入的几种常驻菌如大肠杆菌、沙雷菌、铜绿假单胞菌、变形杆菌甚至金黄色葡萄球菌等的药物。因为大面积烧伤早期不但发生全身性感染的概率高，而且病死率也最高。	 提问：如何算是成功的抗休克结果？尿量成人 1ml/(h · kg)，小儿 0.5~1ml/(h · kg)，尿颜色淡黄。		 5 分 钟	

（教案续页 8）

3. 严重烧伤早期肠蠕动减弱的情况经常存在，从肠梗阻的动物模型观察到，24h 内肠道革兰阴性杆菌可增殖 1000 倍。如何不使肠道成为“生理性死腔”，似应尽早开始肠道营养，即摄入量不多，也有利于刺激肠道的生理功能；喂养成分中还应配入一些肠黏膜修复必需的氨基酸，如谷氨酰胺等。 4. 需进一步研究拮抗内毒素和减轻严重烧伤后应激性损害的措施。 正确处理创面： 烧伤创面，特别是深度烧伤创面是主要感染源，对深度烧伤创面进行早期切痂、削痂植皮，是防治全身性感染的关键措施。 合理应用抗生素： 抗生素的选择应针对致病菌，贵在病菌侵入伊始及时用药。因此，平时应反复作细菌培养以掌握创面的菌群动态及其药敏情况，一旦发生感染，及早有针对性地用药。一般烧伤创面的病菌常为多菌种，耐药性较其他病区为高，病区内应避免交叉感染。对严重病人并发全身性感染时，可联合应用一种第三代头孢菌素和一种氨基糖苷类抗生素，静脉滴注，待细菌学复查报告后，再予调整。需要注意的是，感染症状控制后，应及时停药，不能留待体温完全正常。因为烧创修复，一定程度的体温升高是不可避免的。敢于应用抗生素而不敢及时停用抗生素，反而会导致体内菌群失调或二重感染（如真菌感染）。 扩展内容： 迄今，抗生素仍然是抑制病原菌的重要武器，但如何合理应用仍未解决。在烧伤领域中应用抗生素，需要有几点基本认识：①尽管用尽各种现代的消毒、隔离技术，烧伤创面仍不可避免有菌，而且往往是混合、多种。热力作用后的烧伤表面虽可短暂无菌，但很快就有细菌定植；外用磺胺嘧啶银等药物后，常规培养基上			5 分钟 5 分钟	

（教案续页 9）

（续）可能“无菌”，但如用特殊培养基时又可能存在真菌感染。正常情况下，人体的皮肤、肠腔、口腔、呼吸道就常驻多种菌，加上烧伤后出现大量坏死组织，又为细菌的生长繁殖提供良好的条件。②企图以某种抗生素或者联合应用抗生素以清除创面所有的细菌是不可能的，而且必将引致更难对付的耐药菌，包括形形色色的机会菌。20 世纪 50 年代末至 60 年代初，国内曾经有过抗生素“大包围”的过程，结果凡联合使用抗生素越多者，铜绿假单胞菌、真菌感染越发猖獗，这一教训是很深刻的。 烧伤感染的威胁期长，从皮肤屏障破坏开始至创面愈合是一漫长过程，特别是大面积Ⅲ度烧伤。但抗生素的副作用，特别是导致人体微生物生态平衡的失调、耐药菌株的泛滥等，越来越引起学者的重视。在利弊共存的情况下，如何合理应用抗生素，除了强调针对性（包括细菌学的准确诊断、药敏调查）外，在临床上至关重要的是适应证和用药的时机、时限等问题。 对中、小面积浅度烧伤，只要创面处理适当，病情不危重，一般不需使用抗生素；但大面积严重烧伤，应用抗生素势在难免。合理应用抗生素是重要的辅助措施，滥用则是灾害。就严重烧伤而言，感染的威胁贯穿于创面愈合前的全过程，当前较普遍存在的问题是用药时间漫长，敢用而不敢停。为此，探索研究用药的必要时机和时限成为亟待探讨的一个课题。近代外科围手术期用药的改革是很好的一个范例，抗生素的应用只自麻醉开始时静脉滴入，手术时保持血液和组织中有一定的抑菌浓度，如手术时间长，可加用一次，术后当日即可停药，该方法取代了以往术前、术后的漫长用药，				

（教案续页 10）

<table>
<tr><td>（续）多年的临床实践证明是完全有效、可行的，这就是近年来提倡的用药“个体化”。综合上述情况，对大面积严重烧伤患者早期应用有效的抗生素是有其针对性的，但必须强调的是，一旦度过高危期（5d），要敢于及时停药，即使还有一定程度的体温升高，也主要靠细致的创面处理与全身性的支持，抗生素只能偶用于围手术期。这一用药原则已经被实践证明，除早期病程相对平稳外，随后的并发症也相对减少，较之以往的被动用药，总耗费量反而减少。抗生素早用是有选择性的，早停必须坚决，早用而不敢早停则必然走进误区。
补液原则：先快后慢、先盐后糖、见尿补钾。补液效果以尿量为衡量指标。

正确处理创面：早期切削痂，甚至是休克期。</td><td></td><td>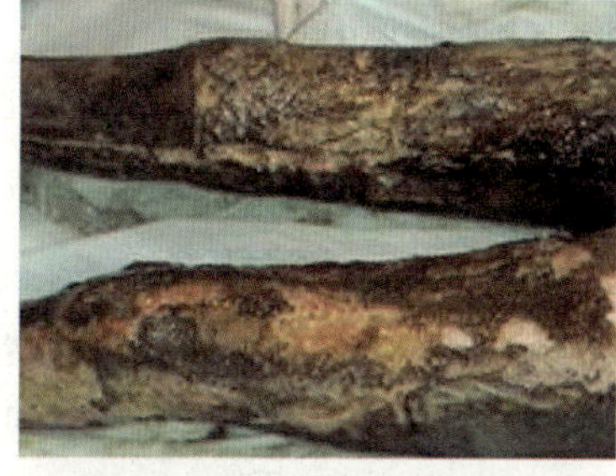
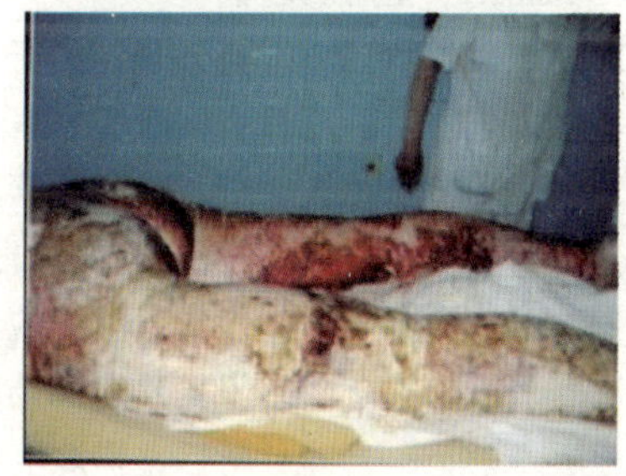</td><td>2
分
钟</td><td></td></tr>
<tr><td>合理应用抗生素：用停及时、反复做创面培养、必要时联合用药、防护交叉感染和二重感染（真菌）。

其他综合措施：
营养支持：首选肠内、次选肠外
水电调节：定期检测离子水平并及时处理。
脏器维护：肺、肝、肾等脏器支持治疗。</td><td>敢用敢停方显英雄本色，不必等体温降至正常！

提问：为什么还要有其他综合措施？一个好汉三个帮，人体是复杂的整体。</td><td></td><td>2
分
钟

2
分
钟</td><td></td></tr>
</table>

（教案续页 11）

五、小结（summary） 诊断和防治要点 烧伤全身性感染的诊断：①性格改变；②体温骤变；③心率加快；④呼吸急促；⑤创面骤变；⑥白细胞骤变。 烧伤全身性感染的防治：①积极纠正休克；②正确处理创面；③合理应用抗生素；④脏器维护；⑤营养支持；⑥水电调节。			2 分 钟	
两道练习题： 1. 导致烧伤全身性感染，致病菌重要的内源性来源是：A. 肠道；B. 尿道；C. 创面；D. 呼吸道；E. 输液管 参考答案：A 2. 防治大面积Ⅲ° 烧伤全身性感染的关键措施有：A. 及时纠正休克；B. 大剂量抗生素；C. 依靠外用药；D. 支持疗法；E. 早期切痂、植皮 参考答案：AE			3 分 钟	
3. 病例推演 患者男，62 岁，被火焰烧伤全身多处 9 天，体检：T 36℃，P 100 次 /min，BP 80/54mmHg，创面约 60%TBSA。双上肢创面可见焦痂形成，质地坚硬，痛觉消失。颜色外观灰暗，有黄白色分泌物，创面周围红肿明显。 ①目前怀疑感染吗？ ②要做哪些检查？ ③紧急处理是？ ④抗生素如何选择？	提问答案 ①怀疑，创面情况疑似创面脓毒症，而且体温较低 ②血常规、离子、血培养、创面培养等 ③扩创、抗生素、全身支持治疗 ④广谱抗生素应用，同时根据培养和药敏结果针对性选择抗生素		5 分 钟	
对于任何疾病都是“防”大于“治”	宣传疾病“防大于治”的理念		5 分 钟	
			1 分 钟	

（教案末页）

小　结	烧伤全身性感染是严重烧伤患者常见的并发症，感染早期的诊断和感染源的判定对后期的治疗有着重要的指导意义，综合防治方法也是治疗全身性感染最为关键的措施。
复习思考题、作业题	对严重烧伤患者的受伤过程及心理状态做详细了解后将共情心态贯穿于整个治疗过程；不仅仅要治疗患者身体的创伤，同时也要关心其心灵所受的伤害，治疗时的轻柔动作甚至是一个坚定的眼神可能会给患者带去无穷大的战胜疾病的勇气与力量。
实施情况及分析	本节内容由手机引发的烧伤切入主题，与现实生活联系紧密，代入感强，让学生迅速关注烧伤对全身健康带来的危害，从而对相应的治疗产生要一探究竟的好奇心。课程尤其强调“防重于治”的理念，目的就是要将治疗阵地前移，不发生烧伤感染才是烧伤治疗的高级目标。课程由浅入深，从烧伤感染的病因、来源，再到治疗和预防，层层推进，符合人们对新知识的认知过程，因此能够取得较为良好的教学效果。

教学评价表

评价项目	评价要点	评价分数	自我评价	上级评价
教学目标评价（10 分）	1. 目标明确，符合学生实际。目标的设置不可过高或过低。	5	5	5
	2. “三维目标”全面、具体、适度，有可操作性，并能使知识目标、能力目标、情感、态度、价值观目标有机相融，和谐统一。	5	5	5
教学材料评价（5 分）	教学材料完善，教学大纲、教案体现本课程的教学目的、任务、内容与要求，能体现本课程的重点、难点；教学进程安排合理得当。	5	4	5
教学内容评价（10 分）	1. 教师能准确把握所教学科内容的重点、难点，教授内容正确。	4	4	4
	2. 教学内容符合学生的认知规律，激发学生去积极思维。	4	3	3
	3. 教师能从教学实际出发，转变教材观念，对教材进行科学有效的整合，不唯教材。	2	2	1
教师行为评价（25 分）	1. 教师是否能够有效地组织学生进行学习，培养学生良好的学习习惯；是否创造了生动有趣的教学情境来诱发学生学习的主动性；是否能和学生一起学习探究、倾听、交流。	8	7	8
	2. 教师能以学生为主体，重视知识的形成过程，重视学生学习方法的培养，重视学生的自学能力、实践能力、创新能力的发展。	5	5	5
	3. 课堂上能营造宽松、民主、平等的学习氛围，教态自然亲切，对学生学习的评价恰当、具体、有激励性。	2	2	2
	4. 能够根据教材的重点、难点之处，精心设计问题，所提出的问题能针对不同层次的学生，问题提出恰到好处。能启发学生思考，注重学生的“问题”意识，引导学生主动提出问题。	4	4	3
	5. 根据教学内容和学生实际，恰当选择教学手段，合理运用教学媒体。	3	2	3
	6. 教师的讲解语言准确简练，示范操作规范，板书合理适用，教学有一定的风格和艺术性。	3	3	3

学生行为评价（30分）	1. 看学生的学习状况，学生学习的主动性是否被激起，能积极地以多种感官参与到学习活动之中。	7	7	7
	2. 看学生的参与状态，学生要全员参与，有效参与。	6	6	6
	3. 看学生的学习方式。是否由被动学习变为主动学习；是否由个体学习到主动合作学习；是否由接受性学习变为探究性学习。	5	5	5
	4. 看学生在自主、合作、探究学习上的表现。学生在学习过程中，是否全身心地投入，是否发现问题、提出问题、积极解决问题，是否敢于质疑、善于合作。	7	6	6
	5. 看学生学习的体验与收获。在学习过程中，90% 以上的学生能够相互交流知识、交流体会。	5	4	5
教学效果评价（15分）	1. 看教学目标达成度如何。教师是否关注学生的知识与能力、过程与方法、情感态度价值观的全面发展。	4	4	4
	2. 看教学效果的满意度。在教师的指导下，90% 以上的学生掌握了有效的学习方法，获得了知识，发展了能力，有积极的情感体验。	7	7	7
	3. 看课堂训练题设计，检测效果好。	4	3	3
教学特色评价（5分）	教师在教学方式、方法上，知识的生成点上，教学机智与智慧上的闪光点，有不同寻常之处。	5	5	4
总　评		100	93	97

上级建议和意见：

该教学方案教学大纲明晰，可操作性强，教学目标明确，重点难点突出，从烧伤全身性感染定义、原因、诊断、防治四方面对伤全身性感染进行了详细的讲授，支撑内容的素材完善。能利用多媒体教学工具打造具有一定风格的课堂氛围，激发学生学习主动性。

在今后的教学方案设计中可以继续丰富教学材料，向学生分享介绍更多烧伤全身性感染相关研究的前沿知识。在教学方式上，更加注重与学生的互动，收集教学反馈，了解授课效果，提高教学质量。

安晓明

注：评价等级划分：90 分以上为“优秀”；80~89 分为“良好”；60~79 分为“合格”；60 分（不含 60 分）以下为“不合格”。

教学幻灯

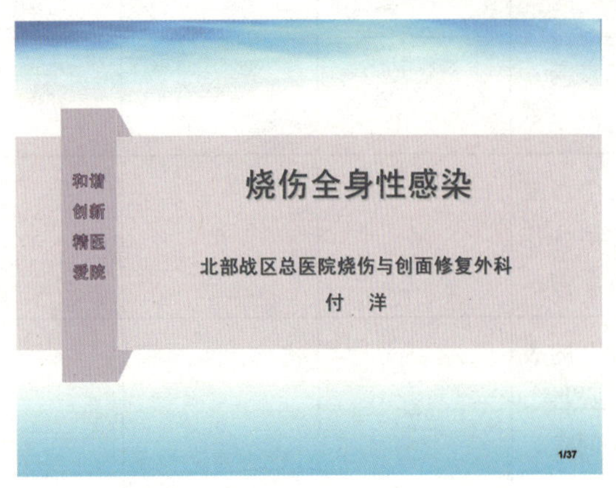
和谐
创新
精医
爱院
烧伤全身性感染
北部战区总医院烧伤与创面修复外科
付 洋
1/37

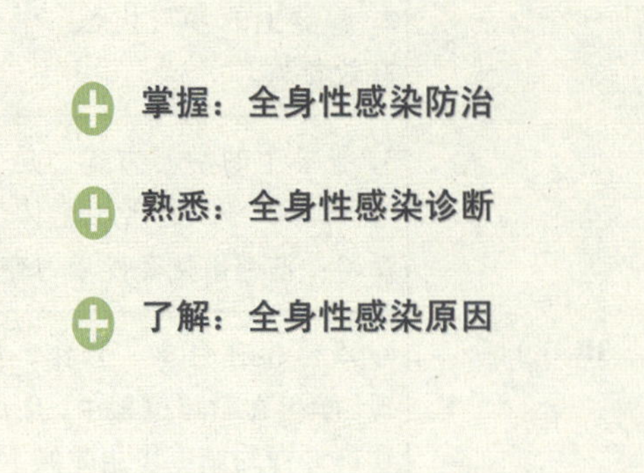
掌握：全身性感染防治
熟悉：全身性感染诊断
了解：全身性感染原因

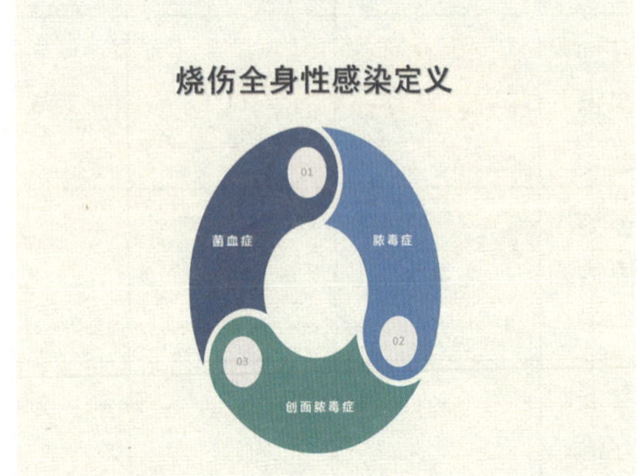
烧伤全身性感染定义
菌血症
脓毒症
创面脓毒症

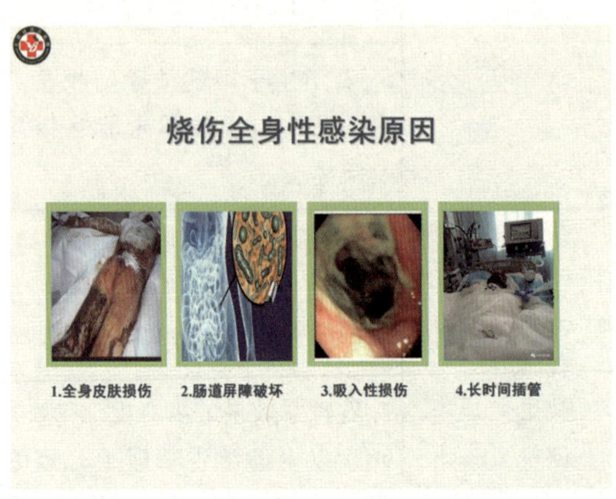
烧伤全身性感染原因
1.全身皮肤损伤
2.肠道屏障破坏
3.吸入性损伤
4.长时间插管

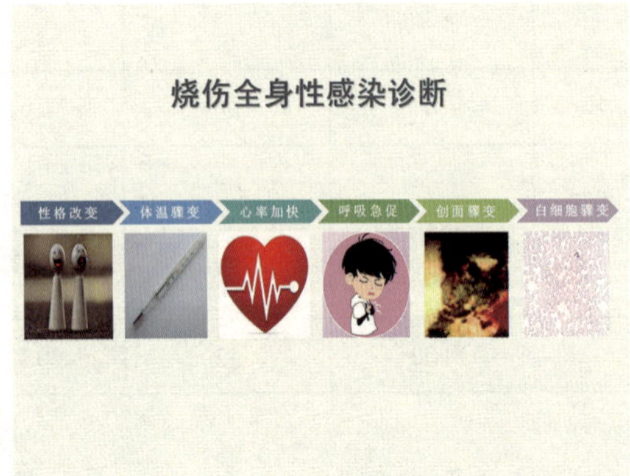
烧伤全身性感染诊断
性格改变
体温骤变
心率加快
呼吸急促
创面骤变
白细胞骤变

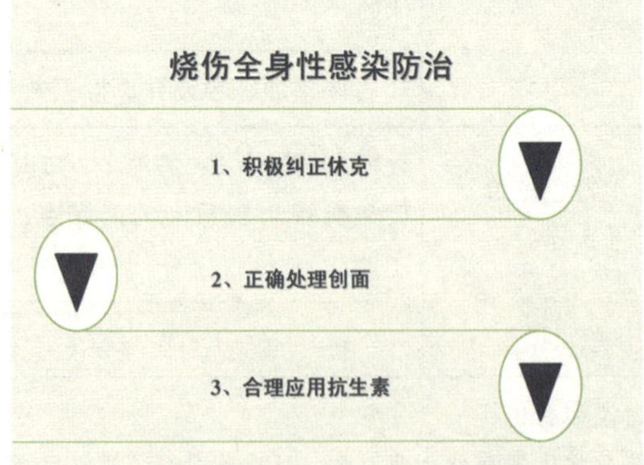
烧伤全身性感染防治
1、积极纠正休克
2、正确处理创面
3、合理应用抗生素

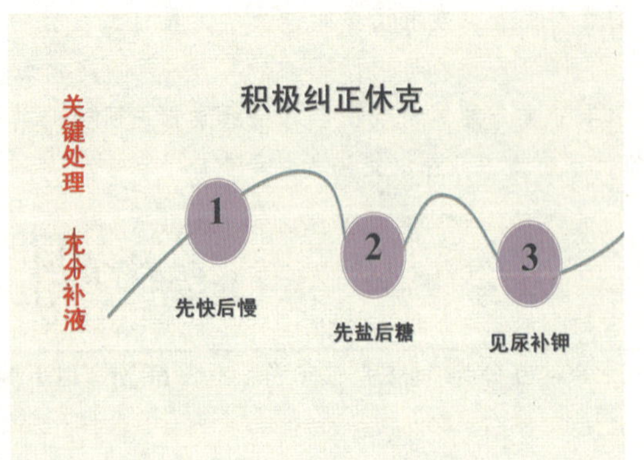
积极纠正休克
关键处理
充分补液
1
先快后慢
2
先盐后糖
3
见尿补钾

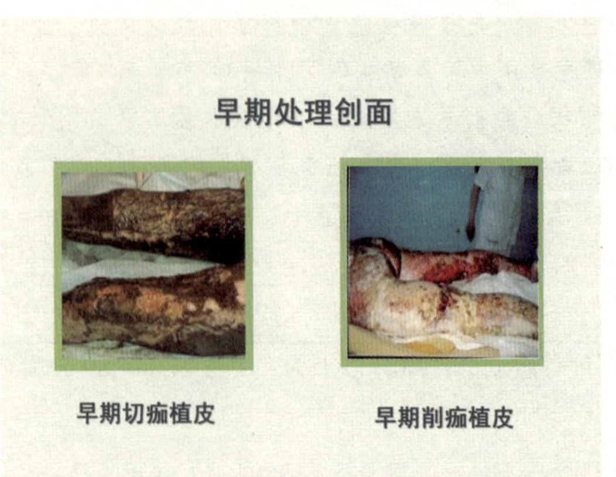
早期处理创面
早期切痂植皮
早期削痂植皮

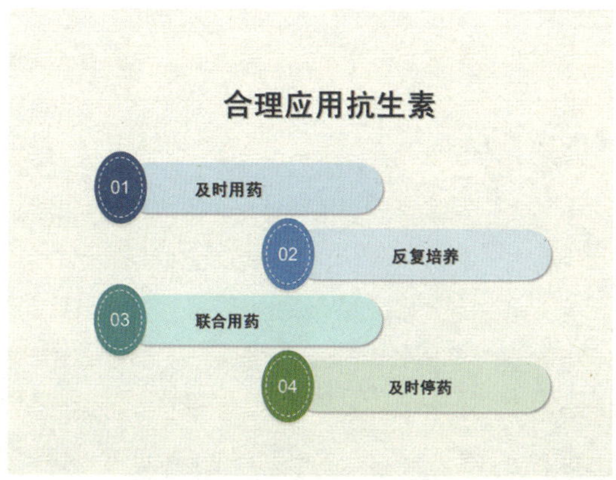

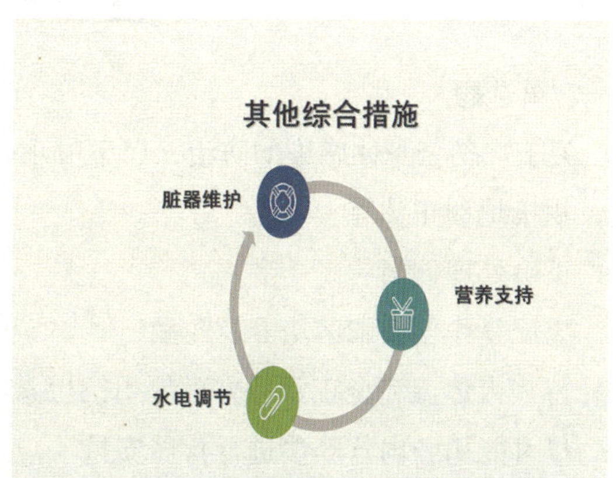

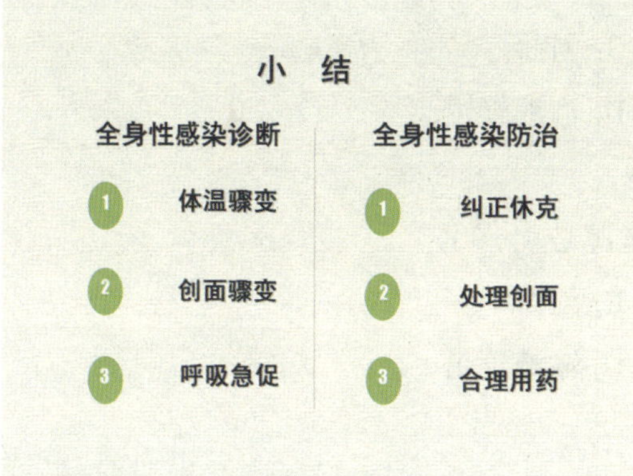

小 结
全身性感染诊断
1 体温骤变
2 创面骤变
3 呼吸急促
全身性感染防治
1 纠正休克
2 处理创面
3 合理用药

导致烧伤全身性感染，致病菌重要的内源性来源是：

A、肠道

B、尿道

C、创面

D、呼吸道

E、输液管

防治大面积III°烧伤全身性感染的关键措施有：

A、及时纠正休克

B、大剂量抗生素

C、依靠外用药

D、支持疗法

E、早期切痂、植皮

患者男，62岁，被火焰烧伤全身多处9天，体检:T 36℃, P 100次/min, BP 80/54mm Hg，创面约60%TBSA。双上肢创面可见焦痂形成，质地坚硬，痛觉消失。颜色外观灰暗，有黄白色分泌物，创面周围红肿明显。

① 目前怀疑感染么？

② 要做哪些检查？

③ 紧急处理是？

④ 抗生素如何选择？

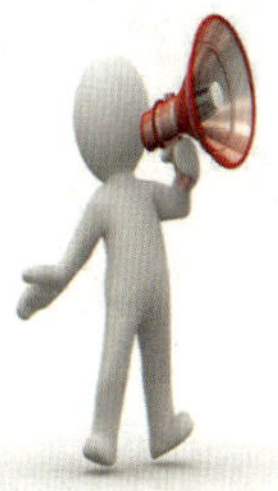

预防重于治疗

兵伐谋——不战而屈人之兵

谢 谢

我的微信：A51355144

课后练习题

一、单选题

1. 关于烧伤全身性感染的防治，以下哪项是错误的（　）

A. 积极地纠正休克

B. 正确处理创面

C. 应反复作创面细菌培养及药敏

D. 待病人体温完全正常后方可停用抗生素

E. 尽可能用肠内营养法进行营养支持

2. 引起烧伤全身性感染，致病菌重要的内源性来源是（　）

A. 肠道　　B. 创面

C. 泌尿道　　D. 输液管道

E. 呼吸道

3. 引起烧伤全身性感染，致病菌重要的外源性来源是（　）

A. 肠道　　B. 创面

C. 泌尿道　　D. 输液管道

E. 呼吸道

二、多选题

1. 关于烧伤全身性感染的防治，以下哪些是正确的（　）

A. 积极地纠正休克　　B. 正确处理创面

C. 早期肠内营养　　D. 待病人体温完全正常后方可停用抗生素

E. 合理使用抗生素

2. 防治大面积Ⅲ度烧伤全身性感染的关键措施（　）

A. 依靠外用药　　B. 及时纠正休克

C. 大剂量抗生素　　D. 早期切痂、植皮

E. 支持疗法

3. 烧伤全身性感染的途径有（　）

A. 经创面感染　　B. 经呼吸道感染

C. 肠源性感染　　D. 静脉导管感染

4. 全身性外科感染的原因有（　）

A. 常继发于严重创伤后　　B. 致病菌的数量多

C. 致病菌的病菌毒素强　　D. 机体的抗感染能力低下

三、判断题

1. 休克的补液原则是：先快后慢、先糖后盐、见尿补钾

2. 合理应用抗生素应做到：及时用药、反复培养、联合用药、及时停药

3. 烧伤全身性感染的其他综合治疗措施包括：脏器维护、营养支持、水电调节

四、名词解释

1. 烧伤全身性感染

2. 菌血症

3. 创面脓毒症

4. 脓毒症

五、问答题

1. 烧伤全身性感染如何诊断？

2. 烧伤全身性感染的防治原则是什么？

3. 烧伤全身性感染的常见原因有哪些？

参考答案

一、单选题

1. D 2. A 3. B

二、多选题

1. ABCE 2. BD 3. ABCD 4. ABCD

三、判断题

1. × 2. √ 3. √

四、名词解释

1. 烧伤全身性感染

参考答案：大面积烧伤后，细菌入血或者向深层未烧伤组织侵犯导致全身中毒症状。

2. 菌血症

参考答案：指细菌进入血液，在血培养中发现细菌。

3. 创面脓毒症

参考答案：病原菌侵入痂下临近的非烧伤组织，呈弥散性发展，组织菌量超过 10^5 个 /g 组织。

4. 脓毒症

参考答案：脓毒症是宿主对感染的反应紊乱，以致威胁生命的器官功能障碍。

五、问答题

1. 烧伤全身性感染如何诊断？

参考答案：①性格改变；②体温骤变；③心率加快；④呼吸急促；⑤创面骤变；⑥白细胞骤变。

2. 烧伤全身性感染的防治原则是什么？

参考答案：①及时积极地纠正休克，维护机体的防御功能，保护肠黏膜的组织屏障，对防止感染有重要意义；②正确处理创面；③合理应用抗生素；④综合措施：支持营养，纠正水、电解质紊乱，维护脏器的功能等。

3. 烧伤全身性感染的常见原因有哪些？

参考答案：①全身皮肤损伤；②肠道屏障破坏；③吸入性损伤；④长时间插管。

第六章 常见内脏并发症的预防

编写　薛继东
审阅　官　浩

教学设计

目前我国每年约有2800万人因为各种原因烧伤，其中6%~15%为严重烧伤。在这些病人中，约2.5%最终因抢救无效而死亡。死亡初期的主要原因是休克，但随着治疗水平的进步，病人存活时间变长，死亡原因逐渐转变成感染。目前，死亡的主要原因是内脏并发症。有数据显示：单一脏器损害，死亡率达30%；两个脏器损害死亡率可达60%；三个脏器损害死亡率高达80%~100%。所以，减少内脏并发症的发生，是降低严重烧伤死亡率的关键。

兵法云：知己知彼，百战不殆。只有认真了解烧伤后内脏损害的发生机制，掌握多脏器功能障碍综合征形成的原因和诊断标准后，才能采取有效对策，在救治严重烧伤病人的战役中抢占先机，战无不胜。

一、教学目标

本节课的主要内容包括烧伤后内脏损害的发生机制，多脏器功能障碍综合征的诊断、评判标准及防治策略；烧伤后常见内脏并发症的发病特点、临床表现、诊断方法及防治措施。通过对本节内容的学习，可以掌握内脏损害的发生机制；掌握多脏器功能障碍综合征的定义及诊断方法；能够说出烧伤后常见内脏并发症的种类，以及常见内脏并发症的发病原因、临床表现、诊断方法及防治方法。

对于不同的学生群体，侧重点略有不同。比如对于在校本科、专科学生，他们目前处于知识的学习积累阶段，各门知识学习进度不等，不能横向连接各门知识，所以要求熟练掌握内脏损害的机制、各脏器损害的发病特点、临床表现等，了解它们的治疗方法，主要掌握理论内容，加深对知识的理解。而见习、实习生和进修生，相比在校生，知识量更加全面，而且已有一定的临床经验，但不够系统。这部分学生，不仅要练掌握内脏损害的机制，各脏器损害的发病特点、临床表现，还要将理论知识结合临床实践，整合碎片式的信息，根据损害机制及临床表现，总结归纳诊断及防治措施等，培养临床诊疗思维模式，为即将进入临床工作打好基础。

二、教学重点

烧伤后内脏损害的机制；多脏器功能障碍综合征的诊断、评判标准及防治策略；烧伤后常见内脏并发症的病因、诊断标准及治疗方案。

本节课的内容在整个烧伤治疗学中亦是重中之重，其中包含了生理学、生化学及生物学等多门基础知识，是烧伤治疗的精髓。烧伤患者内脏损害的程度，直接关系到患者预后情况、治疗效果等。尤其在发生多脏器功能障碍时，需要判断各脏器损伤的严重程度和轻重缓急，综合施治。所以，学好这部分内容，有助于提高严重烧伤的治疗水平。

三、教学难点

烧伤后内脏损害的机制。

烧伤后内脏损害的机制包含了生理学、生物化学及生物学的众多内容，应用分子生物学的方法解释了内皮细胞、免疫细胞及其分泌的多种细胞因子、炎症介质、自由基等在内脏损害时的作用，内容抽象、深奥，不易理解；而且部分机制尚未阐述清楚，对于学生和教师来说，都是难点。所以在教学过程中，不仅要复习生理学、生物化学及分子生物学的基础知识，还要参考相关文献资料，归纳总结知识点，理顺思路，达到使学生理解的目的。

四、教学思路及整体设计

本节课的内容包括烧伤后内脏损害的发生机制多脏器功能障碍综合征的诊断、评判标准及防治策略，烧伤后常见内脏并发症的发病特点、临床表现、诊断方法及防治措施。内容复杂、抽象，枯燥乏味，不易理解，而且容易混淆、遗忘。在教学中发现这部分内容知识点较多，分散，而且多个知识点之间互有交叉，增加了理解和记忆难度。所以本次教学拟通过以下方法进行教学。

首先制定教学思路，采取“总－分－总”的授课模式。第一个“总”，就是总述所有内脏在烧伤后发生内脏损害的机制，奠定基础，强化对损害过程的理解，由机制谈及防治更加精准，便于记忆。“分”就是根据各内脏的结构、功能特点，分别讲述内脏损害的原因及损害后的功能改变情况，根据其独特的表现进行诊断，根据损害原因进行防治，水到渠成，顺理成章。第二个“总”就是总结归纳多脏器功能障碍综合征的定义、诊断方法和防治策略。由多脏器损害后的严重后果阐明治疗原则：即烧伤后内脏损伤以防为主，防治结合，预防多脏器功能障碍综合征的发生，提高大面积烧伤的治愈率。

其次是多种教学方法联合应用，强调以学生为主体的教学。开篇应用终末期病人抢救视频导入，引出烧伤患者最终死亡原因为多脏器功能衰竭，从而引出内脏功能损伤的概念，以及它的严重后果，激发学生对该病症的求知欲望。通过多媒体照片、思维导图或原理流程图等展示各内脏损害的过程，更加直观，更加准确。俗话说“百闻不如一见”。通过各种专科特色的临床症状照片或原理模拟图加深学生的印象，形成一种身临其境的感觉，提高学生的学习兴趣。应用 PBL 教学法，在课堂提问各内脏正常功能的相关知识，了解同学对各内脏基本知识的掌握程度，从而调整教学内容或方法。应用 CBL 教学法，在课前准备临床病例用于课内讨论，搜集同学所提出的问题，从而了解同学们对知识点的掌握情况，进而调整教学内容或方法。通过类比的方法启发同学，方便记忆。

最后，在每一部分内容后进行小结，内容应高度概括以方便记忆，同时也可以帮助学生养成总结归纳的方法。

五、教学方法

1. PBL 教学法 PBL 教学法即英文 problem-based learning 的缩写，意为以问题为基础的教学方法。在本次课中，PBL 教学法使用较多，在内脏损害机制中提问了“炎症反应的表现是什么？内皮细胞损伤后的表现？”在分述各内脏并发症时设计提问各内脏的正常功能以及正常的症状体征。掌握学生对相关知识的掌握程度，从而特色教学。

2. CBL 教学法 CBL 教学法即英文 Case-based Learning 的缩写，意为案例教学法。在本节课中，在各节内容中穿插临床典型病例进行讨论剖析，讲授各内脏损害时的相互影响的关系，让学生理解内脏损害的联系。掌握“牵一发而动全身”的道理，从而形成综合防治的概念。

3. 多媒体教学法 就是通过计算机，利用有特色的图片，如呼吸的三凹征、血红蛋白尿、柏油样便等特色照片，增加学生的感官印象，增强记忆。或者应用原理演示图讲解，方便理解和记忆，增强学习效果。

参考文献

[1] ZuoKJ, MedinaA, TredgetEE. ImportantDevelopmentsinBurnCare[J].Plastic & ReconstructiveSurgery, 2017, 139(1): 120e-138e.

[2] 贾赤宇 . 烧伤外科临床教学现状及改进构想 [J]. 医学研究杂志，2007, 036(010): 109-111.

[3] 崔晓阳，李益，廖虎，等 . PBL 教学法在我国医学教育中的应用及存在问题 [J]. 医学教育探索，2010,9(04): 15- 18.

[4] 李宏亮，和姬苓 . 多媒体教学在烧伤外科教学中的应用 [J]. 包头医学院学报，2010, 026(001): 107-109.

[5] 李稻，韩玉慧，蒋益，等 . 医学基础教育中 PBL 和 CBL 两种教学模式的实践与体会 . 中国高等医学教育，2010(2): 108-110.

[6] Srinivasan M（著），夏颖，顾鸣敏（编译）. PBL 教学法与 CBL 教学法的比较——基于 两种教学法的转换在临床课程学习上的效果分析 [J]. 复旦教育论坛，2009,7(5): 88 -91.

[7]吴旺春，陈水钰，彭演国，等 .CBL 联合 PBL 教学 法在神经外科临床教学中的应用效果 [J]. 当代医学，2019, 25(31): 188 -190.

[8] 郭建华 . 从“以教师为主导，学生为主体”谈优化课堂教学 [J]. 林区教学，2001(6): 4.

[9] 邢美娟 .PBL 教学法在我国医学教育中的应用及存在的问题探讨 [J]. 课程教育研究，

2015(14): 245.

［10］周志坚，向裕民，向必纯，等．“以学生为主体教材为载体教师为主导”的教学模式探讨——以大学物理为例 [J]. 四川理工学院学报（社会科学版），2007(22): 1-2.

［11］陈桂正．以探索活动为主线，培养学生创新思维能力——优化“启导创新”教学模式之一 [J]. 科学教育，2001, 7(4): 5-7.

［12］施斌，马晓红，朱樑，等．在临床教学中应合理应用多媒体教学手段 [J]. 临床和实验医学杂志，2008, 7(02): 178-179.

［13］陈孝平，汪建平，赵继宗．外科学．9 版．北京：人民卫生出版社，2018.

［14］黎鳌．黎鳌烧伤学 [M]. 上海：上海科学技术出版社，2001.

［15］杨宗城．烧伤治疗学 [M]. 北京：人民卫生出版社，2006.

教案展示

教案首页

第__次课　　　　授课时间＿＿年　月　日　　　　教案完成时间＿＿年　月　日

<table>
<tr><td>课程名称</td><td colspan="7">烧伤外科学</td></tr>
<tr><td>年　级</td><td colspan="3"></td><td>专业、层次</td><td colspan="3"></td></tr>
<tr><td>教　员</td><td>薛继东</td><td>职务</td><td>副主任医师</td><td>授课方式（大、小班）</td><td>大班课</td><td>学时</td><td>2 学时</td></tr>
<tr><td colspan="2">授课题目（章，节）</td><td colspan="6">常见内脏并发症的预防</td></tr>
<tr><td colspan="2">基本教材
（或主要参考书）</td><td colspan="6">基本教材：
陈孝平，汪建平，赵继宗．外科学．9 版．北京：人民卫生出版社，2018
黎鳌．黎鳌烧伤学．上海：上海科学技术出版社，2001</td></tr>
<tr><td colspan="8">教学目的与要求：通过对本节内容的学习，可以掌握内脏损害的发生机制；掌握多脏器功能障碍综合征的定义及诊断方法，能够说出烧伤后常见内脏并发症的种类，以及常见内脏并发症的发病、临床表现、诊断方法及防治方案。
重点：烧伤后内脏损害的机制，多脏器功能障碍综合征的诊断、评判标准及防治策略，烧伤后常见内脏并发症的病因、诊断标准及治疗方案。
难点：烧伤后内脏损害的机制。</td></tr>
<tr><td colspan="8">教学内容与时间安排：
第一学时：
一、自我介绍　1 分钟
二、烧伤后内脏损害的机制　13 分钟
三、肺部并发症　13 分钟
四、心功能不全的发生原因、时机、诊查与防治　13 分钟
第二学时：
五、肾功能不全的发生原因、时机、诊查与防治　10 分钟
六、烧伤应激性溃疡的发生原因、时机、诊查与防治　10 分钟
七、脑水肿的发生原因、时机、诊查与防治　10 分钟
八、多脏器功能障碍综合征的诊断与防治　10 分钟
教学方法：启发式教学、PBL 教学、CBL 教学、多媒体教学方法、分享病例、展示图片等方式，到达教学目的。</td></tr>
<tr><td colspan="8">教研室审阅意见：

（教学组长签名）
（教研室主任签名）
年　月　日</td></tr>
</table>

（教案续页 1）

讲授与指导内容	讲课、互动内容设计	信息技术运用设计	课时分配	备注
烧伤后常见内脏并发症的防治			1分钟	
由严重烧伤病人因多脏器功能衰竭死亡时抢救视频引入内脏并发症是烧伤患者死亡的主要原因。 内脏功能衰竭（organ failure）、全身性感染（systemic infection）及吸入性损伤（inhalation injury）是导致烧伤死亡的三大主要因素。内脏损害是引起内脏功能衰竭的主要因素，是影响烧伤治愈率提高的主要原因。由此引出烧伤后内脏损伤的概念。 将烧伤治疗比喻为战争，知己知彼，方能百战不殆。由此讲授学习烧伤内脏并发症防治的目的。	开篇应用终末期病人抢救视频导入，引出烧伤患者最终死亡原因为多脏器功能衰竭。从而引出内脏功能损伤的概念，以及它的严重后果。激发学生对该病症的求知欲望。		1分钟	
第一节　烧伤后脏器损害的发病机制 一、烧伤后缺血－再灌流损伤（ischemia-reperfusion injury） 烧伤后发生低血容量性休克，导致脏器缺氧及营养物质，进而发生细胞损害。通过类比鱼和水的关系进行讲授，便于学生理解记忆。 缺血－再灌流损伤的含义 {脏器缺血的损伤 脏器恢复灌流后的损伤 缺血脏器损害的本质是能量物质（ATP）的缺乏，组织耐受缺血的能力有差异。皮肤、肌肉强于心、脑等内脏器官。 复苏治疗的及时与否，是减轻内脏损害的关键。复苏后，组织恢复灌注后仍会受到氧自由基（oxygen radical）的继续损害，这也是烧伤后脏器损伤的根本原因。	通过不同工种的人对饥饿的耐受来类比不同脏器对缺血的耐受，方便理解记忆。		4分钟	

（教案续页 2）

二、失控性炎症反应（uncontrolled inflammatory response） 炎症反应是烧伤后应激反应的延续，是防御性、代偿性的。早期并不发生损害。发生内脏损害的条件。 通过暴雨时的水坝因泥石流而决堤，启发同学记忆炎症反应失控造成的组织损伤的过程。 失控炎症反应对内脏的损害往往需要内皮细胞、巨噬细胞及中性粒细胞的参与，引出上述细胞在内脏损伤中的作用。	具体描述炎症反应时的炎症介质IL-2、4、6、8白介素等 【提问】炎症反应的表现是什么？红肿热痛	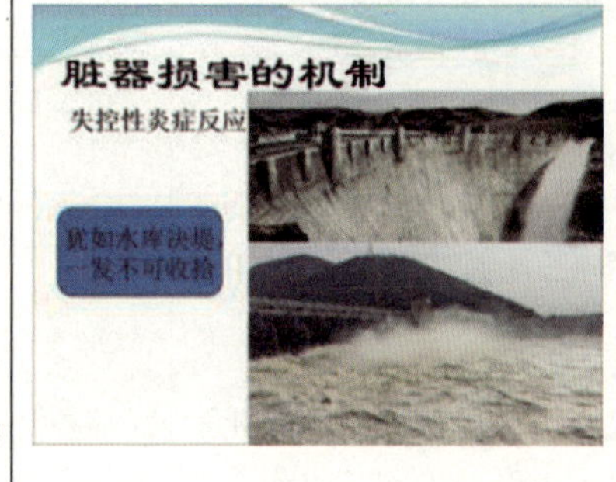	3分钟	
三、内皮细胞、巨噬细胞和中性粒细胞的在内脏损伤中的作用 （一）讲授巨噬细胞、中性粒细胞是炎症反应的始动因素 发生失控性炎症反应后，因为发生脱颗粒现象，释放细胞因子、炎症介质和水解酶等，并与内皮细胞粘附，内皮细胞发生形态变化及分泌功能紊乱，从而导致微循环障碍，造成微循环的损害，发生内脏功能障碍。	理清三种细胞参与内脏损伤的关系	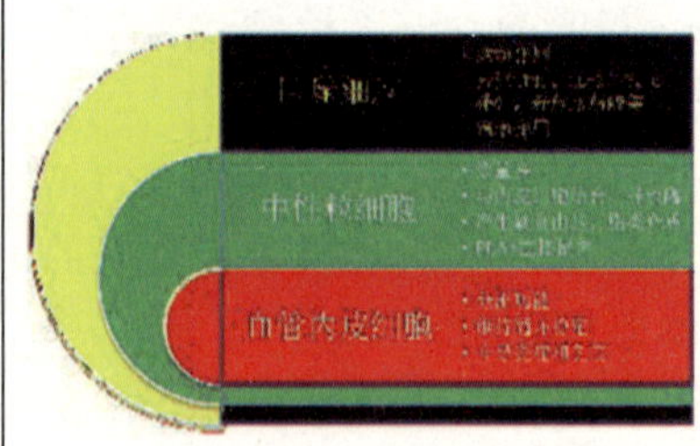	5分钟	
（二）复习内皮细胞的功能 内皮细胞是一薄层被覆于血管里面的扁平椭圆形细胞，功能多样，被称为体内最大的内分泌腺。 功能包括： 1. 屏障功能； 2. 维持血管增殖、舒缩，血细胞粘附，血液凝固与抗凝的精细平衡； 3. 调节血管张力、控制血管结构、维持血液流态； 4. 介导炎症和免疫反应等。 小结 1. 烧伤缺血再灌流损伤的内脏损害过程； 2. 失控性炎症反应对内脏损伤的过程； 3. 内皮细胞、巨噬细胞和中性粒细胞损伤内脏的方式。	【提问】：内皮细胞损伤后的表现？由答案引出内脏损害的本质。	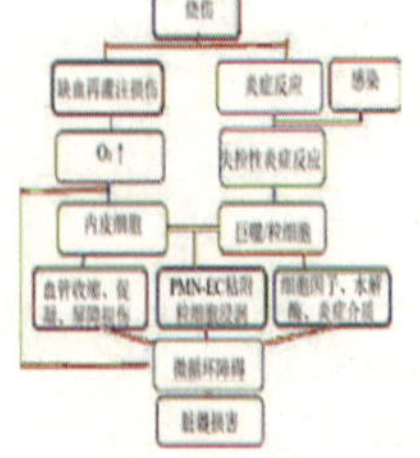		
第二节　肺部并发症（lung complication） 肺部并发症居内脏并发症的首位，常同时发生多种类型。早期主要为急性肺损伤（ALI），后期为肺部感染。				

（教案续页 3）

<table>
<tr>
<td>一、急性肺损伤（actue lung injury, ALI）
复习肺部的功能，主要是通过呼吸功能进行通气、换气，为人体提供氧。影响通气功能的因素包括动力因素、阻力及肺容积等；而影响换气的因素包括呼吸膜的面积、厚度，通气血流比值等。每一个因素变化都会影响肺部功能，导致缺氧发生。
肺部气体交换的三因素：
通气量、血流量、呼吸膜
（一）急性肺损伤的病因都是继发于烧伤后的损伤及治疗过程中发生的一些因素，包括：
病因：
吸入性损伤
休克
大量输血输液
误吸
感染
中毒</td>
<td>【提问】正常肺泡通气量是多少？肺血流量是多少？正常 VA/Q 值是多少？</td>
<td>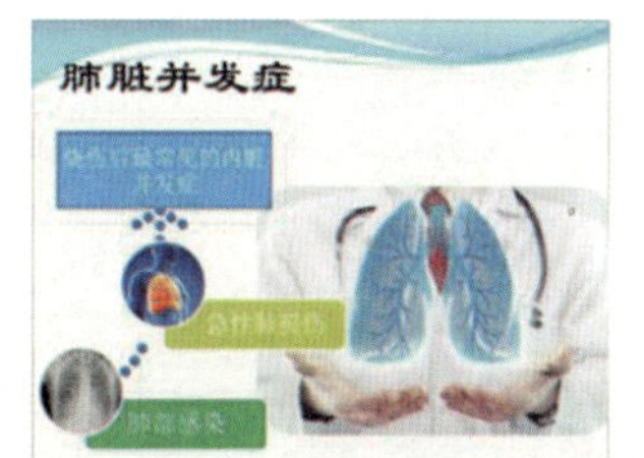

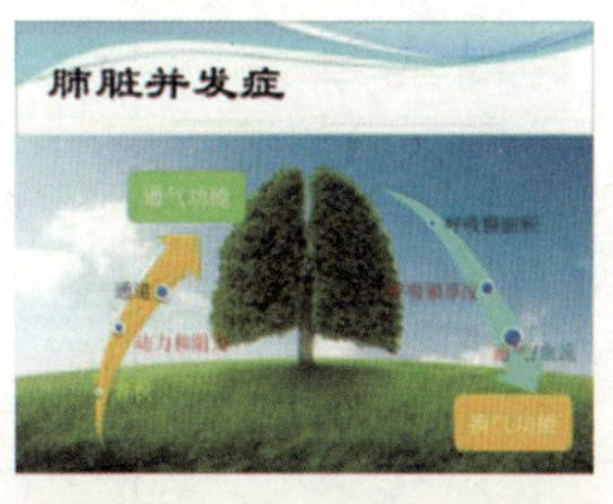

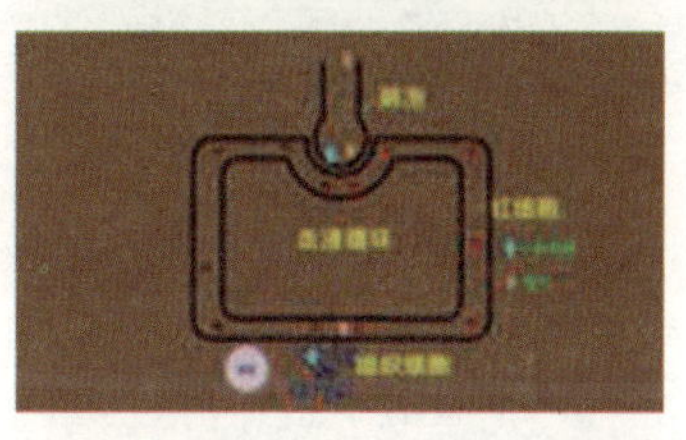</td>
<td>2
分
钟</td>
<td></td>
</tr>
<tr>
<td>（二）急性肺损伤的病理生理
病理生理：
通气量不足
肺通气 - 灌流比率（V_A/Q）失调
弥散障碍
氧耗量增多</td>
<td>启发学生根据通气血流比值的关系理解记忆急性肺损伤的病因和病理。</td>
<td>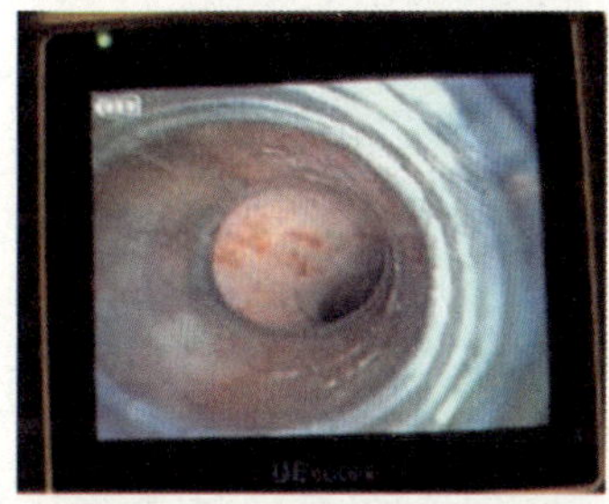
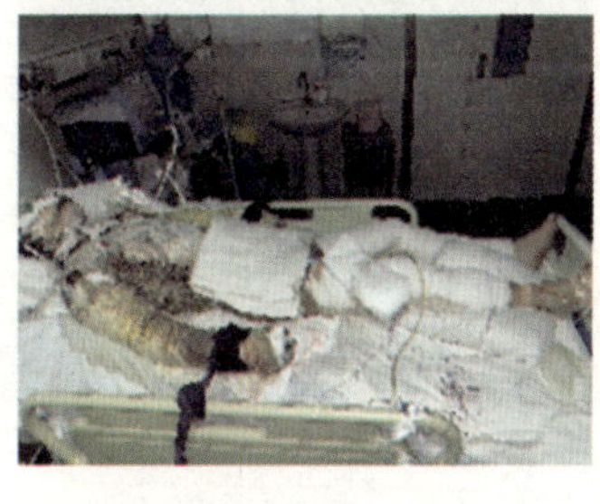</td>
<td>2
分
钟</td>
<td></td>
</tr>
<tr>
<td>（三）临床表现：进行性呼吸困难。
（四）急性肺损伤的诊断：该病的诊断可从三方面考虑，包括临床表现、肺功能的变化及实验室检查结果分析：
诊断：
根据临床表现
血气分析：PaO_2 低于 8 kPa；$PaCO_2$ ↓
肺功能检查：呼吸死腔↑，V_A/V_T↑；肺分流量↑；顺应性↓</td>
<td></td>
<td>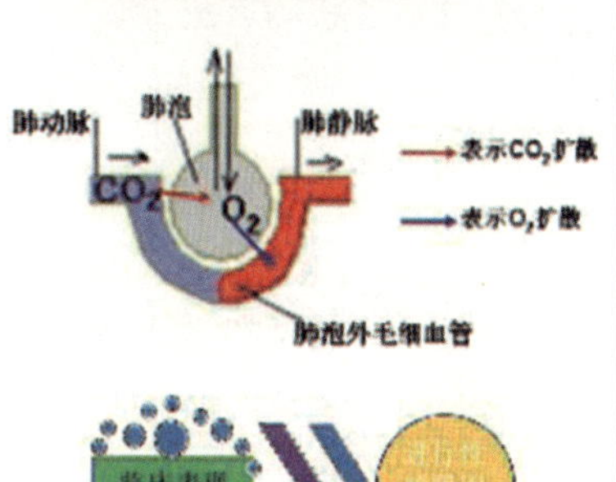
</td>
<td>2
分
钟</td>
<td></td>
</tr>
</table>

（教案续页 4）

		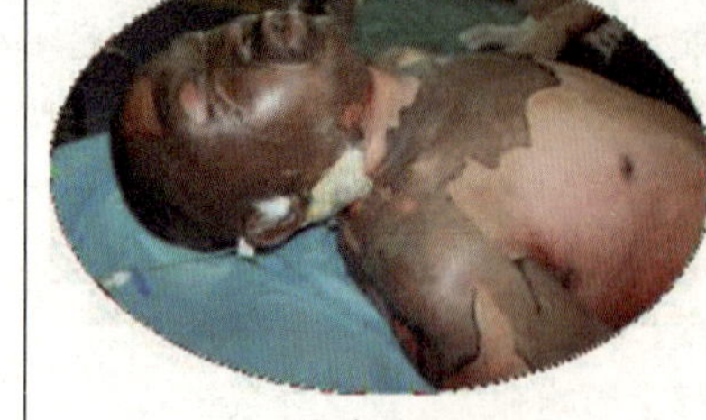 临床表现		
（五）急性肺损伤的防治：一旦发生肺损伤，要维持肺脏的基本功能，预防感染，积极治疗原发病，去除诱因。 防治 　一般治疗：保持呼吸道通畅；液体调节；应用气管扩张剂；给氧或机械通气 　替代治疗：ECMO；液体通气 IV；PS 替代治疗 　防治感染：清除病灶；应用抗生素 急性肺损伤发病率高，治疗困难，所以应以预防为主，防治结合。早期尽快纠正休克、防治感染是预防的关键。一旦发病，就会序贯出现肺水肿、肺萎陷、肺部感染等其他并发症，危及生命。	通过类比启发学生记忆。	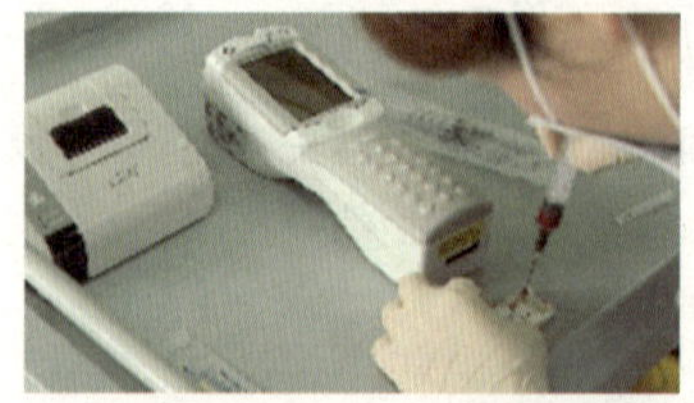 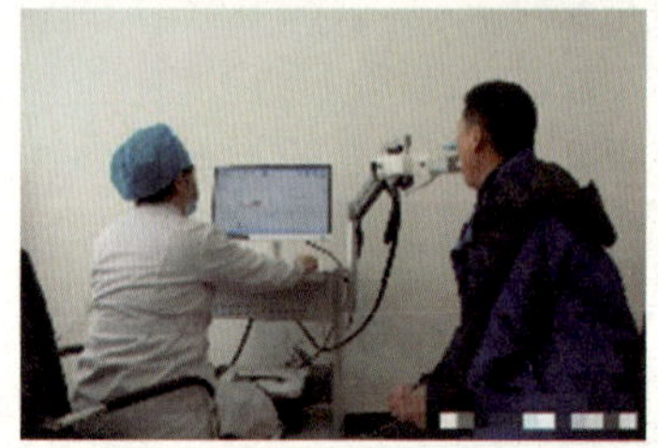 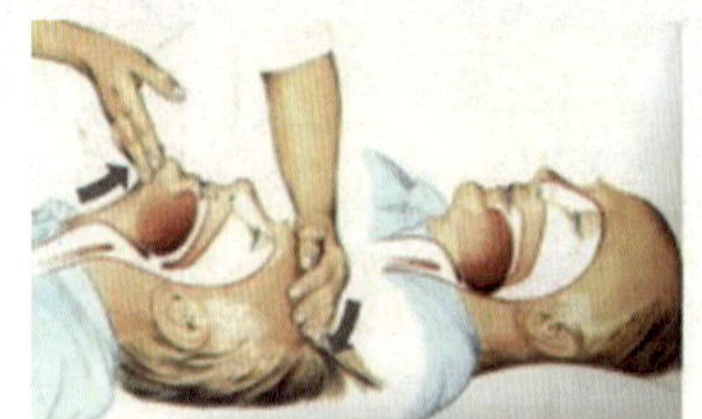 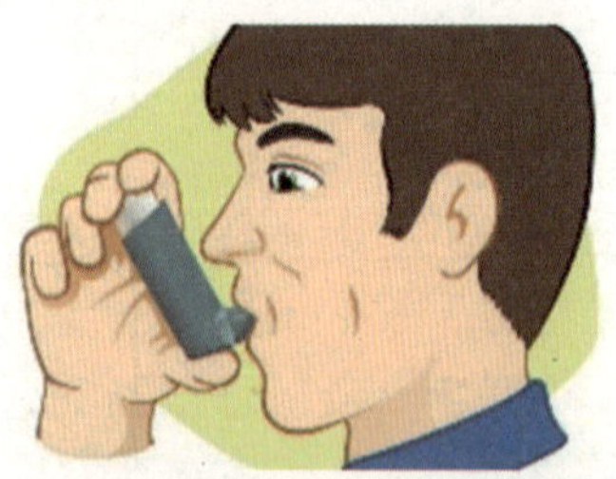 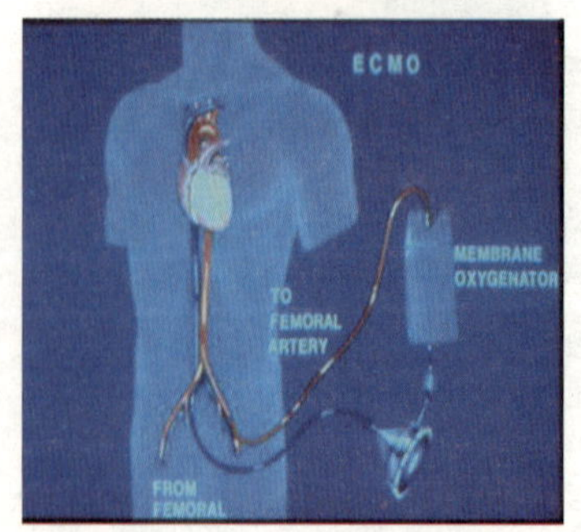 		

（教案续页 5）

二、烧伤后肺部感染（lung infection） （一）病因 肺部感染是肺功能衰竭的最主要原因。 烧伤后肺部感染的发病因素包括： 1. 烧伤后肺免疫机制异常 2. 烧伤休克损伤肺组织 3. 吸入性损伤 4. 误吸 5. 血行播散 通过形象类比，如地震中损坏的车站发生恐怖事件，便于理解和记忆。 烧伤后肺部感染多为继发性，所以根据损伤原因可将其分为五型。	说明白烧伤后肺部感染为什么为继发感染	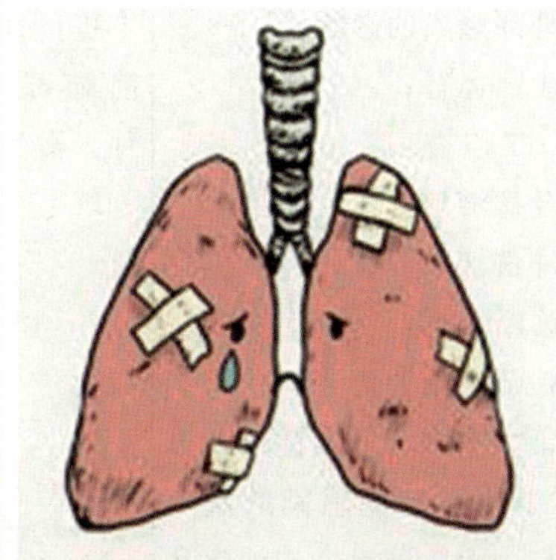 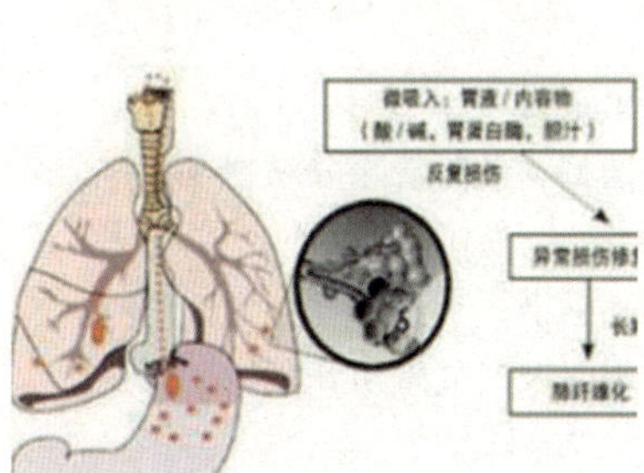 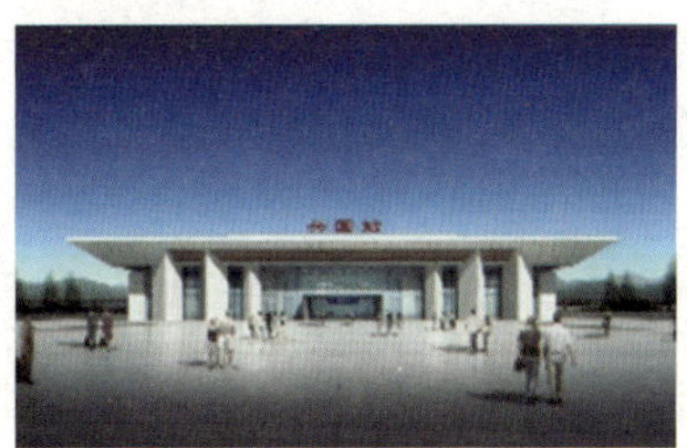	2 分 钟	
（二）烧伤后肺部感染分型 1. 继发于吸入性损伤的肺部感染 2. 继发于烧伤后肺功能不全 3. 继发于全身感染 4. 继发于全身衰竭 5. 原发性肺部感染 病例分析： 患者为大面积烧伤，合并吸入性损伤，休克期渡过尚平稳。病情相对稳定，一周前开始高热，偶有咳嗽、呼吸心率加快，双肺呼吸音粗，无啰音。此后呼吸困难，并逐渐加重，昨日血培养为革兰阴性杆菌生长，胸部 X 线提示双肺大片状阴影，PaO_2 下降，65mmHg。		分型 原发性肺部感染 继发于吸入性损伤的肺部感染 继发于烧伤后肺功能不全 继发于全身感染 继发于全身衰竭	4 分 钟	

（教案续页 6）

<table>
<tr>
<td>（三）烧伤后肺部感染的诊断
1. 临床表现及生命体征；
2. 胸部 X 线或 CT 检查；
3. 口咽分泌物及痰液培养；
4. 支气管肺泡冲洗液培养。
还可能有其他诊断依据。
（四）烧伤后肺部感染的防治
烧伤后肺部感染大多数为继发性，积极处理原发病可以降低肺部感染的发病率。治疗原则与一般肺部感染的治疗基本相同。包括：
1. 应用敏感抗生素；
2. 保持呼吸道通畅，及时清除分泌物或灌洗；
3. 防止院内交叉感染；
4. 合并呼吸衰竭时及时气管切开机械通气。
小结：
1. 肺部并发症的分类；
2. 肺部并发症的发病原因及诊疗要点。</td>
<td>【提问】：该患者目前肺部感染属于哪种，类型？</td>
<td>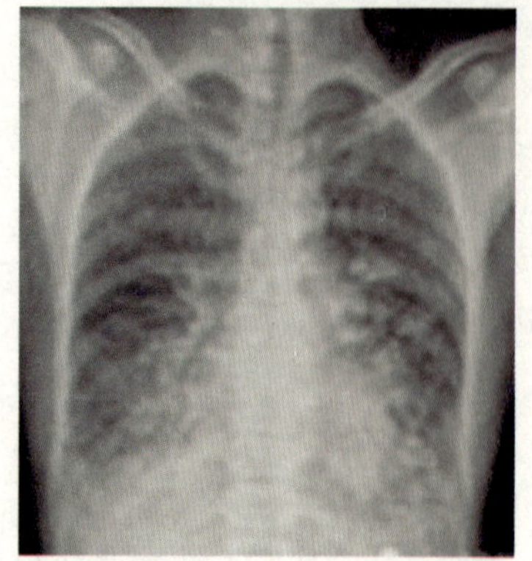
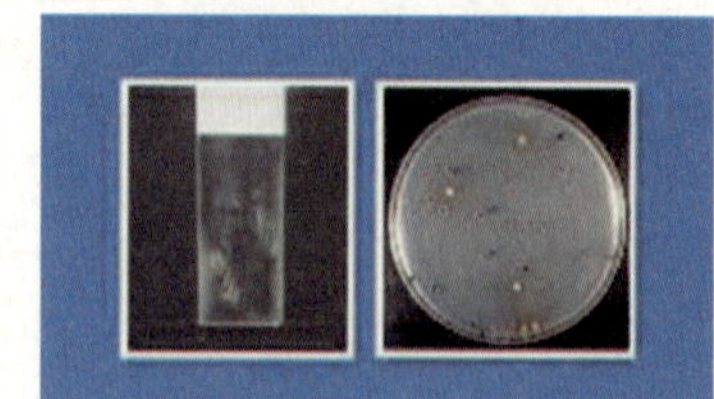</td>
<td>2
分
钟</td>
<td></td>
</tr>
<tr>
<td>第三节　烧伤后心功能不全（cardiac insufficiency）
烧伤后心功能不全居内脏并发症第二位，仅次于肺部并发症。
有研究表明，烧伤后 1 小时内即可发生心肌损害，心肌收缩力受抑，心输出量减少。
一、烧伤后心功能不全的病因
烧伤后影响循环稳定的因素都可能导致心功能不全的发生。
1. 急性血容量减少：烧伤后血管内皮细胞形态变异，导致血管通透性↑，循环血量↓，冠脉血流↓，最后心肌缺血缺氧。
2. 血管阻力增高：烧伤应激致交感 - 肾上腺素、肾素 - 血管紧张素↑，体内分泌的 ET-1 ↑，TXA2 ↑，氧自由基↑，血管阻力↑，心脏后负荷↑，心输出障碍。</td>
<td>应用“又让马儿跑，又不让马儿吃草”的理论形象类比心功能不全的病因，增强记忆。

强调大面积烧伤后两种原因相互叠加、互相促进，导致心脏功能逐渐出现异常。</td>
<td>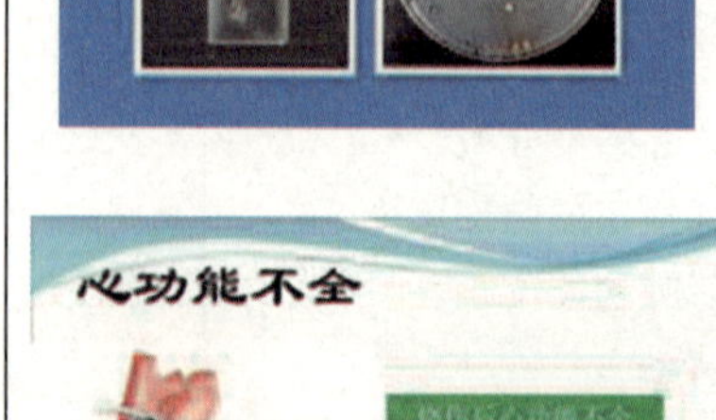
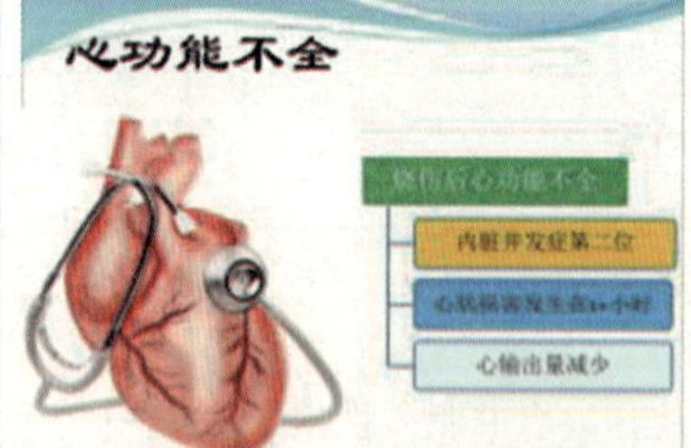

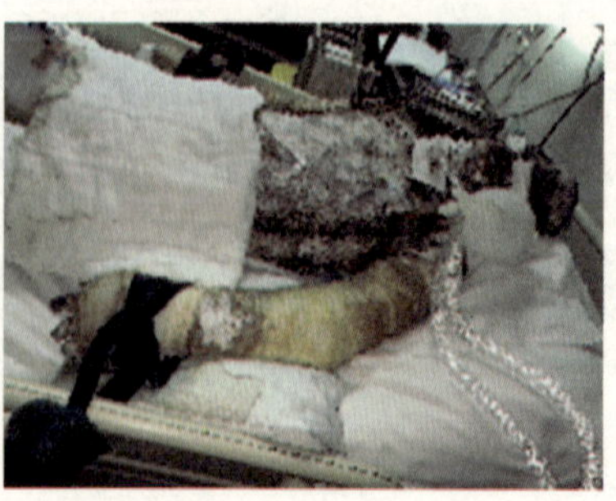</td>
<td>5
分
钟</td>
<td></td>
</tr>
</table>

（教案续页 7）

（续）二、烧伤后心功能不全的表现 复习心脏的功能：心脏是循环的动力系统，能够维持血管内压力，保证各脏器的微循环。 表现：主要表现为心输出障碍，临床上心率加快、心慌；心电图：QRS 波低电压，ST 段抬高或降低；胸部 X 线片示：心脏扩大。		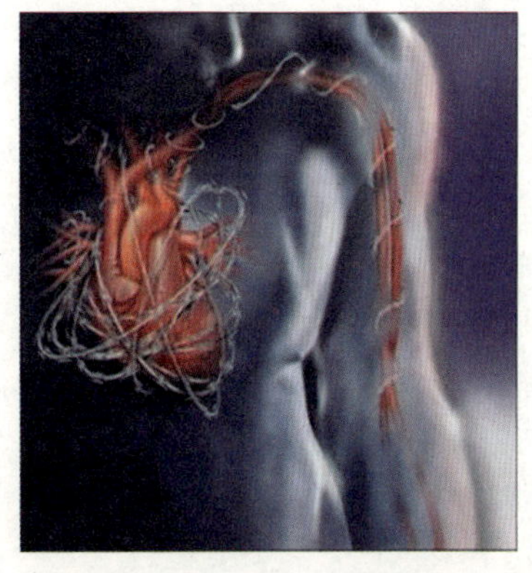		
三、烧伤后心功能不全诊断 由于临床表现、心电图表现及胸部 X 线检查等无特异性，常受烧伤休克或感染的影响，导致早期诊断困难。 1. 心功能监测指标： 心输出量（CO）↓ 射血分数（EF）↓ 左心舒张末期压（LVEDP）↓ 中心静脉压（CVP）↑ 2. 心肌损伤指标： 肌酸激酶及其同工酶（CK－MB） 乳酸脱氢酶（LDH） 肌球蛋白轻链 肌钙蛋白 病例讨论： 男性患者，全身大面积烧伤，入院后经过抗休克、内脏保护治疗后病情稳定，多次手术治疗封闭创面。目前体温正常，心率 120 次 / 分左右，心肺腹查体无异常。心电图提示：ST 段降低；血常规提示 HGB：81g/L，HCT：0.23，心肌酶基本正常，中心静脉压正常。	【提问】：正常心功能指数是多少？心率正常值是多少？由此引出心功能不全的表现。 临床表现、心电图等检查虽然无特异性，但可以与酶学指标及心功能指标结合判断，可更早得出诊断	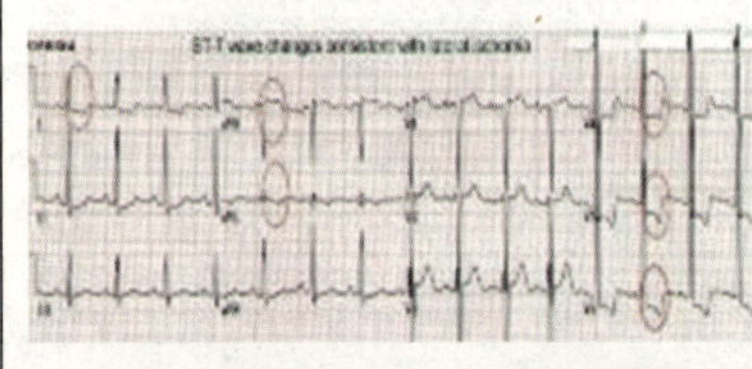 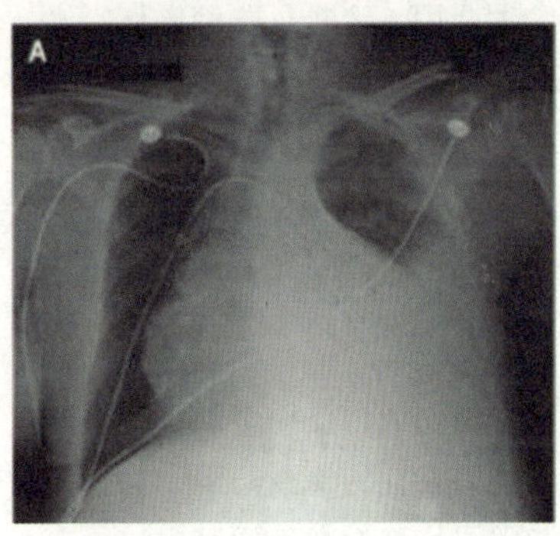 心脏扩大 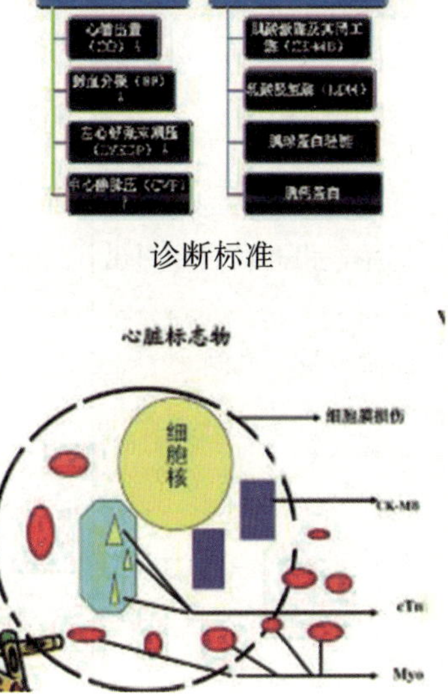 诊断标准 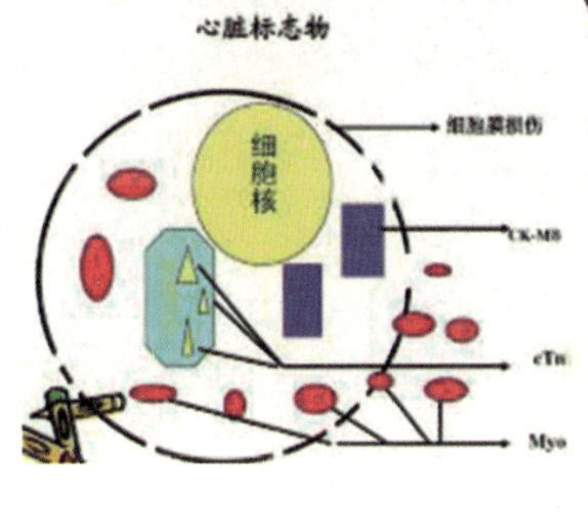 	5 分钟	

（教案续页 8）

四、烧伤后心功能不全的防治 烧伤后心功能不全主要是由休克引起，预防的关键在于及早纠正休克，同时给予如下治疗： 1. 一般治疗：吸氧、镇静； 2. 减轻心脏前后负荷； 3. 扶持心肌收缩力； 4. 改善心肌缺血及能量代谢； 5. 纠正严重心律失常。 小结 1. 烧伤后心功能不全的发病原因； 2. 烧伤后心功能不全的临床表现和诊断； 3. 烧伤后心功能不全的防治措施。 以上是我们这节课的主要内容，包括烧伤后的内脏损害机制，肺部并发症、心功能不全的发生原因、诊断及防治要领。其中内脏损害的机制、各内脏并发症的诊治是重点内容，课后同学们要结合临床病例，认真分析，掌握肺部并发症及心功能不全的诊断要点，下次课前提问。	【提问】：患者是否存在心功能不全，心率快的原因是什么？	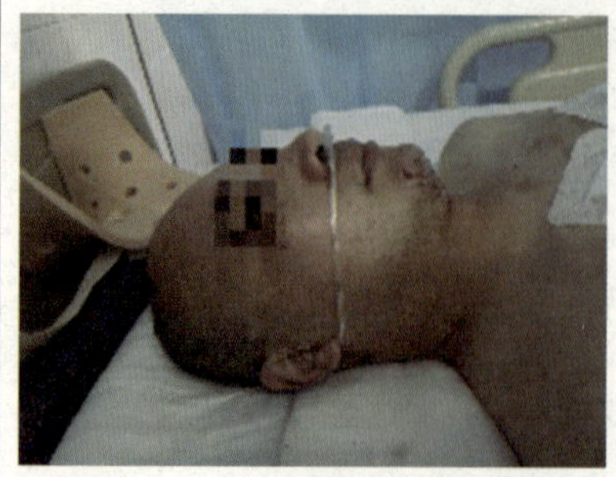	3 分钟	
第二课时 上节课我们学习了烧伤后内脏损害的机制，以及部分内脏并发症的诊断防治，这节课我们继续学习烧伤后常见内脏并发症防治。 第四节　烧伤后应激性溃疡（stress ulcer） 讲授烧伤后强烈应激反应对消化道的影响，典型的表现就是应激性溃疡。烧伤后应激性溃疡发病率，由高发病率引出发病机制： 一、烧伤后应激性溃疡发病机制 1. 胃肠道组织血液灌流不足： 烧伤后血容量↓，CO↓ 黏膜动静脉分流 血管活性物质改变血管舒缩功能 细菌内毒素直接降低局部血流 血管内凝血 2. 胃黏膜屏障功能损伤： 分泌黏液↓，黏液屏障↓，缓冲↓ 胃酸自噬作用 组胺分泌↑，胃酸分泌↑，组织损害↑		应激性溃疡发病机制	5 分钟	

（教案续页 9）

（续）由此可见，烧伤后应激性溃疡主要是由烧伤后缺血再灌注损伤导致的，胃酸只是加重了黏膜的损害。 二、烧伤后应激性溃疡的病理特点 1. 好发于十二指肠第一段，胃窦、胃小弯、胃底等处； 2. 溃疡数目多，圆形或椭圆形，无纤维组织增生； 3. 表浅，位于黏膜下层或肌层以上，较深者可达浆膜层； 4. 侵蚀壁内血管。 由烧伤后应激性溃疡的病理特点可以了解到，侵蚀血管后或者深达浆膜层的病变，容易并发出血或者穿孔可能。 重点强调在消化道溃疡中，并发症是最致命的。	休克特别是严重休克是导致应激性溃疡的关键	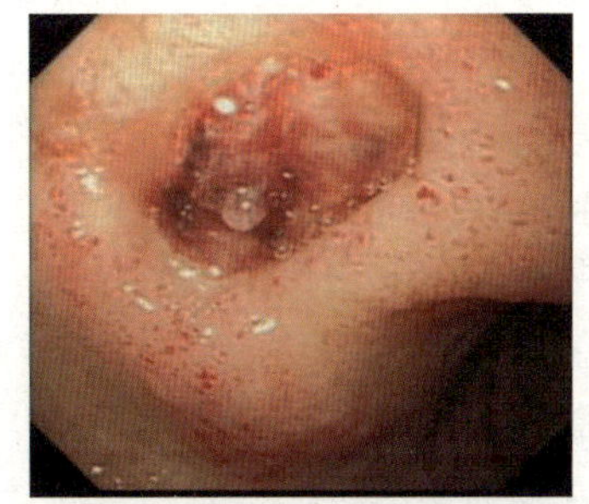 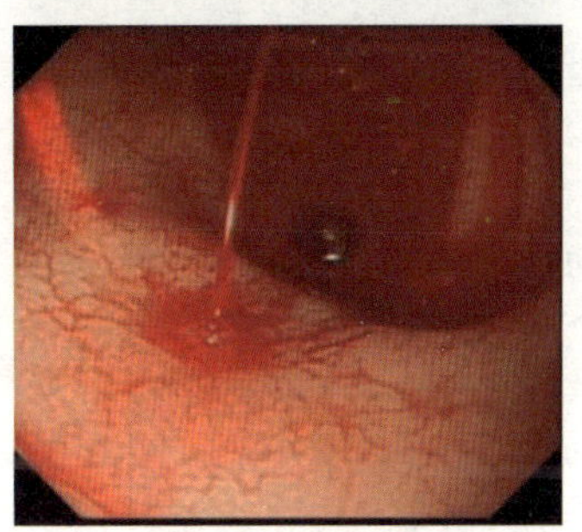 溃疡时胃镜照片		
三、烧伤后应激性溃疡的诊断 早期症状主要为上腹部不适、疼痛，黑便等，常常被烧伤病情掩盖，纤维胃镜可明确诊断。如并发大出血或穿孔时，可行肛门指诊或者动脉造影明确出血部位。 病例讨论： 男性患者，烧伤面积 75%，Ⅱ度至Ⅲ度伤，入院后经过抗休克、抗感染、内脏保护及预防应激性溃疡治疗，现伤后 10 天，患者病情逐渐稳定，近几日出现上腹部不适，无恶心呕吐，昨日发现便新鲜血 100ml。 患者便血的原因是什么？需要做哪些检查？		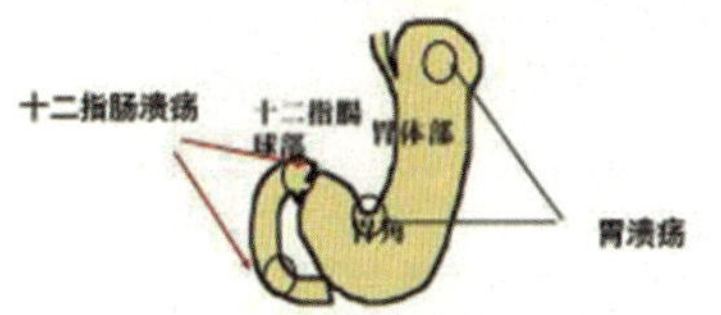 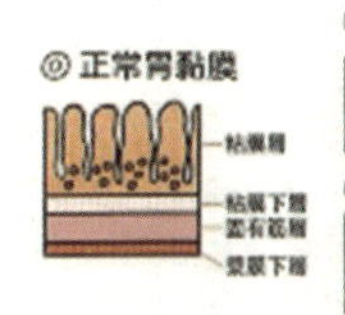 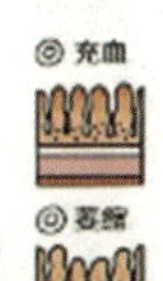 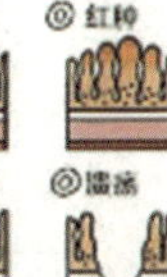	5 分 钟	
四、烧伤后应激性溃疡的预防和治疗 1. 预防 及时有效的复苏，减轻胃肠道灌流不足抑酸，抑制蛋白酶的活性 早期胃肠道喂养 应用胃黏膜保护药（如谷氨酰胺，VitA）	【讨论】患者便血的原因，进一步需要做什么检查？	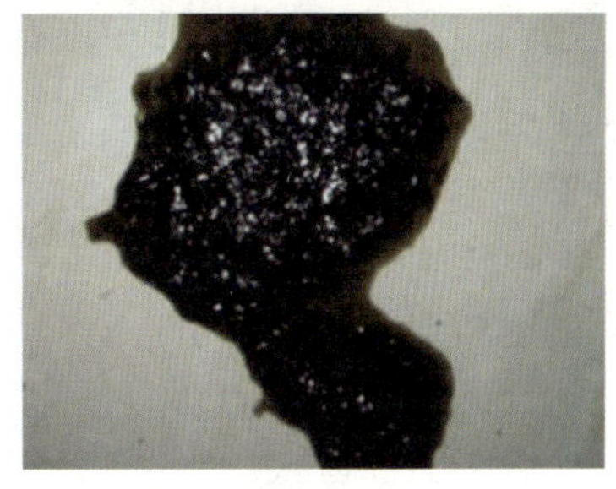 柏油样便		

（教案续页 10）

（续）2. 治疗： 内科治疗：保护黏膜；抑酸 手术治疗　难以控制出血、穿孔时 小结 1. 烧伤后应激性溃疡的发病原因； 2. 烧伤后应激性溃疡的并发症； 3. 烧伤后应激性溃疡的临床表现、诊断及治疗。 第五节　烧伤后肾功能不全（renal insufficiency） 讲授烧伤后内脏并发症中肾功能不全的发病率较高；复习肾脏的基本功能，尿的形成及作用。 一、烧伤后肾功能不全的病理变化 发生肾功能不全时： 1. 肾小球缺血，其毛细血管丛缩小，管腔塌陷，肾小球囊腔增大，蛋白样物质沉积。毛细血管内皮发生形态改变，系膜增宽，毛细血管袢缺血。 2. 肾小管的变化主要是形成管型，多发生在远曲小管、髓袢和集合小管。包括细胞管型、颗粒管型、透明管型和色素管型。 二、烧伤后肾功能不全的发生原因 1. 烧伤后肾功能损害的发生机制不是很明确，但可以判断均是肾前性和肾性的。可能与以下因素有关： ①烧伤的严重程度 ② 休克 ③ 感染 ④ 吸入性损伤 ⑤ 色素尿 ⑥ 医源性肾毒性损害 2. 烧伤严重程度对肾功能的影响包括： 肾血流动力的改变 血管活性物质的参与 肾素－血管紧张素与心房利钠肽比例失调 内皮素（ET－1）和 NO 比值升高 烧伤后肾功能不全主要是由于烧伤后血容量下降，肾脏发生缺血－再灌流损伤，引起缺血缺氧性损害。而色素尿是由于红细胞及肌肉破坏，导致肾小管堵塞所致，可用水管淤沙理论类比，方便理解和记忆。	早期以保守治疗为主：冰盐水、副肾盐水止血药口服等，控制不佳后可考虑胃镜下止血、介入止血，最后的方法才是手术止血	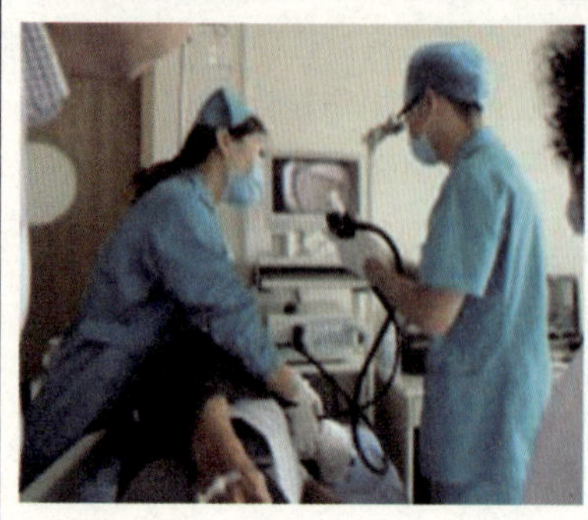 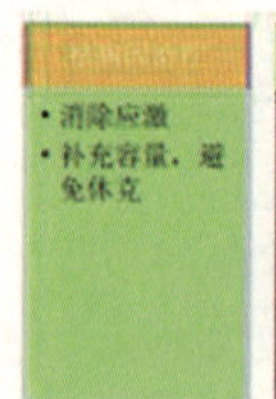 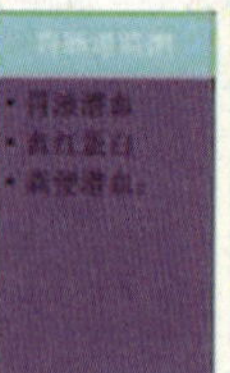 药物防治 • 抑酸及抗胆碱药物以及H2受体拮抗剂 • 胃粘膜保护及 • 谷氨酰胺、VitA • 大出血或穿孔时手术治疗 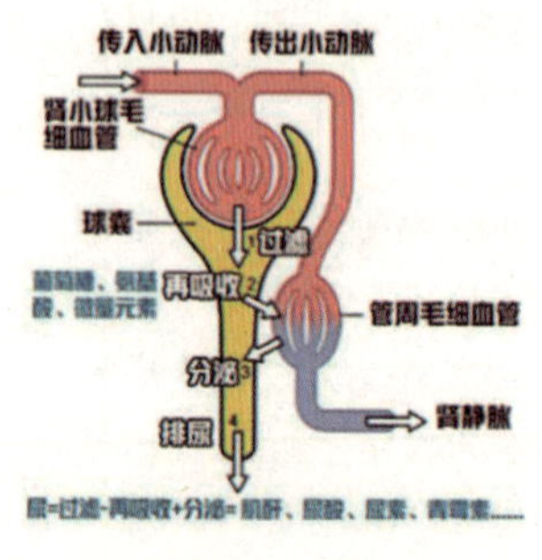 尿液形成过程 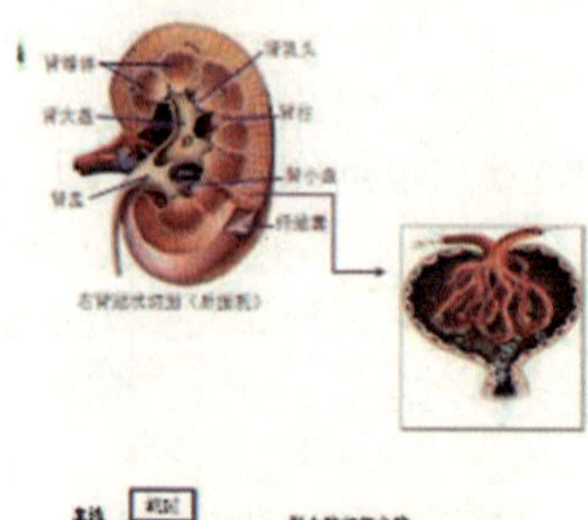 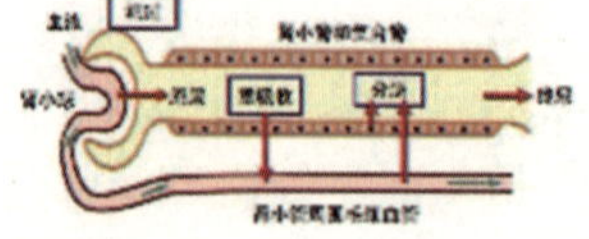	5分钟	

（教案续页 11）

<table>
<tr>
<td>三、烧伤后肾功能不全的分型
少尿型肾功能不全。
非少尿型肾功能不全
共同点：氮质血症、BUN、肌酐，肌酐清除率下降。
少尿型肾功能不全分期：
少尿或无尿期：时间长短不一，水潴留，钾↑镁↑钠↓尿比重低而固定
多尿期：仍有氮质血症
恢复期：氮质血症逐渐消失
可以增加两种类型预后情况的判断，非少尿型肾功能不全恢复较少尿型要快，预后要好一些。</td>
<td></td>
<td>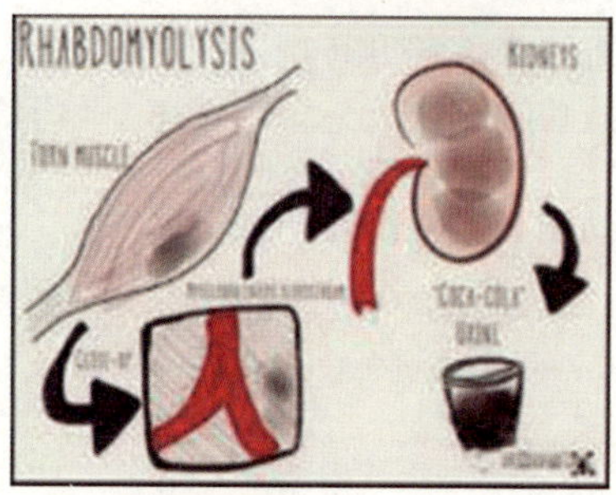
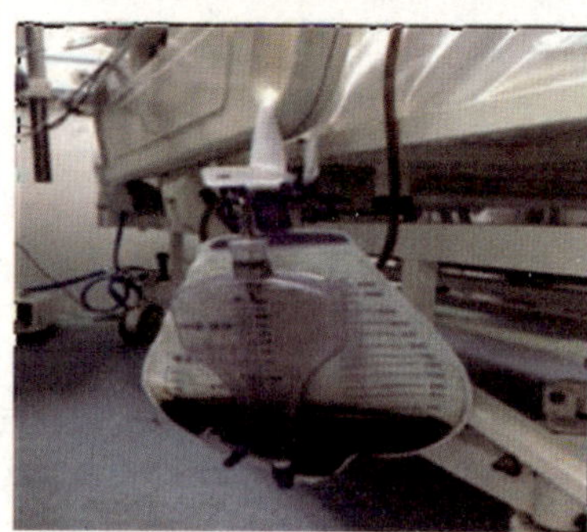

色素尿的形成
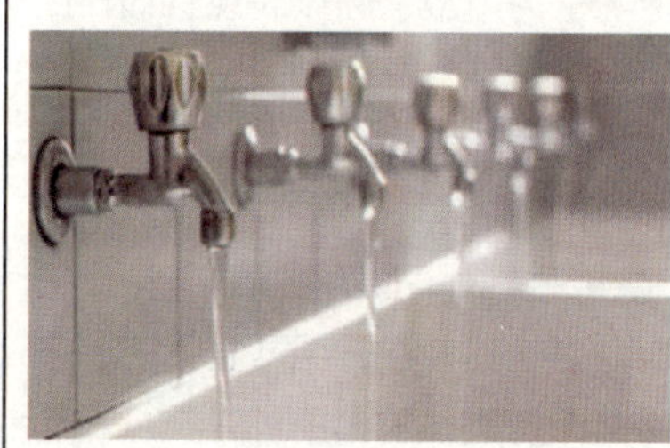
色素尿
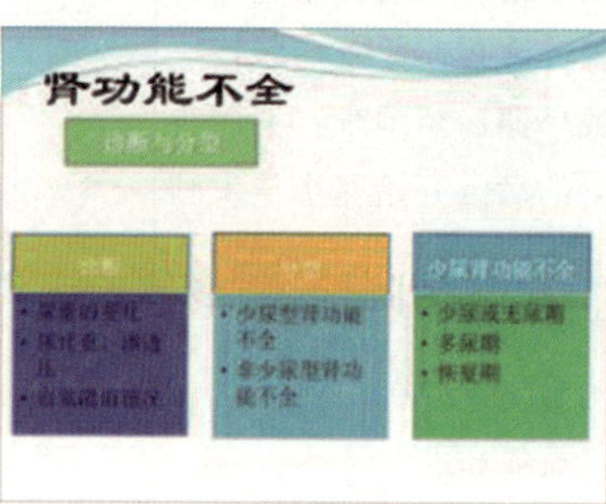</td>
<td>5
分
钟</td>
<td></td>
</tr>
<tr>
<td>四、烧伤后肾功能不全的诊断
烧伤后肾功能不全诊断较容易，主要为观测尿量的变化，监测尿比重、渗透压和血内氮的潴留情况，可及时发现并诊断。但要注意区别脱水、休克和感染导致的氮质血症。</td>
<td>提问少尿无尿的定义，启发同学通过尿量多少来记忆肾功能不全的分型</td>
<td>
分型</td>
<td>5
分
钟</td>
<td></td>
</tr>
</table>

（教案续页 12）

<table>
<tr>
<td>（续）病例讨论：
男性患者，烧伤面积80%，Ⅱ°伤30%，Ⅲ°伤50%，由于患者经济原因，一直给予暴露保痂治疗。现伤后18天，神志清，消瘦，体温时有升高，最高38.9℃，呼吸尚平稳，心率快，无杂音。腹部肠鸣音减弱。近两日尿量减少，尿色黄。血常规提示血象高，WBC：15 000，尿比重升高，血肌酐及BUN略升高。
判断是否错在肾功能不全？</td>
<td>课内讨论：该患者是否发生肾功能不全，需要做什么检查？</td>
<td></td>
<td></td>
<td></td>
</tr>
<tr>
<td>五、烧伤后肾功能不全的预防和治疗
1. 预防
补充血容量，忌用缩血管药
防治感染
少用库存血
避免应用肾毒性药物
2. 治疗
控制补液，维持水电解质平衡
补充氨基酸和葡萄糖，加强营养
应用利尿剂，碱化尿液
透析治疗
去除病因，防治感染</td>
<td></td>
<td></td>
<td>5分钟</td>
<td></td>
</tr>
<tr>
<td>小结
1. 烧伤后肾功能不全的病理表现及发病原因；
2. 烧伤后肾功能不全的分型、临床表现及诊断方法；
3. 烧伤后肾功能不全的防治措施。</td>
<td>重点要强调预防为主，及时补充血容量，忌用缩血管药物。一旦发生，血液滤过最直接有效。</td>
<td></td>
<td></td>
<td></td>
</tr>
<tr>
<td>第六节　烧伤后脑水肿（encephaledema）
脑水肿是烧伤后的常见并发症，尤其在延迟复苏和头面部深度烧伤病人中更常见；小儿及颅脑损伤患者发病率更高。但由于没有特异性表现，或者症状被烧伤所掩盖，导致早期诊断困难。下面我们从脑水肿发生的病因开始逐步认识脑水肿。
一、烧伤后脑水肿病因
脑细胞缺血缺氧
低钠血症和水中毒
颅脑外伤
肾衰竭或中毒</td>
<td></td>
<td>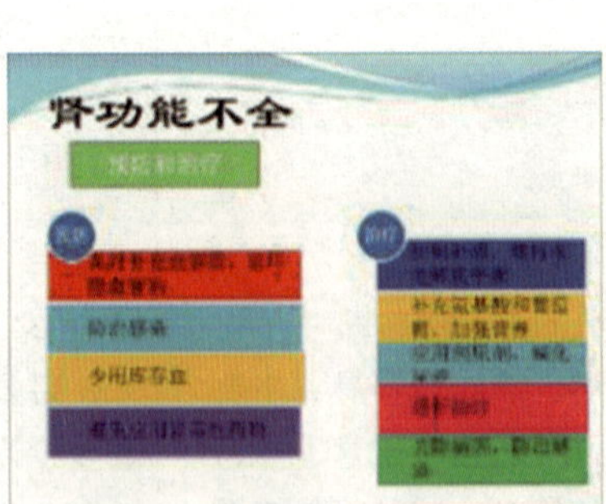

防治</td>
<td></td>
<td></td>
</tr>
</table>

（教案续页 13）

<table>
<tr>
<td>二、烧伤后脑水肿诊断
烧伤后脑水肿没有特异性表现，诊断时需要根据临床表现和辅助检查综合判断。
1. 临床表现
分为兴奋型和抑制型。神志淡漠或烦躁不安，伴有头痛、恶心呕吐；进而出现脉率慢。血压升高，脉压差变大，呼吸慢，幅度加深。严重时出现眼球固定，瞳孔散大的脑疝前兆症状。
2. 辅助检查
实验室检查：①低钠；②低氯；③低蛋白；④HCT 低；⑤尿比重降低。
眼底检查：①结膜、视神经乳头水肿；②小血管充血；③眼压升高。
血气分析：①低氧血症；②酸中毒。
头颅 X 线提示：①颅骨骨缝增宽；②脑回压迹加深，蛛网膜颗粒压迹增大加深。
腰椎穿刺：常有脑脊液压力增高。

三、烧伤后脑水肿的治疗
烧伤后脑水肿多为继发性损害，治疗上要积极治疗原发病，同时给予对症治疗。
一般治疗：保持呼吸道通畅，头部抬高促进静脉回流
脱水疗法：①渗透疗法；②利尿疗法
激素疗法
小结
1. 烧伤后脑水肿发病原因及临床表现；
2. 烧伤后脑水肿的诊断和治疗

第七节 烧伤后多脏器功能障碍综合征（Multiple organ dysfunction syndrome, MODS）
一、定义
一个病人同时或序贯出现两个或两个以上脏器功能障碍的综合征。
意义在于它是一进行性的分阶段的综合征，更能反映多个器官功能异常的进程。

二、烧伤后 MODS 诊断
MODS 并非特定疾病，没有统一的诊断标准。但是发生 MODS 前通常有全身炎症反应综合征（SIRS）的表现，而 SIRS 时并不一定发生 MODS。</td>
<td></td>
<td>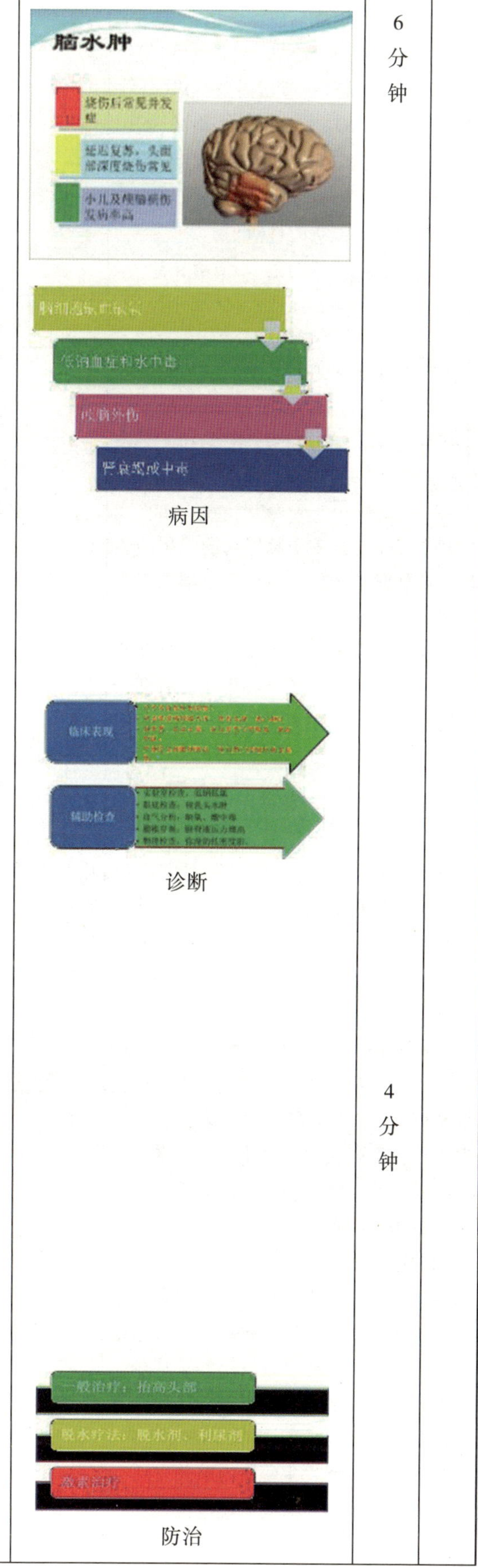

病因
诊断
防治</td>
<td>6
分
钟

4
分
钟</td>
<td></td>
</tr>
</table>

（教案续页 14）

<table>
<tr>
<td>（续）1. 全身炎症反应综合征（SIRS）的诊断包括：体温 > 38℃或 < 36℃；心率 > 90 次 / 分；呼吸 > 20 次 / 分或高通气使 $PaCO_2$ > 4.3kPa；血象 WBC > 12 000 或 < 4000，或不成熟 WBC > 10% 等。
2. 各脏器功能障碍的诊断
心功能障碍：心动过速、心肌酶异常
血压下降（≤60mmHg）
CI <3.0L/分
肺功能障碍：呼吸增快 PaO_2 <70mmHg
PaO_2/FiO_2 ≤300mmHg
肾功能障碍：血肌酐≥2.0mg/Dl
胃道道障碍：麻痹性肠梗阻
应激性溃疡出血
MODS 实际上是多个脏器功能障碍的累积，评估病情还要分析单个脏器的损害程度。所以，1996 年庐山会议提出了 MODS 的评分标准，它是将各脏器功能障碍程度分为三个等级并量化，有利于脏器障碍发展程度的评估。</td>
<td></td>
<td></td>
<td></td>
<td></td>
</tr>
<tr>
<td>三、烧伤后 MODS 发病与分型
讲述烧伤后 MODS 的发生过程：
烧伤后 MODS 发病，可在短时间内出现多个脏器功能衰竭，但大多数烧伤后 MODS 是序贯发生的。所以根据发病的缓急，可将烧伤后 MODS 分为两型：
早发型：发生在严重烧伤病人，伴重度吸入性损伤的病人的休克期，或休克后很快发生，病情急，可迅速死亡；病程缓者可增加或加重脏器功能衰竭。
迟发型：发生在严重烧伤病人，多不伴重度吸入性损伤，伤后一周以后发病，感染是诱发因素。
病例讨论：
患者男性，全身火焰烧伤，合并重度吸入性损伤。入院后给予抗休克、抗感染等综合治疗，但患者烦躁不安，尿少，心率呼吸快，血氧饱和度低，伤后两天出现呕血，呈咖啡色，量约 400ml。
1. 目前患者可能发生哪些内脏并发症？
2. 进一步明确诊断需要做哪些检查？</td>
<td>MODS 没有统一的诊断标准，通过全身炎症反应综合征的判断，结合各脏器功能障碍的表现，可做出诊断。</td>
<td>全身炎症反应综合征（SIRS）
体温>38℃或<36℃；
心率>90次/分；
呼吸>20次/分或高通气使PaCO2>4.3kPa；
血象WBC>12000或<4000，或不成熟WBC>10%等
表格 SIRS 诊断</td>
<td>4
分
钟</td>
<td></td>
</tr>
</table>

（教案续页 15）

四、烧伤后 MODS 的防治 MODS 是严重烧伤后的并发症，并非必有的病变。烧伤休克、感染及炎症反应，以及烧伤后的持续高代谢是烧伤后多器官功能衰竭（MOF）的主要发病因素，所以防治上主要针对上述因素采取相应措施。 防治： 尽快纠正休克，减轻缺氧和再灌流损伤； 防治感染； 尽早切痂； 尽早肠道营养。	MODS 发生的越早越危险，死亡率高。	早发型 • 病情急，可迅速死亡；病程缓者可增加或加重脏器功能衰竭。 迟发型 • 伤后1周以后发病，感染是诱发因素。 分型	4 分 钟	
小结 多功能障碍综合征的定义、病因及分型。 多功能障碍综合征的防治。	讨论患者可能合并的内脏并发症。	防治感染； 尽早切痂； 尽早肠道营养。 防治	2 分 钟	

（教案末页）

小结	烧伤后常见内脏并发症的发病原因及临床表现是每个学生必须掌握的内容，也是内脏并发症诊疗的关键内容。通过各种常见内脏并发症临床表现和理化检查结果的学习，掌握各脏器损害后诊断和防治，是本节课的重点内容。其中内脏损害的机制内容复杂、抽象，涉及多个学科的基础知识，枯燥乏味，不易理解，是本节课的难点和重点。多脏器功能障碍的学习是对各内脏并发症的总结和复习，可以体现人体各脏器协调统一的特点，可以让学生注重各脏器间协同、制约的关系，在临床上综合判断病情，辨证施治。
复习思考题、作业题	1. 烧伤后内脏损害的机制是什么？ 2. 烧伤后血管内皮细胞的变化有哪些？ 3. 急性肺损伤的临床表现有哪些，如何进行防治？ 4. 应激性溃疡如何诊断？ 5. 肾功能不全的临床表现是什么，如何进行防治？
实施情况及分析	本次授课按教学计划、教案设计实施，授课按时进行，课程实施过程中课堂纪律好。由于烧伤后内脏并发症这部分内容相对独立，更加接近临床，所以首先讲授内脏损害的机制，然后分述各内脏烧伤后损害的病因及表现，最后进行防治的教学，让学生形成了从基础理论到临床的思维转变，便于理论联系实践。对于各内脏损害的讲述中，重点是临床表现和理化检查。这些是内脏损害诊断的标准。同学们重点掌握各内脏损害后的临床表现和理化检查的改变。由损害的病因和临床症状引出防治措施，顺理成章。最后的MODS的临床表现、诊断及防治是对上述内容的总结和复习。课内典型的病例分析反馈显示学生已掌握了本节课的重点和难点，并能够理论联系实践。通过严重烧伤病人少尿原因的讨论，显示学生已开始形成临床诊疗思维模式。本节课达到了教学目的。

教学评价表

评价项目	评价要点	评价分数	自我评价	上级评价
教学目标评价（10分）	1. 目标明确，符合学生实际。目标的设置不可过高或过低。	5	5	5
	2. “三维目标”全面、具体、适度，有可操作性，并能使知识目标、能力目标、情感、态度、价值观目标有机相融，和谐统一。	5	5	5
教学材料评价（5分）	教学材料完善，教学大纲、教案体现本课程的教学目的、任务、内容与要求，能体现本课程的重点、难点；教学进程安排合理得当。	5	5	5
教学内容评价（10分）	1. 教师能准确把握所教学科内容的重点、难点，教授内容正确。	4	4	4
	2. 教学内容符合学生的认知规律，激发学生去积极思维。	4	4	4
	3. 教师能从教学实际出发，转变教材观念，对教材进行科学有效的整合，不唯教材。	2	2	2
教师行为评价（25分）	1. 教师是否能够有效地组织学生进行学习，培养学生良好的学习习惯；是否创造了生动有趣的教学情境来诱发学生学习的主动性；是否能和学生一起学习、探究、倾听、交流。	8	8	8
	2. 教师能以学生为主体，重视知识的形成过程，重视学生学习方法的培养，重视学生的自学能力、实践能力、创新能力的发展。	5	5	5
	3. 课堂上能营造宽松、民主、平等的学习氛围，教态自然亲切，对学生学习的评价恰当、具体、有激励性。	2	2	2
	4. 能够根据教材的重点、难点之处，精心设计问题，所提出的问题能针对不同层次的学生，问题提出恰到好处。能启发学生思考，注重学生的“问题”意识，引导学生主动提出问题。	4	3	4
	5. 根据教学内容和学生实际，恰当选择教学手段，合理运用教学媒体。	3	2	3
	6. 教师的讲解语言准确简练，示范操作规范，板书合理适用，教学有一定的风格和艺术性。	3	3	3

学生行为评价（30分）	1. 看学生的学习状况。学生学习的主动性是否被激起，能积极地以多种感官参与到学习活动之中。	7	7	7
	2. 看学生的参与状态，学生要全员参与，有效参与。	6	5	5
	3. 看学生的学习方式。是否由被动学习变为主动学习；是否由个体学习到主动合作学习；是否由接受性学习变为探究性学习。	5	4	5
	4. 看学生在自主、合作、探究学习上的表现。学生在学习过程中，是否全身心地投入、是否发现问题、提出问题、积极解决问题，是否敢于质疑、善于合作。	7	6	6
	5. 看学生学习的体验与收获。在学习过程中，90% 以上的学生能够相互交流知识、交流体会。	5	5	5
教学效果评价（15分）	1. 看教学目标达成度如何。教师是否关注学生的知识与能力、过程与方法、情感态度价值观的全面发展。	4	4	4
	2. 看教学效果的满意度。在教师的指导下，90% 以上的学生掌握了有效的学习方法，获得了知识，发展了能力，有积极的情感体验。	7	7	7
	3. 看课堂训练题设计，检测效果好。	4	3	3
教学特色评价（5分）	教师在教学方式、方法上，知识的生成点上，教学机智与智慧上的闪光点，有不同寻常之处。	5	5	5
总评		100	93	96

上级建议和意见：

该教案设计合理、目标明确、重点突出，符合教学大纲内容，能够运用多种教学方法教学，调动同学学习积极性。需要进一步提高的是，课堂提问设计再科学一点，多增加一些典型病例，与教学内容形成共鸣，这样可以使学生参与度更高。建议将教学内容的简单易懂部分形成课堂问题，让学生能够主动正确回答问题，从而提高主动学习积极性。另外在教学内容上增加一些学科前沿知识，充实内容，更新知识点，以使教案内容更加有吸引力。

周家利

注：评价等级划分：90分以上为“优秀”；80~89分为“良好”；60~79分为“合格”；60分（不含60分）以下为“不合格”。

教学幻灯

烧伤后常见内脏并发症的防治

薛继东
郑州市第一人民医院烧伤科

1/37

自我介绍

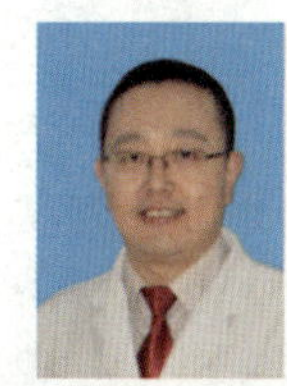

薛继东，副主任医师，国际烧伤协会（ISBI）会员，中华医学会烧伤外科学分会瘢痕学组委员，河南省烧伤外科学会青年委员。

内脏损伤

- 我国每年约有2800万人
- 其中6%~15%为严重烧伤。
- 约2.5%死亡
- 死亡的主要原因是内脏并发症

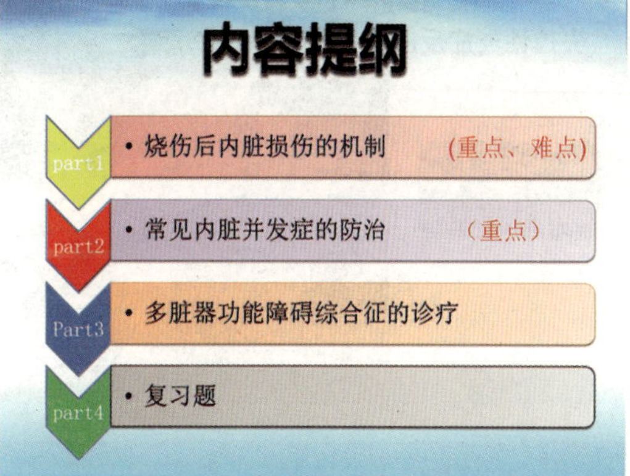

内容提纲
part1
• 烧伤后内脏损伤的机制　（重点、难点）
part2
• 常见内脏并发症的防治　（重点）
Part3
• 多脏器功能障碍综合征的诊疗
part4
• 复习题

脏器损害的机制

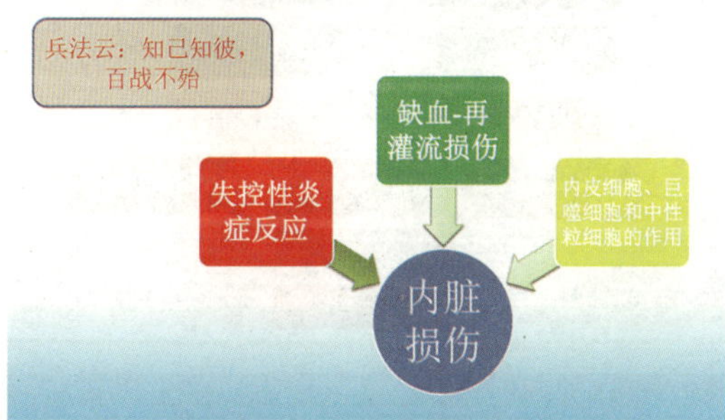

脏器损害的机制

缺血-再灌流损伤

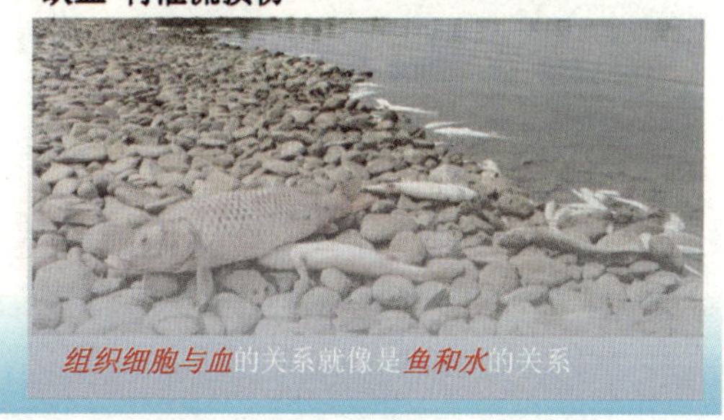

脏器损害的机制

缺血-再灌流损伤

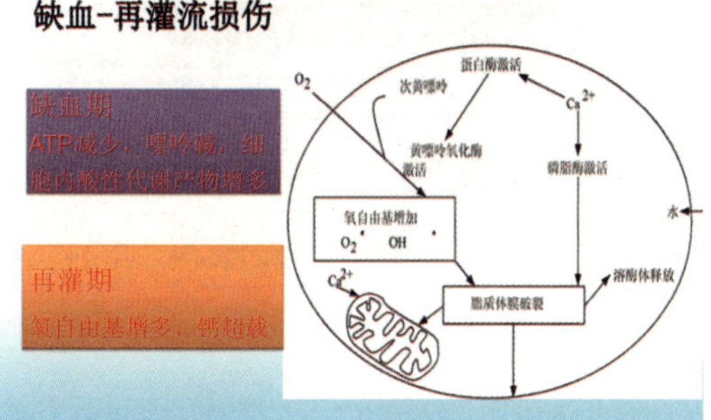

脏器损害的机制

脏器损伤

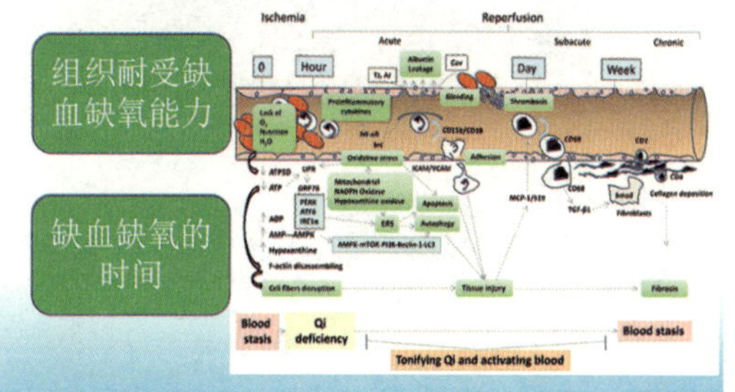

脏器损害的机制

炎症反应

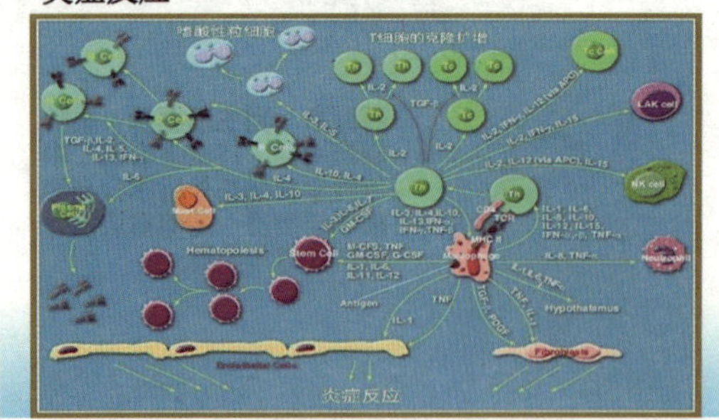

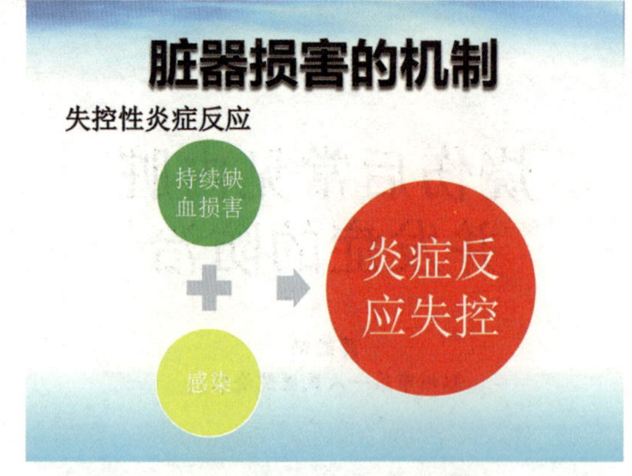

脏器损害的机制

失控性炎症反应

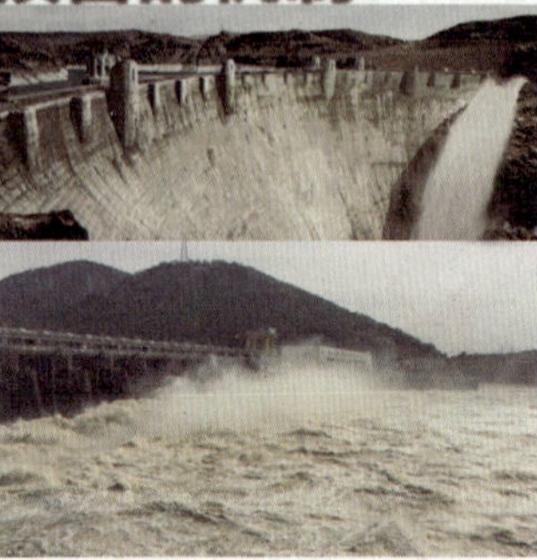

犹如水库决堤，一发不可收拾

脏器损害的机制

脏器损害

组织细胞水肿

高代谢

低血压、氧利用障碍

心肌收缩力↓

KIDNEY

LUNG

HEART

LIVER

inflammatory cytokines

介质病

脏器损害的机制

参与细胞

巨噬细胞
- 始动作用
- 分泌TNF、IL-1、6、8，补体，释放水解酶等
- 趋动作用

中性粒细胞
- 数量多
- 与内皮细胞结合，释放酶
- 产生氧自由基、脂类介质
- PLA2直接损害

血管内皮细胞
- 分泌功能
- 维持循环稳定
- 介导炎症和免疫

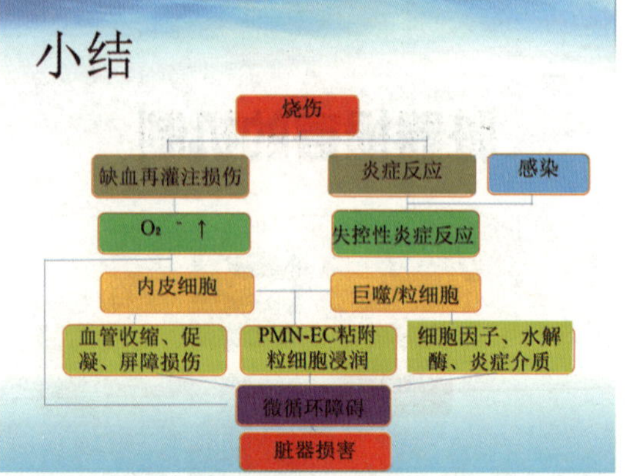

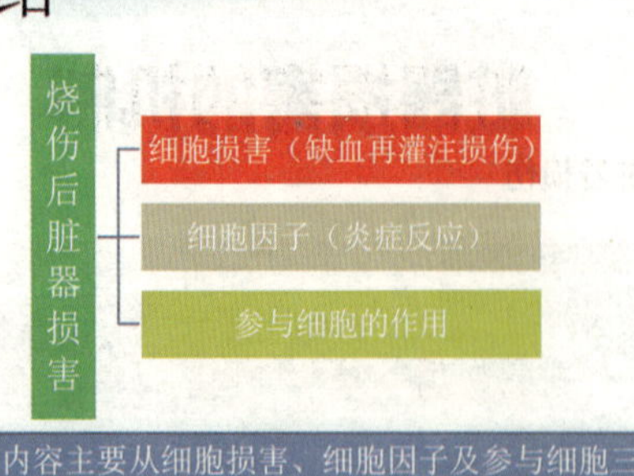

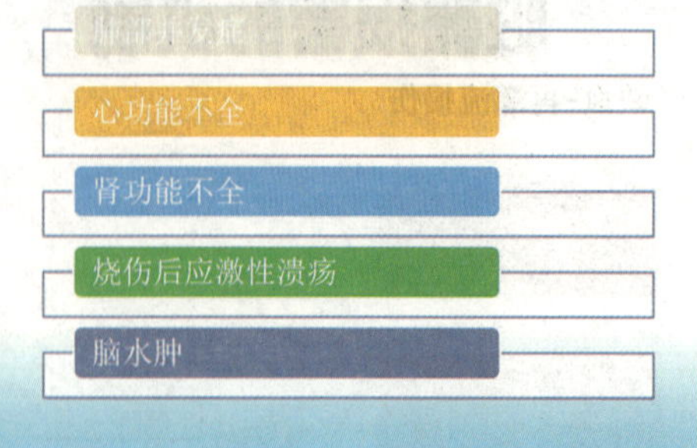

肺脏并发症

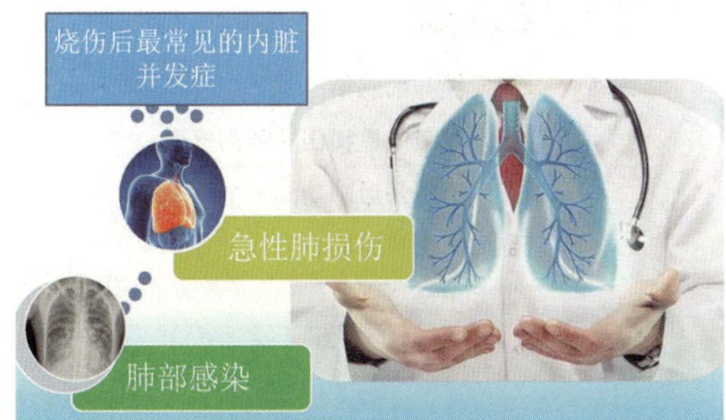

肺脏并发症

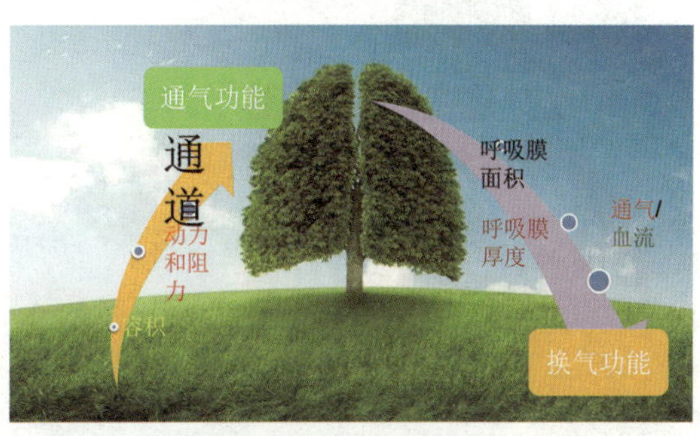

肺脏并发症

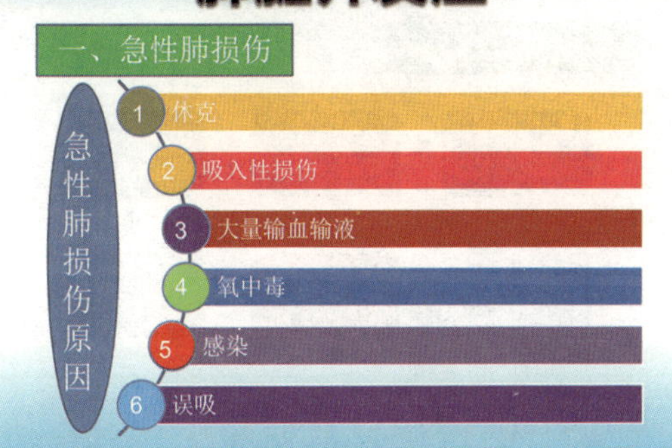

肺脏并发症

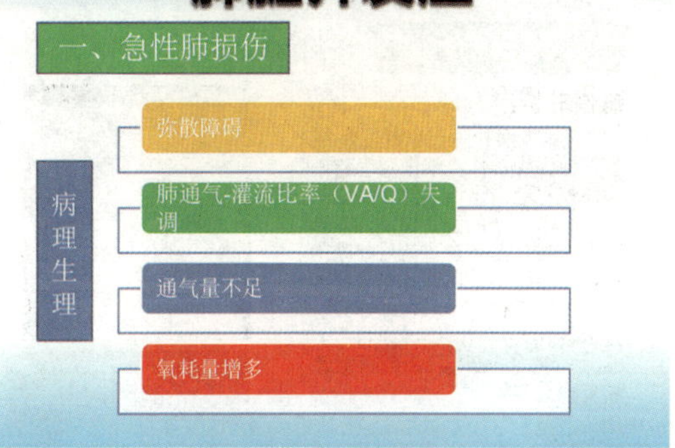

肺脏并发症

一、急性肺损伤

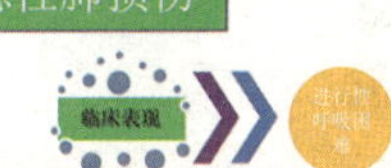

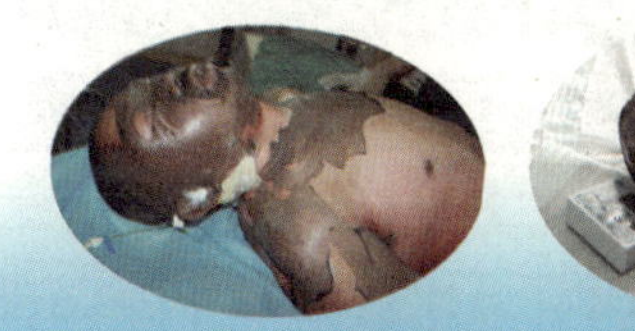

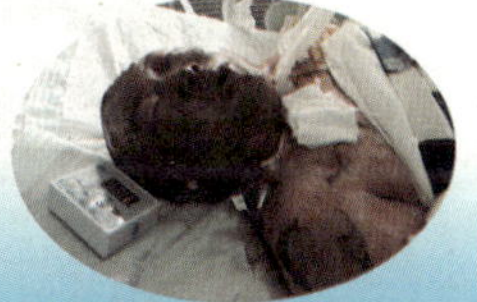

肺脏并发症

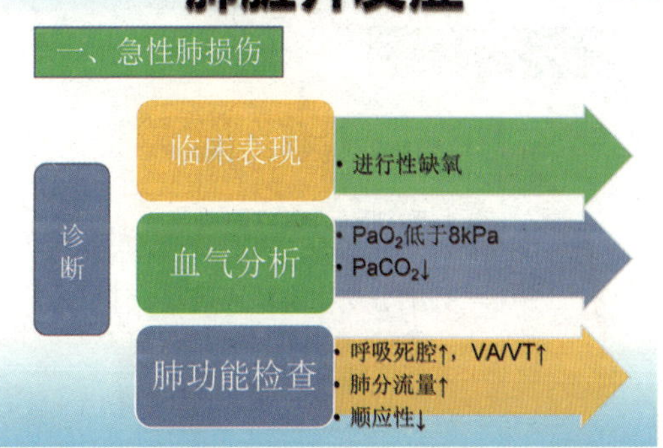

肺脏并发症

一、急性肺损伤

防治

一般治疗	替代治疗	防治感染
• 保持呼吸道通畅 • 液体调节 • 应用血管扩张剂 • 给氧或机械通气	• ECMO • 液体通气IV • PS替代治疗	• 清除病灶 • 应用抗生素

肺脏并发症

一、急性肺损伤

急性肺损伤 ⇒ 肺水肿 ⇒ 肺部感染

- 急性肺损伤：
  - 治疗效果不佳
  - 病情严重
- 肺水肿：
  - 治疗效果不佳
  - 病情加重
- 肺部感染：
  - 综合治疗

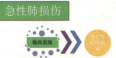

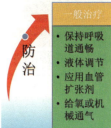

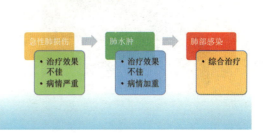

肺脏并发症

二、肺部感染

原因

- 烧伤后的肺免疫机制异常
- 烧伤休克损伤肺组织
- 吸入性损伤
- 误吸
- 血行播散

肺脏并发症

二、肺部感染

分型
- 原发性肺部感染
- 继发于吸入性损伤的肺部感染
- 继发于烧伤后肺功能不全
- 继发于全身感染
- 继发于全身衰竭

肺脏并发症

二、肺部感染

病例分析：

一例大面积烧伤患者，合并吸入性损伤，休克期渡过平稳。病情相对稳定，一周前开始高热，偶有咳嗽、呼吸心率加快，双肺呼吸音粗，无啰音。此后呼吸困难，并逐渐加重，昨日血培养为革兰氏阴性杆菌生长，胸部X线提示双肺大片状阴影（如右图），PaO_2下降，65mmHg。请判断患者肺炎的分型？

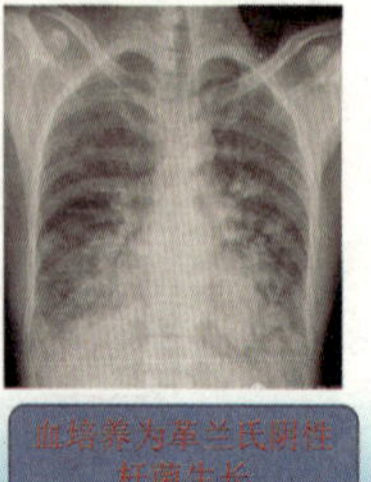

血培养为革兰氏阴性杆菌生长

肺脏并发症

二、肺部感染

全身症状（发热）→ 呼吸道症状（呼吸困难）→ 血培养阳性结果 → 胸片结果阳性 → 全身感染后肺炎

所以该病例属于继发于全身感染后的肺炎

肺脏并发症

二、肺部感染

诊断

- 临床表现及生命体征
- 胸部X线或CT检查
- 口咽分泌物及痰液培养
- 支气管肺泡冲洗液培养

肺脏并发症

二、肺部感染

防治

1.应用敏感抗生素；

2.保持呼吸道通畅，及时清除分泌物或灌洗；

3.防止院内交叉感染；

4合并呼吸衰竭时及时气管切开机械通气。

肺脏并发症

小结

1.肺部并发症的分类；

2.肺部并发症的发病原因及诊疗要点。

心功能不全

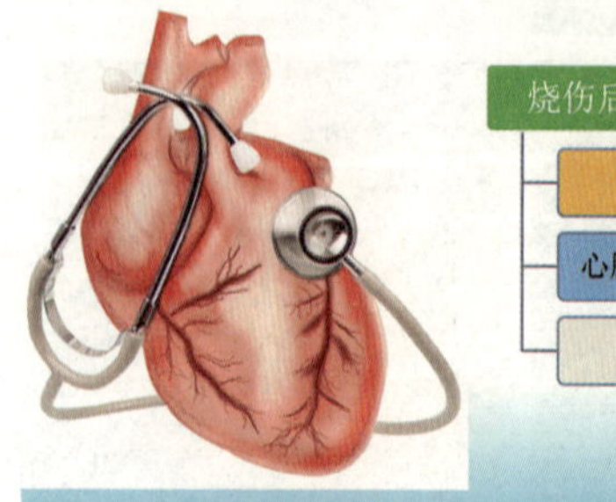

烧伤后心功能不全
- 内脏并发症第二位
- 心肌损害发生在1+小时
- 心输出量减少

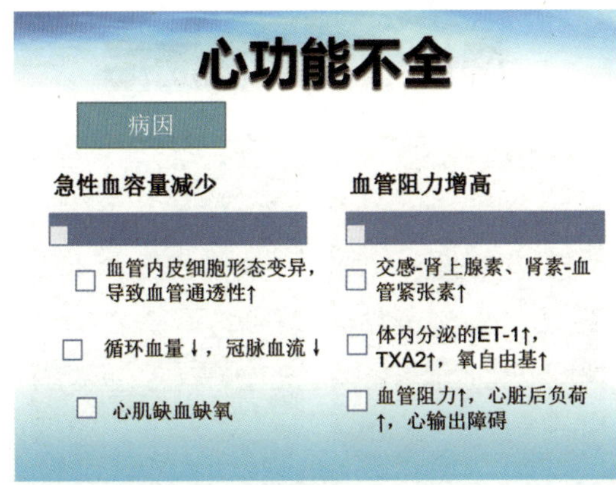
心功能不全
病因
急性血容量减少
血管内皮细胞形态变异，导致血管通透性↑
循环血量↓，冠脉血流↓
心肌缺血缺氧
血管阻力增高
交感-肾上腺素、肾素-血管紧张素↑
体内分泌的ET-1↑，TXA2↑，氧自由基↑
血管阻力↑，心脏后负荷↑，心输出障碍

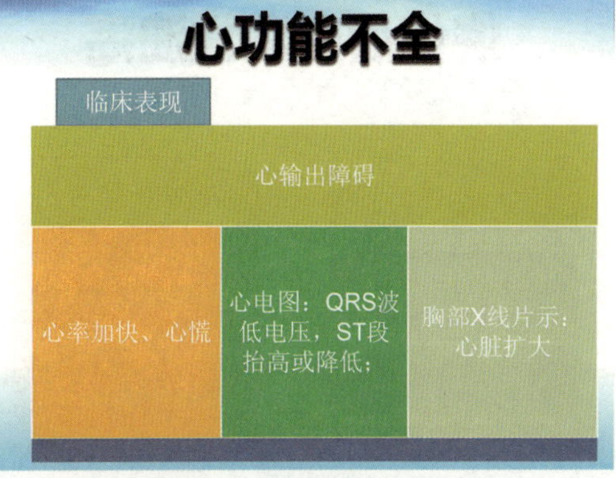
心功能不全
临床表现
心输出障碍
心率加快、心慌
心电图：QRS波低电压，ST段抬高或降低；
胸部X线片示：心脏扩大

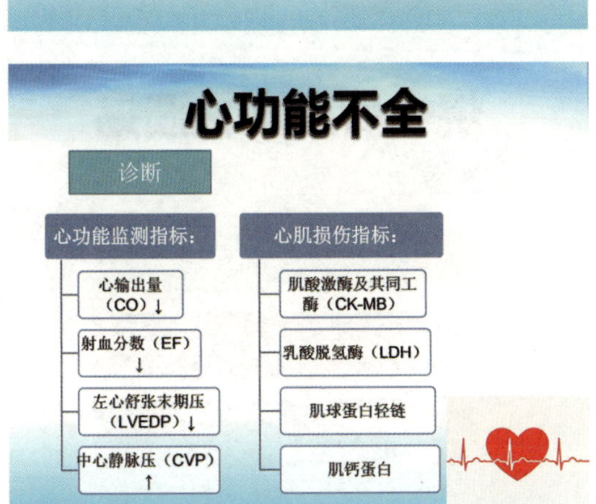
心功能不全
诊断
心功能监测指标：
心输出量（CO）↓
射血分数（EF）↓
左心舒张末期压（LVEDP）↓
中心静脉压（CVP）↑
心肌损伤指标：
肌酸激酶及其同工酶（CK-MB）
乳酸脱氢酶（LDH）
肌球蛋白轻链
肌钙蛋白

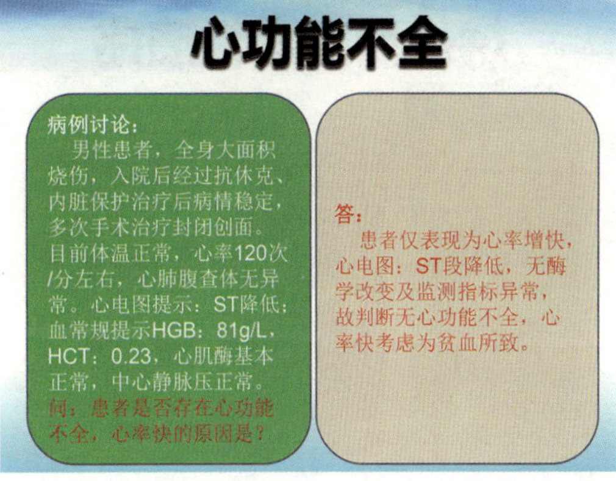
心功能不全
病例讨论：
男性患者，全身大面积烧伤，入院后经过抗休克、内脏保护治疗后病情稳定，多次手术治疗封闭创面。目前体温正常，心率120次/分左右，心肺腹查体无异常。心电图提示：ST降低；血常规提示HGB：81g/L，HCT：0.23，心肌酶基本正常，中心静脉压正常。
问：患者是否存在心功能不全，心率快的原因是？
答：
患者仅表现为心率增快，心电图：ST段降低，无酶学改变及监测指标异常，故判断无心功能不全，心率快考虑为贫血所致。

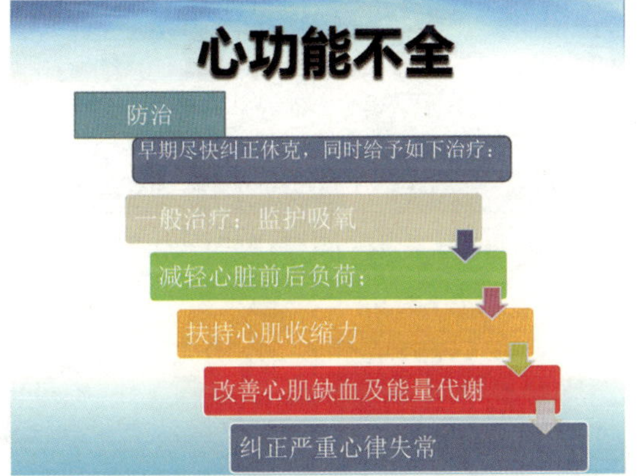
心功能不全
防治
早期尽快纠正休克，同时给予如下治疗：
一般治疗：监护吸氧
减轻心脏前后负荷：
扶持心肌收缩力
改善心肌缺血及能量代谢
纠正严重心律失常

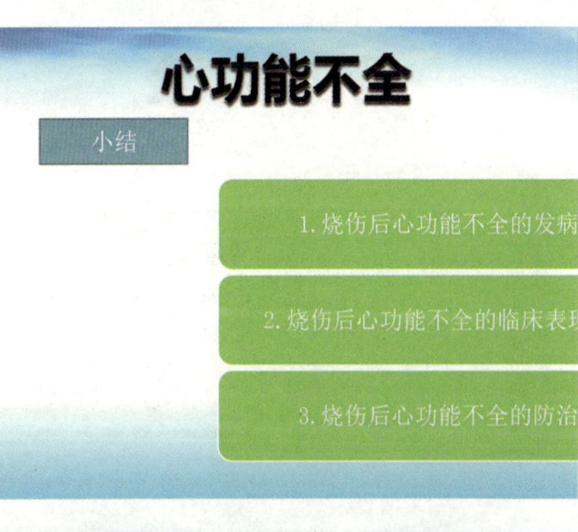
心功能不全
小结
1. 烧伤后心功能不全的发病
2. 烧伤后心功能不全的临床表
3. 烧伤后心功能不全的防治

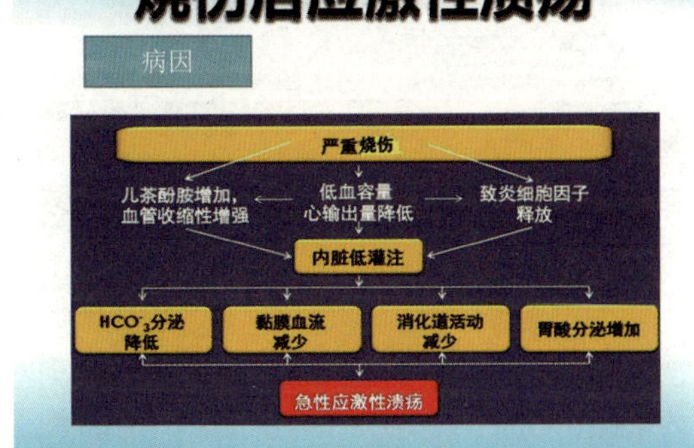
烧伤后应激性溃疡
病因
严重烧伤
儿茶酚胺增加，血管收缩性增强
低血容量 心输出量降低
致炎细胞因子释放
内脏低灌注
HCO-3分泌降低
黏膜血流减少
消化道活动减少
胃酸分泌增加
急性应激性溃疡

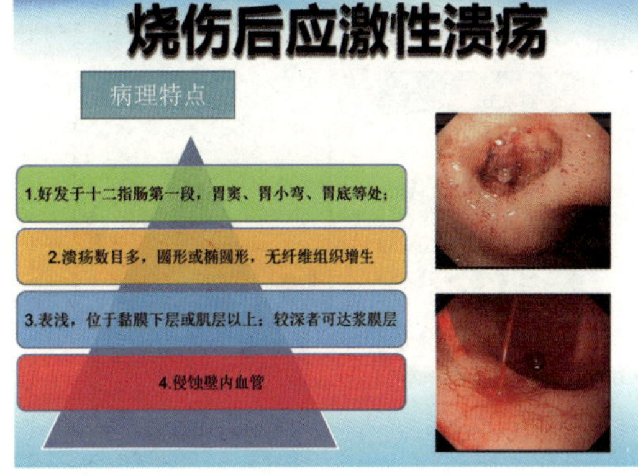
烧伤后应激性溃疡
病理特点
1.好发于十二指肠第一段，胃窦、胃小弯、胃底等处；
2.溃疡数目多，圆形或椭圆形，无纤维组织增生
3.表浅，位于黏膜下层或肌层以上；较深者可达浆膜层
4.侵蚀壁内血管

烧伤后应激性溃疡

临床表现与诊断

- 腹痛不适，黑便或反酸，不明原因血红蛋白下降
- 呕血或柏油样便；并发穿孔时合并急腹症表现
- 胃液潜血阳性

早期症状主要为上腹部不适、疼痛，黑便等，常常被烧伤病情掩盖，纤维胃镜可明确诊断。如并发大出血或穿孔时，可行肛门指诊或者动脉造影明确出血部位

烧伤后应激性溃疡

病例讨论：

男性患者，烧伤面积75%，II-III°伤，入院后经过抗休克、抗感染、内脏保护及预防应激性溃疡治疗，现伤后10天，患者病情逐渐稳定，近几日出现上腹部不适，无恶心呕吐，昨日发现便新鲜血100ml。

问：患者便血的原因，需要做哪些检查？

答：患者经过抗休克治疗后病情稳定，而且便血为鲜血，不考虑应激性溃疡出血，应该进一步进行肛门指诊或直肠镜检查，以明确诊断。

烧伤后应激性溃疡

防治

祛病因治疗	胃肠道监测	药物防治
• 消除应激 • 补充容量，避免休克	• 胃液潜血 • 血红蛋白 • 粪便潜血	• 抑酸及抗胆碱药物以及H_2受体拮抗剂 • 胃黏膜保护及 • 谷氨酰胺、VitA • 大出血或穿孔时手术治疗

烧伤后应激性溃疡

小结

1. 烧伤后应激性溃疡的发病原因；
2. 烧伤后应激性溃疡并发症；
3. 烧伤后应激性溃疡的临床表现、诊断及治疗。

肾功能不全

肾脏是人体排除代谢废物的重要脏器。通过肾小球和肾小管的过滤作用，将人体新陈代谢产生的废物及毒素溶于尿中排出体外。正常人每日尿量约2000ml。

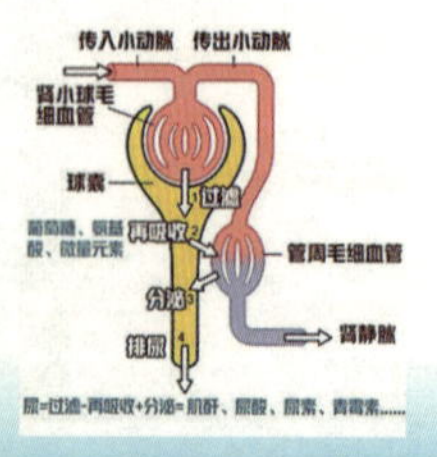

肾功能不全

病理变化和原因

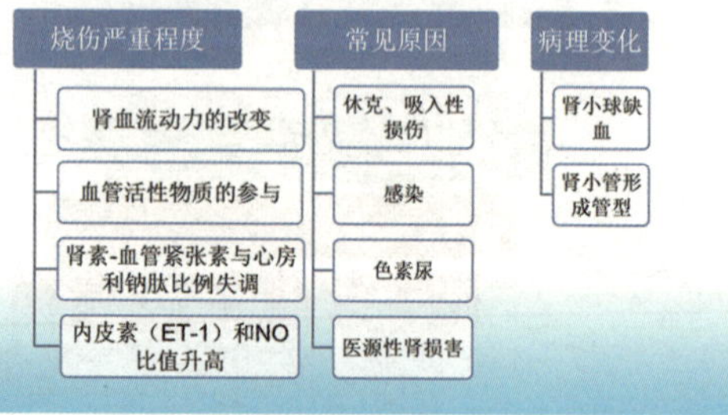

肾功能不全

色素尿的形成

色素尿的形成就像水管淤沙一样，长时间可导致肾小管堵塞

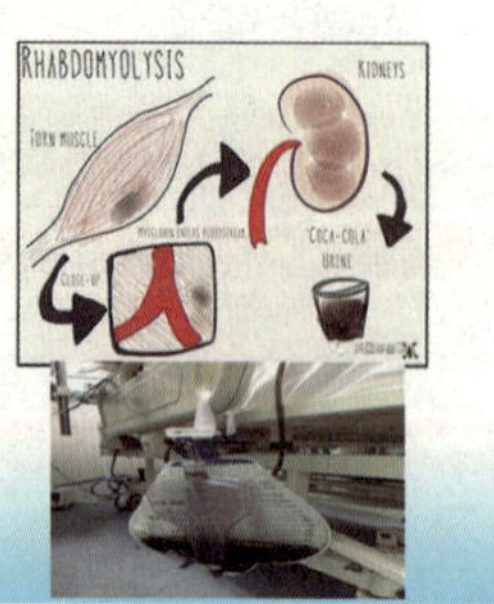

肾功能不全

诊断与分型

诊断	分型	少尿肾功能不全
• 尿量的变化 • 尿比重、渗透压 • 血氮潴留情况	• 少尿型肾功能不全 • 非少尿型肾功能不全	• 少尿或无尿期 • 多尿期 • 恢复期

肾功能不全

诊断与分型

病例讨论：

男性患者，烧伤面积80%，Ⅱ°伤30%，Ⅲ°伤50%，由于患者经济原因，一直给与暴露保痂治疗。现伤后18天，神志清，消瘦，体温时有升高，最高38.9℃，呼吸尚平稳，心率快，无杂音。腹部肠鸣音减弱。近两日尿量减少，尿色黄。血常规提示血象高，WBC：15000，尿比重升高，血肌酐及BUN略升高。

判断是否错在肾功能不全？

通过病例提供信息，判断患者暴露治疗，创面水分丢失较多，加之发热等，导致患者脱水，由尿少，尿比重升高，尿色黄，等可判断，虽然合并氮质血症，但并未发生肾功能不全。

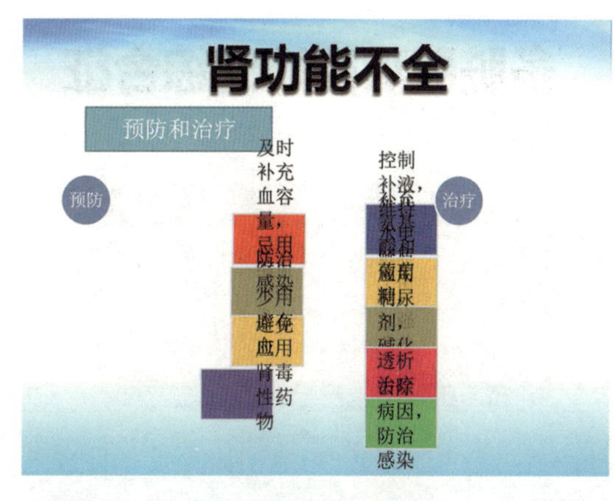

肾功能不全

小结

烧伤后肾功能不全的病理表现及发病原因；

烧伤后肾功能不全的分型、临床表现及诊断方法；

烧伤后肾功能不全的防治措施。

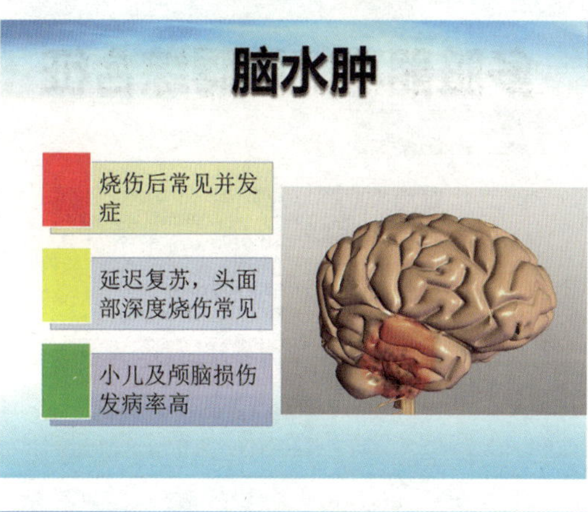

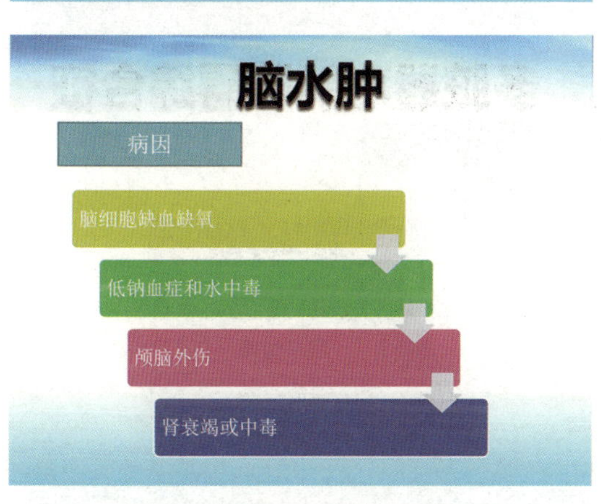
脑水肿
病因
脑细胞缺血缺氧
低钠血症和水中毒
颅脑外伤
肾衰竭或中毒

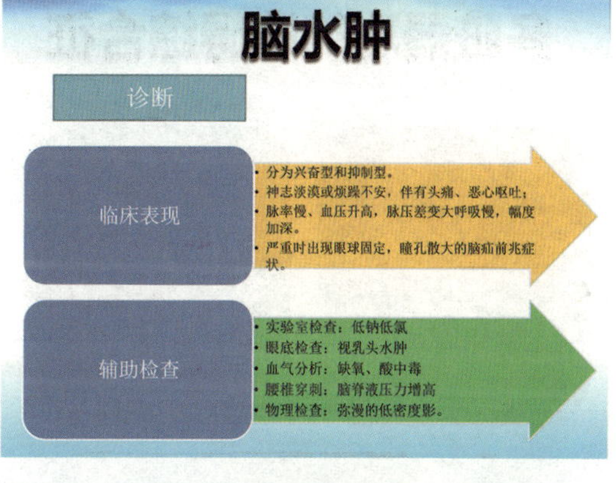

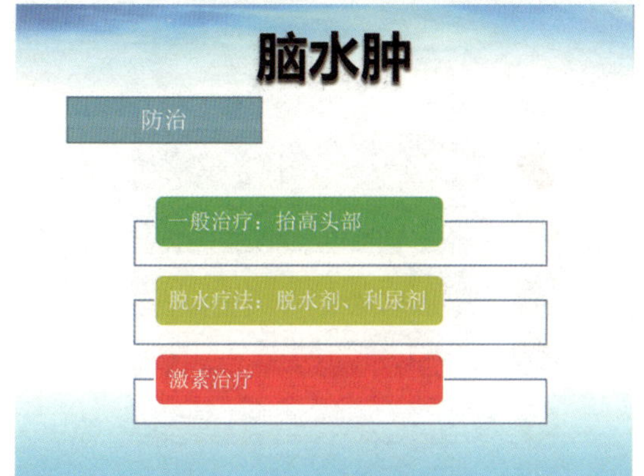

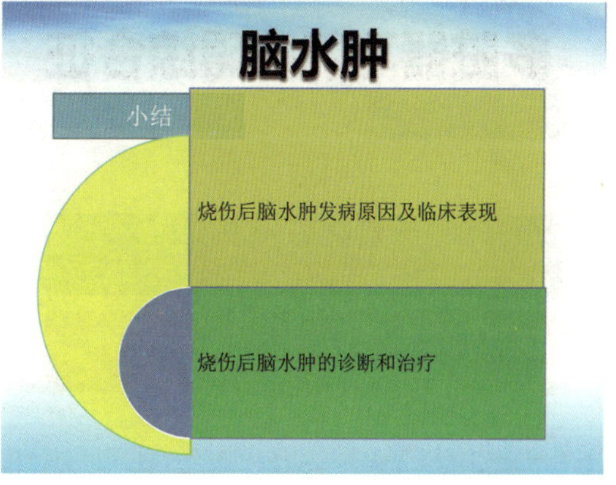

多脏器功能障碍综合征

定义

一个病人同时或序贯出现两个或两个以上脏器功能障碍的综合征；

意义在于它是一进行性的分阶段的综合征，更能反映多个器官功能异常的进程。

多脏器功能障碍综合征

诊断

全身炎症反应综合征（SIRS）

- 体温＞38℃或＜36℃；
- 心率＞90次/分；
- 呼吸＞20次/分或高通气使$PaCO_2$＞4.3kPa；
- 血象WBC＞12000或＜4000，或不成熟WBC＞10%等

多脏器功能障碍综合征

诊断与分型

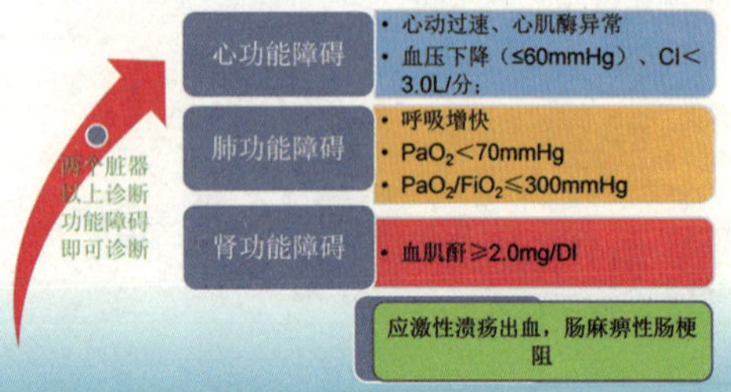
两个脏器以上诊断功能障碍即可诊断
心功能障碍
• 心动过速、心肌酶异常
• 血压下降（≤60mmHg）、CI＜3.0L/分；
肺功能障碍
• 呼吸增快
• PaO2＜70mmHg
• PaO2/FiO2≤300mmHg
肾功能障碍
• 血肌酐≥2.0mg/Dl
应激性溃疡出血，肠麻痹性肠梗阻

多脏器功能障碍综合征

诊断与分型

根据发病时间分型

早发型

- 病情急，可迅速死亡；病程缓者可增加或加重脏器功能衰竭。

迟发型

- 伤后1周以后发病，感染是诱发因素。

多脏器功能障碍综合征

病例讨论：
患者男性，全身火焰烧伤，合并重度度吸入性损伤。入院后给与抗休克、抗感染等综合治疗，但患者烦躁不安，尿少，心率呼吸快，血氧饱和度低，伤后两天出现呕血，呈咖啡色，量约400ml。
1.目前患者可能发生那些内脏并发症？
2.进一步明确诊断需要做那些检查？

患者合并烧伤应激性患者合并呼吸道烧伤，烦躁不安，呕血，呈咖啡色等，可判断溃疡，急性肺损伤，可能合并脑水肿，需要进一步检查血常规、肾功能、心肌酶等指标，进一步明确诊断。

多脏器功能障碍综合征

防治

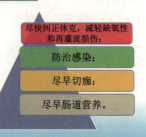

- 尽快纠正休克，减轻缺氧性和再灌流损伤；
- 防治感染；
- 尽早切痂；
- 尽早肠道营养。

多脏器功能障碍综合征

小结

多功能障碍综合征的定义、病因及分型。

多功能障碍综合征的防治。

复习题

1 烧伤后内脏损害的机制是什么？

2烧伤后血管内皮细胞的变化有哪些？

急性肺损伤的临床表现有哪些，如何进行防治？

应激性溃疡如何诊断？

5. 肾功能不全的临床表现是生么，如何进行防治？

课后练习题

一、单选题（2 分 ×10=20 分）

1. 在烧伤的内脏并发症中占首位的是（　）

A. 肝功能衰竭　　B. 消化系统功能衰竭

C. 肺部并发症　　D. 肾功能衰竭

E. 心功能衰竭

2. 烧伤后导致肺部并发症的主要原因是（　）

A. 吸入性损伤　　B. 胸部烧伤

C. 化脓性静脉炎　　D. 老年或衰弱病人

E. 输血输液过多

3. 目前烧伤病人的主要死亡原因是（　）

A. 休克　　B. 脏器功能衰竭

C. 脓毒症　　D. 溃疡大出血

E. 肺部感染

4. 烧伤后应激性溃疡的发病机制中最重要的因素是（　）

A. 黏膜灌流量减少和灶性缺血　　B. 胃黏膜前列腺素改变

C. 胃酸分泌　　D. 黏膜屏障功能损伤

E. 氧自由基产生和释放

5. 烧伤后早期毛细血管通透性异常是由以下物质所致，哪一项除外？（　）

A. 组胺和 5- 羟色胺　　B. 白三烯

C. 前列腺素　　D. 缓激肽

E. 肾上腺素和去甲肾上腺素

6. 出现酱油色尿会引起的最常见危害是（　）

A. 肝功能衰竭　　B. 肾功能衰竭

C. 心功能衰竭　　D. 肺功能衰竭

E. 脑衰

7. 烧伤应激性溃疡最常见的症状是（　）

A. 胃肠道出血　　B. 休克

C. 疼痛　　D. 穿孔

E. 腹胀

8. 关于烧伤后急性肾功能不全病理变化的描述哪一项是正确的（　）

A. 病变主要发生在基底膜　　B. 病变仅发生在肾小管

C. 病变主要发生在肾小管，肾小球次之　　D. 病变主要发生在肾小球，肾小管次之

E. 病变主要发生在肾小球旁器

9. 女性患者，热液烫伤，面积 80%，伤后 5 小时才开始接受正规液体复苏治疗，伤后 4 天出现柏油样便，血红蛋白 70g/L。该患者考虑烧伤并发（ ）

A. 应激性溃疡
B. 胃溃疡
C. MRA 食管静脉曲张
D. 细菌性肠炎
E. 菌血症

10. 烧伤后并发多脏器功能不全综合征与下列哪个因素无关（ ）

A. 吸入性损伤
B. 烧伤休克
C. 烧伤面积
D. 伤前状态
E. 患者性别

二、多选题（4 分 ×6=24 分）

1. 烧伤后并发症的防治正确的是（ ）

A. 早期注意抗休克
B. 预防全身性感染
C. 合理使用抗生素
D. 积极有效营养支持
E. 维持各脏器功能

2. 烧伤后氧自由基损伤主要表现在（ ）

A. 免疫系统：免疫功能紊乱
B. 肺脏损伤
C. 消化系统：胃、肠、肝
D. 心脏
E. 以上都是

3. 关于烧伤后肾功能不全，下列叙述正确的是（ ）

A. 主要原因为休克和感染
B. 都表现为尿少
C. 血钾都升高
D. 感染所致肾功能不全处理按非少尿型肾功能不全处理
E. 血尿素氮、肌酐都升高

4. 关于烧伤应激性溃疡说法正确的是（ ）

A. 发病机制同胃和十二指肠溃疡
B. 胃液 pH 和纤维胃镜检查是诊断的有效手段
C. 预防溃疡及其并发症形成时防治的首选方案
D. 溃疡穿孔应急诊手术治疗
E. 溃疡切除或胃大部分切除是常用术式

5. 烧伤后肺部感染的主要原因有（ ）

A. 上消化道反流误吸
B. 污染空气吸入
C. 吸入性损伤
D. 人工气道污染
E. 创面感染扩散

6. 烧伤后急性肾功能不全的致病原因（ ）

A. 烧伤休克
B. 感染
C. 肾毒性药物损害
D. 血管内凝血

E. 烧伤本身产生的毒性物质

三、病例分析（2 分 ×6=12 分）

1. 女性患者，40 岁，烧伤总面积 70%，Ⅲ度 60%，在外院渡过休克期，创面有感染，伤后 4 天入院，近两天来腹泻、黑便，既往无溃疡病史，对该患者，我们首先应该检查什么（ ）

A. 血压　　B. 大便隐血

C. 血常规　　D. 红细胞比容

E. 凝血酶原时间

2. 女性患者，40 岁，烧伤总面积 70%，Ⅲ度 60%，在外院渡过休克期，创面有感染，伤后 4 天入院，近两天来腹泻、黑便，既往无溃疡病史，上消化道出血被证实，为了明确溃疡位置及范围，最佳的检查方法是（ ）

A. 胃十二指肠钡餐检查　　B. 纤维胃镜检查

C. 选择性动脉造影检查　　D. CT 检查

E. MRI 检查

3. 女性患者，40 岁，烧伤总面积 70%，Ⅲ度 60%，在外院渡过休克期，创面有感染，伤后 4 天入院，近两天来腹泻、黑便，既往无溃疡病史，在明确诊断后，首先采取的治疗是（ ）

A. 非手术疗法　　B. 手术缝合止血

C. 迷走神经切断加胃窦切除　　D. 胃大部切除

E. 感染创面切痂植皮术

4. 2 岁儿童，头、躯干烧伤，总面积 36%，伤后 2 小时来诊，查体：心率 140 次 / 分，体温 38℃，血压 80/50mmHg，尿少。经过输入 5% 葡萄糖溶液 500ml，患儿心率高达 180 次 / 分，出现惊厥。此时应立即采取哪些措施（ ）

A. 加快补液　　B. 输血

C. 吸氧、利尿、减慢输液速度　　D. 吸氧

E. 气管切开术

5. 2 岁儿童，头、躯干烧伤，总面积 36%，伤后 2 小时来诊，查体：心率 140 次 / 分，体温 38℃，血压 80/50mmHg，尿少。经过输入 5% 葡萄糖溶液 500ml，患儿心率高达 180 次 / 分，出现惊厥。此时应考虑患儿烧伤合并（ ）

A. 加快补液右心衰竭　　B. 肾衰竭

C. 脑水肿　　D. 脓毒症

E. ARDS

6. 2 岁儿童，头、躯干烧伤，总面积 36%，伤后 2 小时来诊，查体：心率 140 次 / 分，体温 38℃，血压 80/50mmHg，尿少。经过输入 5% 葡萄糖溶液 500ml，患儿心率高达 180 次 / 分，出现惊厥。此时应做哪些检查（ ）

A. 测尿量、尿比重，查眼底　　B. 抽血培养

C. 心电图　　D. 胸透

E. 创面活检

四、名词解释（5 分 ×4=20 分）

1. MODS

2. SIRS

3. 介质病

4. Curling 溃疡

五、判断题（1 分 ×4=4 分）

1. 烧伤后的肺部感染均为继发性感染，无原发感染。

2. 急性肺损伤的主要临床表现是进行性缺氧。

3. 内皮细胞是一薄层被覆于血管里面的扁平椭圆形细胞，功能多样，被称为体内最大的内分泌腺。

4. 缺血再灌流损伤是伤后脏器损害的最根本原因。

六、简答题（5 分 ×2=10 分）

1. 试述烧伤后心功能不全的病因有哪些?

2. 简述烧伤后脏器损害的发病机制?

七、病例分析（10 分 ×1=10 分）

男性患者，38 岁，工作中不慎跌落入 60℃的粉状矿渣坑中，约 20 分钟后被救出，造成双下肢烧伤。伤后立即入院。查体：一般情况尚可，无明显疼痛，双下肢创面均一，表皮存在，散在小水疱，创面基底苍白，质韧、潮湿，边缘创面基底红白相间，渗出不多。双足麻木，痛觉不敏感，足背动脉可触及，双下肢肿胀并逐渐加重，张力高，导尿导出 200ml 酱油色尿。伤后 3 天开始尿量减少，约 1000ml/d，伤后第 5 天，尿量继续减少至 400ml/d。试论述此患者最可能合并哪个脏器损害（2 分）？导致该疾病的病理生理因素是什么（6 分）？如何分型（2 分）？

参考答案

一、单选题

1. C　2. A　3. B　4. A　5. E　6. B　7. A　8. D　9. A　10. E

二、多选题

1. ABCDE　2. ABC　3. ADE　4. BCDE　5. ABCDE　6. ABCDE

三、病例分析

1. B　2. B　3. A　4. C　5. C　6. A

四、名词解释

1. MODS: 创伤后机体序贯出现两个或两个以上器官系统的功能障碍的临床表现综合征，称为多脏器功能障碍综合征。

2. SIRS: 严重烧伤后出现的高代谢、高动力循环以及过度炎症反应的临床症候群，称为全身炎症反应综合征，即 SIRS。

3. 介质病：失控性炎症反应时，多种细胞因子间相互作用、相互拮抗，导致脏器损害的结果，称之为介质病。

4. Curling 溃疡：烧伤后并发的急性十二指肠溃疡称为 Curling 溃疡。

五、判断题

1. ×　2. √　3. √　4. √

六、简答题

1. ①急性血容量减少，烧伤后血管通透性增加，循环内液体外渗，有效循环血量不足，致冠脉血流量减少，心肌缺血缺氧，功能不全。②血管阻力增高，烧伤后因交感－肾上腺系统肾素－血管紧张素系统功能亢进，体内分泌内皮素、血栓素、氧自由基等血管收缩物质增多血管收缩，肺循环和体循环的血管阻力增高，心脏收缩射血时急性机械性阻塞，致心脏输血障碍；烧伤早期，因缺血缺氧所致外周血管阻力增加，左心室后负荷增加，左心室输出障碍；但若合并呼吸功能衰竭，肺动脉压增高，进而导致左心室和右心房压力增高，右心输出障碍。③急性血容量增多，主要是因为短时间内输液过多过快，特别是回收期或并发肾功能不全时，血容量急剧增加，心肌已有损害，前负荷加重，可迅速出现心功能障碍。④感染严重的全身感染或肺部感染，可导致心肌病变，血管阻力增加，心脏舒张期缩短、高代谢等，加重心脏负荷，导致心功能障碍，同时细菌毒素可直接抑制心肌舒缩功能。⑤另外，心包积液，气胸、纵隔气胸，心律不齐等也可导致心功能不全。

2. ①烧伤后缺血再灌流损伤，主要原因是烧伤后血管通透性增加，循环血量减少，供养和营养物质减少，ATP 减少，细胞膜及细胞器受损；在补液后，由于 ATP 代谢受阻，产生大量氧自由基，损害细胞，这也是烧伤后脏器损害的根本原因。②失控性炎症反应，烧伤后机体迅速应激，受中枢神经系统调控，以交感－肾上腺髓质和下丘脑－垂体－肾上腺为主，逐渐延续成炎症反应，具有防御性和代偿性；但如果炎症反应持续存在，或并发二次感染等，就会转化为失控性炎症反应，此时血管舒缩调节障碍，导致低血压和氧利用障碍，抑制心肌收缩力，血液高凝，微血栓形成；组织水肿，分解代谢增加，胰岛素抵抗，导致机体处于高代谢状态，分解代谢增加。③血管内皮细胞及巨噬细胞、粒细胞等烧伤后释放大量细胞因子、炎症介质等，参与炎症反应，加重细胞损害。④感染参与了大多数的脏器损害，主要为细菌内外毒素参与炎症反应和脏器损伤。

七、病例分析

该患者合并急性肾功能不全。发生原因可能为：①严重烧伤，组织损伤重，炎症反应重，发生失控性炎症反应，肾小球毛细血管管腔内炎症细胞积聚，导致形成管型，堵塞肾小管；②休克导致肾小球缺血，肾小球单元发生结构变化，血管内皮细胞水肿变形，呈现缺血性损害；③色素尿的形成是由于血液内红细胞破坏，血红蛋白游离，肌肉损伤，肌红蛋白入血，导致肾小管的堵塞；④可能发生感染，细菌内外毒素导致肾脏损害，均会导致急性肾功能不全。根据尿量的多少可分为少尿型肾功能不全和非少尿型肾功能不全。两者共同点就是出现氮质血症，尿素氮及肌酐升高；不同点在于前者水潴留，高血钾、血镁，低钠、酸中毒等；尿液渗透压也有不同，前者尿比重低而固定，后者早期尿比重无变化，后期变低。临床上非少尿型肾功能不全症状较少尿型为轻，转归较快，预后佳。

第七章 创面的诊断和治疗

编写　何　亭
审阅　官　浩

创面是临床上常见的问题，在烧伤科成熟之前，一般由普通外科来处理创面。1958 年，我国第一个烧伤外科在上海成立，自此之后，烧伤专业随着我国的医疗和经济发展不断进步，创面处理也逐渐由烧伤专科医生接手。而在大部分医学院，烧伤专科并不是见习、实习和规范化培训的重点科室，导致学生对创面的规范化处理相对生疏。

此次外科学授课中，创面处理占 2 学时。我们的目标是在 2 个学时内，给学生建立起清晰的创面诊断、鉴别诊断和治疗的思路，并让学生对基本的创面治疗方案有清晰的了解。创面是视觉性极强的疾病，而 2 个学时的时间，并不能支撑学生在临床科室实地学习，必须将“临床”搬运到“课堂”，即 C（clinic）to C（class）方案。这决定了我们的教学设计，应包含大量的病例，因此，多种方案的应用，是这节课必需的。

一、教学目标

本次课程的授课对象是外科学硕士研究生。教学的目的是要求学生掌握导致创面形成至愈合各个阶段的病理生理学机制；熟悉导致创面形成的各种疾病，以及该疾病导致的创面的特点；了解创面慢性化进展的病理因素；掌握急性和慢性创面的处理原则；了解创面愈合研究进展和关键的分子机制。这部分内容专业性较强，外科学硕士研究生经历过临床见习和实习，主观上对创面有一定程度的理解，但缺乏全面的认识。外科学硕士需经历临床规范化培训，在外科各个科室内轮转，而创面的发生是外科不可避免的问题，因此，创面形成至愈合的病理生理、创面的处理是学生必须掌握的内容。我们应该基于创面的诊断、治疗和病理生理教学，培养学生的外科学思维模式和融会贯通的能力。这种反复的模式化的分析思路灌输，可以进一步强化学生的基础知识，并在此基础上，将零散的知识点贯通，形成思维回路，逐渐形成外科诊疗的思维定式。对于硕士研究生而言，学习不应局限于课本，一定的文献检索能力、追踪学科前沿进展的能力都是十分必要的。因此，我们需在日常教学中，要让学生了解到课本和前沿进展的差别，让学生了解疾病研究前沿。对于创面的研究而言，目前的热点研究集中在创面慢性化和促进创面愈合两个方面，这也是我们在本次课程中需要引导学生思考的问题。

二、教学重点

此次教学的重点是：导致创面的各种疾病；各类型创面的处理原则。如前所述，这两方面的知识是每位外科医生在未来的执业生涯中都可能面临的问题，因此必须掌握。为使学生充分理解教学重点内容，本次课程拟采取传统讲述（lecture based learning，LBL）+ PBL（problem based learning）+ CBL（case based learning）教学模式。LBL 和 CBL 教学均引入典型病例进行学习。典型病例的选择：创伤（刀砍伤导致的清洁切口），车祸伤（急性污染伤口），烫伤后的肉芽创面（急性转为慢性的伤口），糖尿病足（慢性伤口）。目前，全国并无专门的针对研究生教育的创面治疗教材，因此，教学过程中除参考《黎鳌烧伤学》和《外科学》外，还应参考部分经典文献。

三、教学难点

创面愈合过程中的病理生理学是本次教学的难点。病理生理学的学习有助于学生理解创面形成、愈合或延迟愈合的机制，但因其本身并不直观，需要学生记忆的内容较多，因此内容十分枯燥。但此部分内容是学生学习临床课程所必需的，也是学生临床－科研衔接所必备的。因此，必须通过适当的设计教学模式，促进学生学习和记忆。

四、教学思路

硕士研究生对临床工作有初步的了解，且通过研究生考试的准备，对生理学、病理生理学、诊断学、实验诊断学、影像学和外科学等方面的理论知识有了全面的巩固。学生对课程的兴趣主要来自临床应用，因此课程讲述应从临床工作入手。一年级的外科学硕士大部分还在理论学习阶段，没有进入临床或实验室工作，虽然学生有进入临床的热情，但限于课时等时机情况，可考虑临床见习，但不应鼓励学生参与具体的创面治疗的临床工作。因为学生目前能力有限，匆忙进入临床，容易养成不良习惯，或将时间大量消耗在与临床学习无关的事务上。

因此，整体上，本课程可采取 PBL 教学模式，第一学时以教师讲述、分析临床病例为主，侧重点在于将具体的知识点贯穿于病例分析的过程中，并以固定的模式介绍病例，教会学生分析病例的逻辑和方法。在下课前给出新的病例，要求学生分组完成病例分析。第二学时以学生的讲述为主，授课教师进行知识点的补充说明，或纠正。

细节上，第一课时的“序言”，也就是引入环节，从伤口照片展示开始，内容较为简单，但容易引起学生兴趣。将同样的一批照片，以不同的方式分类、排列，以此向学生介绍伤口分类的方法。然后重点描述一张慢性创面照片，向学生介绍患者的诊疗经过，然后提出问题：为什么我们说这是慢性伤口？正常的伤口愈合应该是什么样的？为什么这个患者的伤口没有正常愈合？以此为契机，向学生讲述创面愈合的病理生理过程，讲述宏观的现象和微观本质的联系。这一部分内容相对比较枯燥，大部分是理论讲述。为了避免学生在听课过程中走神，应当尽量使用较为通俗易懂的语言进行讲述，并不断地向学生提问，提问重点包括：①受伤后的患者会血流不止吗，为什么？②炎症和感染有什么不同？③炎症期伤口的白细胞从哪里来？④炎症会持续下去吗？什么机制使得炎症中止？⑤肉芽对于创面愈合来说，起到什么作用？⑥伤口的愈合是否一定伴随瘢痕的形成？通过不断地提问，既可以了解学生对已讲述知识的掌握程度，也可以帮助学生跟随教师的节奏，集中注意力。

接下来，以慢性创面为主进行讲述。目前慢性创面是外科最常见的问题之一，而糖尿病足又是其中发病率最高的疾病。糖尿病足患者同时有全身疾病、血管病变、神经病变，而无论何种慢性创面，患者所面临的基础病变，均在这三项中包含，因此，此处应重点介绍糖尿病足。通过对糖尿病足的诊断、检查、治疗的讲解，学生很容易理解和掌握其他慢性伤口。在这一阶段的讲述中，依然使用病例串联整个教学内容，用提问来帮助学生跟上授课节奏。提问的重点：①慢性伤口的患者容易出现哪些全身情况的异常？②出现这些异常的原因是什么？③这些异常导致了治疗上的难点是什么？④这些异常能否纠正，纠正的过程中需要注意什么？

每一部分内容都要进行小结。不断的小结有利于学生掌握重点内容。常用的小结方式包括：①将知识点编成一句话或几句话；②将知识点编成一个易记忆的词汇；③将知识点归纳为一个常见现象的几个方面。总之，小结的要点是易记忆。

最后，介绍目前在创面领域的研究热点和难点。在第一课时结束时，向学生布置 CBL 的作业，要求学生分组准备，并制作 PPT，在第二课时进行讲述和讨论。

五、教学方法

第一学时以讲述法 +PBL 教学法为主，通过典型病例将内容衔接起来；同时，第一课时讲述病例的模式应相对固定，讲述模式为：主诉 – 现病史 – 既往史 – 查体 – 辅助检查 – 诊断 – 治疗。通过第一学时的教学，学生除了掌握创面章节的内容外，还应逐步掌握病例分析的方法。第二学时采用 CBL 教学模式。将学生分为 4 组，每组一个典型病例，病例的选择覆盖了创面常见的病种。第一学时结束前，向学生展示 4 组病例信息，这时提供给学生的信息应当能够使学生在充分学习第一课时内容后，给出相应的诊断，能够思考需要的鉴别诊断和辅助检查等。部分信息应避免第一时间交给学生。第二学时时，以学生的讲述和讨论为主，教师应在学生的一步步询问和要求下，逐步告知学生更多的信息，或在学生已有判断的基础上，帮助学生进行鉴别诊断。学生需提出具体的鉴别诊断名称、鉴别方法，教师补充相关信息。这个过程应尽量模拟临床的真实诊疗。在学生进行充分的讲述和组间讨论之后，再由授课教师进行充分的补充和纠正。

参考文献

[1] 徐成，李志勇 . PBL 和 CBL 整合教学模式在内分泌临床教学中的体会 [J]. 教育教学论坛，2019(49): 163–165.

[2] 尹战海，程青青，李志强 . 基于翻转课堂的临床医学教学模式研究 [J]. 中国医药导报，2016, 13(393): 159–162.

[3] 付小兵 . 糖尿病足及其相关慢性难愈合创面的处理 . 2 版 . 北京：人民军医出版社，2013.

[4] Owens P L, Barrett M L, Raetzman S, et al. Surgical Site Infections Following Ambulatory Surgery Procedures[J]. JAMA, 2014, 311(7): 709.

[5] Allegranzi B, Bischoff P, Jonge S D, et al. New WHO recommendations on preoperative measures for surgical site infection prevention: an evidence-based global perspective[J]. The Lancet Infectious Diseases, 2016, 16(12): e276–e287.

[6] Martin P, Nunan R. Cellular and molecular mechanisms of repair in acute and chronic wound healing[J]. The British journal of dermatology, 2015, 173(2): 370–378. doi: 10.1111/bjd.13954. PubMed PMID: 26175283; PubMed Central PMCID: PMC4671308.

教案展示

教案首页

第__次课　　　授课时间____年　月　日　　　教案完成时间____年　月　日

<table>
<tr><td>课程名称</td><td colspan="7">烧伤外科学</td></tr>
<tr><td>年　级</td><td colspan="3"></td><td>专业、层次</td><td colspan="3"></td></tr>
<tr><td>教　员</td><td>何　亭</td><td>职务</td><td>主治医师</td><td>授课方式
（大、小班）</td><td>大班课</td><td>学时</td><td>2 学时</td></tr>
<tr><td colspan="2">授课题目（章，节）</td><td colspan="6">创面的诊断与治疗</td></tr>
<tr><td colspan="2">基本教材
（或主要参考书）</td><td colspan="6">基本教材：
陈孝平，汪建平，赵继宗．外科学．9 版．北京：人民卫生出版社，2018
黎鳌．黎鳌烧伤学．上海：上海科学技术出版社，2001</td></tr>
<tr><td colspan="8">教学目的与要求：掌握导致创面形成至愈合各个阶段的病理生理学机制；熟悉导致创面形成的各种疾病，以及该疾病导致的创面的特点；了解创面慢性化进展的病理因素；掌握急性和慢性创面的处理原则；了解创面愈合的研究进展和关键的分子机制。
重点：导致创面的各种疾病；各类型创面的处理原则。
难点：创面愈合过程中的病理生理学。</td></tr>
<tr><td colspan="8">教学内容与时间安排：
第一学时：
1. 创面的定义和分类　（5 分钟）
2. 创面正常愈合和慢性化的病理生理　（10 分钟）
3. 导致慢性创面的各种疾病分析
代表性疾病讲解——糖尿病足　（15 分钟）
其他导致慢性创面的疾病综合讲解　（2 分钟）
4. 布置下节课任务（病例）　（5 分钟）
创面的治疗策略及研究进展　（3 分钟）
第二学时（PBL 教学）：
1. 学生讲述：4 个病例的相应诊断、应补充的检查　（20 分钟）
2. 各组病例点评并补充　（16 分钟）
3. 以上 4 个病例中，创面处理的基本原则　（4 分钟）
教学方法：讲授式教学 + CBL 教学 + PBL 教学</td></tr>
<tr><td colspan="8">教研室审阅意见：

（教学组长签名）
（教研室主任签名）
年　月　日</td></tr>
</table>

（教案续页 1）

讲授与指导内容	讲课、互动内容设计	信息技术运用设计	课时分配	备注
第一节　什么是创面（Wound） 烧伤与皮肤外科是外科的一个分支方向，也是外科的重要组成部分。作为外科医生，我们都有机会面临各种各样的伤口，也叫创面。那么，什么是创面呢？	开场应进行自我介绍。 PBL 教学法：首先提出问题。		1 分钟	
创面，即正常皮肤在外界致伤因子的作用下所致的伤害，皮肤完整性遭到破坏，伴有一定量的正常组织丢失，皮肤的正常功能受损。这是创面的定义，其关键的点就在于皮肤的完整性和功能。 病例 1：患者女，无诱因下肢伤口形成 1 年，逐渐加重。首先我们要回答，这是个什么类型的伤口？这就涉及伤口的分类。	照片展示。 提问：能感性概括什么叫伤口吗？	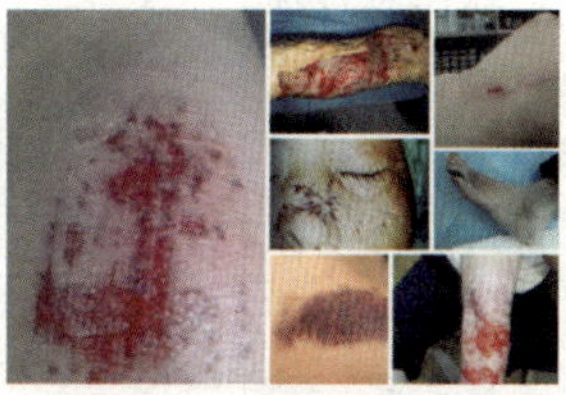		
一般在临床上，我们可以根据创面形成的时间，将创面分为急性创面(acute wound）和慢性创面(chronic wound)。慢性创面一般是指形成超过 2 周的创面，也就是说，2 周之内的伤口，我们都可以叫作急性创面。按照定义，此患者病程 1 年，无疑是慢性创面患者。但是，假设这个患者创面形成的第 3 天就诊，是否就认为是急性伤口？第 4 天呢？从哪一天开始就算是慢性伤口了呢？严格按照上述的定义，患者第 14 天还可以诊断急性伤口，但第 15 天就变成慢性伤口。这显然不合理。因此，我们平时所说的慢性创面，一般是指由全身性、系统性疾病导致的伤口，并不十分强调伤口的形成时间。	提问：急性和慢性完全按照时间分类合适吗？	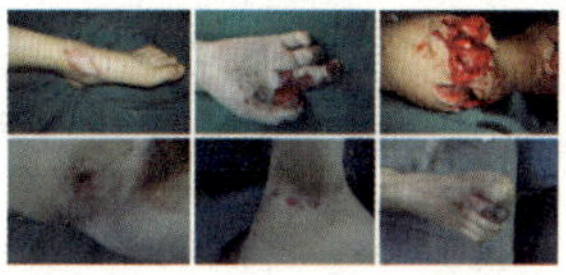	提问 + 回答 30秒，介绍概念 30 秒	
除此之外，外科常用概念：Ⅰ类切口，Ⅱ类切口，Ⅲ类切口，与此对应，即清洁伤口、污染伤口和感染伤口。划分标准：清洁伤口是指的没有被污染的伤口，即伤口内没有细菌生存，不会发生感染，比如一些外科手术切口即属于清洁伤口。污染伤口是指伤口内有细菌生存，尚未发生发生感染症状的伤口；而感染伤口，是指由明确感染征象的伤口，比如细菌培养阳性，比如伤口周围的红肿、分泌物、异味等等。		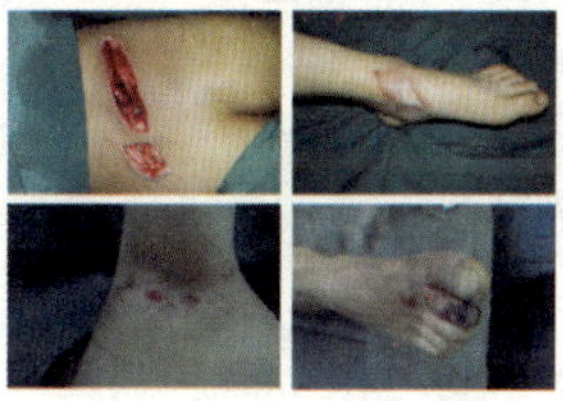	1 分钟	

（教案续页 2）

此外，还基于伤口的形成原因对伤口进行分类，大致归类为以下几种：①外伤；②系统性疾病；③医疗操作。而其中的每一点又可分为数种：外伤，包括了车祸伤、重物砸伤、机器绞伤、热压伤、烧烫伤、电击伤、冻伤、动物咬伤等等；系统性疾病，包括糖尿病、静脉曲张性溃疡、动脉闭塞性溃疡、截瘫后压疮、瘢痕后溃疡、肿瘤性溃疡等等；医疗操作损伤，包括手术创面、穿刺后创面、输液外渗所致创面等等。 伤口形成后，患者就诊的目的是希望伤口愈合，要知道伤口为什么不愈合，就必须掌握伤口愈合的病理生理过程。			1 分 钟	小结：伤口的定义和分类：3WC 原则 Why Where What Course Cause Contaminate
一般来说，创面的病理生理过程分为三个阶段，即炎症期 (inflammation)、组织增生期 (proliferation) 和重塑期 (remodeling)。下面，分别对这三个阶段进行讲述。 首先是炎症期。创面形成后，机体倾向于第一时间止血，修复创面。在这个过程中：首先，大量的血小板向局部集中，并激活体内的凝血系统，试图在局部形成血栓，制止出血。其次，在这个过程中，单核－巨噬细胞系统也被激活，大量的炎症细胞浸润到局部创面，试图清除局部的坏死组织。	提问：伤口愈合的过程是不是组织的完全再生？	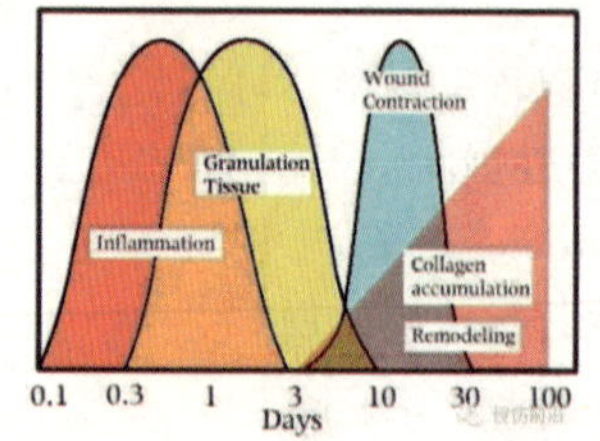 	1 分 钟	
第三，迁移到局部的白细胞按照程序激活，清除坏死组织，然后凋亡，反复进行。炎症期的关键环节是循环中的细胞和各类大分子成功有序地迁移到创面，有序地发挥作用，然后从局部逐渐减少。这是一个全身动员的过程。			1 分 钟	
接下来，进入是组织增生期，也叫增殖期。在这个时期，表皮细胞、成纤维细胞开始增殖，并不断迁移，促进创面封闭。由成纤维细胞和新生血管组成的肉芽组织逐渐填充创面。在这个阶段，有很多因素影响了伤口的愈合，				

（教案续页 3）

（续）例如，上个阶段的炎症能不能维持在一个平衡的状态？局部有没有足够的血供支持肉芽生长？肉芽生长的过程中微生物能不能维持在一个相对较低的水平？局部能不能保持一定的湿度？这些因素，都在很大程度上决定了伤口能不能及时封闭。 当组织增殖到一定阶段后，在巨噬细胞的刺激下，成纤维细胞向肌成纤维细胞分化，肉芽组织被胶原为主的细胞外基质替代。大量的细胞因子在局部发挥作用，影响表皮细胞的爬行，也影响了成纤维细胞和肌成纤维细胞的平衡，最终决定了伤口愈合的形态，这就是重塑期。 伤口愈合的者三个病理生理过程相互叠加，相互影响，最终决定了愈合的结局。 急性和慢性创面分类方法对临床有什么指导意义？ 首先是急性创面。时间上，一般把2周之内的创面都叫作急性创面，而实践上，急性创面更多强调创面形成是由于急性的原因。例如，磕碰到尖锐物体导致的皮肤裂伤，车祸导致的皮肤撕脱伤，热液烫伤，重物造成的碾压伤，手术形成的切口，这些都是急性创面。我们可以看到，急性伤口都是由于突发的外界因素导致的，且这些外界因素都一般是一过性的。				
而慢性创面，正如之前提到的这位患者。目前临床上，慢性创面的处理是比较复杂的，是目前基础研究和临床研究的热点。导致慢性创面的疾病包括：糖尿病；截瘫或其他导致活动不良的神经系统疾病；肿瘤；外周血管疾病；免疫系统疾病等。	提问：大家日常见过哪些急性创面？		1分钟	

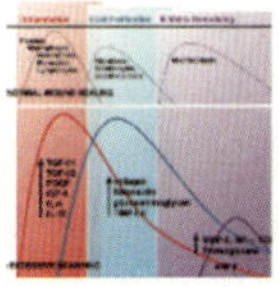

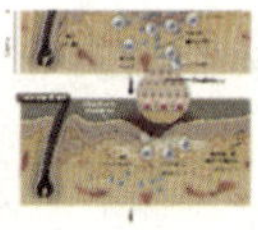

（教案续页 4）

<table>
<tr>
<td>大部分慢性创面因组织缺血、缺氧、感染等因素导致机体免疫能力与细菌致病能力处于一种相对平衡的状态，使愈合过程停留在炎症阶段而无法进展，炎症反应期的延长是造成慢性创面愈合延迟的主要原因。持续的炎症阶段导致炎症细胞因子的异常产生。慢性难愈合创面渗液中的促炎细胞因子及蛋白酶均明显升高；血小板衍生生长因子、碱性成纤维细胞生长因子、内皮生长因子、转化生长因子等生长因子水平降低；导致炎症反应期延长，而组织增殖迟迟没有进展。</td>
<td></td>
<td>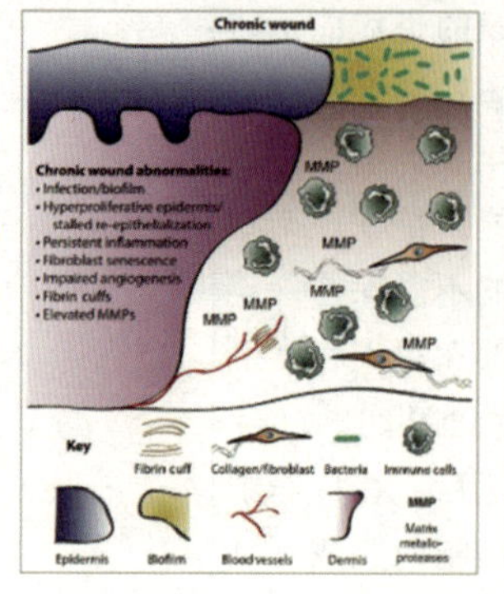
</td>
<td>1分钟</td>
<td></td>
</tr>
<tr>
<td>在慢性伤口中，糖尿病导致的慢性伤口比较有代表意义，而且发病人数也较多。故重点讲述。
随着医疗水平的提高，糖尿病的患病人数居高不下。统计显示，2017 年全球糖尿病患者高达 4.25 亿，而预计到 2045 年，这个数字将到达 6.29 亿。在糖尿病患者中，糖尿病足的发病率，在发达国家达到 15%，而发展中国家，高达 20%。这是个什么概念呢？ 2018 年，全球带癌生存的患者数量约为 3500 万，而糖尿病足的患者接近一个亿，几乎三倍于癌症患者。
糖尿病足（Diabetic foot ulcer，DFU）的发病的基本病理机制是血管病变导致的缺血、神经病变导致的感觉异常，以及感染。这三个因素共同作用，导致组织的溃疡、坏死和坏疽。</td>
<td></td>
<td></td>
<td>15分钟</td>
<td></td>
</tr>
<tr>
<td>糖尿病血管病变包括微血管病变和大血管病变。大血管病变以下肢动脉病变最常见，多累及腘动脉以下的动脉。糖尿病微血管病变有糖尿病视网膜病变、糖尿病肾病和神经营养血管病变。事实上，微血管病变累及全身微血管，下肢也不例外。大血管的病变导致下肢供血障碍，而微血管中的血栓常导致毛细血管网的栓塞，进一步加重了局部的缺血。</td>
<td>拓展：大家觉得糖尿病足的患者预期寿命有多久？</td>
<td></td>
<td></td>
<td>此处不提供答案，请学生自行查阅文献</td>
</tr>
</table>

（教案续页 5）

糖尿病神经病变累及感觉神经、运动神经和自主神经。感觉和运动神经病变首先影响远端的肢体，一般是对称的。感觉缺失导致患者对外界的温度、刺激不敏感，更易发生皮肤破损而不自知。运动神经纤维的病变则引起足的肌肉萎缩，以致跖骨头突起和形成鹰爪样足趾。与此同时，自主神经病变引起交感神经张力缺失，产生动静脉短路开放、血液营养成分的供给相应减少。汗腺的自主神经病变导致足的干燥、开裂，进而容易使皮肤受损。	提问：基于糖尿病足的基本发病机理，在临床上碰到糖尿病足的患者，应该做哪些体格检查			此处不回答，后续病例讲解时带出
糖尿病足的感染范围由表浅的皮肤溃疡到广泛的坏疽，严重者合并全身炎症反应。初发的足溃疡合并感染往往是革兰阳性球菌感染，慢性持续不愈的足溃疡合并感染往往是革兰阴性球菌感染，大多数是多种细菌并存的感染。无论是指甲刀等锐器刺伤、甲床和趾间的破溃、未治疗的蜂窝织炎，均可以导致感染，且细菌沿腱鞘传播，可至深部的足底软组织和骨组织，并不断蔓延。随着感染的加重，组织出现水肿。水肿又导致局部组织压力增高，进一步加重血供障碍。 因此，糖尿病患者因神经病变引起足部的生物力学改变、感觉异常，导致足部胼胝和老茧形成，而感觉异常使得皮肤更易受到损伤而不被察觉，再加上血管病变，导致局部血运障碍，局部的感染不易清除，最终三者相互叠加，形成恶性循环，导致糖尿病足创面难以愈合。	提问：糖尿病足的分级	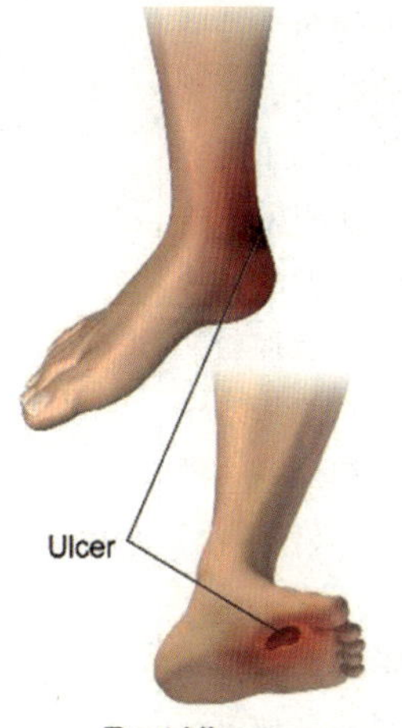 Foot Ulcers 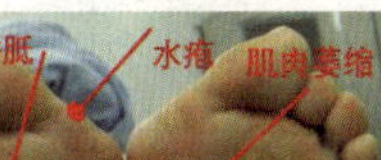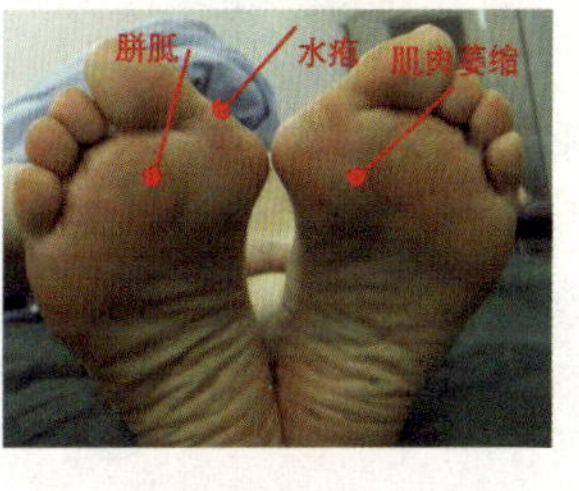 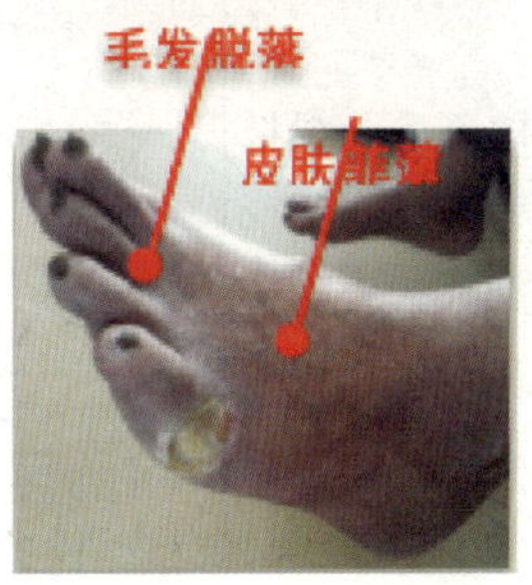		

（教案续页 6）

<table>
<tr>
<td>那么，为什么糖尿病患者容易出现血管病变、神经病变和感染呢？
1. 血管病变
由于糖尿病患者体内持续的病理性高血糖，导致其血管内皮细胞损伤。而血管内皮损伤后，抗原暴露，导致血小板凝集、脂质沉着、平滑肌细胞的增殖，最终斑块形成，斑块不断增大，导致血栓形成。这样的改变既发生在大血管，也发生在微循环。而血栓形成的过程中，体内的凝血－纤溶系统做出反应，试图将此过程拉回正轨。但体内病理性的高血糖持续制造血管损伤和血栓，并影响体内的多个器官系统的功能，最终平衡的结果，是多发的大血管病变和微血管损伤。因此说，糖尿病足并不会发生在刚刚罹患糖尿病的患者身上，这些患者的各个器官系统还在正常运转，还能挽救病理性高血糖导致的损害。但如果这个病理性的高血糖持续得不到控制，那么多发的血管病变将无法逆转。
2. 神经病变
糖尿病的神经病变从逻辑上而言也是类似的过程。持续的病理性高血糖，导致代谢异常，代谢产物异常堆积，引起神经细胞的水肿、变性，干扰了神经系统神经组织的能量代谢，并影响其自身修复。再加上神经营养血管的病变，更是加重了神经组织的缺血缺氧。

3. 感染
感染有可能是压死骆驼的最后一根稻草。研究发现糖尿病患者的细胞免疫水平缺陷，导致了其免疫系统更难杀伤细菌。再加上其神经血管病变，导致局部创面的免疫细胞募集能力和调节能力大大降低，局部微生物超载，继发创面感染。
这三个病理过程相互影响，相互叠加，形成恶性循环，最终导致糖尿病足的发生。</td>
<td></td>
<td>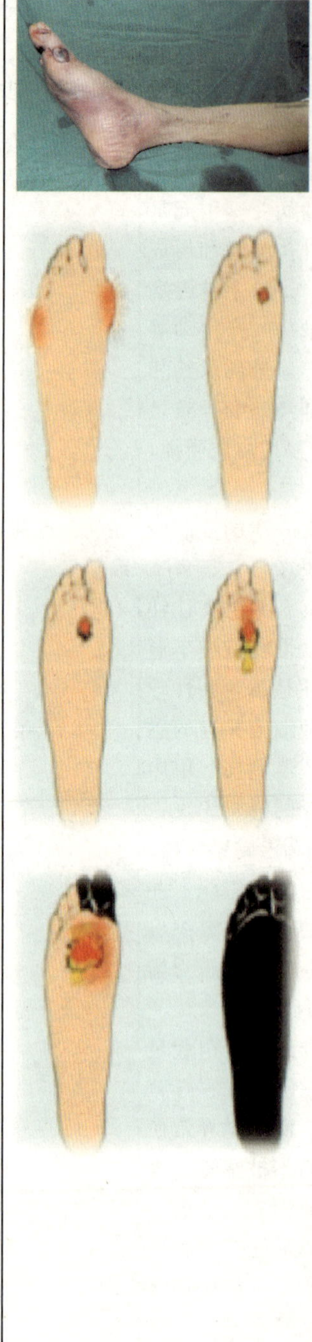</td>
<td>病理生理3分钟</td>
<td></td>
</tr>
</table>

（教案续页 7）

<table>
<tr>
<td>所以，理解了糖尿病足，我们也就可以理解其他慢性创面。例如血管病变导致的慢性创面，其核心原因就是缺血；活动受限导致的创面，大多表现为压疮，其核心原因就是持续的应力和局部的神经感觉异常；肿瘤导致的慢性创面，自然就是因为肿瘤导致局部的组织异常；免疫系统疾病导致的慢性创面，是局部炎症控制的失调。
和糖尿病足的病理生理对应一下，就知道这些创面问题出在什么地方了。
所以，当接诊了一个不明原因的慢性创面后，必须完善患者的病史和检查，明确患者的一般情况。
不同原因导致的慢性创面，在临床表现上也有不同。

糖尿病足的特点是：伤口周围皮肤色沉，且伤口一般在踝关节以下。此外，若糖尿病患者的血糖控制不加，可能导致手术伤口难以愈合，但其机制要比糖尿病足简单很多。
静脉曲张导致的溃疡：静脉曲张导致的溃疡，叫作踝靴部的溃疡，就是像短靴子一样，而且周围明显的色素沉着。
动脉缺血导致的溃疡：动脉缺血导致的伤口，一般都表现为干性坏疽。
压疮：一般都位于皮肤的骨性隆突的位置，而且这些位置一般都是感觉缺失的。

病例分析 2：
老年女性，69 岁，因确诊糖尿病 25 年，左足疼痛、破溃变黑 1 月入院。入院诊断：糖尿病足；2 型糖尿病。
有什么针对糖尿病足的专科检查？
1. 判断血管病变
体格检查：足背动脉和胫后动脉的触诊十分关键。
影像学检查：包括下肢血管的超声，CTA、MRA 和 DSA。就目前来说，血管超声最常见，但 DSA 能够提供最准确丰富的细节，是诊断血管病变的金标准。
2. 神经病变的检查</td>
<td></td>
<td>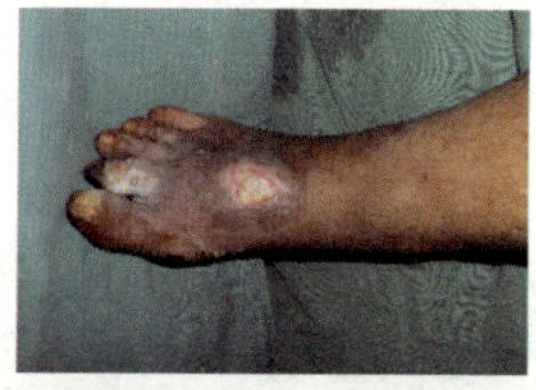
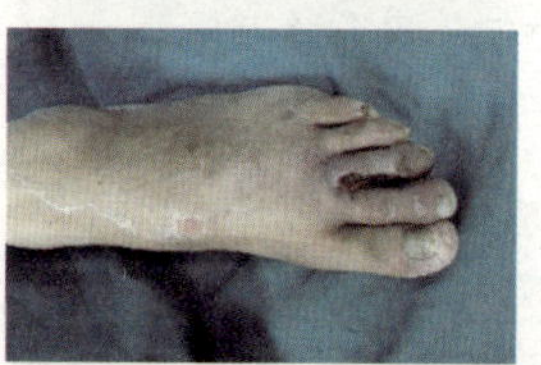
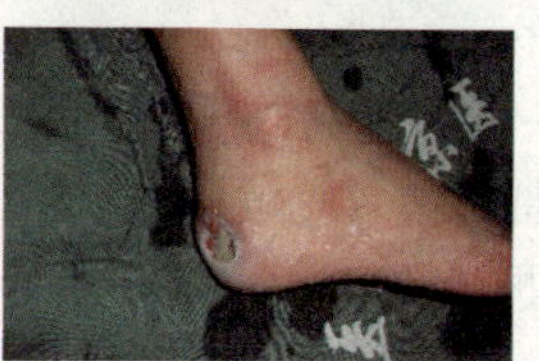
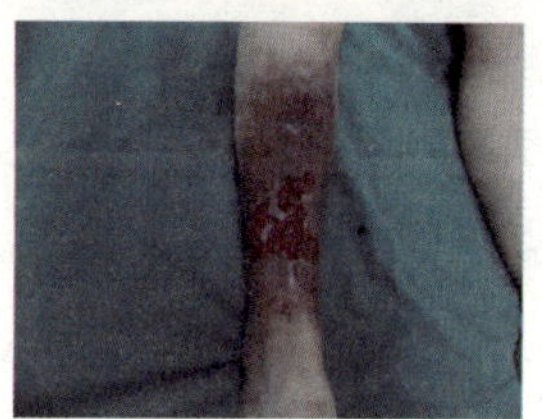
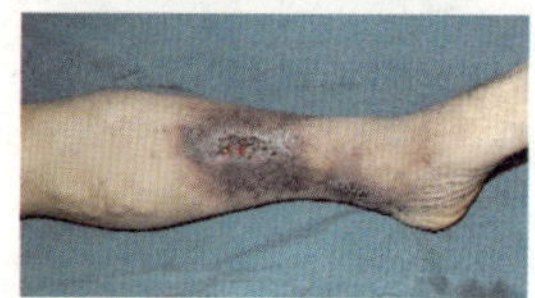
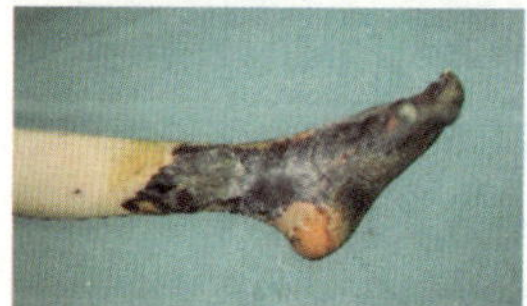</td>
<td>临床特点 3 分钟

其他溃疡 2 分钟</td>
<td>小结：糖尿病足的基本病变：血管、神经、感染</td>
</tr>
</table>

（教案续页 8）

Ipswich 试验：通过触摸足的特定部位来判断感觉有无异常。 Ipswich 试验触诊的部位一共有十处，分别是 1、3、5 趾的趾腹，1、3、5 跖趾关节，足底内侧和外侧，足跟，以及足背 12 跖趾关节中间。目前并没有过多的实验室检查可以明确局部的神经病变，神经肌电图的应用也相对较少，最常用的还是 Ipswich 试验。 10g 尼龙丝试验：原理和检查部位与 Ipswich 试验一致，使用特制尼龙丝而非手指进行检查。由于需要道具，所以临床上用的最多的还是 Ipswich 试验。 自主神经检查：欧米诺贴膜试验 运动神经检查：肌肉变形情况和跟腱反射 3. 局部感染的检查 感染四大特征：红肿热痛。由于创面时间较长，这四大特征不一定十分典型，也不一定全都出现； 实验室检查：细菌学的检查，即分泌物培养； 影像学检查：X 片判断有无骨髓炎。 这就是糖尿病足最主要的辅助检查。 触类旁通，周围血管病、压疮、肿瘤等辅助检查都没有超出这个范围。 PBL 教学内容安排：学生分为 4 个小组，每组一个病例，第二课时进行讨论。 讨论内容：1. 入院初步诊断和鉴别诊断；2. 希望补充得知的病史；3. 入院后的辅助检查；4. 基本的治疗方案；5. 病程的评估和患者的教育。第二课时，每个组派学生代表来讲述各组的内容，规定时间不超过 5 分钟，而后进行讨论和补充，时间 7 分钟。	提问：全身检查要做什么？ 提问：为什么我们特别强调糖尿病足？ 提问：请学生自行总结全身检查。 互动：Ipswich 的触诊部位。 提问：患者是否可能存在多种原因导致的慢性伤口？如何避免误诊？	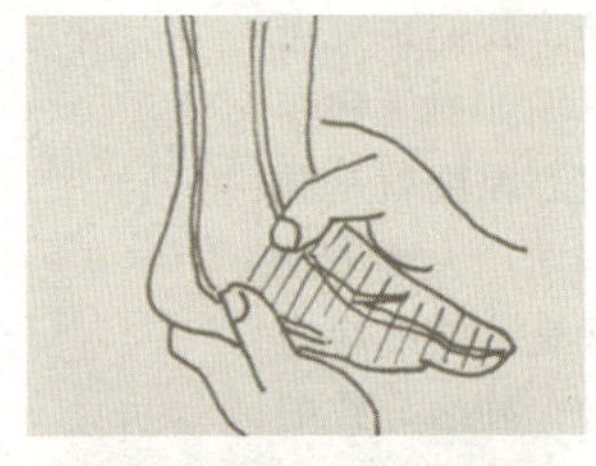 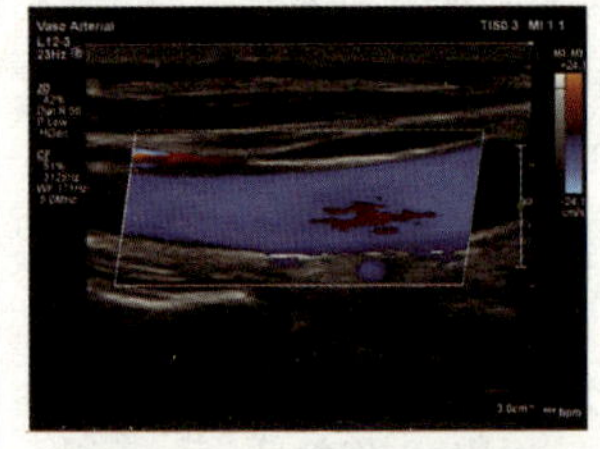 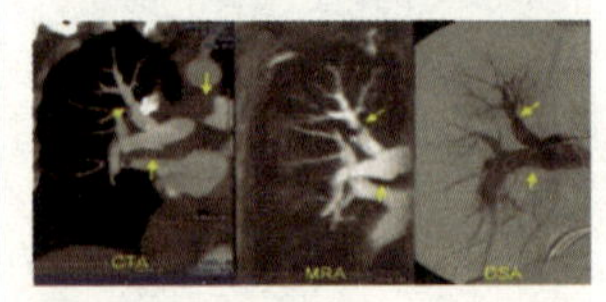 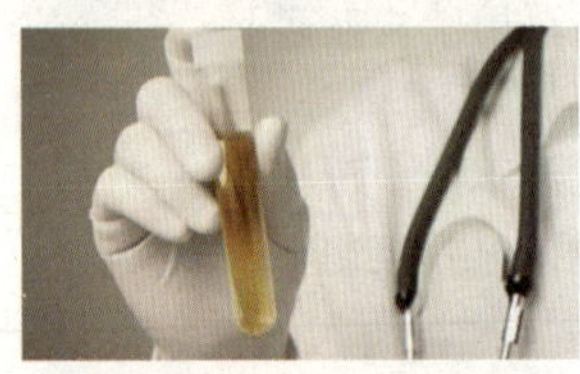 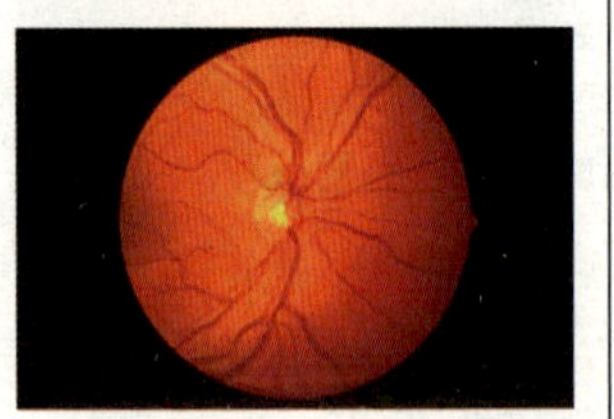 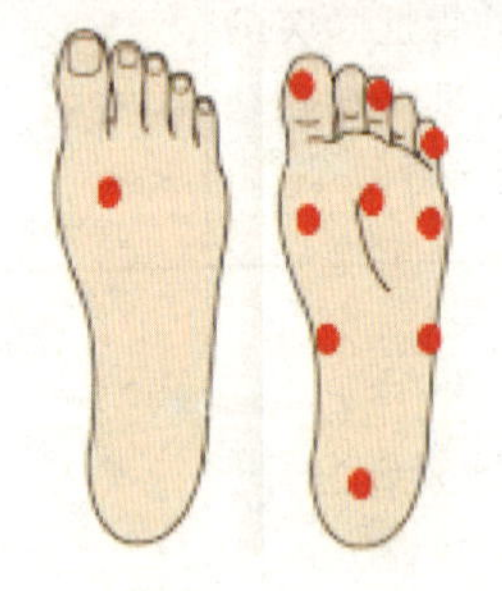		
PBL 教学病例介绍： 1. 老年女性，67 岁，因确诊糖尿病 8 年，左足疼痛 5 月，皮肤破溃伴恶臭 3 月来我院就诊。左足疼痛与行走有关，休息时可缓解。夜间无明显疼痛。近期无发热，无咳嗽，体重无明显变化。平时服用二甲双胍每天一片，拜糖平每天早晚各一片，自述血糖控制尚可，		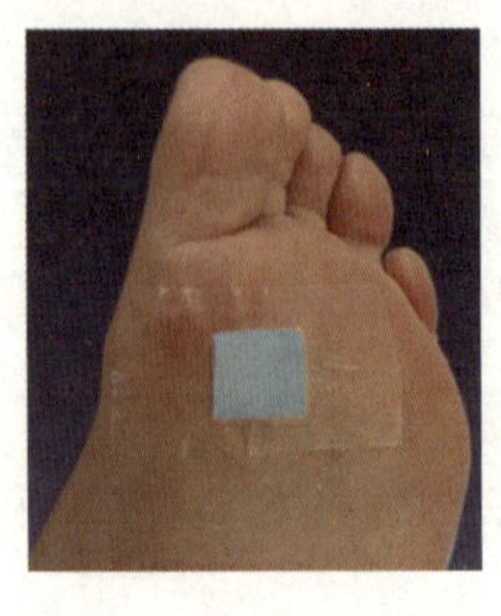		介绍病例根据剩余时间决定方式，资料以幻灯形式提供给学生

（教案续页 9）

（续）未见化验单。既往病史：发现高血压 10 年，最高 180/110mmHg，平时服用硝苯地平缓释片控制血压，具体控制情况不详。无吸烟及饮酒史，无异地旅居史。婚育史：适龄结婚，育有一子一女，子女及配偶体健。查体：身高 145cm，体重 60kg，血压 160/90mmHg。伤口位于左足第一跖趾关节底，可探及骨质，挤压可见大量分泌物，黄色浓稠样，伴恶臭，周围皮肤无红肿，第一跖趾关节活动受限。 2. 男性，34 岁，因右下肢疼痛 1 年，逐渐加重，足破溃 2 月就诊。患者 1 年前开始出现左下肢疼痛，行走时加重，休息后可缓解。当地行腰椎 X 光检查，示第二腰椎滑脱向前移位，予牵引治疗，后疼痛稍缓解。3 月前，右下肢持续疼痛，夜间疼痛剧烈，无法入睡。2 月前在修脚店洗脚后，左足破溃，一直在当地诊所换药，未见好转，遂来我院。既往体健；吸烟 10 年，每周一包；偶尔饮酒。婚育史：适龄结婚，育有一女，女儿及配偶体健查体：右下肢皮温较右侧稍低，平面位于膝关节以下 10cm，足背动脉搏动弱。左足第 1-2 趾色青紫，皮肤破溃，分泌物不多，足背外侧皮肤青紫伴破溃。 3. 女性，30 岁，因烧伤后 29 年，头顶皮肤破溃 10 年，加重伴恶臭一年入院。患者 1 岁时烧伤，烧伤后头顶部无毛发生长，10 年来头皮反复破溃，自行在家中换药后能愈合，1 年前起，头顶皮肤破溃后不能愈合，且创面逐渐增大，恶臭明显，遂来我院就诊。无吸烟及饮酒史，无异地旅居史。婚育史：适龄结婚，育有一女，女儿及配偶体健。查体：生命体征平稳，面部及双手可见陈旧萎缩性瘢痕伴色素缺失。头顶可见直径约 10cm 毛发缺失伴脱色，中央可见直径 5cm 皮肤破溃，中央凹陷，呈火山口状。分泌物多，色黄，伴恶臭。		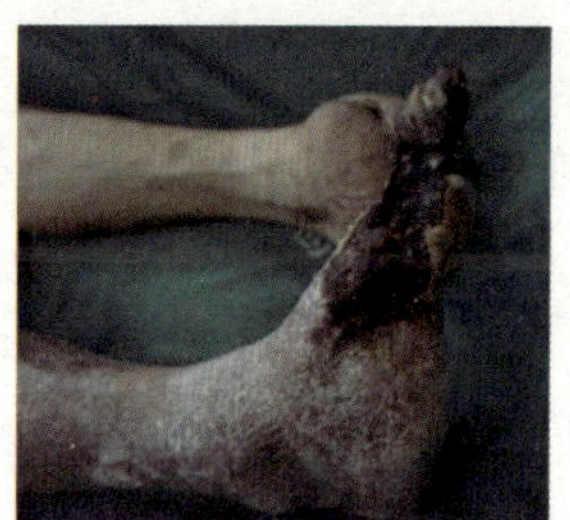 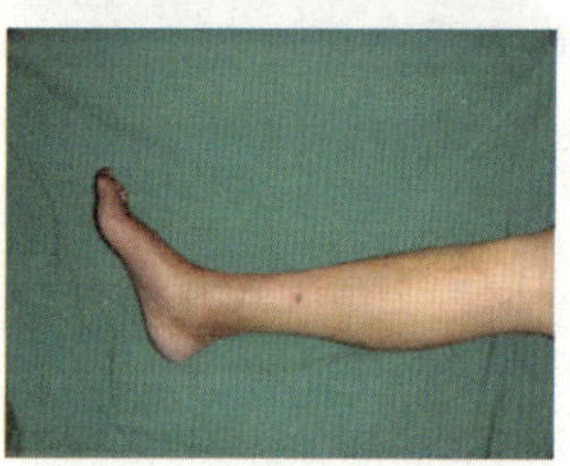 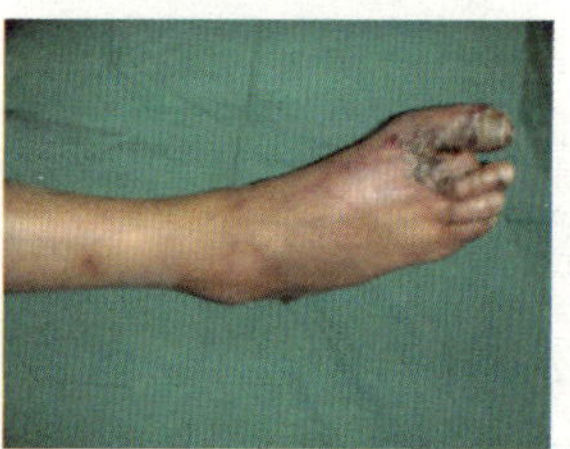 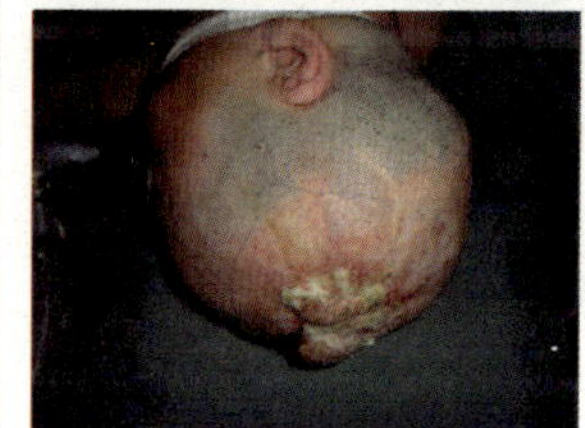		提示：两节课之间的时间，允许学生通过公共学习的微信群、电子邮件向教师提问，要求补充病例资料。对话过程向所有授课学生公开，第二节课前 1 天停止提问。

（教案续页 10）

4. 男性，58 岁，因左下肢反复破溃 2 年入院。患者 2 年来左下肢踝关节上方反复破溃，自行抹“皮炎平”软膏，未就诊。后伤口长期不愈合，遂来我院。既往病史：发现高血压 15 年，最高 170/100mmHg，平时服用缬沙坦控制血压，血压维持在 120~130/80~90mmHg。吸烟每天半包，饮酒每日约 100g，无异地旅居史。婚育史：适龄结婚，育有一子一女，子女及配偶体健。查体：生命体征平稳，血压 130/100mmHg。伤口位于左足内踝上方，直径约 3cm，基底凹凸不平，周围皮肤色素沉着明细，色黑伴脱屑，少量分泌物。 以上 4 个病例，请班长负责将同学们分为 4 组，下节课每小组派代表汇报，集体讨论。汇报需要做 PPT，其他辅助形式不限制。 近些年，创面的治疗策方法有了长足的进展，包括我们临床上广泛应用的负压吸引治疗、游离皮瓣或 flow-through 皮瓣移植治疗；目前，又出现了横向骨搬移治疗、自体干细胞移植治疗等。下面的链接是关于创面治疗的较新的质量较好的文献，大家有兴趣可自行下载阅读，我们下节课会结合大家的讨论来进一步学习。		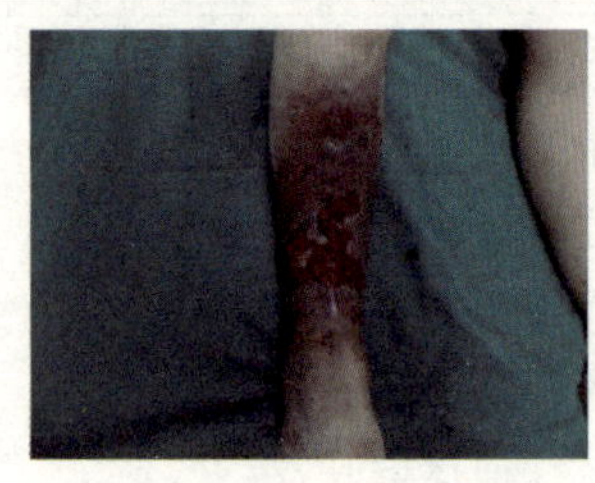		
第二节 创面的诊断、治疗和研究进展（Diagnosis，Treatment strategy and Research） 病例 1：老年女性，67 岁，因确诊糖尿病 8 年，左足疼痛 5 月，皮肤破溃伴恶臭 3 月来我院就诊。患者诉去年 11 月起，左足疼痛明显，与行走有关，休息半小时左右可缓解。夜间无明显疼痛。疼痛与弯腰、寒冷等无明显关系，近期无发热，无咳嗽，食欲尚可，大小便正常，体重无明显变化。平时服用二甲双胍每天一片，拜糖平每天早晚各一片，自述血糖控制尚可，不能说明具体数值，每天监测 1 次，半			9 分钟 / 组（讲述 5 分钟 + 讨论 4 分钟）	提示：根据学生的讲述，帮助学生形成病例分析逻辑顺序

（教案续页 11）

（续）年内未至医院检查，无化验单。既往史：发现高血压 10 年，最高 180/110mmHg，平时服用硝苯地平缓释片控制血压，具体控制情况不详。无肝炎、结核等传染病史，无输血史，无食物药物过敏史。 个人史：无吸烟及饮酒史，无异地旅居史。 婚育史：20 岁结婚，育有一子一女，无流产史。子女及配偶体健。 查体：身高 145cm，体重 60kg，血压 160/90mmHg。全身查体未见明显异常 专科检查：伤口位于左足第一跖趾关节底，可探及骨质，挤压可见大量分泌物，黄色浓稠样，伴恶臭，周围皮肤无红肿，第一跖趾关节活动受限。 入院初步诊断：1. 左足糖尿病足；2. 2 型糖尿病。 入院后检查：血常规示白细胞增高，中性粒细胞比值增高；肝功能示白蛋白降低，低密度脂蛋白增高；空腹血糖 12mmol/L，糖化血红蛋白 7%；尿蛋白 ++，肌酐 120mmol/L，尿素 19U/L；腹部超声：中度脂肪肝；下肢血管超声：双下肢动脉广泛斑块形成，双侧胫后动脉显著狭窄，胫前动脉变细迂曲；静脉无血栓；心功能正常；心电图正常；细菌培养示 MRSA 阳性，局部组织病检示符合慢性炎症改变。入院后治疗方案：糖尿病饮食；控制血糖方案更换为胰岛素 3 短 1 长；降血压药物更换为缬沙坦（目的为降压 + 减少尿蛋白），局部细菌培养示大肠杆菌阳性，头孢噻肟敏感；入院后分次给予血浆 + 速尿补充提高血浆蛋白水平；反复手术清创，发现感染累及跖腱膜，并贯穿脚掌。第二跖骨骨折。术中去除第二跖趾关节，去除第二趾骨，保留皮肤，反复负压治疗后，伤口缝合。				

（教案续页 12）

病例 1 应补充的知识： 1. 伤口的治疗是建立在全身情况的纠正的基础上的；对于有高血压、糖尿病的患者，良好的血压和血糖控制是治疗的基础。糖尿病足的围手术期，血糖应通过胰岛素控制。在感染控制前，血糖的水平常常难以达到要求，不能盲目要求在术前控制血糖。 2. 对于慢性伤口，不能仅通过创面外观判断严重程度，尤其是糖尿病足，常呈现口小底大，或窦道迂曲蔓延的情况；糖尿病足常累及骨质，应注意完善下肢的影像学检查。		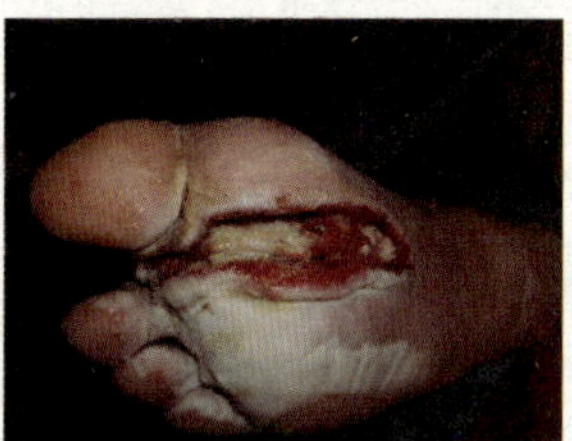 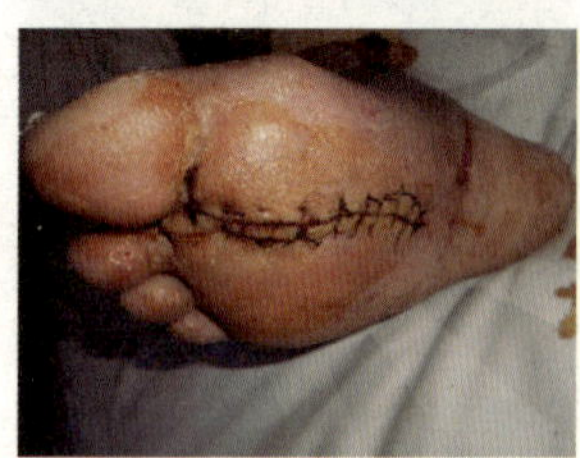		在此不强调其他专科治疗方案，只提供治疗思路，关注重点在引导学生关注全身情况，并
病例 2：男性，34 岁，因左下肢疼痛 1 年，逐渐加重，足破溃 2 月就诊。患者 1 年前开始出现左下肢疼痛，行走时加重，休息后可缓解。当地行腰椎 X 光检查，示第二腰椎滑脱向前移位，予牵引治疗，后疼痛稍缓解。3 月前，左下肢持续疼痛，夜间疼痛剧烈，无法入睡。2 月前在修脚店洗脚后，左足破溃，一直在当地诊所换药，未见好转，遂来我院。既往体健；吸烟 10 年，每周一包；偶尔饮酒。婚育史：适龄结婚，育有一女，女儿及配偶体健查体：左下肢皮温较右侧稍低，平面位于膝关节以下 10cm，足背动脉搏动弱。左足第 1~2 趾色青紫，皮肤破溃，分泌物不多，足背外侧皮肤青紫伴破溃。入院诊断：左足溃疡；左下肢血栓闭塞脉管炎；第二腰椎滑脱。入院后完善相关检查：DSA 示双下肢腘动脉以下血管迂曲，右侧胫前及胫后动脉狭窄，左侧股动脉多节段狭窄，串珠状改变，腘动脉狭窄，胫前动脉显著狭窄，胫后动脉闭塞。其他辅助检查无异常。入院后请血管外科会诊，予拜阿司匹林口服每日一片，氯吡格雷每日一片，反复清创后，创面植皮，后植皮成活不佳，患者拒绝截肢，后出院换药。嘱患者出院后注意下肢保暖，继续血管外科随诊，减少活动。应告知患者后期有截肢可能。		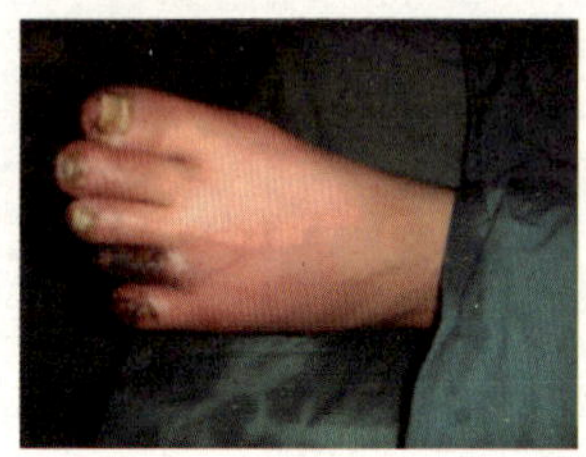		提示：伤口闭合方式 1：清创缝合（其实截肢也是一定意义上的清创缝合）

（教案续页 13）

病例 2 应补充的知识： 1. 血栓闭塞性脉管炎是导致中青年人截肢的重要原因，其具体的发病机制不明，但和吸烟有明确的相关性。 2. 对于动脉栓塞的治疗，若栓塞的位置单一，或行程较短，介入治疗或搭桥手术可有效改善；但当血管多节段 / 长行程阻塞时，手术和介入的效果不佳，应十分谨慎。 3. 引申而论，大多数慢性创面存在局部血供的障碍，目前有效的治疗手段包括静脉动脉化 / 抗凝和抗血栓治疗 / 横向骨搬移技术等，都可以在一定程度上改善局部血供，促进创面愈合 病例 3：女性，30 岁，因烧伤后 29 年，头顶皮肤破溃 10 年，加重伴恶臭一年入院。患者 1 岁时烧伤，烧伤后头顶部无毛发生长，10 年来头皮反复破溃，自行在家中换药后能愈合，1 年前起，头顶皮肤破溃后不能愈合，且创面逐渐增大，恶臭明显，遂来我院就诊。无吸烟及饮酒史，无异地旅居史。婚育史：适龄结婚，育有一女，女儿及配偶体健。查体：生命体征平稳，面部及双手可见陈旧萎缩性瘢痕伴色素缺失。头顶可见直径约 10cm 毛发缺失伴脱色，中央可见直径 5cm 皮肤破溃，中央凹陷，呈火山口状。分泌物多，色黄，伴恶臭。入院诊断：头部瘢痕溃疡；头部鳞癌待排。入院后完善检查：腹部超声无异常，头部 CT 示颅骨外板欠光滑，骨膜反应明显。颅骨内板未受累。颈部及腋窝淋巴结未见明显增大。完善检查后，行手术治疗，术中切除包括肿瘤在内的头顶色素缺失区域皮肤 / 皮下组织及帽状腱膜，肿瘤正下方组织切除深度达骨膜，并去除肿瘤下方颅骨部分外板，术中送快速冰冻病理示鳞癌，切缘及基底未见肿瘤细胞。行股前外侧皮瓣游离移植修复创面。术后常规病检 + 免疫组化染色示高分化鳞癌，骨组织未见肿瘤细胞侵犯。术后 10 天患者出院，嘱定期随诊。		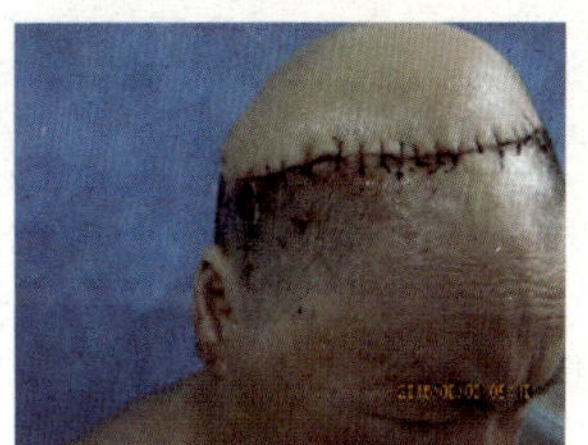		提示：伤口闭合方式 2：换药

（教案续页 14）

病例 3 应补充的知识： 1. 伤口长期不愈合常导致恶变；原则上慢性伤口的治疗过程中，均应从局部取组织进行活检，以排除恶变可能； 2. 目前的伤口治疗的辅助手段较多，包括最常用的负压封闭治疗（VSD），与常规换药相比，VSD 可有效促进局部肉芽生长；但是，恶性肿瘤示负压治疗的禁忌证；VSD 治疗的其他禁忌证还包括：活动性的出血；大血管表面。 病例 4：男性，58 岁，因左下肢反复破溃 2 年入院。患者 2 年来左下肢踝关节上方反复破溃，自行抹“皮炎平”软膏，未就诊。后伤口长期不愈合，遂来我院。既往病史：发现高血压 15 年，最高 170/100mmHg，平时服用缬沙坦控制血压，血压维持在 120~130/80~90mmHg。教师，吸烟每天半包，饮酒每日约 100g，无异地旅居史。婚育史：适龄结婚，育有一子一女，子女及配偶体健。查体：生命体征平稳，血压 130/100mmHg。伤口位于左足内踝上方，直径约 3cm，基底凹凸不平，周围皮肤色素沉着明细，色黑伴脱屑，少量分泌物。仰卧位时双膝关节内侧可见静脉迂曲，部分隆起。入院初步诊断：左下肢溃疡；静脉曲张；高血压 3 级。入院后完善相关检查，超声示双下肢静脉通畅迂曲，左小腿深静脉血栓形成。予紧急放置静脉滤网，一天后手术行清创植皮术，术后伤口愈合可，予出院。嘱出院后血管外科就诊，治疗静脉曲张及静脉血栓。 病例 4 应补充的知识： 1. 静脉曲张的患者中，静脉血栓的发病率增高；同时，由于下肢创面存在，出于治疗创面的需要，医嘱常要求患者减少活动甚至卧床，避免下肢下垂，在这种情况下，深静脉血栓形成成为常见并发症。我们对于平时长期卧床、有久坐习惯、静脉曲张的患者，都应常规排查深静脉血栓，避免严重并发症的出现；		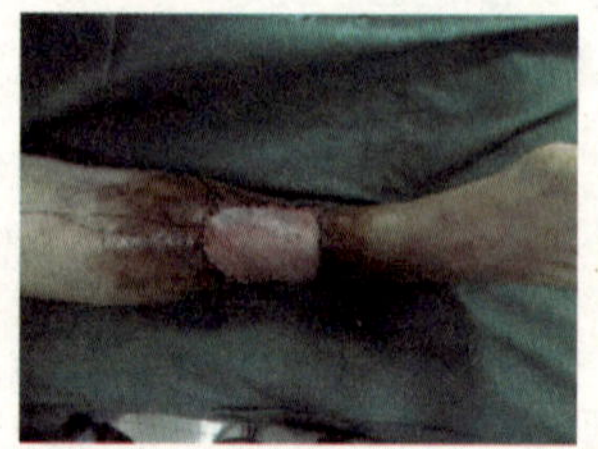		提示：创面封闭方法 3：皮瓣 提示：创面封闭方法 4：植皮

（教案续页 15）

（续）2. 静脉曲张的患者，在伤口愈合后，如不及时处理静脉曲张，则后期再发创面的概率极高。 总结：我们这节课讲述了临床上慢性创面最常见的四种情况，目前，对于慢性创面的治疗还有很多新的手段和科学研究进展。 研究认为，1. 间充质干细胞的局部应用可通过减弱全身炎症反应，转化成纤维母细胞、肌成纤维细胞、抗原呈递细胞、内皮祖细胞等方式参与伤口愈合；2. 富血小板血浆的局部应用也可促进创面生长因子富集，促进组织再生；3. 横向骨搬移技术是最近几年开展的，以改善局部血运为基本原理的创面治疗技术，其远期的疗效及可能的并发症仍有待进一步观察；4. 游离皮瓣移植在慢性创面的治疗中具有重要作用，一是由于游离皮瓣可为局部提供稳定可靠的血运，二是游离皮瓣，尤其是带肌肉的组织瓣，可有效减轻局部炎症反应，但此项手术对人员和设备的要求较高，基层医院难以开展。			总结4分钟	

（教案末页）

小结	烧伤后常见内脏并发症的发病原因及临床表现是每个学生必须掌握的内容。也是内脏并发症诊疗的关键内容。通过各种常见内脏并发症临床表现和理化检查结果的学习，掌握各脏器损害后诊断和防治，是本节课的重点内容。其中内脏损害的机理内容复杂、抽象，涉及多个学科的基础知识，枯燥乏味，不易理解，是本节课的难点和重点。多脏器功能障碍的学习是对各内脏并发症的总结和复习，可以体现人体各脏器协调统一的特点，可以让学生注重各脏器间协同、制约的关系，在临床上综合判断病情，辩证施治。
复习思考题、作业题	1. 按照伤口的清洁程度，如何对伤口进行分类？ 2. 糖尿病足的病变涉及哪几方面病变？ 3. 糖尿病足的微血管病变如何诊断？ 4. 创面封闭的方法包括哪些？ 5. 下肢慢性溃疡，应考虑哪些诊断？如何鉴别？
实施情况及分析	本次教学严格按照教学计划实施，授课时间按计划进行，授课过程顺利，课堂气氛良好，学生能普遍参与到 PBL 和 CBL 教学中。在 CBL 和 PBL 教学中，学生能主动检索文献和资料，独立完成病例分析。本次课程的重点是导致创面的各种疾病和各类型创面的处理原则，难点是创面愈合过程中的病理生理学。其中，糖尿病足是典型的慢性创面，其发病、诊断和治疗涉及慢性创面处理的全部内容，因此，作为典型疾病，重点进行了分析。讲授过程中，授课者反复采取主诉 – 现病史 – 既往史 – 查体 – 辅助检查 – 诊断 – 治疗这一模式，进行病例分析，并按照临床诊疗流程对病例进行处理。在后续的学生为主体的 PBL 教学中，学生已掌握了这一分析方法，已开始形成临床诊疗思维模式。本节课达到了教学目的。

教学评价表

评价项目	评价要点	评价分数	自我评价	上级评价
教学目标评价（10分）	1. 目标明确，符合学生实际。目标的设置不可过高或过低。	5	5	5
	2. “三维目标”全面、具体、适度，有可操作性，并能使知识目标、能力目标、情感、态度、价值观目标有机相融，和谐统一。	5	5	5
教学材料评价（5分）	教学材料完善，教学大纲、教案体现本课程的教学目的、任务、内容与要求，能体现本课程的重点、难点；教学进程安排合理得当。	5	5	5
教学内容评价（10分）	1. 教师能准确把握所教学科内容的重点、难点，教授内容正确。	4	4	4
	2. 教学内容符合学生的认知规律，激发学生去积极思维。	4	4	4
	3. 教师能从教学实际出发，转变教材观念，对教材进行科学有效的整合，不唯教材。	2	2	2
教师行为评价（25分）	1. 教师是否能够有效地组织学生进行学习，培养学生良好的学习习惯；是否创造了生动有趣的教学情境来诱发学生学习的主动性；是否能和学生一起学习、探究、倾听、交流。	8	8	7
	2. 教师能以学生为主体，重视知识的形成过程，重视学生学习方法的培养，重视学生的自学能力、实践能力、创新能力的发展。	5	4	4
	3. 课堂上能营造宽松、民主、平等的学习氛围，教态自然亲切，对学生学习的评价恰当、具体、有激励性。	2	2	2
	4. 能够根据教材的重点、难点之处，精心设计问题，所提出的问题能针对不同层次的学生，问题提出恰到好处，能启发学生思考，注重学生的“问题”意识，引导学生主动提出问题。	4	4	3
	5. 根据教学内容和学生实际，恰当选择教学手段，合理运用教学媒体。	3	2	2
	6. 教师的讲解语言准确简练，示范操作规范，板书合理适用，教学有一定的风格和艺术性。	3	3	2

学生行为评价（30分）	1. 看学生的学习状况。学生学习的主动性是否被激起，能积极地以多种感官参与到学习活动之中。	7	7	7
	2. 看学生的参与状态，学生要全员参与，有效参与。	6	6	6
	3. 看学生的学习方式。是否由被动学习变为主动学习；是否由个体学习到主动合作学习；是否由接受性学习变为探究性学习。	5	5	4
	4. 看学生在自主、合作、探究学习上的表现。学生在学习过程中，是否全身心地投入；是否发现问题，提出问题，积极解决问题；是否敢于质疑，善于合作。	7	7	7
	5. 看学生学习的体验与收获。在学习过程中，90% 以上的学生能够相互交流知识、交流体会。	5	5	5
教学效果评价（15分）	1. 看教学目标达成度如何。教师是否关注学生的知识与能力、过程与方法、情感态度价值观的全面发展。	4	4	4
	2. 看教学效果的满意度。在教师的指导下，90% 以上的学生掌握了有效的学习方法，获得了知识，发展了能力，有积极的情感体验。	7	6	6
	3. 看课堂训练题设计，检测效果好。	4	4	4
教学特色评价（5分）	教师在教学方式、方法上，知识的生成点上，教学机智与智慧上的闪光点，有不同寻常之处。	5	4	4
总　评		100	96	93

上级建议和意见：

课程设计精巧、用词规范、概念清晰，将基础知识和临床实践结合起来，并采用病例讨论的方式，促进学生自主学习，并相互交流；病例选择较为典型，重点和层次分明。该教案是青年医师很好的备课参考资料。美中不足在于，课件选择的示意图（基础知识部分）较为单一，如能结合视频、动画等手段，则课堂体验更好。另外，针对硕士研究生的课程，应适当增加前沿研究进展。

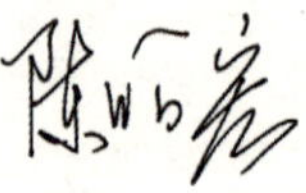

注：评价等级划分：90分以上为“优秀”；80~89分为“良好”；60~79分为“合格”；60分（不含60分）以下为“不合格”。

教学幻灯

《烧伤外科的教学设计与实践》

创面的诊断和治疗

Diagnosis and Management of Cutaneous injury

何亭
空军军医大学附属西京医院　烧伤与皮肤外科

第四军医大学出版社

重点与难点
Emphases and Difficulties

重点：导致创面的各类疾病、创面处理原则

难点：创面愈合的病理生理学

第四军医大学出版社

课程提纲
Outlines

- I. 创面的定义及分类
- II. 创面正常愈合和慢性化的病理生理
- III. 清创术
- IV. 伤口的慢性化和病理性愈合
- V. 难愈性创面的研究及治疗进展

第四军医大学出版社

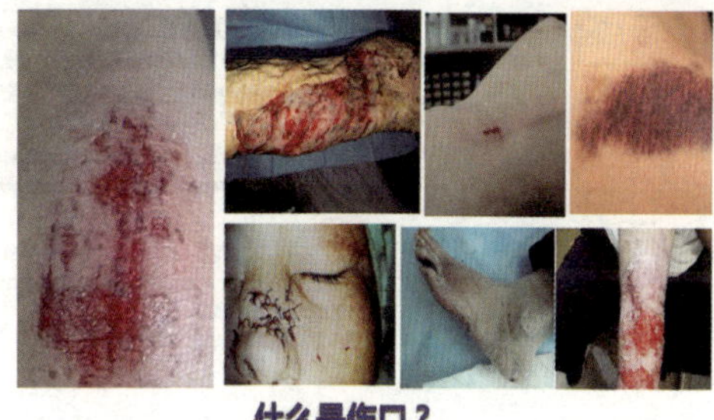

什么是伤口？

第四军医大学出版社

伤口的定义及分类
Definition and classification

什么是伤口⇨
- 外界致伤因子及机体内在因素作用下
- 发生在皮肤或组织
- 导致组织完整性破坏和组织缺失

第四军医大学出版社

伤口的定义及分类
Definition and classification

方法一

急性

慢性

第四军医大学出版社

伤口的定义及分类
Definition and classification

方法二

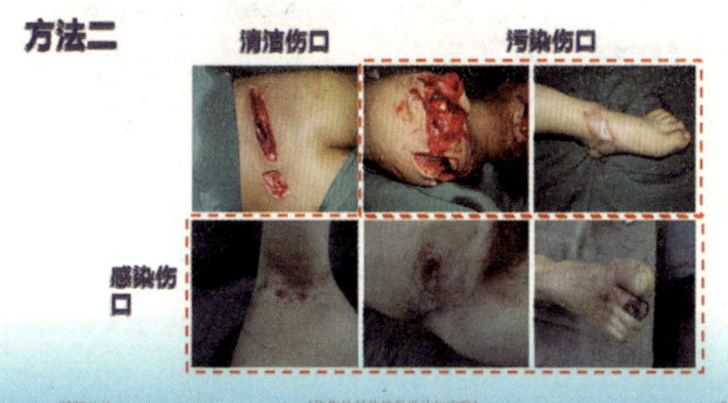

第四军医大学出版社

伤口的定义及分类
Definition and classification

方法三

烫伤　刀砍伤　车祸伤

手术感染　放射伤　糖尿病足

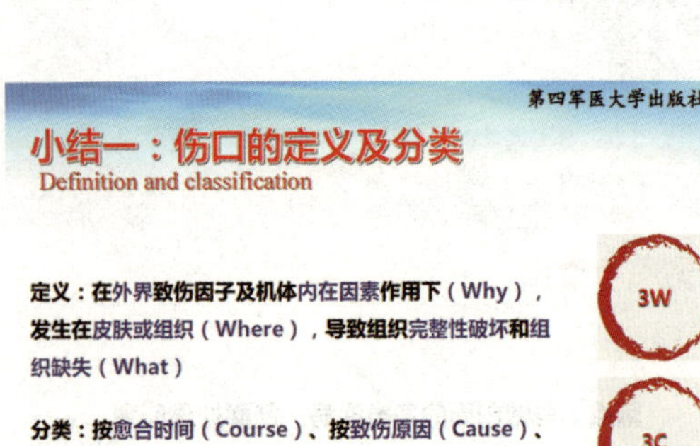
第四军医大学出版社
小结一：伤口的定义及分类
Definition and classification
定义：在外界致伤因子及机体内在因素作用下（Why），发生在皮肤或组织（Where），导致组织完整性破坏和组织缺失（What）
分类：按愈合时间（Course）、按致伤原因（Cause）、按污染程度（Contaminate）
3W
3C

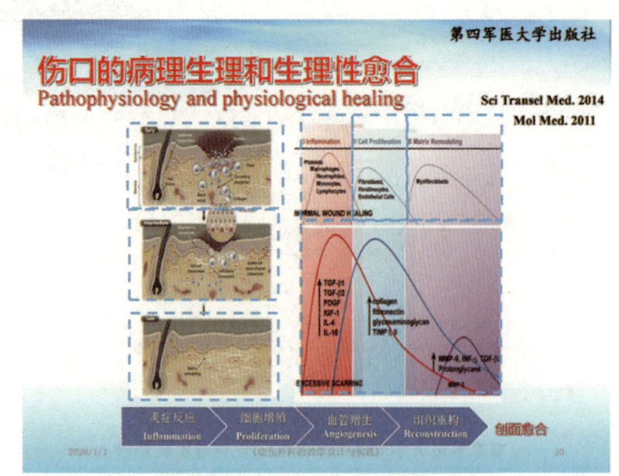
第四军医大学出版社
伤口的病理生理和生理性愈合
Pathophysiology and physiological healing
Sci Transl Med. 2014
Mol Med. 2011
炎症反应 Inflammation
细胞增殖 Proliferation
血管增生 Angiogenesis
组织重构 Reconstruction
创面愈合

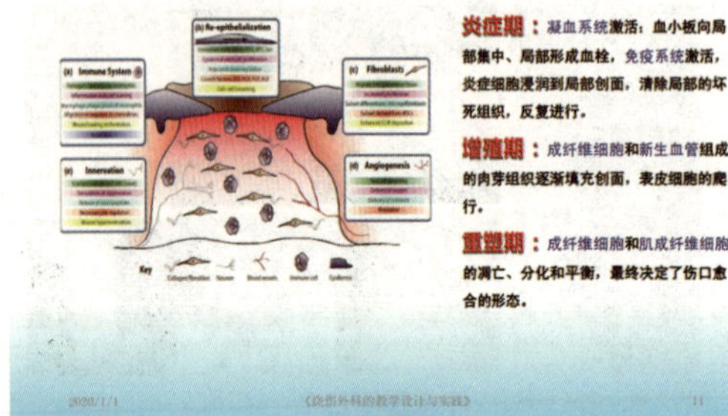
第四军医大学出版社
伤口的病理生理和生理性愈合
Pathophysiology and physiological healing
炎症期：凝血系统激活：血小板向局部集中、局部形成血栓，免疫系统激活，炎症细胞浸润到局部创面，清除局部的坏死组织，反复进行。
增殖期：成纤维细胞和新生血管组成的肉芽组织逐渐填充创面，表皮细胞的爬行。
重塑期：成纤维细胞和肌成纤维细胞的凋亡、分化和平衡，最终决定了伤口愈合的形态。

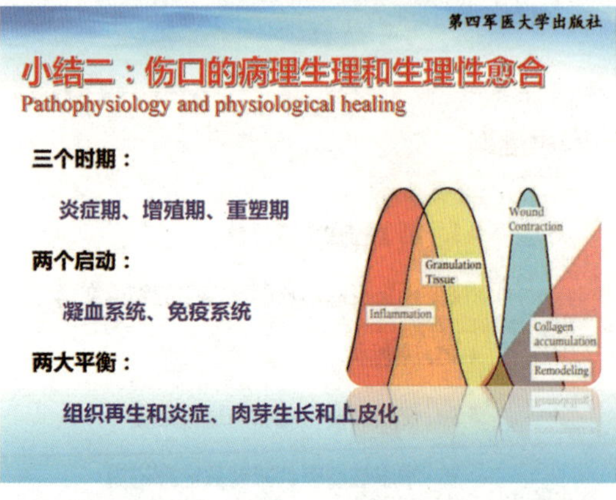
第四军医大学出版社
小结二：伤口的病理生理和生理性愈合
Pathophysiology and physiological healing
三个时期：
炎症期、增殖期、重塑期
两个启动：
凝血系统、免疫系统
两大平衡：
组织再生和炎症、肉芽生长和上皮化
Wound Contraction
Granulation Tissue
Inflammation
Collagen accumulation
Remodeling

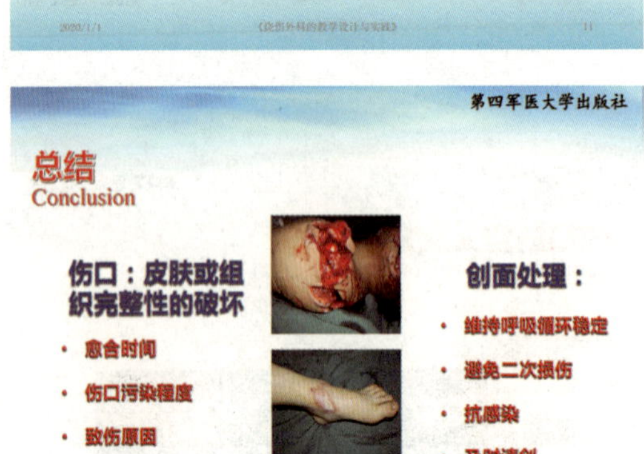
第四军医大学出版社
总结
Conclusion
伤口：皮肤或组织完整性的破坏
• 愈合时间
• 伤口污染程度
• 致伤原因
创面处理：
• 维持呼吸循环稳定
• 避免二次损伤
• 抗感染
• 及时清创

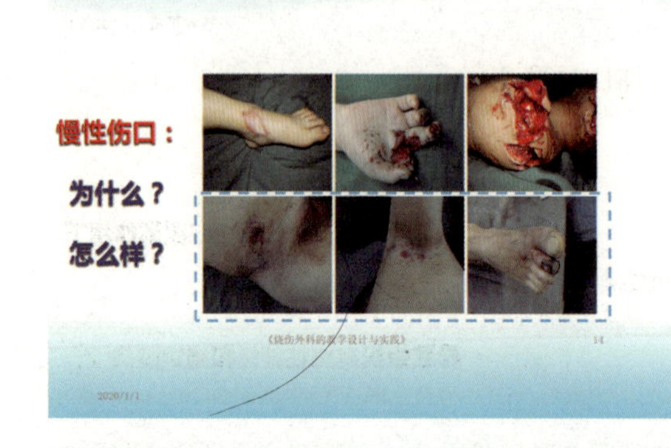
第四军医大学出版社
慢性伤口：
为什么？
怎么样？

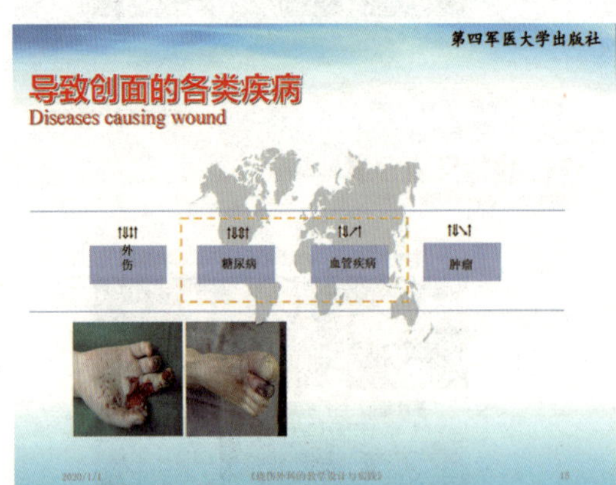
第四军医大学出版社
导致创面的各类疾病
Diseases causing wound
外伤
糖尿病
血管疾病
肿瘤

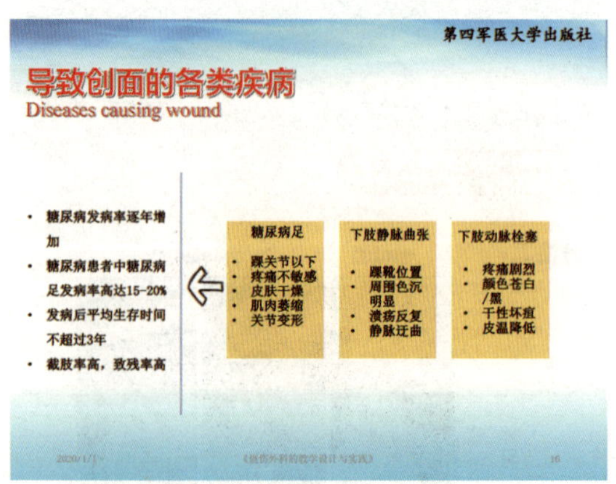
第四军医大学出版社
导致创面的各类疾病
Diseases causing wound
• 糖尿病发病率逐年增加
• 糖尿病患者中糖尿病足发病率高达15-20%
• 发病后平均生存时间不超过3年
• 截肢率高，致残率高
糖尿病足
• 踝关节以下
• 疼痛不敏感
• 皮肤干燥
• 肌肉萎缩
• 关节变形
下肢静脉曲张
• 踝靴位置
• 周围色沉明显
• 溃疡反复
• 静脉迂曲
下肢动脉栓塞
• 疼痛剧烈
• 颜色苍白/黑
• 干性坏疽
• 皮温降低

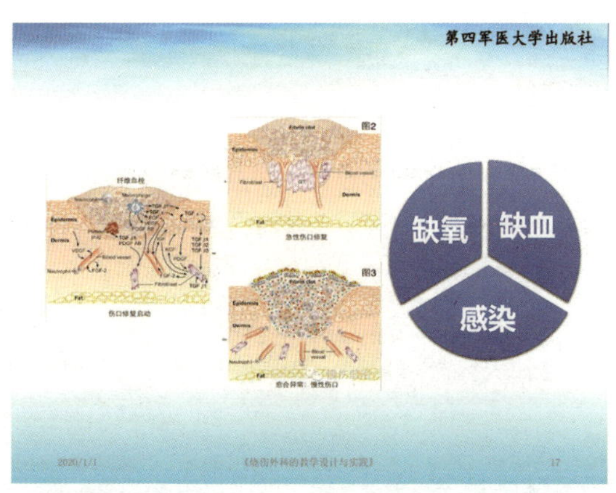

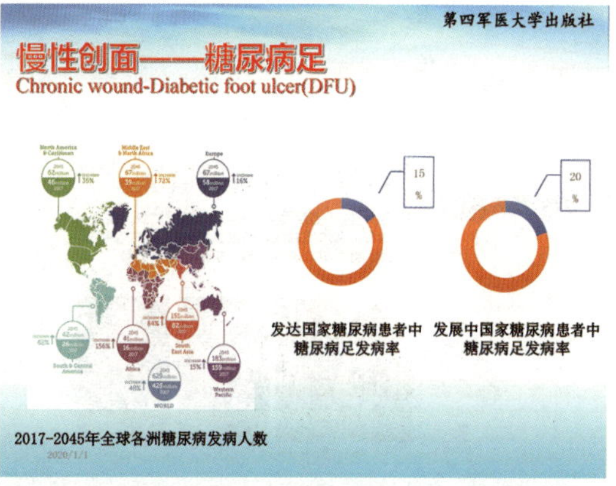

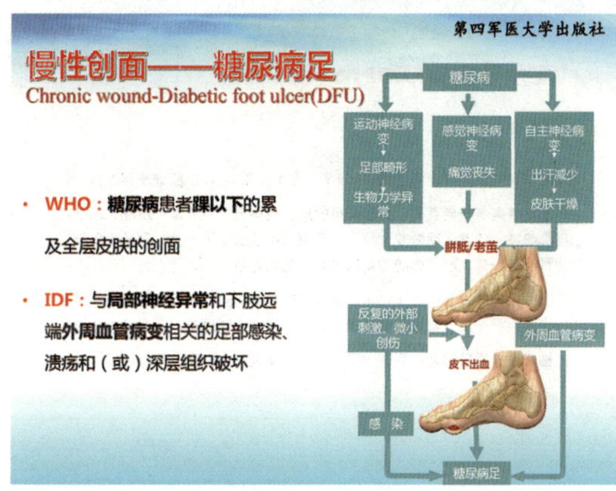

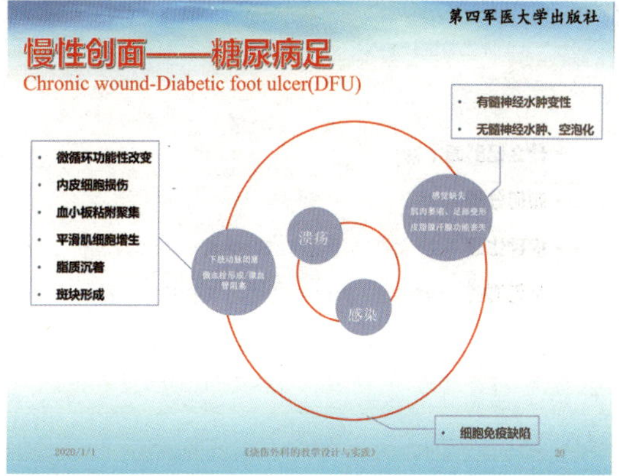

第四军医大学出版社

小结三：导致创面的各类疾病

Diseases causing wound

基本病变：

- 大血管/微血管病变
- 神经病变
- 感染

常见疾病

糖尿病足	下肢静脉曲张	下肢动脉栓塞	皮肤肿瘤
血糖高 有伤口 踝以下	位置固定 色沉明显 静脉迂曲	疼 冷 颜色改变	病程长 反复破 味道臭

2020/1/1　《烧伤外科的教学设计与实践》　21

第四军医大学出版社

典型病例：糖尿病足

Typical case report : DFU

- 老年女性，69岁
- 因确诊糖尿病25年，右足疼痛、破溃变黑1月入院
- 入院诊断：糖尿病足；2型糖尿病

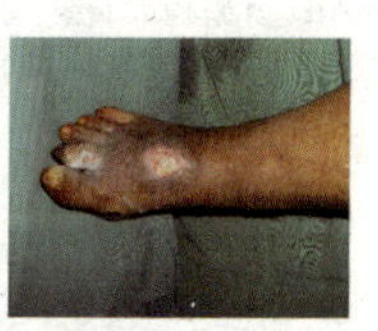

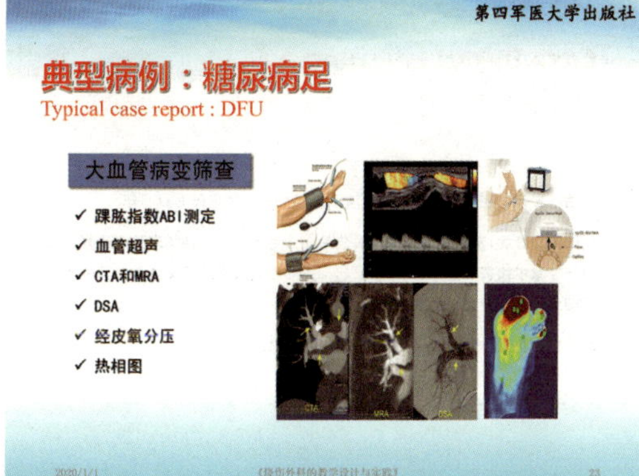

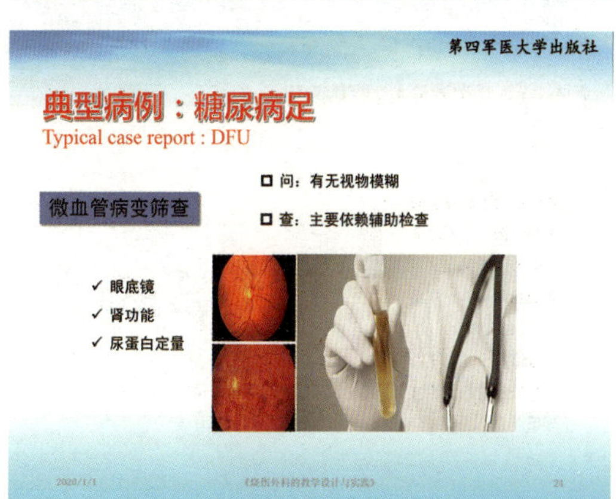

第四军医大学出版社

典型病例：糖尿病足
Typical case report : DFU

神经病变筛查

- 问：有无足趾感觉麻木，袜套样改变，有无行走乏力（不特异），有无足部皮肤干燥
- 查：10g尼龙丝检查；Ipswitch触摸试验；震动觉检查；痛温觉检查，四肢灵活性、步态、肌肉萎缩、腱反射，皮肤脱屑、欧米诺贴膜试验

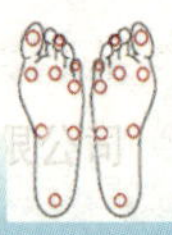
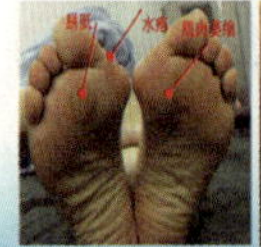
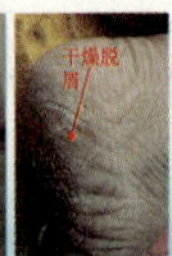

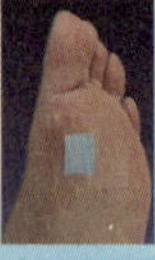

2020/1/1 《烧伤外科的教学设计与实践》 25

第四军医大学出版社

其他
Others

- 周围血管病变最重要的辅助检查是什么？ 血管超声/DSA/CTA
- 压疮的辅助检查是什么？ 潜行范围
- 肿瘤创面的辅助检查是什么？ 病理检查

2020/1/1 《烧伤外科的教学设计与实践》 26

第四军医大学出版社

总结
Conclusion

- 什么是创面：3W
- 如何分类：3C
- 病理生理：三个阶段、两大启动、两个平衡
- 常见慢创：糖尿病足、静脉曲张性溃疡、动脉栓塞、肿瘤

2020/1/1 《烧伤外科的教学设计与实践》 27

第四军医大学出版社

Case Based Learning

Case 1

- 老年女性，67岁，确诊糖尿病8年，左足疼痛5月，皮肤破溃伴恶臭3月
- 左足疼痛与行走有关，休息时可缓解。夜间无明显疼痛。近期无发热，无咳嗽，体重无明显变化。平时服用二甲双胍每天一片，拜糖平每天早晚各一片，自述血糖控制尚可，未见化验单。
- 既往病史：发现高血压10年，最高180/110mmHg，平时服用硝苯地平缓释片控制血压，具体控制情况不详。无吸烟及饮酒史，无异地旅居史。
- 婚育史：适龄结婚，育有一子一女，子女及配偶体健。

2020/1/1 《烧伤外科的教学设计与实践》 28

第四军医大学出版社

Case Based Learning

Case 1

查体：身高145cm，体重60kg，血压160/90mmHg。伤口位于足跟，可探及骨质，挤压可见大量分泌物，黄色浓稠样，伴恶臭，周围皮肤无红肿，第一跖趾关节活动受限。

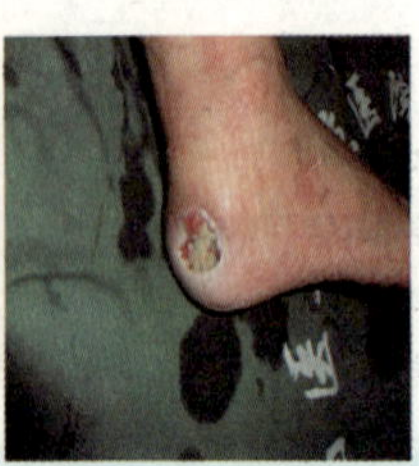

2020/1/1 《烧伤外科的教学设计与实践》 29

第四军医大学出版社

Case Based Learning

Case 2

- 男性，34岁，左下肢疼痛1年，逐渐加重，足破溃2月
- 患者1年前开始出现左下肢疼痛，行走时加重，休息后可缓解。当地行腰椎X光检查，示第二腰椎滑脱向前移位，予牵引治疗，后疼痛稍缓解。3月前，左下肢持续疼痛，夜间疼痛剧烈，无法入睡。2月前在修脚店洗脚后，左足破溃，一直在当地诊所换药，未见好转。
- 既往史：体健；吸烟10年，每周一包；偶尔饮酒。

2020/1/1 《烧伤外科的教学设计与实践》 30

第四军医大学出版社

Case Based Learning

Case 2

查体：左下肢皮温较右侧稍低，平面位于膝关节以下10cm，足背动脉搏动弱。左足第1-2趾色青紫，皮肤破溃，分泌物不多，足背外侧皮肤青紫伴破溃。

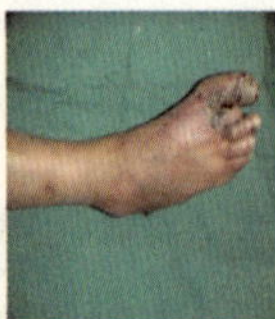
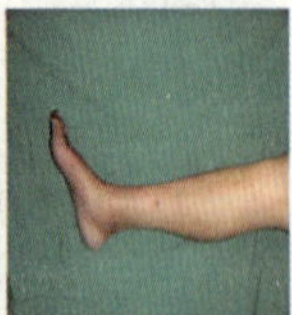

2020/1/1 《烧伤外科的教学设计与实践》 31

第四军医大学出版社

Case Based Learning

Case 3

女性，30岁，烧伤后29年，头顶皮肤破溃10年，加重伴恶臭一年

现病史：患者1岁时烧伤，烧伤后头顶部无毛发生长，10年来头皮反复破溃，自行在家中换药后能愈合，1年前起，头顶皮肤破溃后不能愈合，且创面逐渐增大，恶臭明显，遂来我院就诊。

既往史：既往体健，无吸烟及饮酒史，无异地旅居史。

2020/1/1 《烧伤外科的教学设计与实践》 32

第四军医大学出版社

Case Based Learning

Case 3

查体：生命体征平稳，面部及双手可见陈旧萎缩性瘢痕伴色素缺失。头顶可见直径约10cm毛发缺失伴脱色，中央可见直径5cm皮肤破溃，中央凹陷，呈火山口状。分泌物多，色黄，伴恶臭。

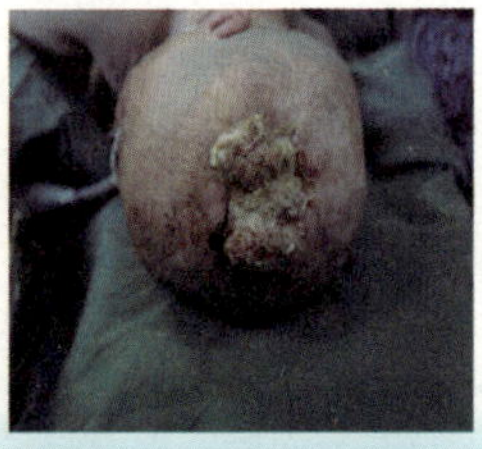

第四军医大学出版社

Case Based Learning

Case 4

男性，58岁，左下肢反复破溃2年。

现病史：患者2年来左下肢踝关节上方反复破溃，自行抹“皮炎平”软膏，未就诊。后伤口长期不愈合，遂来我院。

既往病史：发现高血压15年，最高170/100mmHg，平时服用缬沙坦控制血压，血压维持在120-130/80-90mmHg。吸烟每天半包，饮酒每日约100g，无异地旅居史。

婚育史：适龄结婚，育有一子一女，子女及配偶体健。

第四军医大学出版社

Case Based Learning

Case 4

查体：生命体征平稳，血压130/100mmHg。伤口位于左足内踝上方，直径约3cm，基底凹凸不平，周围皮肤色素沉着明细，色黑伴脱屑，少量分泌物。

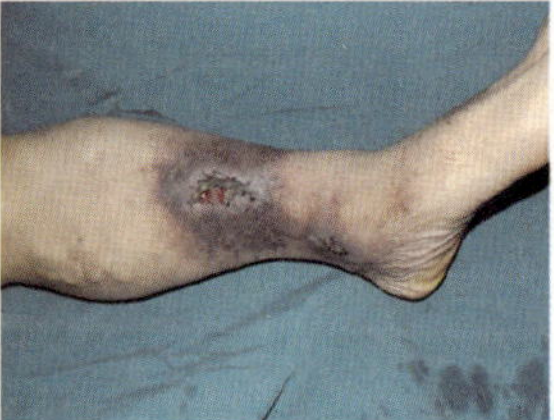

第四军医大学出版社

Case Based Learning

Case 1 补充知识

- 视患者为整体
- 感染不能控制时，血糖常常也难以控制，不能盲目要求在术前控制血糖。
- 对于慢性伤口，不能仅通过创面外观判断严重程度，尤其是糖尿病足，常呈现口小底大，或窦道迂曲蔓延的情况
- 糖尿病足常累及骨质，应注意完善下肢的影像学检查。

第四军医大学出版社

Case Based Learning

Case 2 补充知识

- 血栓闭塞性脉管炎是导致中青年人截肢的重要原因
- 对于动脉栓塞的治疗，若栓塞的位置单一，或行程较短，介入治疗或搭桥手术可有效改善；但当血管多节段/长行程阻塞时，手术和介入的效果不佳，应十分谨慎
- 大多数慢性创面存在局部血供的障碍

第四军医大学出版社

Case Based Learning

Case 3 补充知识

- 伤口长期不愈合常导致恶变
- 与常规换药相比，负压封闭治疗（VSD）可有效促进局部肉芽生长
- VSD治疗的禁忌征还包括：恶性肿瘤活动性的出血；大血管表面

第四军医大学出版社

Case Based Learning

Case 4 补充知识

- 静脉曲张的患者中，静脉血栓的发病率增高
- 伤口愈合后，应尽早干预静脉曲张

第四军医大学出版社

创面治疗的研究进展

- 干细胞的局部应用
- 富血小板血浆的局部应用
- 横向骨搬移技术
- 游离皮瓣/Flow-through皮瓣移植

课后练习题

一、单选题（2 分 ×10=20 分）

1. 以下属于慢性伤口的是（ ）

A. 脂肪瘤切除术的手术伤口
B. 开水烫伤后带有大水疱的伤口
C. 2 小时前的车祸伤口
D. 下肢动脉闭塞患者的足部伤口

2. 以下属于Ⅱ类切口的是（ ）

A. 心脏起搏器置入切口
B. 阑尾周围脓肿手术切口
C. 糖尿病足清创伤口
D. 增生性瘢痕切除缝合术伤口

3. 以下一般不会导致慢性伤口的疾病是（ ）

A. 下肢静脉曲张
B. 截瘫
C. 高血压 3 级极高危
D. 1 型糖尿病

4. 糖尿病足患者围手术期应该（ ）

A. 控制空腹血糖及餐后血糖完全满意后方可手术
B. 优先手术治疗，血糖应在清创术后调整
C. 优先采用患者平时控制血糖的方式控制血糖
D. 优先使用胰岛素控制血糖

5. 脉管炎患者发病的影响因素不包括（ ）

A. 遗传因素
B. 自身免疫因素
C. 吸烟因素
D. 饮酒因素

6. 男性患者，23 岁，因闭塞性脉管炎入院，查体时最可能发现哪项阳性体征（ ）

A. 下肢静脉迂曲隆起
B. 足背动脉不可扪及
C. 足部皮肤苍白
D. 下肢可见栓塞的毛细血管网

7. 男性患者，78 岁，因确诊糖尿病 10 年、左足破溃半月入院，入院后应完善哪项检查（ ）

A. 下肢血管超声
B. 心脏彩超
C. 糖化血红蛋白
D. 以上都是

8. 女性患者，50 岁，因前胸热油烫伤后疤痕形成 40 年、反复破溃 3 年伴恶臭入院。入院后首先考虑的诊断是（ ）

A. 瘢痕溃疡
B. 基底细胞癌
C. 皮肤鳞癌
D. 乳腺癌

9. 检查患者肢体动脉通畅情况的金标准是（ ）

A. 血管超声
B. CTA
C. MRA
D. DSA

10. 检查患者足部神经病变的检查不包括（ ）

A. Ipswich 试验
B. 欧米诺贴膜试验

C. Hoffman 征　　D. 跟腱反射试验

二、多选题（4 分 ×6=24 分）

1. 伤口的分类方法包括（　）

A. 按急性和慢性分　　B. 按清洁和污染程度分

C. 按导致伤口的基础疾病分　　D. 按患者基础疾病的病程分

2. 以下关于伤口分类的说法正确的是（　）

A. 面部烫伤后 24 天伤口不愈合，属于慢性伤口

B. 糖尿病患者，无诱因足破溃 10 天，属于慢性伤口

C. 面部热油烫伤 6h 属于Ⅰ类伤口

D. 糖尿病患者腹部术后 2 天，伤口属于急性伤口

3. 静脉曲张性溃疡患者的辅助检查包括（　）

A. 下肢静脉超声　　B. 创面分泌物培养

C. 眼底镜　　D. 自身免疫抗体筛查

4. 糖尿病足患者的围手术期可能出现的病情变化包括（　）

A. 难以控制的高血糖　　B. 低血糖

C. 下肢静脉血栓　　D. 视力丧失

5. 糖尿病足患者的手术治疗方案包括（　）

A. 清创植皮术　　B. 清创游离皮瓣覆盖术

C. 动脉搭桥术　　D. 横向骨搬移术

6. 糖尿病足的病理生理包括（　）

A. 血管病变　　B. 神经病变

C. 局部感染　　D. 全身感染

三、名词解释（5 分 ×4=20 分）

1. Ⅰ类切口

2. 慢性伤口

3. 糖尿病足

4. 5P 征

四、判断题（1 分 ×10=10 分）

1. 糖尿病患者最常见的病理生理是单纯血管病变

2. 热水足浴可改善闭塞性脉管炎缺血症状

3. 部分闭塞性脉管炎与吸烟无关，所以这类患者可以吸烟

4. 糖尿病患者应定期检查足部有无伤口

5. 糖尿病患者中，发达国家的糖尿病足患病率更高

6. 截瘫患者每 2 小时翻身一次即可避免压疮

7. 糖尿病足患者围手术期控制血糖的首选药物是二甲双胍

8. 闭塞性脉管炎患者只要积极治疗，就可显著降低截肢概率

9. Ⅰ类切口一般不使用抗生素

10. 糖尿病足患者常出现足部病理性骨折

五、简答题（6 分 ×2=12 分）

1. 伤口生理性愈合的三个时期分别是什么？

2. 糖尿病患者的全身情况检查包括什么？

六、问答题（14×1=14 分）

男性患者，78 岁，因确诊糖尿病 40 年，左足溃疡 5 个月入院。查体：左足肿胀，前半掌皮肤青紫，皮肤溃疡，大量分泌物，足背动脉可扪及。试论述：此患者最可能的诊断是什么（1 分）？导致该疾病的病理生理因素是什么（10 分）？局部感染的分级程度是什么（3 分）？

参考答案

一、单选题

1–5　DDCDD　6–10　CDCDC

二、多选题

1. ABCD　2. ABCD　3. AB　4. ABCD　5. ABCD　6. ABC

三、名词解释

1. Ⅰ类切口

又称清洁伤口，指手术未进入炎症区，呼吸、消化及泌尿生殖道，以及闭合性创伤手术符合上述条件者。

2. 慢性伤口

一般是指形成超过 2 周的创面，广义上所有愈合时间延长、不能正确自愈的伤口都称为慢性伤口。

3. 糖尿病足

糖尿病患者踝以下的累积皮肤全层的创面，是与局部神经异常、下肢血管病变和足部感染有关的溃疡。

4. 5P 征

肢体动脉栓塞或血栓形成时，特征性表现为持续性疼痛（pain），同时伴有患肢苍白（pallor）、无脉（pulselessness）、感觉异常（paresthesia）和运动障碍（paralysis）等症状和体征。

四、判断题

1. ×　2. ×　3. ×　4. √　5. ×　6. ×　7. ×　8. ×　9. √　10. √

五、简答题

1. 正常伤口愈合的三个阶段：炎症期，在受伤后立即开始，在急性伤口中可以持续数小时至数天；增生期，增生期中内皮细胞和成纤维细胞增生促进新生血管的生成和新的细胞外基质合成，一般持续 1 到 3 周；重塑期，可以持续数月，并最终在伤口处留下疤痕。

2. 糖尿病本身的检查：血糖（空腹及三餐后），糖化血红蛋白

血管病变的检查：下肢血管超声 DSA/CTA/MRA，眼底镜，尿蛋白

神经病变的检查：跟腱 / 膝反射，下肢肌力检查，欧米诺贴膜试验等

感染的检查：血常规、创面分泌物培养等。

六、问答题

左足糖尿病足；血管病变（大血管和微血管）、周围神经病变、局部感染；按 Wagner 分级，分为糖足 3 级。

第八章 电 烧 伤

编写 许钊荣 王子恩
审阅 官 浩

人类研究电现象只有200多年的历史，随着工业生产和现代文明的不断发展，电已成为生活生产不可缺少的重要能源。伴随着电力能源的广泛应用，电引起的损伤也日益增多。全世界每年有成千上万的人因触电致死或致残。因此，研究电流对人体的伤害作用，以及相应的预防和治疗措施，是医学的重要课题之一。

人体为电流的良好导体，机体触电可致损伤。1949年Kouwenhoven提出电流对人体致伤作用的几大因素，包括电流种类、电压高低、电流强度、身体对电流的阻力、电流通过身体途径、身体接触电流时间等。实际上，电引起机体损伤的机制十分复杂，可造成局部和全身性病理改变。

本次课程是针对电烧伤的损伤机制、严重程度、影响因素、临床表现和治疗原则等设计教学，使学生能清晰地掌握电烧伤的相关知识，构建理论体系，为更深层次的理论与实践学习提供基础，提升电烧伤专科救治水平。

教学设计

一、基本信息

1. 基本教材

陈孝平，汪建平 . 外科学 .8 版 . 北京：人民卫生出版社，2013

2. 参考教材

盛志勇，郭振荣 . 危重烧伤治疗与康复学 . 北京：科学出版社，2000

黎鳌 . 黎鳌烧伤学 . 上海：上海科学技术出版社，2001

3. 教学时长

2 学时（80 分钟）

4. 教学对象

临床医学本科生与烧伤专业研究生

5. 教学目的与要求

（1）临床医学专科、本科生，八年制学生，应做到：

掌握电烧伤的定义、分类，掌握电烧伤诊断及综合治疗措施；熟悉电烧伤的临床表现、损伤特点；了解电烧伤的损伤机制，电烧伤严重程度的影响因素，病情综合评估。

（2）烧伤专业研究生、住培生、进修医生，应做到：

掌握电烧伤的定义、分类，电烧伤的损伤机制，电烧伤严重程度的影响因素，电烧伤诊断及综合治疗措施；熟悉电烧伤的临床表现、损伤特点及病情综合评估；了解特殊部位电烧伤的特点及治疗原则。

6. 教学重点

电烧伤的临床表现和治疗原则。

掌握该部分有助于进行电烧伤的综合病情评估，判断病情严重程度，制定综合治疗方案。

7. 教学难点

电烧伤的损伤机制与严重程度的影响因素。

该部分内容与人体解剖学知识、生理学及物理学知识息息相关，故较难理解与掌握，学习该部分知识有助于掌握电烧伤的发病机制，为何出现独特的损伤创面，以及如何制定综合治疗方案。

二、教学内容、时间安排与教学思路、教学方法的必要说明

1. 教学内容与时间安排

（1）课程导入	（3 分钟）
（2）电烧伤的定义与分类	（7 分钟）
（3）电烧伤的损伤机制	（10 分钟）
（4）电烧伤严重程度的影响因素	（20 分钟）
（5）电烧伤的临床表现	（13 分钟）
（6）电烧伤的治疗	（12 分钟）
（7）综合病例讨论	（15 分钟）

2. 教学思路

按回顾、导入、知识点讲述、病例分析、总结的顺序授课。

（1）课程开始之前，可以回顾一下前面所讲的内容，起到承上启下的作用，并再次强调重点，强化记忆，以符合教育心理学的要求。

（2）教学第一环节，导入：

通过图示及观察启发式教学，采用典型病例或相关病例图片开始，引出课题，吸引学生注意力、调动学习积极性，使学生迅速进入学习状态，使授课成功有个良好的开始。

（3）列出这节课要讲的主要内容提纲，告知哪些是重点掌握内容，哪些是了解内容。有助于学生有的放矢，理顺思路，抓住重点。

（4）开始讲述本次课程的主要知识点，融合多媒体教学，借助实例图片与视频资料，在多媒体幻灯片中插入系列临床病例照片，结合文字说明，学生可以非常直观地形象记忆。教学过程中，通过师生互动及生生互动，设置一些问题启发学生思考，就某个问题，师生之间讨论和生生之间讨论，启发他们得出答案，即讨论启发。

（5）最后通过病例分析，就教材中的基础理论或主要疑难问题，在独立钻研的基础上，共同进行讨论、辩论，针对学生的讨论结果进行引导和启发，强化记忆，强调知识的实践与应用。

（6）总结：再次对授课内容进行回顾与总结，例如理解电烧伤损伤机制以及电烧伤严重程度的影响因素，电烧伤的临床表现，损伤创面的特点，了解如何进行病情判断，对电烧伤进行诊断并拟定综合治疗措施，电烧伤创面的处理等，加深对知识的理解和掌握，重复记忆。

3. 教学方法

本次课程教学方法采用启发式教学、多媒体教学、案例教学与课堂讲授结合。

启发式教学：可以是图示及观察启发法，如利用图片、实物、幻灯、录像和演示实验等增强学生的直观形象感，具有直观、简明、清晰的特点，主题突出，能够很快吸引学生注意力并调动学习积极性，既有利于学生把握知识以及重点知识之间的联系，又可以拓宽学生的思路。使用一张示意图，就可以帮助学生记住原理梗概，做到在理解的基础上记忆。

举例：在课程导入阶段，抛出几段比较震撼的电烧伤小视频，迅速吸引学生注意力，引导学生思考致伤场景、致伤因素，引入课程知识点；在课程授课阶段，通过展示形象具体的图片，解释损伤机制知识点或讲解创面特点，有助于理解及记忆。

也可以是讨论启发法，是指在教学中引导学生围绕某个问题进行讨论的方法，其特点是让学生在课堂教学中各抒己见，各种思想观点直接交锋，使学生互相启发。

举例：针对电烧伤损伤机制及影响严重程度的因素，引导学生结合解剖学知识、生理学及物理学知识展开讨论，逐步引出教学知识点；或针对电烧伤的综合治疗，引导学生结合普通热力学烧伤的治疗展开讨论与联想，有助于学生主动发现电烧伤综合治疗的普遍性与独特性。

多媒体教学：在教学实践中，多媒体资料充分表现出了高效性、典型性、科学性和客观性。尤其是授课教师采用亲身治疗患者的图片、视频等多媒体资料，由抽象变为具体，更能充分讲解疾病的发生、发展、预后、治疗、预防等。

举例：电烧伤病变发生多在体表，所用图片、视频等资料易于采集，易于形成系统完整的典型病例影像资料。采集的图片和视频资料应有整体和局部，且多部位标准姿势采集，这样易于从外形和功能上讲解电烧伤的特殊性和严重程度。本次课程大量采用患者实例图片与视频资料，有助于学生充分理解，减少文字描述带来的理解差异性，同时结合卡通图片示例及教具，有助于具体知识点的理解与掌握。

案例教学：案例教学中，主要通过独特又具有代表性的病例，让学生在阅读、思考、分析、讨论中，建立起一套适合自己的完整而又严密的逻辑思维方法和思考问题的方式，以强化知识的掌握与实践应用，提高学生的素质。案例教学的实施，需要学生综合运用各种知识和灵活的技巧来处理不同的案例问题，不断地提高自身分析问题和解决问题的能力，并实现理论到实践的转化。

举例：本次课程的最后一部分，就是通过具体的电烧伤病例分析，就学习过程的基础理论或主要疑难问题，引导学生充当病例分析及治疗主体，独立自主地深入病例，对病例独立进行分析、讨论，并在此过程中相互学习，共同进行讨论、辩论，强化记忆，强调知识的实践与应用。

参考文献

[1] 张家军，靳玉乐．论案例教学的本质与特点 [J]. 中国教育学刊，2004(01): 51–53+65.

[2] 陶沼灵．启发式教学方法研究综述 [J]. 中国成人教育，2007(007): 139–140.

[3] 赵阳，何铁英，马少林．PBL 教学法结合多媒体技术在烧伤外科教学中的应用 [J]. 南方医学教育，2012(003): 39–40.

[4] 冯建科，魏伟，吴宏志，等．电烧伤研究现状及临床治疗分析 [J]. 现代诊断与治疗，2013(06): 218–219.

[5] 贾赤宇．烧伤外科临床教学现状及改进构想 [J]. 医学研究杂志，2007, 36(10): 109–111.

[6] 蒋梅君，李泽，谢卫国．2133 例电烧伤住院患者流行病学调查 [J]. 中华烧伤杂志，2017, 33(12): 732–737.

[7] Lee R C, Kolodney M S. Electrical Injury Mechanisms[J]. Plastic and Reconstructive Surgery, 1987, 80(5): 672–679.

教案展示

教案首页

第__次课　　授课时间＿＿年　月　日　　教案完成时间＿＿年　月　日

<table>
<tr><td>课程名称</td><td colspan="7">烧伤外科学</td></tr>
<tr><td>年　级</td><td colspan="3"></td><td>专业、层次</td><td colspan="3"></td></tr>
<tr><td>教　员</td><td>许钊荣</td><td>职务</td><td>主治医师</td><td>授课方式
（大、小班）</td><td>大班课</td><td>学时</td><td>2 学时</td></tr>
<tr><td colspan="2">授课题目（章，节）</td><td colspan="6">电烧伤</td></tr>
<tr><td colspan="2">基本教材
（或主要参考书）</td><td colspan="6">基本教材：
陈孝平，汪建平 . 外科学 . 8 版 . 北京：人民卫生出版社，2013
主要参考书：
盛志勇，郭振荣 . 危重烧伤治疗与康复学 . 北京：科学出版社，2000
黎鳌 . 黎鳌烧伤学 . 上海：上海科学技术出版社，2001</td></tr>
<tr><td colspan="8">教学目的与要求：
（1）临床医学专科、本科生、八年制学生，应做到：
掌握电烧伤的定义、分类，掌握电烧伤诊断及综合治疗措施；熟悉电烧伤的临床表现、损伤特点；了解电烧伤的损伤机制，电烧伤严重程度的影响因素，病情综合评估。
（2）烧伤专业研究生、住培生以及进修医生，应做到：掌握电烧伤的定义、分类，电烧伤的损伤机制，电烧伤严重程度的影响因素，电烧伤诊断及综合治疗措施；熟悉电烧伤的临床表现、损伤特点及病情综合评估；了解特殊部位电烧伤的特点及治疗原则。
重点：电烧伤的临床表现和治疗原则。
难点：电烧伤的损伤机制与严重程度的影响因素。</td></tr>
<tr><td colspan="8">教学内容与时间安排：
（1）课程导入　（3 分钟）
（2）电烧伤的定义与分类　（7 分钟）
（3）电烧伤的损伤机制　（10 分钟）
（4）电烧伤严重程度的影响因素　（20 分钟）
（5）电烧伤的临床表现　（13 分钟）
（6）电烧伤的治疗　（12 分钟）
（7）综合病例讨论　（15 分钟）
教学方法：采用启发式教学、多媒体教学、案例教学与课堂讲授结合。</td></tr>
<tr><td colspan="8">教研室审阅意见：

（教学组长签名）＿＿＿＿＿＿
（教研室主任签名）＿＿＿＿＿＿
年　月　日</td></tr>
</table>

（教案续页 1）

讲授与指导内容	讲课、互动内容设计	信息技术运用设计	课时分配	备注
导入 通过几个电烧伤小视频的展示，引起学生的兴趣，引出本次课程。电烧伤损害是如何发生的，损害的程度跟什么因素有关系，将是我们这节课要学习的内容。	通过几个电烧伤小视频，引起学生的兴趣，引导学生思考电烧伤的损害是如何发生的，思考致伤场景、致伤因素。	【视频】 小视频：电烧伤	3 分钟	
一、电烧伤的定义与分类 随着电能在工业及日常生活中日益广泛应用，电烧伤事故时有发生，其中以男性青壮年居多，致伤部位以四肢居多，致残、致死率高。 1. 定义 电流引起的人体组织的损伤 2. 分类 （1）电休克 （2）电烧伤，由电流通过人体所引起的烧伤 （3）电弧烧伤，由电火花引起的烧伤，其性质和处理类同于火焰烧伤 学习完基本定义与分类，接下来学习课程的重点与难点，探究电烧伤的损伤机制与影响因素		【多媒体幻灯】 定义 电流引起的人体组织的损伤 分类 1.电休克 2.电烧伤，由电流通过人体所引起的烧伤 2.电弧烧伤，由电火花引起的烧伤，其性质和处理类同于火焰烧伤	7 分钟	

（教案续页 2）

二、电烧伤损伤机制和严重程度影响因素 1. 损伤机制 （1）热效应：电能转化为热能产生高温，引起组织损伤、充血、水肿、碳化。 （2）电生理效应：电流通过人体组织导致组织去极化（depolarization） 0.5~1.5mA：手指感觉麻木 2~3mA：感觉剧烈疼痛 20~25mA：强直性痉挛而无法摆脱电源 大于 50mA：呼吸麻痹、室颤，甚至停搏 （3）电化学效应：电流通过组织发生电解导致组织损伤。	引导学生讨论电流损伤可能的机制 （电流的热效应、电生理效应学生一般都会想到，电化学效应可能会遗漏）。	【多媒体幻灯】 ➢ 热效应：电能转化为热能产生高温，引起组织损伤、充血、水肿、碳化。 ➢ 电生理效应：电流通过人体组织导致组织去极化（depolarization） ➢ 电化学效应：电流通过组织发生电解导致组织损伤。	10 分钟	损伤机制
2. 影响因素 通过复习两个重要的物理学公式对电烧伤有初步认识。 （1）电流 = 电压 / 电阻（I=U/R） （2）热能 =0.24 电阻 * 电流 ^{2}* 时间（$Q=0.24RI^2t$） 电流在人体内转变为热能而造成大量的深部组织如肌肉、神经、血管、内脏和骨骼等的损伤。 电烧伤有两个重要的特征： （1）电压越高，电流强度就越大，引起的损害就越重； （2）电阻越大，局部组织热能大，热损害就越重。	通过回忆物理学知识，引入电流、电阻概念。	【多媒体幻灯】 损伤机制 Mechanism of Injury 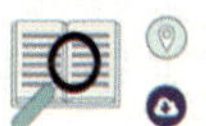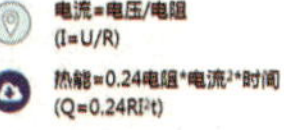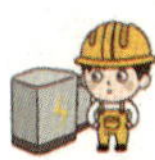 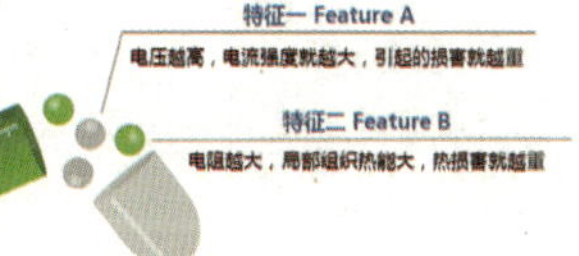	5 分钟	由电阻引入影响因素
人体组织的电阻 将人体不同组织的电阻从大到小排列，通过不同组织的图片，帮助同学记忆电阻大小。 （人体各组织的电阻值大小：从大到小顺序：骨—脂肪—皮肤—肌腱—肌肉—血管—神经）	提出互动问题，引导同学们讨论人体不同组织电阻，帮助同学记忆。 有助于记忆：例如骨骼的电阻最大，产热最多；神经是传递电流的，所以电阻是最小的。	【图】 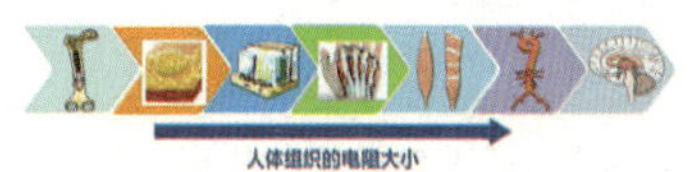 图：人体不同组织电阻大小排列	5 分钟	

（教案续页 3）

<table>
<tr>
<td>（续）图片清晰的展示了不同人体组织的电阻情况，结合教具模型，一起回忆断面组织的分布及电阻大小，帮助同学理解“夹心样”组织坏死。
结论
（1）骨骼的电阻大→局部产生的热能也大→在骨骼周围可出现“套袖式”坏死；
（2）角质层厚（手足掌）、皮肤干燥→电阻高→局部损害重→全身性损害相对较轻；
（3）皮肤潮湿、出汗→电阻低→电流易通过，迅速沿电阻低的血管行进→全身性损害重。</td>
<td>结合人体断面组织教具，解释“夹心样”坏死、“袖套式”坏死的形成。</td>
<td>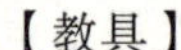【教具】
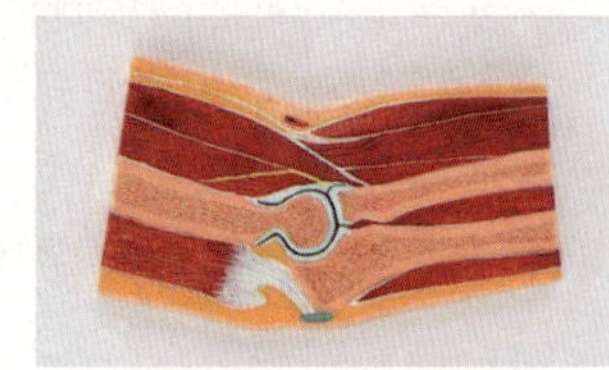
【图片】
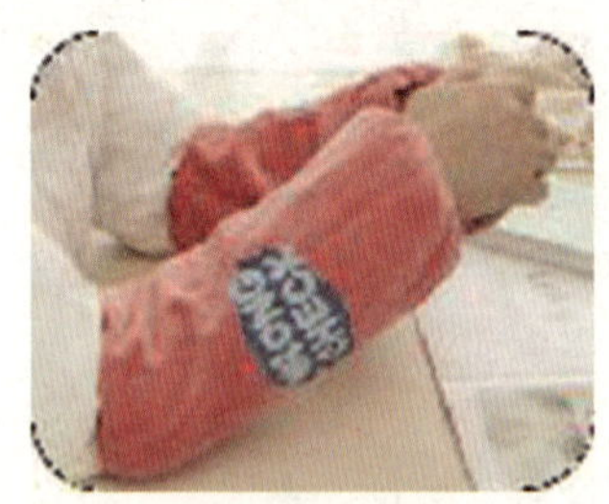</td>
<td></td>
<td></td>
</tr>
<tr>
<td>3. 电烧伤损害程度的影响因素，除了不同组织的电阻以外，还包括：
（1）电压
安全电压：36V 以下
高压：大于 1000V
雷电：高达 10 亿伏
（2）电流
①电流性质
电流有直流和交流两种；
触及直流电仅有温热的感觉；
触及交流电对机体将造成严重的后果，特别是对心脏损害较大。

简要介绍一下交流电损伤机制：
刺激效应——交流电可以产生快速电脉冲、引起肌肉强直性收缩、致命的心室纤维性颤动和机体细胞内离子紊乱等一系列损害。
热效应——和机体组织产生热效应。
化学效应——组织电离。

②电流频率
当电压在 250~300 伏以内时，触及频率为 50 赫兹的交流电，比触及相同电压的直流电的危险性要大 3~4 倍。频率为 30~100 赫兹的交流电，对人体危害最大。</td>
<td>提出互动问题，影响电烧伤损害程度的其他因素，启发思考（电压、电流路径及触电时间学生基本都能想到，通过讲授电流相关知识，启发学生思考电流有关的影响因素）。</td>
<td>
电压
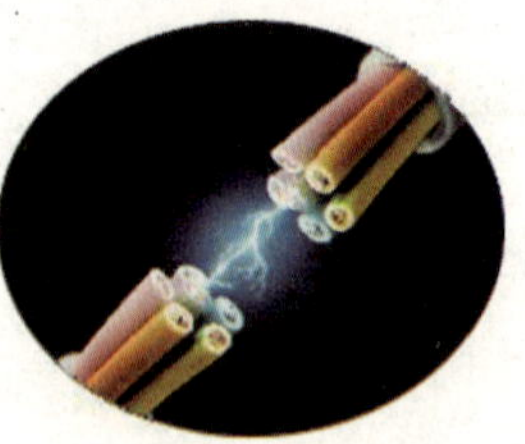
电流性质
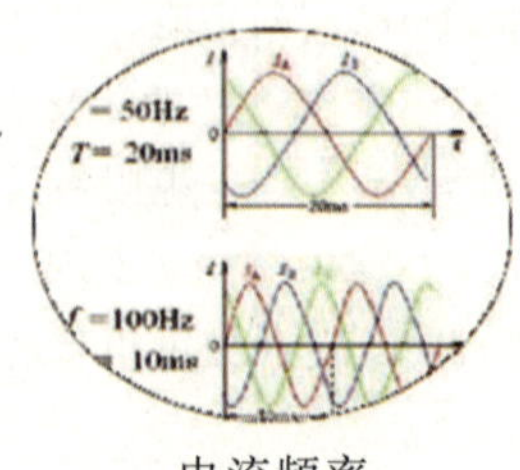

电流频率</td>
<td>5
分
钟</td>
<td>引
入
电
流
内
容</td>
</tr>
</table>

（教案续页 4）

（续）③触电时间 电压 50~80V 时，20 秒皮肤可发生水泡。 200V 时，电流在体内达最大值只需 1 秒左右。 500V 时，1~2 秒内皮肤即可发生Ⅲ°烧伤。 安全电压：36V 以下 高压：大于 1000V 雷电：高达 10 亿伏				
④电流路径 电流会通过人体，那么就会在人体中存在入口和出口，入口和出口间就是电流通过人体的路径。如果电流路径通过重要的组织脏器，则会引起相应器官的损伤，比如： （1）电流由一手进入，另一手或一足通出，电流通过心脏，可立即引起室颤或心搏骤停； （2）电流通过头部、脊髓等中枢神经系统时，导致昏迷、截瘫等，引起神经系统严重失调而导致死亡； （3）电流通过肢体时，可引起强烈痉挛，关节曲面常形成短路，所以在肘、腋、膝、股等处可出现“跳跃式”深度烧伤；	请同学们一起思考，启发学生讨论电流路径对不同器官的损害（如心脏、神经系统、肢体等）。 板书并重点解释“跳跃式”烧伤。	【图】 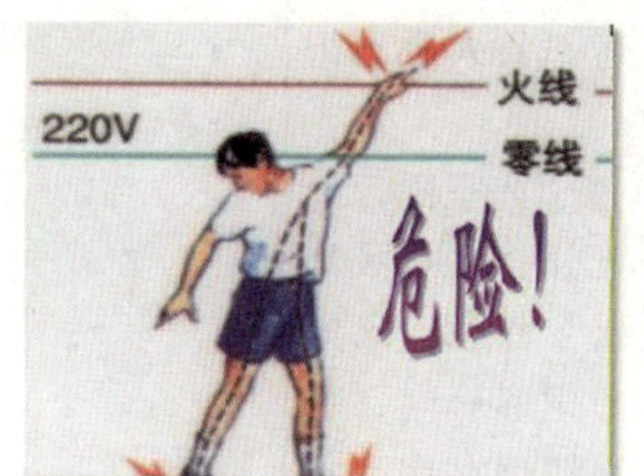 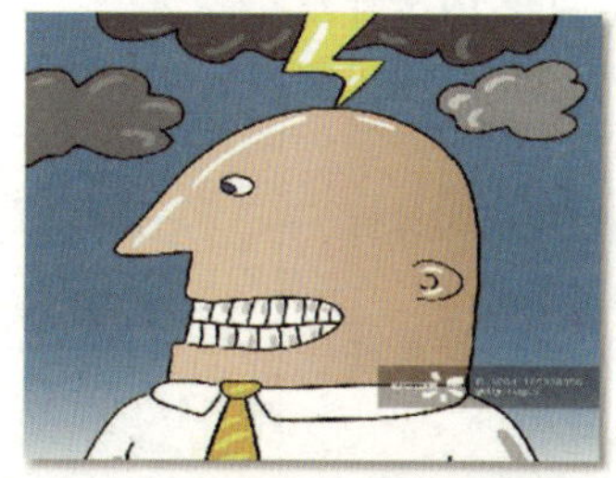 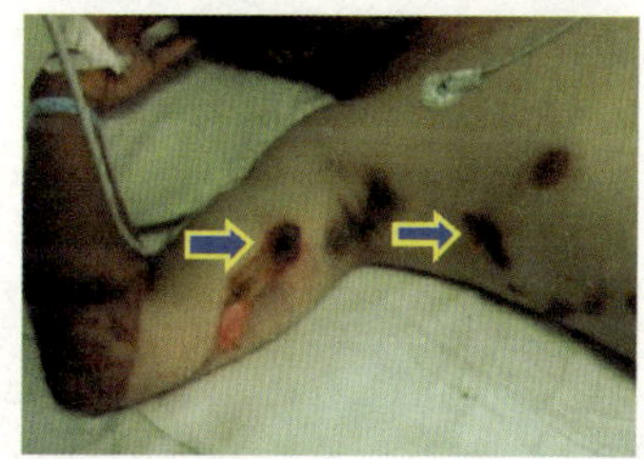	5 分钟	
3. 小结 （1）电烧伤的几个特征性损伤：夹心样坏死，袖套式坏死，跳跃式烧伤 （2）电烧伤严重程度的影响因素 电流强度和性质（交流或直流、频率） 电压 接触部位的电阻 接触时间 电流在体内的径路		【多媒体幻灯】 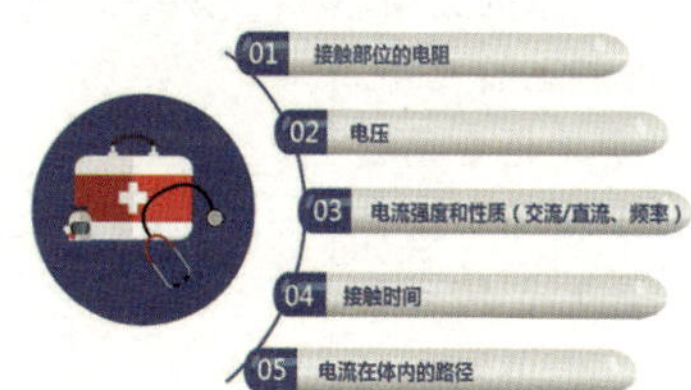 		

（教案续页 5）

<table>
<tr>
<td>三、电烧伤的临床表现
电烧伤的临床分为全身表现和局部表现
1. 全身表现
是由于电流通过人体导致不同器官组织去极化，产生相应的临床表现。具体分为：
（1）轻者：出现头晕、心悸，皮肤、脸色苍白，口唇发绀，惊慌，四肢软弱，全身乏力等，并可有肌肉疼痛，甚至有短暂的抽搐。
（2）重者：电休克，出现昏迷，呼吸、心搏骤停，出现持续抽搐与休克症状或昏迷不省人事，但如及时抢救多可恢复。
（3）由低电压电流引起室颤，开始时尚有呼吸，数分钟后呼吸即停止，进入“假死”状态；高电压电流引起呼吸中枢麻痹时，病人呼吸停止，但心搏仍存在，如不施行人工呼吸，可于 10 分钟左右死亡。心脏与呼吸中枢同时受累，多立即死亡。
（4）肢体急剧抽搐可引起骨折。
（5）延迟发生的全身症状：
中枢神经变化——遗忘症、癫痫、头痛和语态困难。
外周神经变化——末梢神经损伤，较常见于尺、桡神经，也可出现立即或延迟性脊髓神经性损伤。
精神状态的变化。</td>
<td>第二课时开始，先进行上节课的内容回顾与记忆。</td>
<td>【图片】
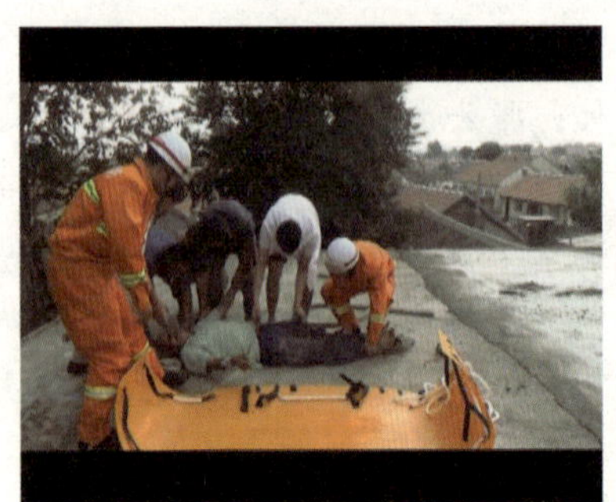
图：电烧伤导致昏迷

【图片】
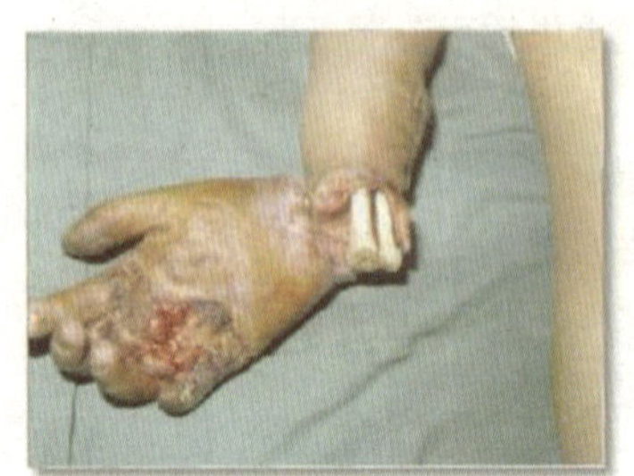
图：电烧伤导致肢体骨折</td>
<td>3
分
钟</td>
<td></td>
</tr>
<tr>
<td>（6）内脏器官损害：
心脏：
电流对心肌纤维和传导系统的损伤可能成为早期的或延迟的结果。早期往往因室性纤维颤动而死亡。心电图上最常见的变化是心动过速和心动过缓，S-T 段和 T 波倒置改变。可见缺血图形、传导异位和急性梗死图形，也可发生心律紊乱等。
低电压电流时更易引起室性纤维颤动或心搏骤停，高电压电流则易引起呼吸停止、发绀、心跳变慢，最终室性纤维颤动。</td>
<td></td>
<td>【图片】
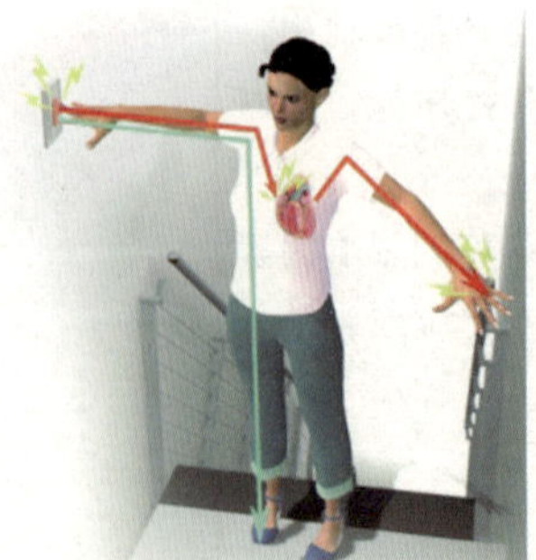
图：电流对心脏的损害</td>
<td>5
分
钟</td>
<td></td>
</tr>
</table>

（教案续页 6）

		【图】 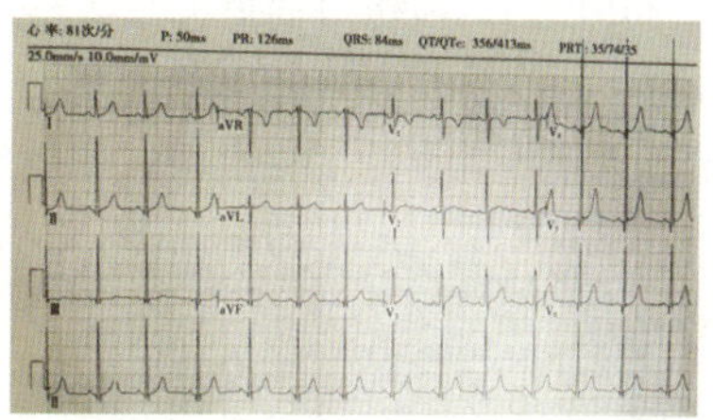		
内脏损伤： 当躯干直接接触电源时，也可引起内脏损伤如肠穿孔、局灶性膀胱坏死、胆囊坏死穿孔、腹膜后肌肉坏死伴局灶性胰腺坏死、脾局灶性坏死、局灶性肝脏凝固坏死，胸部可并发气胸、肺挫伤、横膈局灶性坏死。 凝血障碍： 第 V、X 凝血因子缺乏所致急性凝血病等； 急性肾功能衰竭： 电流对肾脏组织的热损害； 电流导致深层组织的大片坏死，大量肌红蛋白进入血循环后，可导致肾小管填塞和急性肾功能衰竭。	互动提问，为什么会出现肾功能损害，再次强调电流对器官组织的损伤。	【动图】 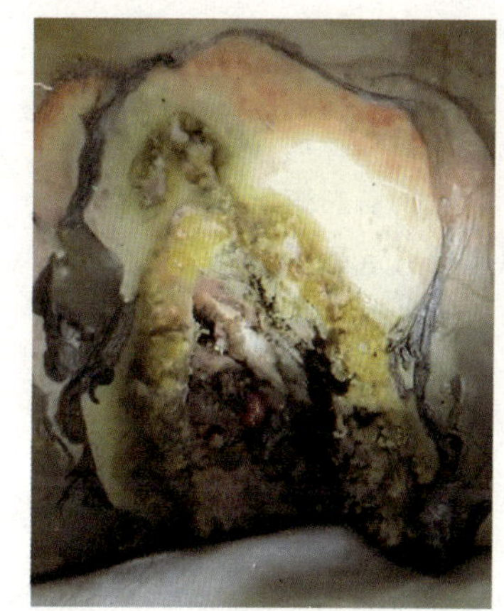 【图】 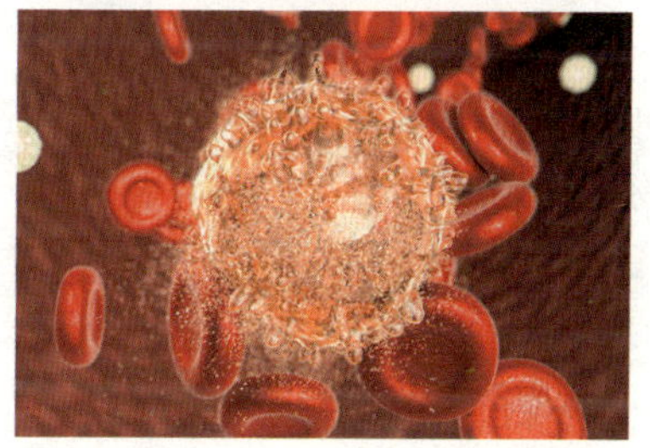		
（7）继发性出血 最常见的并发症之一，多发生于伤后 1~3 周，可在病人静卧或熟睡时悄然发生，大量出血而致休克。 原因：多数是由于坏死组织脱落所致，而包围在坏死组织中的血管由于本身有管壁的损伤而破裂出血。 在治疗过程中应密切关注，床旁常备止血带及止血包。	互动提问，继发性出血的原因？继而启发学生思考应对措施。	【图】 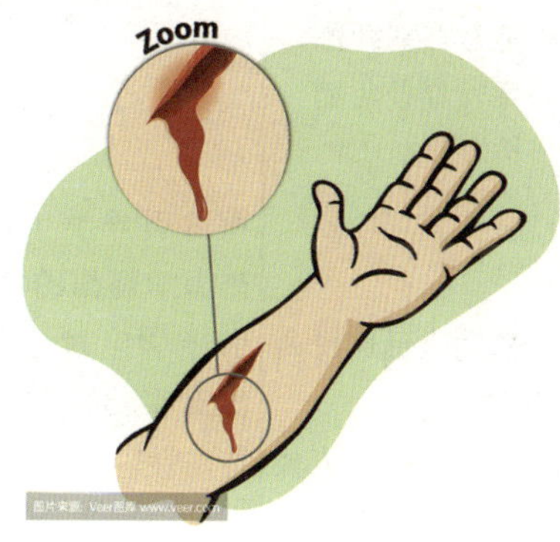 		

（教案续页 7）

2. 局部损害 是由于电流对局部组织的热损伤，存在：入口、出口 （入口的损害程度大于出口） 入口： 特点：口小、底大、外浅、内深。中心炭化，形成裂口或洞穴，周边皮肤呈灰白色坚韧的坏死，其外层为黑色或鲜红色狭窄环，伴有略高的边缘。 烧伤常深达肌肉、肌腱、骨周，损伤范围常外小内大，局部渗出较一般烧伤重，包括肌室高压综合征。 随着病程进展，由于肌肉、神经或血管的凝固或断裂，可在一周或数周后，逐渐表现出坏死、感染、出血等；血管内膜受损，常可形成血栓，有继发组织坏死和出血，甚至肢体广泛坏死。 出口： 特点：可能较小，干燥，呈圆形，好像电流向皮肤外“爆破”，有时比较隐匿不易被发现。 实验室检查： 早期可出现肌酸磷酸激酶及同工酶、乳酸脱氢酶、丙氨酸转氨酶、血清肌酐蛋白及心肌酶增高。 尿液红褐色为肌红蛋白尿。 心电图检查常表现为心室纤颤，传导阻滞或房性、室性期前收缩。	提出问题，为什么入口的损害程度大于出口？ 针对学生的讨论结果进行引导，再次强调电流的热损害。	【图】 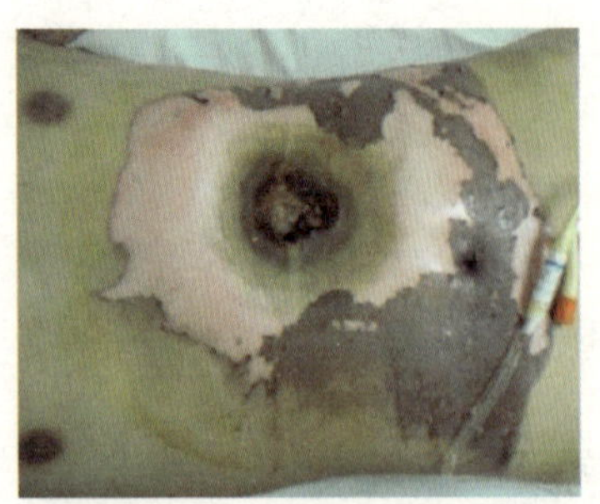 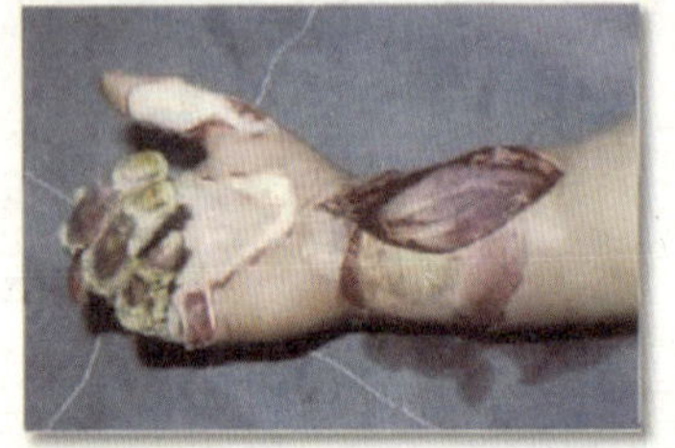 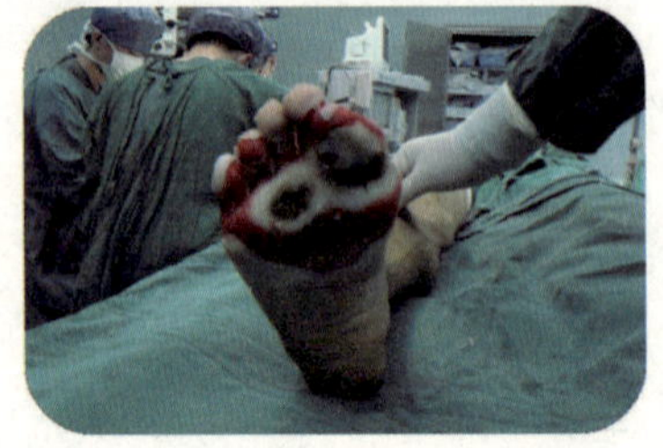	5 分 钟	
四、电烧伤的治疗 1. 现场急救 （1）迅速脱离：使病人迅速脱离电源，或立即切断电源。 （2）心肺复苏：有呼吸心跳骤停时，立即施行心肺复苏术；有室性纤维颤动时，应立即给予电复律。早期复苏后对病人行心电监护。	通过引导学生回忆普通热力学烧伤的急救措施，引导学生讨论思考，并比对得出电烧伤急救的特殊性。	【图】 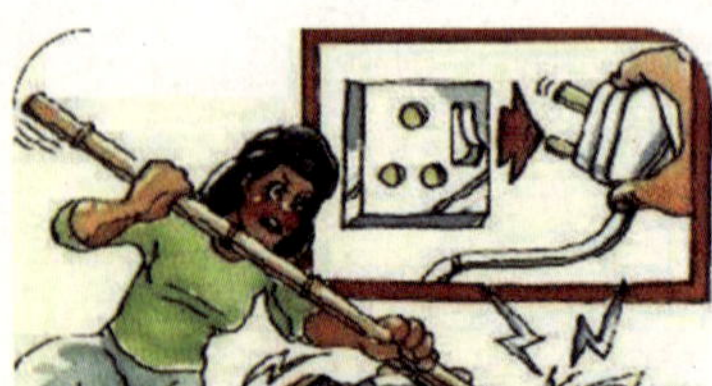	5 分 钟	

（教案续页 8）

（续）（3）掌握伤情：迅速了解受伤病史，明确电源、电压、入口、出口、接触时间、高处坠落等情况，检查有无颅脑损伤、内脏损伤、骨折、气胸等。		【图】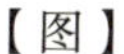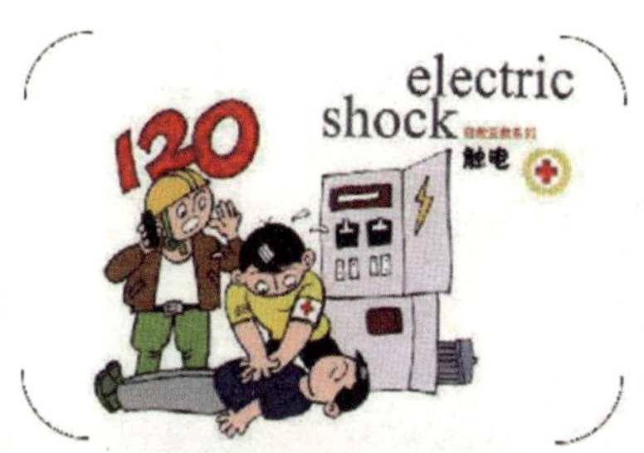		
2. 液体复苏 强化电烧伤“立体”的概念：对深部组织损伤应充分估计，故早期补液量应多于一般烧伤。 严重高压电烧伤伴有心肺功能不全或颅脑损伤时，输液量的多少更需全面权衡。 深部肌肉和红细胞的广泛损伤，导致急性肾衰，因此有血（肌）红蛋白尿患者，在多补充液体的同时，应碱化尿液和利尿。	互动提问，为什么强调“立体”概念，引导学生理解电烧伤的特殊性。	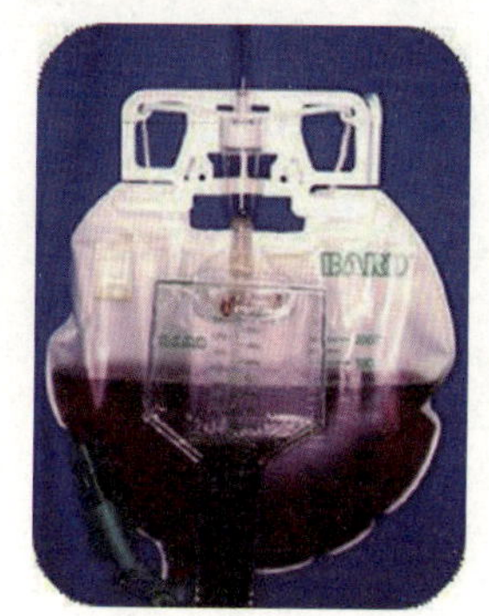		
3. 创面处理 （1）焦痂和筋膜切开减压术： 肌肉肿胀和渗出产生继发性肌室高压综合征，故清创时应注意切开减张，即使没有形成焦痂。 （2）电烧伤常伴有广泛深层组织的坏死，故应尽早作较彻底的探查，清除坏死组织，包括可疑的组织，尽可能保留健康组织以修复功能。 （3）鉴别肌肉是否坏死（如何确切地鉴别肌肉是否坏死具有十分重要的临床意义）：颜色改变，切割时有无收缩或出血。 （4）高压电烧伤时，面临广泛的受损组织，往往难以确定坏死的界线，因此不可能一次扩创彻底。对坏死范围难以确定时，术后可用大张异体（种）皮暂时覆盖创面，等待二期手术处理。	板书并互动提问，鉴别肌肉是否坏死具有重要意义（学生可能对临床鉴别情景比较陌生，通过视频及图片资料可加深理解）。	【图】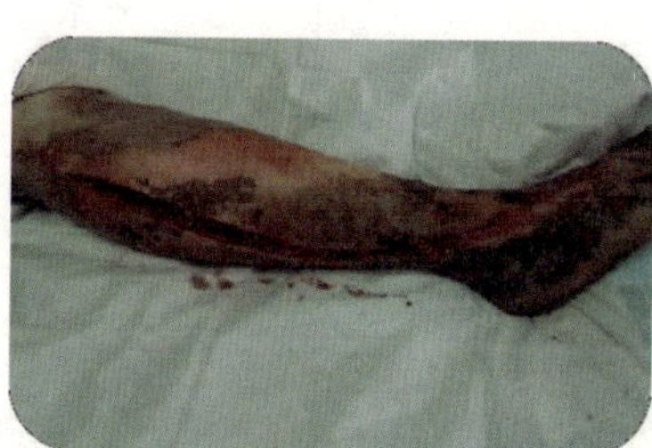 【视频】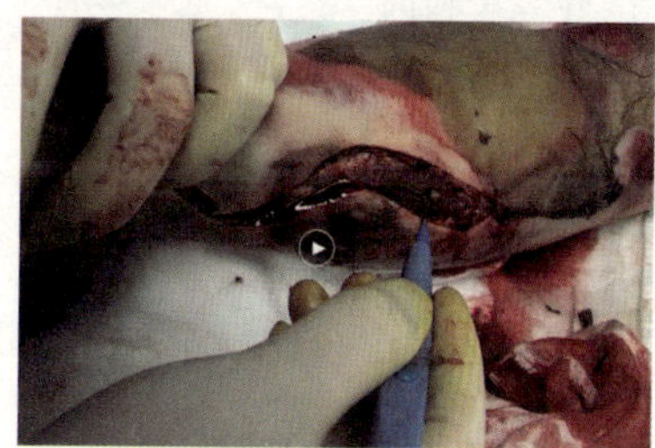	7 分 钟	

（教案续页 9）

（续）4. 气性坏疽 电烧伤并发气性坏疽者多见。及早进行坏死组织的清除，是预防气性坏疽最有效的措施。 疑有气性坏疽时，应将创面开放，彻底清除坏死组织，用双氧水洗涤创面。若已明确诊断，应及时处理。处理方法同一般气性坏疽。 5. 抗感染治疗 早期全身应用较大剂量的抗生素。 6. 注射破伤风抗毒素——绝对指征		【图】 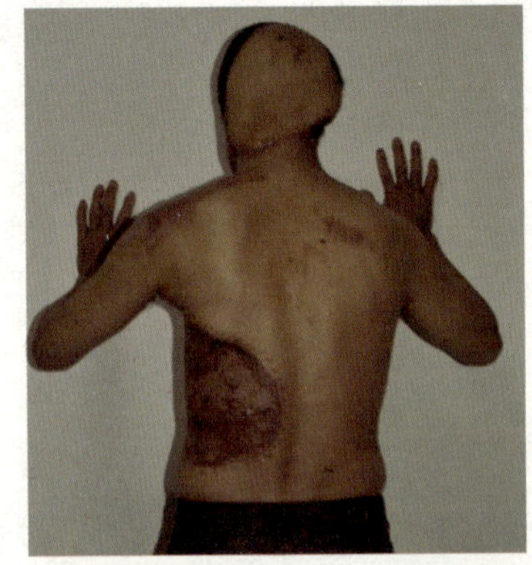 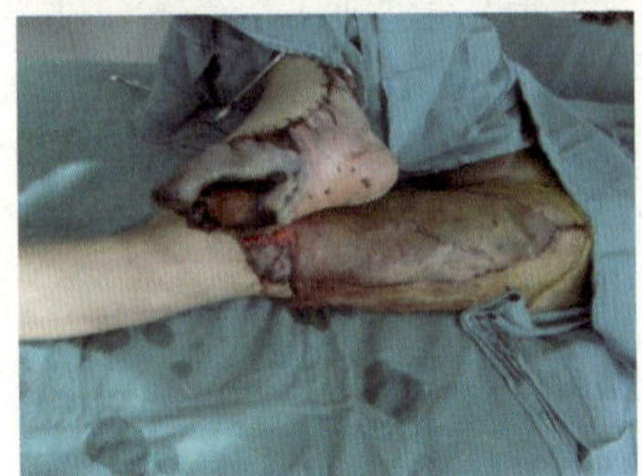 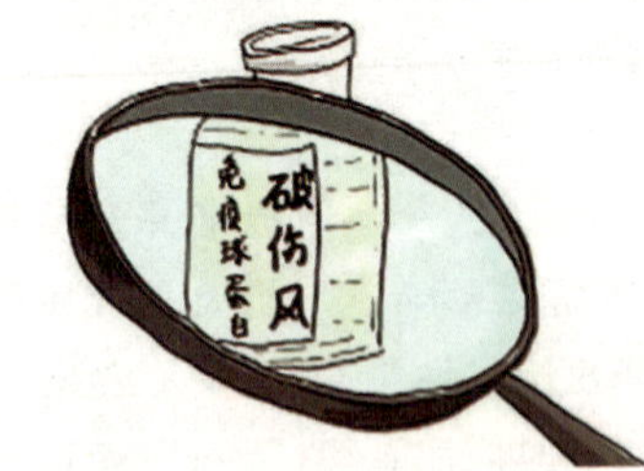 		
五、病例讨论 男性，48 岁，5 小时前工作中不慎被电击，导致四肢电烧伤，并从 5 米高处坠落，伤后人事不省，急送当地医院治疗。伤后 10 分钟自醒，感四肢伤处疼痛，伴头晕、头痛，无恶心、呕吐，无胸闷、气促，无肢体抽搐，为进一步治疗，转诊我院。伤后未进食，饮水约 100ml，大小便未解。 体格检查：T：36.7℃，P：74 次 / 分，R：18 次 / 分，BP：120/70mmHg，神志清楚，左额顶部可见一约 5cm 的皮肤裂口，深及颅骨，未见活动性出血，双肺呼吸运动对称，未闻及干湿啰音，心率 74 次 / 分，律齐，未闻及杂音，右上腹轻压痛，	根据病例提问和启发讨论，重点在于引导学生自主讨论，结合讨论过程，参照讨论要点，逐步进行知识点的强化与记忆。	【图】 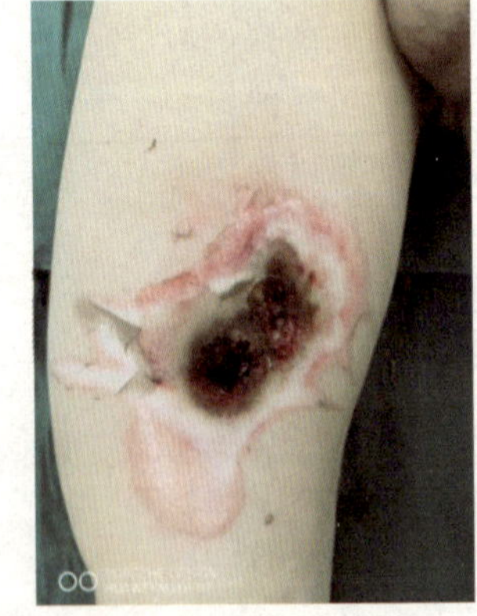	15 分钟	

（教案续页 10）

（续）全腹无反跳痛。专科情况：电烧伤面积 5%，分布于四肢，其中后拇指骨质部分缺如，残端碳化发黑，左手背焦痂覆盖，可见栓塞血管网，左手、左前臂及左上臂下段肿胀明显，左手末梢冰凉，右足第 4、5 跖趾关节碳化发黑，部分缺如。左大腿可见焦痂覆盖，可见血凝块。其余创面红白相间至苍白，渗出中等，痛觉迟钝。 请同学们结合病情情况，针对：诊断、致伤因素、损伤排查要点、治疗原则进行分析与讨论。		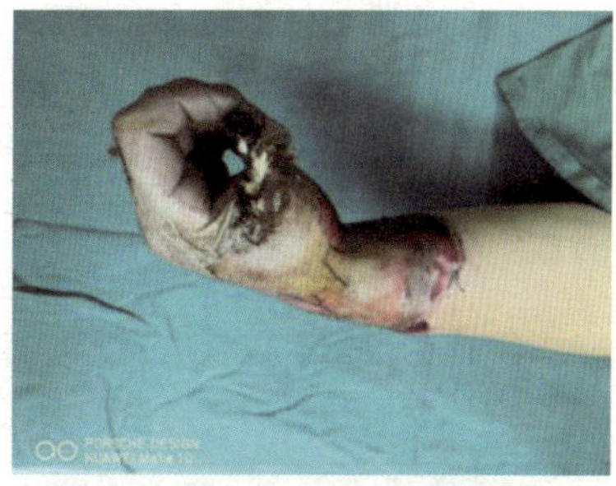 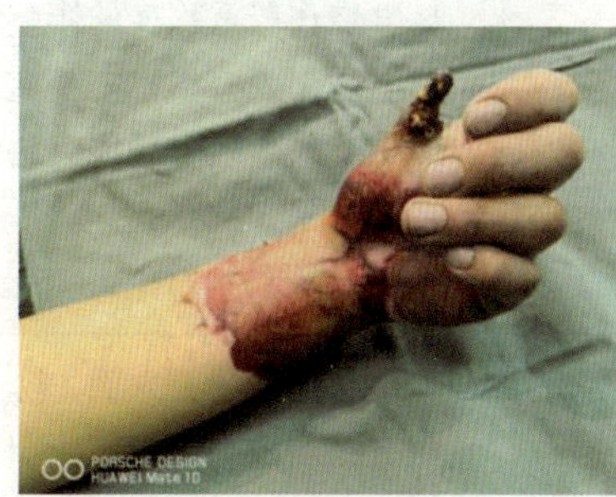 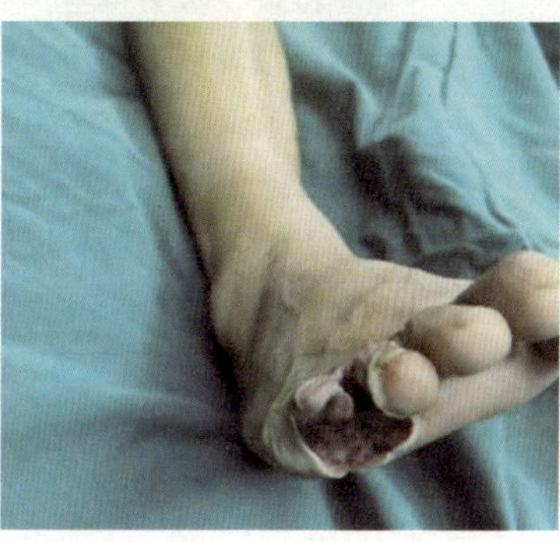		

（教案末页）

小结	熟悉电烧伤的临床表现，损伤创面的特点，如跳跃性烧伤、夹心样坏死、袖套状坏死等，入口以及出口的损害特点；如何进行病情判断，如心脏损害、坏死肌肉的鉴别、急性肾功能损伤的防治、警惕继发性出血是每个学生应该熟悉掌握的内容；对电烧伤进行诊断并拟定综合治疗措施也是本节的重点内容，对于电烧伤创面的处理，如切开减压术、创面旷置二期手术应熟悉掌握，皮瓣等创面修复方式应了解。基于人体不同组织的电阻，以及电流产生的热损伤，理解电烧伤损伤机制以及电烧伤严重程度的影响因素。通过病例讨论，加深对知识的理解和掌握。
复习思考题、作业题	1. 电烧伤严重程度的影响因素有哪些？ 2. 电烧伤入口损害有哪些特点？ 3. 电烧伤急性肾功能衰竭的原因？ 4. 什么是“跳跃式烧伤”？ 5. 如何鉴别肌肉是否坏死？
实施情况及分析	在授课执行情况方面，教学内容和进度严格按教学大纲要求执行。对课程的准备认真、积极，制定合适的授课计划并分配课时，使教学活动得以顺利展开。授课内容清楚，概念准确，板书得当，重点突出。通过多种形式如图片、动图、视频等多媒体现代化教学手段开展教学活动，形象直观，教学中能够采用启发式教学手段调动学生的积极性，同时又能注重学生自学能力的培养。课程内容方面，由物理学知识过渡到电热损伤，由损伤机制进展到影响因素，由临床表现推进到综合治疗，各教学环节密切配合。通过针对性病例分析反馈来看，学生已经掌握了本次课程的重点和难点，并且能够做到在一定程度上的灵活应用。本次课程教学符合专业要求，教学效果良好。

教学评价表

评价项目	评价要点	评价分数	自我评价	上级评价
教学目标评价（10分）	1. 目标明确，符合学生实际。目标的设置不可过高或过低。	5	5	5
	2. “三维目标”全面、具体、适度，有可操作性，并能使知识目标、能力目标、情感、态度、价值观目标有机相融，和谐统一。	5	5	5
教学材料评价（5分）	教学材料完善，教学大纲、教案体现本课程的教学目的、任务、内容与要求，能体现本课程的重点、难点；教学进程安排合理得当。	5	5	5
教学内容评价（10分）	1. 教师能准确把握所教学科内容的重点、难点，教授内容正确。	4	4	4
	2. 教学内容符合学生的认知规律，激发学生去积极思维。	4	4	4
	3. 教师能从教学实际出发，转变教材观念，对教材进行科学有效的整合，不唯教材。	2	2	2
教师行为评价（25分）	1. 教师是否能够有效地组织学生进行学习，培养学生良好的学习习惯；是否创造了生动有趣的教学情境来诱发学生学习的主动性；是否能和学生一起学习、探究、倾听、交流。	8	7	7
	2. 教师能以学生为主体，重视知识的形成过程，重视学生学习方法的培养，重视学生的自学能力、实践能力、创新能力的发展。	5	5	4
	3. 课堂上能营造宽松、民主、平等的学习氛围，教态自然亲切，对学生学习的评价恰当、具体、有激励性。	2	2	2
	4. 能够根据教材的重点、难点之处，精心设计问题，所提出的问题能针对不同层次的学生，问题提出恰到好处。能启发学生思考，注重学生的“问题”意识，引导学生主动提出问题。	4	4	4
	5. 根据教学内容和学生实际，恰当选择教学手段，合理运用教学媒体。	3	3	3
	6. 教师的讲解语言准确简练，示范操作规范，板书合理适用，教学有一定的风格和艺术性。	3	3	4

学生行为评价（30分）	1. 看学生的学习状况。学生学习的主动性是否被激起，能积极地以多种感官参与到学习活动之中。	7	7	6
	2. 看学生的参与状态，学生要全员参与，有效参与。	6	6	5
	3. 看学生的学习方式。是否由被动学习变为主动学习；是否由个体学习到主动合作学习；是否由接受性学习变为探究性学习。	5	5	5
	4. 看学生在自主、合作、探究学习上的表现。学生在学习过程中，是否全身心地投入；是否发现问题，提出问题，积极解决问题；是否敢于质疑，善于合作。	7	6	6
	5. 看学生学习的体验与收获。在学习过程中，90% 以上的学生能够相互交流知识、交流体会。	5	5	5
教学效果评价（15分）	1. 看教学目标达成度如何。教师是否关注学生的知识与能力、过程与方法、情感态度价值观的全面发展。	4	4	4
	2. 看教学效果的满意度。在教师的指导下，90% 以上的学生掌握了有效的学习方法，获得了知识，发展了能力，有积极的情感体验。	7	7	7
	3. 看课堂训练题设计，检测效果好。	4	4	4
教学特色评价（5分）	教师在教学方式、方法上，知识的生成点上，教学机智与智慧上的闪光点，有不同寻常之处。	5	4	4
总评		100	97	93

上级建议和意见：

教师能够根据教学大纲制定教学目标，符合学生实际情况，制定的教学内容重点、难点明确。从具体的电击伤视频出发，引导学生学习电烧伤的损伤机制和诊断治疗，并根据教学内容设立不同的教学方法，将教材与临床资料进行有机整合，提高了教学质量。授课过程中应注意语调的变化，在教学方式上可以有进一步的创新，有利于学生对于知识点的接收与消化。

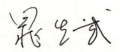

注：评价等级划分：90分以上为“优秀”；80~89分为“良好”；60~79分为“合格”；60分（不含60分）以下为“不合格”。

教学幻灯

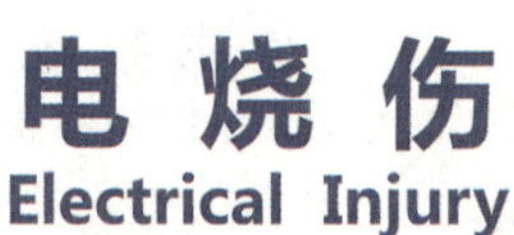

电 烧 伤

Electrical Injury

许钊荣 M.D. & Ph.D.
福建医科大学附属协和医院烧伤科
福建省烧伤医学中心

CONTENTS

损伤机制 Mechanism of Injury

电流的损伤可能存在哪些机制？

- 热效应：电能转化为热能产生高温，引起组织损伤、充血、水肿、碳化。
- 电生理效应：电流通过人体组织导致组织去极化（depolarization）。
- 电化学效应：电流通过组织发生电解导致组织损伤。

损伤机制 Mechanism of Injury

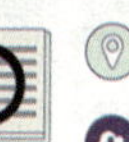

电流=电压/电阻
(I=U/R)

热能=0.24电阻*电流²*时间
($Q=0.24RI^2t$)

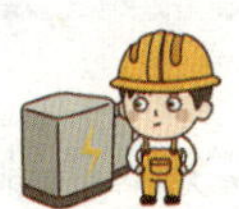

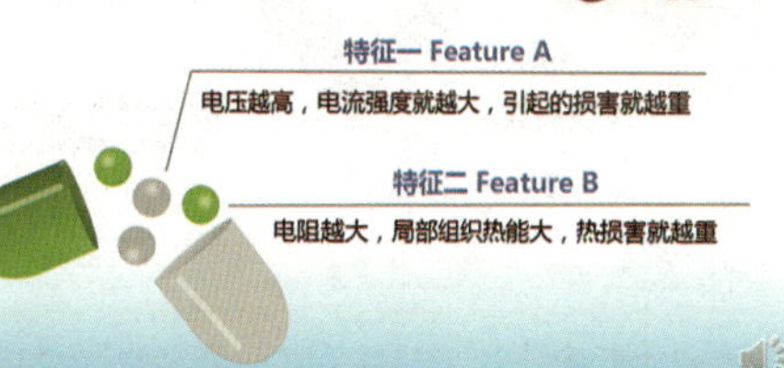
特征一 Feature A
电压越高，电流强度就越大，引起的损害就越重
特征二 Feature B
电阻越大，局部组织热能大，热损害就越重

影响因素-电阻 Resistance

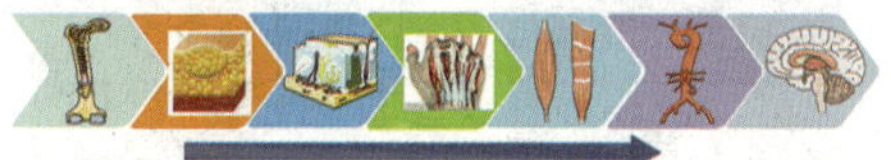
人体组织的电阻大小

NO 1 骨骼的电阻大→局部产生的热能也大→在骨骼周围可出现“套袖式”坏死

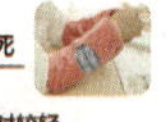

NO 2 角质层厚（手足掌）、皮肤干燥→电阻高→局部损害重→全身性损害相对较轻

NO 3 皮肤潮湿、出汗→电阻低→电流易通过，迅速沿电阻低的血管行进→全身性损害重

影响因素-电压 Voltage

安全电压 Safe Voltage

<36V

高压电 High Voltage

>1000V

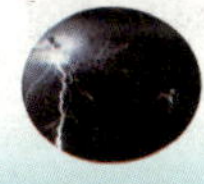

雷电 Thunder and Lightning

高达10亿伏

影响因素-电流 Electric Current

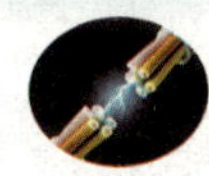

电流性质 Direct or Alternating Current

触及直流电仅有温热的感觉；
触及交流电会对机体造成严重后果，特别是对心脏损害较大；

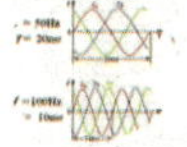

电流频率 Current Frequency

触及30~100Hz的交流电，对人体危害最大；
触及50Hz（生活用电）交流电比触及相同电压直流电，危险性大3~4倍；

触电时间 Electrical Shock Time

50~80V：20秒皮肤可发生水泡；
200V：1秒电流在体内达最大值；
500V：1-2秒内皮肤即可发生Ⅲ°烧伤；

影响因素-电流路径 Current Path

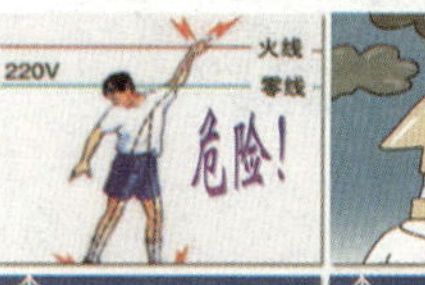
220V
火线
零线
危险！

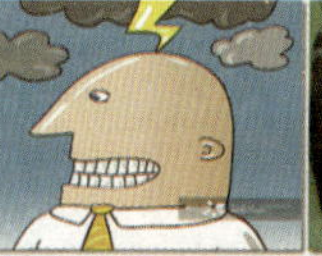

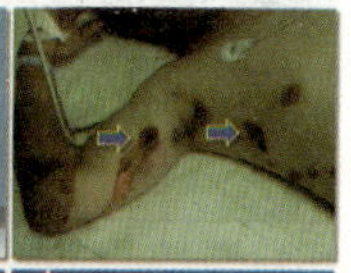

电流由一手进入，另一手或一足通出，电流通过心脏，可立即引起室颤或心搏骤停

电流通过头部、脊髓等中枢神经系统时，导致昏迷、截瘫等，引起神经系统严重失调而导致死亡

电流通过肢体时，可引起强烈痉挛，关节曲面常形成短路，所以在肘、腋、膝、股等处可出现“跳跃式”深度烧伤

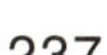

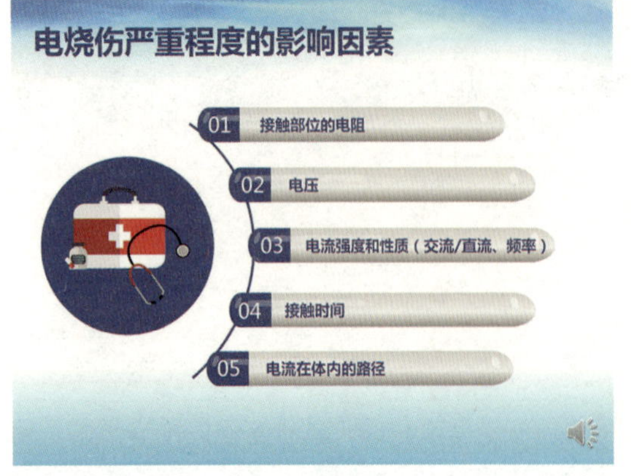
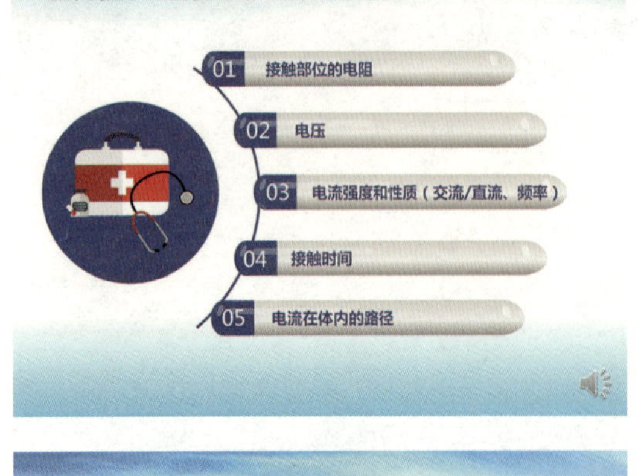
电烧伤严重程度的影响因素
01 接触部位的电阻
02 电压
03 电流强度和性质（交流/直流、频率）
04 接触时间
05 电流在体内的路径

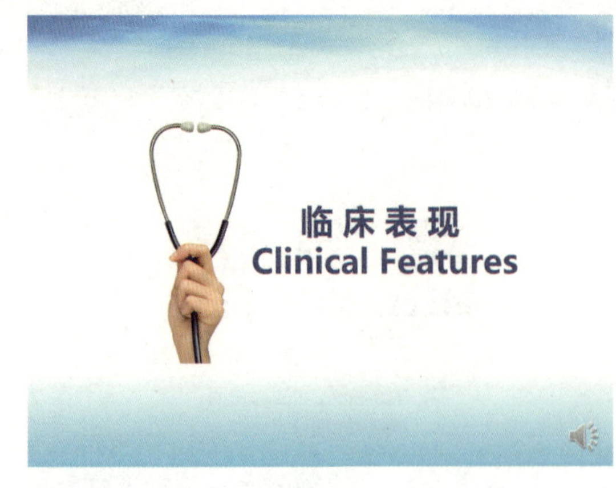
临床表现
Clinical Features

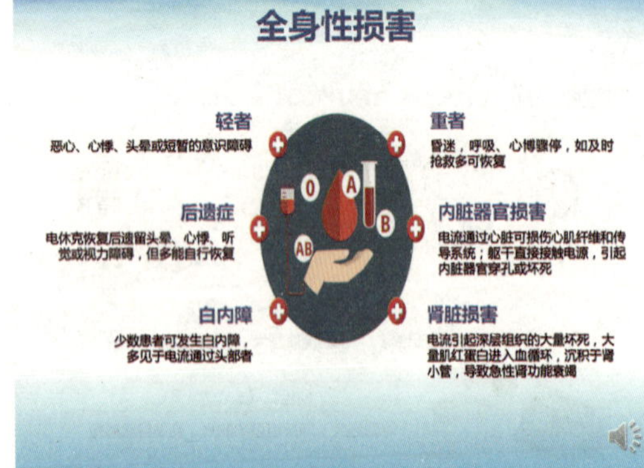
全身性损害
轻者
恶心、心悸、头晕或短暂的意识障碍
重者
昏迷，呼吸、心博骤停，如及时抢救多可恢复
后遗症
电休克恢复后遗留头晕、心悸、听觉或视力障碍，但多能自行恢复
内脏器官损害
电流通过心脏可损伤心肌纤维和传导系统；躯干直接接触电源，引起内脏器官穿孔或坏死
白内障
少数患者可发生白内障，多见于电流通过头部者
肾脏损害
电流引起深层组织的大量坏死，大量肌红蛋白进入血循环，沉积于肾小管，导致急性肾功能衰竭

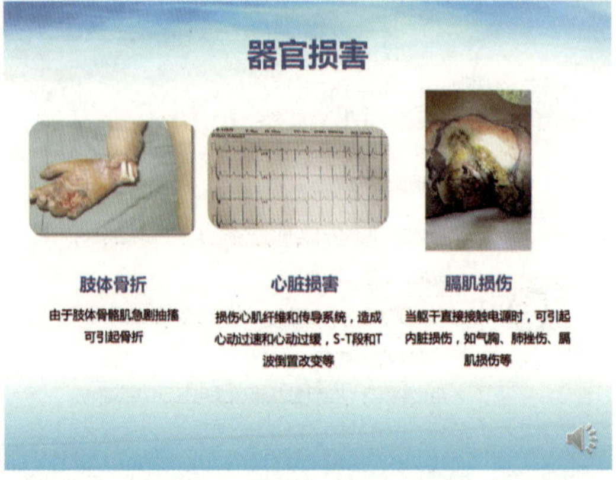
器官损害
肢体骨折
由于肢体骨骼肌急剧抽搐可引起骨折
心脏损害
损伤心肌纤维和传导系统，造成心动过速和心动过缓，S-T段和T波倒置改变等
膈肌损伤
当躯干直接接触电源时，可引起内脏损伤，如气胸、肺挫伤、膈肌损伤等

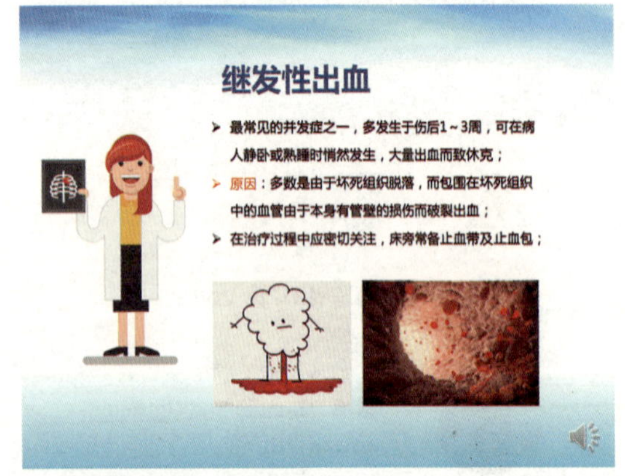
继发性出血
➢ 最常见的并发症之一，多发生于伤后1～3周，可在病人静卧或熟睡时悄然发生，大量出血而致休克；
➢ 原因：多数是由于坏死组织脱落，而包围在坏死组织中的血管由于本身有管壁的损伤而破裂出血；
➢ 在治疗过程中应密切关注，床旁常备止血带及止血包；

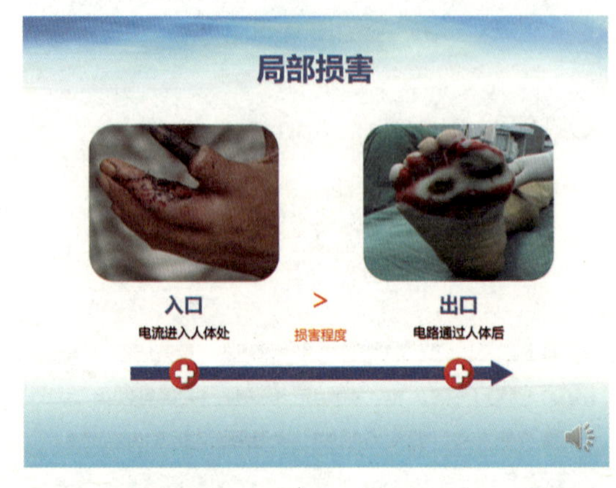
局部损害
入口
电流进入人体处
>
损害程度
出口
电路通过人体后

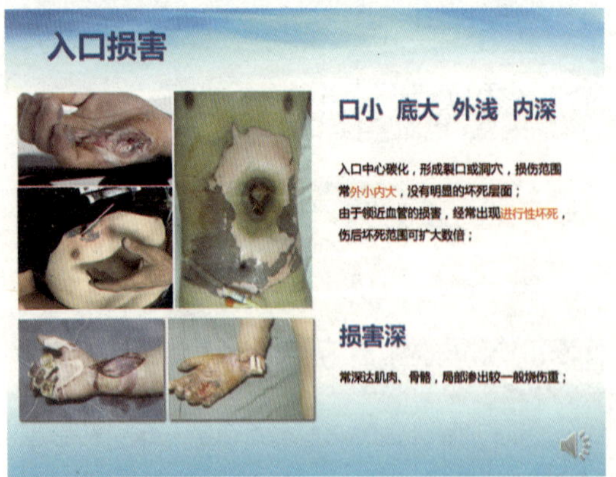
入口损害
口小 底大 外浅 内深
入口中心碳化，形成裂口或洞穴，损伤范围常外小内大，没有明显的坏死层面；
由于邻近血管的损害，经常出现进行性坏死，伤后坏死范围可扩大数倍；
损害深
常深达肌肉、骨骼，局部渗出较一般烧伤重；

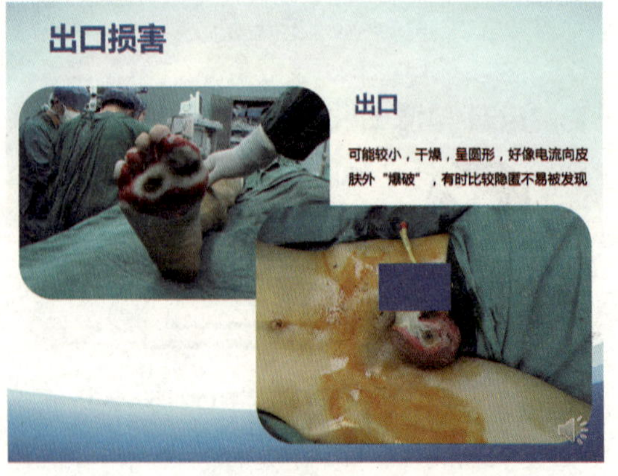
出口损害
出口
可能较小，干燥，呈圆形，好像电流向皮肤外“爆破”，有时比较隐匿不易被发现

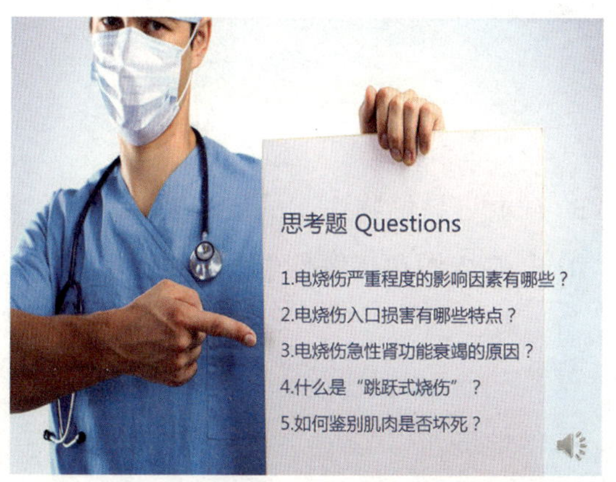
思考题 Questions
1.电烧伤严重程度的影响因素有哪些？
2.电烧伤入口损害有哪些特点？
3.电烧伤急性肾功能衰竭的原因？
4.什么是“跳跃式烧伤”？
5.如何鉴别肌肉是否坏死？

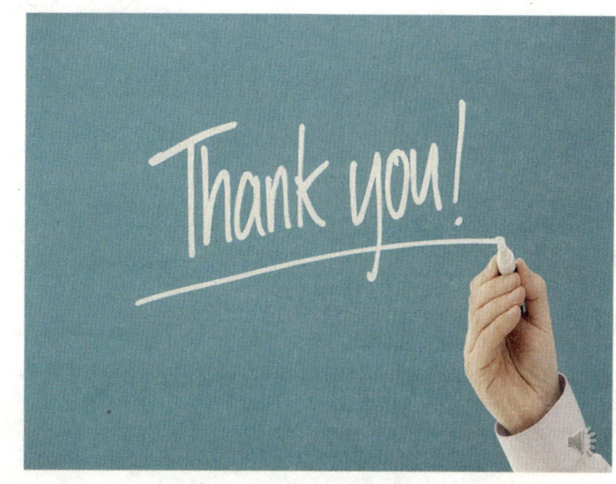
Thank you!

课后练习题

一、选择题（每题 3 分，共 60 分）

1. 真正的电烧伤是指（　　）

A. 电弧烧伤

B. 触电后易燃物引起的烧伤

C. 接触性电烧伤

D. 电弧烧伤和接触性电烧伤

E. 电损伤和电弧烧伤

2. 直流电的烧伤属于什么性质烧伤（　　）

A. 热烧伤

B. 化学烧伤

C. 电烧伤

D. 机械烧伤

E. 热烧伤、电烧伤

3. 何种原因引起的烧伤创面逐渐加深（　　）

A. 强酸烧伤

B. 强碱烧伤

C. 磷烧伤

D. 电烧伤

E. 沸水烧伤

4. 电烧伤最突出的病理改变是（　　）

A. 全层皮肤烧伤

B. 肌肉坏死

C. 神经受损

D. 脏器损伤

E. 血管栓塞

5. 关于电烧伤的临床表现正确的是（　　）

A. 电休克的症状经过急救可完全恢复

B. 电休克的症状与典型烧伤相似，不易区分

C. 存在“入口”和“出口”的局部损害

D. 触电肢体，关节常处于过伸位

E. 局部皮肤创面小，而深部组织损伤广泛

6. 临床上所说的电烧伤实际上是指（　　）

A. 电弧烧伤

B. 触电后易燃物引起的烧伤

C. 接触性电烧伤

D. 电损伤或电击伤

E. 电弧放电烧伤和电损伤

7. 不符合电烧伤特点的是（　　）

A. 皮肤的损伤轻微，而全身性损伤较重

B. 主要损害心脏，引起血流动力学改变

C. 可发生电休克，甚至心脏呼吸骤停

D. 有“入口”和“出口”，均为Ⅲ度烧伤

E. 深部损伤范围不超过皮肤“入口”处

8. 电烧伤的首先处理是（　　）

A. 补液

B. 清创

C. 应用抗生素
D. 心肺复苏
E. 切断电源

9. 关于电烧伤，错误的是（ ）
A. 电流通过人体有入口和出口
B. 出口处较入口处重
C. 入口处常碳化
D. 损伤范围常外小内大
E. 烧伤常达肌肉、骨

10. 下列各种电伤中，最严重的是（ ）
A. 电弧烧伤
B. 皮肤金属化
C. 电烙印
D. 电光眼

11. 电烧伤的并发症包括（ ）
A. 继发性出血
B. 急性肾功能衰竭
C. 白内障
D. 厌氧菌感染
E. 以上都是

12. 关于电烧伤创面处理原则正确的是（ ）
A. 保守治疗，清创后采用暴露疗法并积极抗感染
B. 早期清创，多次清创直至坏死组织完全清除，延期植皮术，以确保皮片一次成活
C. 彻底清除坏死组织，并立即游离植皮一期修复，封闭创面
D. 切除所有坏死组织，立即皮瓣一期修复
E. 尽可能保存肢体，恢复重建功能

13. 不符合电烧伤特点的是（ ）
A. 皮肤的损伤轻微，而全身性损伤较重
B. 主要损害心脏，引起血液动力学改变
C. 可发生电休克，甚至心跳呼吸骤停
D. 有入口和出口，均为Ⅲ度烧伤
E. 深部损伤范围不超过皮肤入口处

14. 大部分的低压触电死亡事故是由（ ）造成的。
A. 电伤
B. 摆脱电流
C. 电击
D. 电烧伤

15. 按引起烧伤的原因分类，下列哪项是错误的（ ）
A. 热力烧伤
B. 物理烧伤
C. 化学烧伤
D. 电烧伤
E. 放射烧伤

16. 电烧伤急救时，下列说法正确的是（ ）
A. 脱离电源后应立即检查患者心肺功能
B. 心跳停止如胸外按压无效，则立即开胸直接心脏按压
C. 查体时应注意有无复合伤
D. 若肢体肿胀较轻，可不必立即行焦痂及筋膜切开减张术
E. 注射破伤风抗毒素或类毒素

17. 下列属灼烫伤害的是（　　）

A. 雷击烧伤　　B. 电灼伤

C. 化学灼伤　　D. 火灾烧伤

18. 电烧伤是由电流的热效应、化学效应、机械效应等效应对人体造成的伤害。下列各种电烧伤中，最为严重的是（　　）

A. 皮肤金属化　　B. 电流灼伤

C. 电弧烧伤　　D. 电烙印

19. 由弧光放电造成的烧伤是（　　），它是最危险的电伤。

A. 电烙印　　B. 机械性损伤

C. 电弧烧伤　　D. 电流灼伤

20. 下列哪种烧伤不宜用冷水冲洗（　　）

A. 强酸烧伤　　B. 磷烧伤

C. 生石灰烧伤　　D. 电烧伤

E. 高温油烫伤

二、简答题（每题 20 分，共 40 分）

1. 电烧伤的定义是什么？

2. 电烧伤的分类？

参考答案

一、选择题（每题 3 分，共 60 分）

1. C　2. B　3. B　4. E　5. ACE　6. E　7. E　8. E　9. B　10. A　11. E　12. DE　13. E　14. C　15. B　16. ABCE　17. C　18. C　19. C　20. C

二、简答题

1. 电烧伤的定义是什么？

电流引起的人体的损伤总称为电损伤。因其最显著特征是人体皮肤、皮下组织及深层肌肉、血管、神经、骨关节以及内脏等组织可因电热效应造成广泛深层的烧伤，因此多数学者称为电烧伤。

2. 电烧伤的分类？

①电击伤；②电弧（电火花）烧伤；③接触型电烧伤，包括直接接触型和击穿接触型；④真性电损伤。

第九章 化学烧伤

编写 江旭品 孟艳斌
审阅 官 浩

教学设计

一、教学目标

化学烧伤作为教育部颁布的医学本（专）科教材外科总论第十四章烧伤外科中的重要组成部分，其授课对象包括：专科、本科、八年制、见习、实习等课程渠道学生；一部分考取烧伤外科专业的研究生；临床进修，烧伤专科培训，外科医师规范化培训，专科学习学生。不同渠道的学生学习习惯不同，基础文化和英语水平不同，学习目的也不相同。因此，针对不同授课对象其教学目标不尽相同：

1. 针对医学本科生　主要根据教学大纲要求，使学员掌握化学烧伤特点及一般处理原则；熟悉常见酸、碱烧伤及磷烧伤的急救及创面处理；使学员在今后见实习等临床实践中形成敏锐细致的观察能力、实事求是的工作作风以及科学的临床思维方法，激发学员对化学烧伤领域的探索求知意识和创新意识。

2. 针对烧伤专业研究生　这部分学员是在受到完整临床本科教育基础上，进一步选择烧伤专业作为深造方向的学员，也是未来从事烧伤研究的主力军。其学习能力较强，因此，要求这部分学员在掌握化学烧伤特点及一般处理原则外，还要求他们掌握常见酸、碱烧伤及磷烧伤的临床表现，以及急救措施及创面处理；同时要求学员阅读一定量的文献，掌握化学烧伤诊治的前沿进展，培养学员科研探索精神，善于从临床中发现问题、分析问题，为后续科学研究奠定基础。

3. 针对临床进修或烧伤专科培训学员　这部分学员均是有一定临床工作经验的医生，而且在烧伤诊治方面积累了一定的临床经验，其更关注的是化学烧伤诊断及治疗方面的要点及经验分享。因此，针对这部分学员在介绍化学烧伤特点及一般处理原则后，要求他们能够快速识别并判断化学烧伤类型、迅速做出急救处理反应，同时要求他们掌握化学烧伤常见手术原则及操作步骤。

二、教学重点

本章的教学重点是：化学烧伤的临床表现及治疗原则。化学烧伤作为烧伤中的特殊原因烧伤，其致伤因素、致伤特点、临床表现及治疗原则有与常规火焰烧伤不同之处。学生在学习本章内容之前已经学习了前面章节中的烧伤内容，学生更想了解的是化学烧伤的致伤特点、临床表现的异同及急救处理原则。

三、教学难点

1. 化学烧伤的致伤机制。导致化学烧伤的化学试剂成百上千，不同种类的化学试剂致伤机制有一定差异，同一种化学试剂导致的化学烧伤程度又和剂量、浓度、与皮肤接触时间等因素有关，因此学生在理解上有一定难度。

2. 不同原因化学烧伤的特点及鉴别，尤其是多种酸烧伤，如浓磷酸、氢氟酸、石炭酸烧伤，其虽然同属酸烧伤，但致伤特点和机制不同，临床表现也不一致，处理原则也存在一定差异。

四、教学思路

1. 教学方法设计

（1）采用启发式教学方法，以理论讲授为主，通过多媒体课件并运用图片、动画等方法，积极调动学员的学习兴趣。课堂上通过典型病例的讲解及时总结归纳，加深对教学重点的理解和记忆。实践课教学采取 PBL 讨论课和临床疾病见习等方式，培养学员自主学习、研究性学习的良好习惯。

（2）善于利用微课等信息化方式进行辅助化教学：采用传统讲解的方式进行知识的传授，不利于一些较难理解的概念的教学，如化学烧伤中多种化学试剂的化学特点。随着信息化时代的到来，很多信息化技术已逐渐融入基础课程的教学中，在本章课程中可以设计一个简短的微课教学，将一些常见化学试剂的内容介绍通过视频微课制作出来，使得学生能够对常见引起化学烧伤的试剂化学特性有个复习和总体把握，从而激起学生的学习兴趣。一般来说微课内容只有五到十分钟，可以在制作过程中进行压缩 。

（3）将整合医学的理念融入课程体系：化学烧伤涉及化学、病理生理学、热力烧伤、康复医学及心理学等多学科知识，在讲授时注意将多学科知识相整合。引入整合医学理念能增强学生学习积极性，提高教学质量，使得学生对烧伤知识体系的理解更加完善。

（4）关于双语教学：提倡双语教学，教员根据自己的情况和讲授内容选择以下形式之一进行授课：①中文讲授为主，介绍专业英语词汇和短语；②中英语穿插讲授，即用英语讲授一段再用中文翻译讲授。要求学员：课前对照课程标准预习相关内容，找出难以理解或有疑问的问题。课堂上要认真思考，积极参与课堂讨论。课后要及时对所学内容进行复习巩固。

2. 教学策略的选择

（1）在教学策略中，要特别注重对学生“三基”的培训及基础理论、基本技能和基础知识的训练，以人才培养方案为依据，以课程标准为准绳，以教材为蓝本，根据学生知识结构的实际需要，优化重组教学内容，突出系统性、科学性、实用性，兼顾前沿性和创新性。

（2）采用多种教学方法，融知识传授和能力培养为一体来提高教学质量。利用多媒体课件、板书、教具和网络资源来提升教学手段，更好地为教学服务。通过教学方法和手段的综合运用，引导学员主动学习，强化学员对教学内容，特别是重点、难点内容的课堂掌握。并通过有效的教学互动，启迪思维，调动学员探索和批判性学习的积极性。教师在整个教学过程中，提供和讲解基础知识，使学生以此为基础，研判病例，从而创造学习气氛。譬如讲解完临床表现和程度表，学生立刻将所学和影视资料中的临床表现进行结合，为学生营造一种身临其境，将知识应用到具体病例的气氛。

（3）强化实践教学环节，突出理论联系实际，突出基本理论、基本知识、基本技能的教学，注重教学过程中学员分析问题和解决问题的能力、逻辑思维能力、综合归纳能力以及动手能力等多种能力的培养、锻炼和提高。整个授课过程中，教师必须适时地组织交流，包括教师和学生的交流、学生之间的交流。交流对于了解学生对知识的掌握情况有重要的意义，同时学生提出的问题对于教师提高自身水平也有积极的意义。对于交流过程中产生的思想火花，要引导学生思考。

（4）注重从化学烧伤疾病临床专业特点和临床应用的实际需要出发，不断跟踪最新研究成果，结合教学的基本内容，施教中及时向学员介绍有启发和示范作用的新知识、新成果、新技术，并向学员推荐一些自主学习、课外学习和延伸学习的相关论著及相关的综述性文章，培养学员跟踪学科发展、学习和掌握新知识的主动性，特别是为学有余力的学员提供自由发展的教学空间。

五、教学方法

本节课采用启发式教学方法，以理论讲授为主，通过多媒体课件并运用图片、动画等方法，积极调动学员的学习兴趣。课堂上通过典型病例讲解及时总结归纳，加深对教学重点的理解和记忆。实践课教学采取 PBL 讨论课和临床疾病见习等方式，养成学员自主学习、研究性学习的良好习惯。在课程开始时以日常常见化学试剂的微动画及化学试剂危险的标识为引导，让学生对常见引起化学烧伤的试剂有一个初步认识；接下来通过一个典型案例为引子，介绍其致伤经过、伤后紧急处理、后期临床表现及转归，从而引出化学烧伤的概念、致伤机制、临床表现、急救措施等问题，围绕这些问题开展整个课堂教学；期间穿插回答之前提出的各项临床问题。注意同学生之间的互动、交流，活跃课堂气氛，启发学生主动思考，激发学生学习兴趣。

参考文献

［1］向飞，马思远．烧伤外科学研究生临床教学中引入整合医学理念的实践 [J]. 中华医学教育探索杂志，2019，18（6）:564.

［2］何云，郝嘉，刘禹莲，等．外科学及野战外科学课程教学设计的思考 [J]. 现代医药卫生，2010，26（16）:2549-2550.

［3］焦群，邝昌贤，林少芒．外科学总论实验课教学流程设计与实践 [J]. 国际医药卫生导报，2008，14（19）:124-126. DOI:10.3760/cma.j.issn.1007-1245.2008.19.050.

［4］王忠庆，何苗．医疗大数据时代医院信息系统课程教学模式研究 [J]. 中国医学装备，2019，16（12）:90-92. DOI:10.3969/J.ISSN.1672-8270.2019.12.025.

［5］黎鳌．黎鳌烧伤学 [M]. 上海：上海科学技术出版社，2001:576-591.

教案展示

教案首页

第__次课　　　　授课时间____年____月____日　　　　教案完成时间____年____月____日

<table>
<tr><td>课程名称</td><td colspan="7">烧伤外科学</td></tr>
<tr><td>年　级</td><td colspan="3"></td><td>专业、层次</td><td colspan="3"></td></tr>
<tr><td>教　员</td><td>江旭品
孟艳斌</td><td>职务</td><td>主治医师</td><td>授课方式
（大、小班）</td><td>大班课</td><td>学时</td><td>2 学时</td></tr>
<tr><td colspan="2">授课题目（章，节）</td><td colspan="6">化学烧伤</td></tr>
<tr><td colspan="2">基本教材
（或主要参考书）</td><td colspan="6">基本教材：
陈孝平，汪建平，赵继宗 . 外科学 . 9 版 . 北京：人民卫生出版社，2018
主要参考书：
黎鳌 . 黎鳌烧伤学 . 上海：上海科学技术出版社，2001</td></tr>
<tr><td colspan="8">教学目的与要求：掌握化学烧伤的临床表现与特点；掌握化学烧伤的处理原则；熟悉常见酸烧伤、碱烧伤及磷烧伤的急救及创面处理。
重点：化学烧伤的临床表现及治疗原则。
难点：化学烧伤的致伤机制；不同原因化学烧伤的特点及鉴别。</td></tr>
<tr><td colspan="8">教学内容与时间安排：
第一学时：
1. 常见化学试剂介绍　（2 分钟）
2. 病例介绍、引出临床问题　（2 分钟）
3. 化学烧伤的特点　（10 分钟）
4. 一般处理原则　（6 分钟）
5. 酸烧伤的特点及处理原则　（15 分钟）
6. 病例讨论及小结　（5 分钟）
第二学时：
1. 病例介绍　（2 分钟）
2. 碱烧伤的特点及处理原则　（15 分钟）
3. 磷烧伤的特点及处理原则　（15 分钟）
4. 小结与病例讨论　（8 分钟）
教学方法：案例教学、启发式教学、PBL 教学、参与性实验与课堂讲授结合</td></tr>
<tr><td colspan="8">教研室审阅意见：

（教学组长签名）__________
（教研室主任签名）__________
年　月　日</td></tr>
</table>

（教案续页 1）

讲授与指导内容	讲课、互动内容设计	信息技术运用设计	课时分配	备注
化学烧伤 案例：患者，男，40 岁，1 天前不慎被“去漆剂”烧伤右手中指、无名指末节，当时少许疼痛，中指指甲端稍发黑，未予特殊处理。后来疼痛逐渐明显，夜间难以入睡，中指肿胀，发白，甲端发黑范围增大，遂到急诊就诊。现为进一步治疗收入我科。发病以来，精神尚可，睡眠差，饮食一般，二便正常，体重无明显改变。	通过提问化学烧伤的种类启发学员思考临床表现	通过询问学生常见标识引出讲授主题，并进一步解释案例。	4 分钟	
（一）发病特点 1. 由于化学物质直接接触人体皮肤或组织所造成的损伤称为化学灼伤。化工生产中，化学灼伤常常伴生产中的事故或由于设备发生腐蚀、开裂、泄露等造成。 2. 化学烧伤的损害程度，与化学品的性质、剂量、浓度、物理状态（固态、液态、气态）、接触时间和接触面积的大小，以及当时的急救措施等有着密切的关系。 3. 化学物质对局部的损伤作用，主要是细胞脱水和蛋白质变性，有的产热而加重烧伤。有的化学物质被吸收后常常伴有化学品中毒：中、小面积的化学烧伤能引起病人死亡，主要是因中毒所致，如黄磷烧伤。由不同的化学毒剂在体内的吸收、贮存、排泄也不一样，但多数经肝解毒，由肾排出。因此临床上多见肝、肾损害。 4. 化学品蒸气或烟雾可直接刺激呼吸道而引起呼吸道烧伤：不少挥发性化学药物由呼吸道排出，所以化学烧伤合并呼吸道烧伤或呼吸系统并发症（肺水肿、支气管肺炎等），并不少见。	提出互动问题特点 启发学员加强记忆		10 分钟	
（二）致伤机制 1. 局部损害：化学物对局部组织的损害有氧化作用、还原作用、腐蚀作用、原生毒性、脱水作用及起疱作用等。这是由化学物的性质所决定的作用。一种化学物质可同时存在以上几种。有的因本身燃烧而致烧伤，如磷烧伤。有的本身对健康皮肤并无损害，但一旦着火燃烧，				

（教案续页 2）

（续）造成皮肤烧伤，药物即可通过创面吸收入体内，引起中毒反应。 一般酸烧伤，由于组织蛋白凝固，形成一层痂壳，可预防进一步损害。碱烧伤后形成脂肪皂化，并可产生可溶性碱性蛋白，故会继续对局部创面产生损害。磷烧伤过程中产生的磷酸，可继续损害组织。损伤情况与化学物质的种类、性质、浓度、剂量以及与皮肤接触的时间等均有关。 2. 全身损害：有的化学物质可从创面、正常皮肤、呼吸道、消化道黏膜等吸收，导致中毒和内脏继发性（肝、肾）损伤，甚至死亡。				
（三）一般处理原则 1. 脱离现场，终止化学物质对机体的继续损害，脱去被化学物质浸渍的衣物。 2. 立即用大量清水冲洗，一是稀释，二是机械冲洗，将化学物质从创面和黏膜上冲洗干净。冲洗时会能产生一定的热量，但由于持续冲洗，可使热量逐步消散。 3. 冲洗持续时间一般要求在 2 小时以上。	板书并提问意义	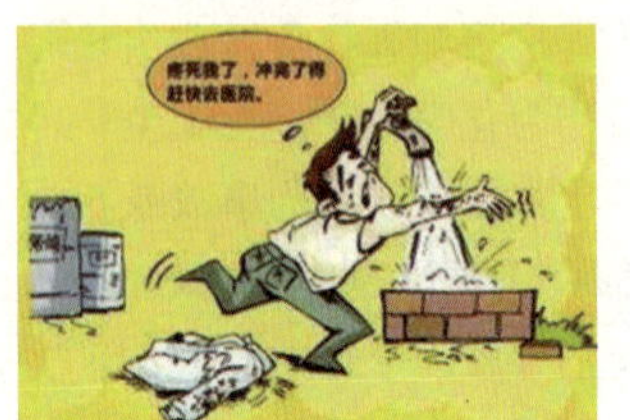	6 分 钟	
（四）酸烧伤 1. 较常见的酸烧伤为强酸（硫酸、盐酸、硝酸）烧伤。 （1）特点：使组织蛋白凝固而坏死，能使组织脱水，不形成水泡，皮革样成痂，一般不向深部侵蚀，但脱痂时间延缓。 （2）创面处理：同一般烧伤，痂皮完整，宜采用暴露疗法，如确定为Ⅲ°，应争取早期切痂植皮。		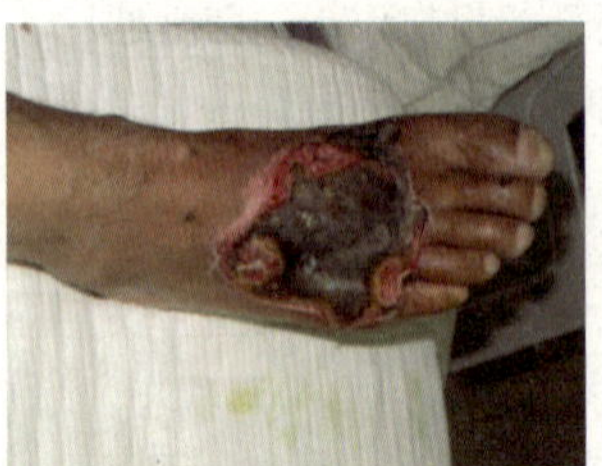 硫酸烧伤	5 分 钟	
2. ▲特殊的酸： （1）氢氟酸是一种具有强烈腐蚀性的无机酸。其广泛应用于高级辛烷燃料、制冷剂、半导体制造以及玻璃磨砂和石刻等工业领域，家庭所用的除锈剂也以氢氟酸为主要原料。 （2）特点：氢氟酸烧伤对组织的损伤是进行性的，面积和深度可以不断发展。指（趾）甲部没有角化层，氢氟酸迅速向深部组织穿透。疼痛呈迟发性、顽固性，有时用麻醉药物也无法缓解，一般在伤后 1~8 小时，但若浓度高于 50%，疼痛即刻发生。严重烧伤可引起全身中毒和发生致命的低钙血症——形成氟化		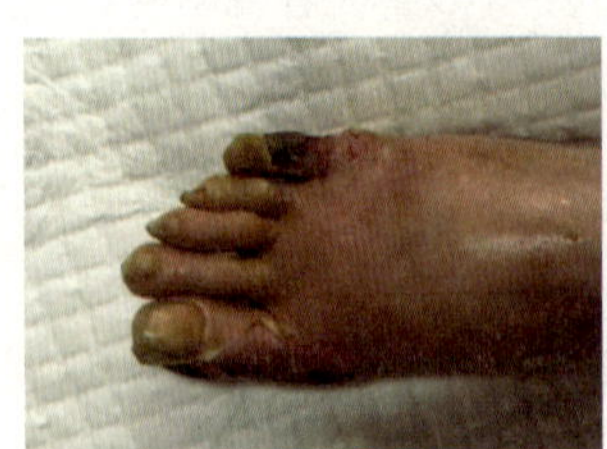 氢氟酸烧伤	10 分 钟	

（教案续页 3）

（续）钙，7ml 无水氢氟酸可结合正常人体内所有的游离钙离子。严重的氢氟酸灼伤或吸入可引起全身中毒，导致致命的低血钙。Creco 等认为下列情况可引起严重低钙血症，应高度重视：①浓度大于 50%，烧伤面积大于或等于 1% 者。②任何浓度的氢氟酸烧伤，面积大于 5% 者。③吸入浓度在 60% 以上的氢氟酸烟雾者。必须注意，低钙血症可以在伤后很快发生。氟化物神经中毒的临床表现有手足搐搦、心律失常、嗜睡、呕吐、腹泻、流涎、出汗以及多种酶活力下降引起的低氧血症。心电图表现主要为 Q-T 间期延长。上述表现主要是由低钙血症所致。低钙血症是氟化物中毒的主要死亡原因。 （3）创面处理：用钙剂中和氟离子，可采用： ①用碳酸氢钙 10g，水 20ml，配制成溶液润滑剂涂于创面。 ②用氯化钙 60g、硫酸镁 35g、5% 碳酸氢钠 250ml、生理盐水 250ml、庆大霉素 8U、1% 利多卡因 10ml、地塞米松 5ml，配制成湿敷液，湿敷 3 天。 ③用 10% 葡萄糖酸钙局部注射，注射的有效指标时疼痛缓解。 3. 石炭酸（酚）烧伤 （1）石炭酸，又名苯酚（Phenol，C_6H_5OH），是一种具有特殊气味的无色针状晶体，有毒，是生产某些树脂、杀菌剂、防腐剂以及药物（如阿司匹林）的重要原料，可用于消毒外科器械和处理排泄物，皮肤杀菌、止痒及中耳炎。2017 年 10 月 27 日，世界卫生组织国际癌症研究机构公布的致癌物清单初步整理参考，苯酚在 3 类致癌物清单中。 （2）苯酚是德国化学家龙格（Runge F）于 1834 年在煤焦油中发现的，故又称石炭酸（Carbolic acid）。使苯酚首次声名远扬的应归功于英国著名的医生里斯特。里斯特发现病人手术后的死因多数是伤口化脓感染。偶然之下用苯酚稀溶液来喷洒手术的器械以及医生的双手，结果病人的感染情况显著减少。这一发现使苯酚成为一种强有力的外科消毒剂。里斯特也因此被誉为“外科消毒之父”。		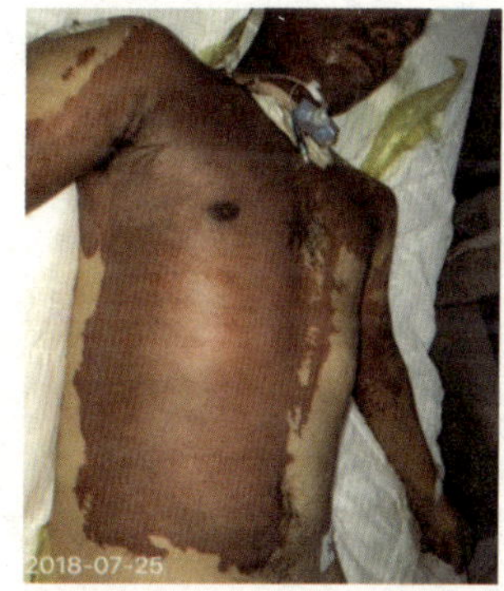		

（教案续页 4）

（续）（3）石炭酸致伤特点 酚能使蛋白质变性、沉淀，对各种细胞都能直接损害。烧伤后，酚被吸收迅速分布到各组织细胞，抑制血管、呼吸和体温调节中枢，损害心肌和毛细血管，刺激脊髓产生肌肉震颤及阵挛性抽搐，出现酚尿和急性肾功能衰竭。 严重者可因酚中毒死亡。伤后皮肤变皱、软、白色，随后变棕红、棕黑、黄褐色，多为Ⅱ度烧伤，但不痛。 （4）处理方法 ①在烧伤现场，立即用大量水冲洗。少量水能稀释和扩散有毒物质，增加危险。若备有 50% 聚乙烯乙二 醇、丙烯乙二醇、甘油、植物油或肥皂，可在用水冲洗后擦拭创面， 阻止其扩散。 ②入院后可继续使用丙烯乙二醇及苯冲洗，直至创面完全没有酸味。聚乙烯乙二醇不能用水或酒精稀释，否则将促使皮肤吸收苯酚。而需与工业用甲基酒精配制成 2 : 1 的液体，对这样皮肤、黏膜、结膜和角膜均无刺激性。 ③全身治疗 石炭酸烧伤后，全身治疗要注意适当增加补液量和碱性药物，严密监护心、肺功能，注意补充钾。若有石炭酸蒸气吸入，为防治化学性肺炎，可静脉注射甲泼尼龙；中枢神经系统抑制者，宜行机械通气。 4. 病例讨论 患者，男，40 岁，1 天前不慎被“去漆剂”烧伤右手中指、无名指末节，当时少许疼痛，中指指甲端稍发黑，未予特殊处理。后来疼痛逐渐明显，夜间难以入睡，中指肿胀，发白，发黑范围增大，遂到急诊就诊。现为进一步治疗收入我科。发病以来，精神尚可，睡眠差，饮食一般，二便正常，体重无明显改变。 问题： 1. 该患者可能发生了哪种化学烧伤？ 2. 该患者如何紧急处理？ 3. 此化学物质烧伤特点？			5 分钟	

（教案续页 5）

第二学时： 案例：患者，男，40 岁，化工厂工人，3 天前不慎被“强碱”烧伤右小腿，仅用干毛巾擦拭，未予特殊处理。伤后感疼痛，随后逐渐加重，伴周围红肿，遂到急诊就诊。		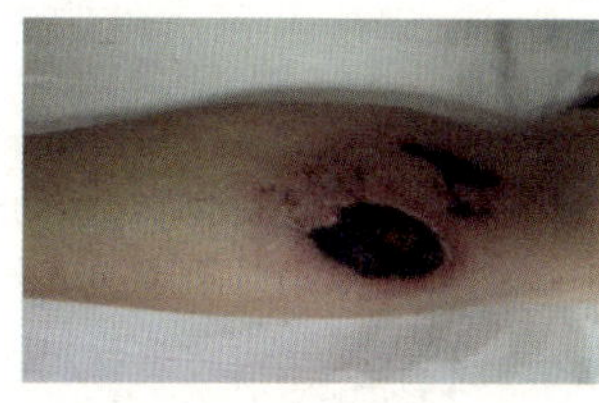	2 分 钟	
（五）碱烧伤 1. 特点：强碱如氢氧化钠、氢氧化钾等可使组织脱水，与组织蛋白结合成复合物后，能皂化脂肪组织。皂化时可产热，继续损伤组织，碱离子能向深处穿进。疼痛较剧，创面可扩大、加深，愈合慢。创面呈黏滑或肥皂样变化，痂皮较软，有进行性加深的趋势，深度常在深Ⅱ度以上；疼痛较剧，创面扩大加深，愈合慢，感染易并发创面脓毒症。 2. 创面处理 ：焦痂或坏死组织脱落后创面凹陷，边缘潜行，往往经久不愈。强碱烧伤后急救时用清水冲洗的时间要求长一些，一般不用中和剂。深度者早期切痂与植皮。 3. 生石灰烧伤 （1）引起碱烧伤和热烧伤，相互加重。创面较干燥，呈褐色，有痛感。 （2）处理：先将创面上的生石灰刷除干净，再用水冲洗。		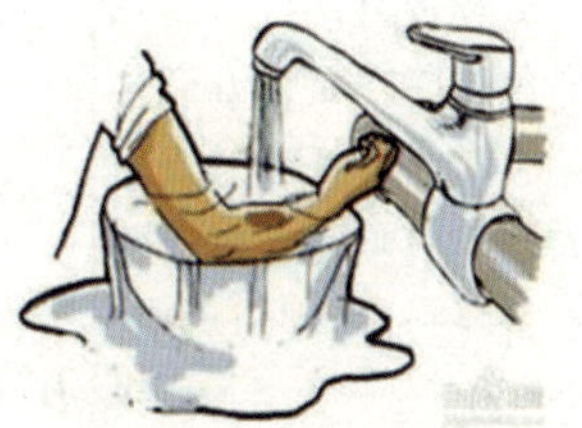 大量清水冲洗（>1 小时） 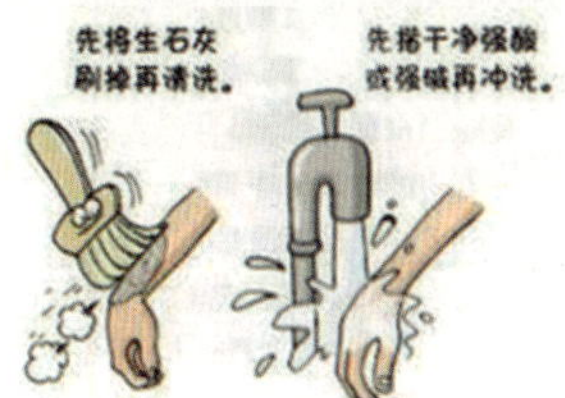 特殊：生石灰应先刷掉， 再用水冲洗。	10 分 钟	
4. 氨水烧伤 （1）氨水是农业上常用的肥料之一，极易挥发，具有刺激性，溶于水后生成氢氧化铵。氨水常用的浓度为 18%~30%，是中等强度碱，它与强碱类一样有溶脂浸润之特点。 （2）临床上常见的类型有： ①氨水接触皮肤或黏膜的烧伤； ②氨水或氨水蒸气引起的吸入性损伤，其并发症是下呼吸道的吸入性损伤和肺水肿，应引起重视。			5 分 钟	

（教案续页 6）

（六）磷烧伤 1. 磷与空气接触后迅即燃烧。附着于皮肤的磷粒仍继续燃烧，使创面不断加深。磷对燃烧产物五氧化二磷对细胞有脱水和夺氧作用，遇水成磷酸后，还可进一步对组织产生损害。故磷烧伤是热力与化学复合伤，一般均较深，严重者可达肌肉与骨骼。创面呈棕褐色，有时甚至肌肉、骨骼均为黑色。磷颗粒和五氧化二磷烟雾吸入后可引起严重呼吸道烧伤和肺水肿；至创面和黏膜吸收后可导致全身中毒，严重者可导致肝、肾功能衰竭，迅速死亡。 2. 特点：磷的燃烧产物五氧化二磷对细胞有脱水和夺氧作用，遇水成磷酸后，还可进一步对组织产生损害。故磷烧伤是热力与化学复合伤，一般较深，可达骨骼。不同深度烧伤创面颜色不同，Ⅱ度烧伤创面呈棕褐色，Ⅲ度创面呈蓝黑色。创面无水疱，界限清晰。 3. 创面处理 （1）院前：磷烧伤时用大量清水冲洗，用湿布隔离空气，切忌暴露或油脂敷料包扎，另外还要防止吸入磷燃烧产生的烟雾，应用浸透冷水或高锰酸钾溶液的手帕或口罩掩护口鼻。口鼻腔磷污染时，可用高锰酸钾液漱口使磷氧化。 （2）入院后：继续大量清水冲洗后用1%的硫酸铜液清洗创面，以创面不生白烟为硫酸铜用量上限，硫酸铜过量可发生严重溶血。为减少硫酸铜中毒，可在硫酸铜冲洗后立即用5% $NaHCO_3$ 或清水冲洗。深度创面尽早切除与植皮。		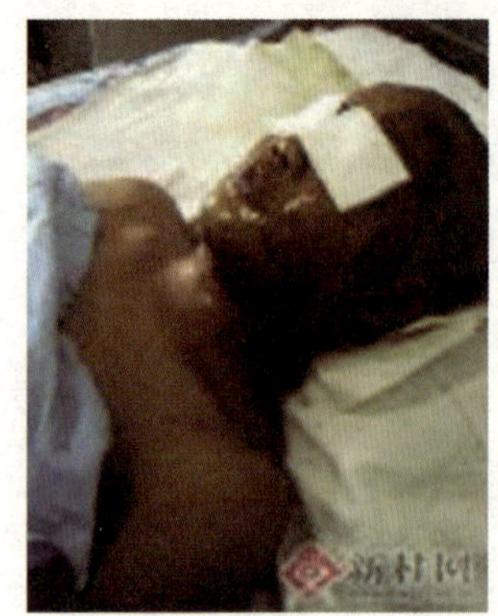	10分钟	
（七）沥青烧伤 1. 沥青在常温下是固体，当加温至232℃以上时呈液态，飞溅到人体表面会造成烧伤。沥青粘附于皮肤不易被清除，烧伤程度与沥青的温度和接触时间有关。 煤焦油沥青是目前工业上常用的沥青，其毒性最大，它是煤炭干馏所产生的煤焦油经提炼后残存的物质，俗称柏油。			5分钟	

（教案续页 7）

（续）2. 局部创面 由于沥青黏着性强，不易去除，温度高散热慢，易形成深度烧伤。但部分创面虽粘有沥青，经溶剂清除后，往往只表现为Ⅰ度烧伤 3. 全身中毒 多发生于大面积沥青烧伤者，可出现头晕、心悸、耳鸣、尿少、胸闷、精神异常甚至昏迷死亡。急性肾功能衰竭是死亡的主要原因。 4. 创面处理 在现场立即用冷水冲洗降温。烧伤面积较大者，在休克复苏稳定后，尽早清除创面沥青。宜用松节油擦洗，大量使用汽油有铅中毒之虞。 5. 全身治疗 有全身重点症状者，静脉注射葡萄糖酸钙和大剂量维生素 C、硫代硫酸钠等。余同热力烧伤。				
小结 1. 化学烧伤的特点及致伤机制、一般处理原则 2. 常见化学烧伤的特点：酸烧伤、碱烧伤、磷烧伤			3 分 钟	
病例讨论（case analysis） 患者，男，40 岁，化工厂工人，3 天前不慎被“强碱”烧伤右小腿，仅用干毛巾擦拭，未予特殊处理。伤后感疼痛，随后逐渐加重，伴周围红肿，遂到急诊就诊。 问题： 1. 该患者碱烧伤后应如何紧急处理？ 2. 碱烧伤特点？ 3. 创面现应如何处置？			5 分 钟	

（教案末页）

小结	化学烧伤的损害程度，与化学品的性质、剂量、浓度、物理状态（固态、液态、气态）、接触时间和接触面积的大小，以及当时的急救措施等有着密切的关系。化学物质对局部的损伤作用，主要是细胞脱水和蛋白质变性，有的产热而加重烧伤。化学烧伤不同于一般的热力烧伤，化学烧伤的致伤因子与皮肤接触时间往往较热烧伤长，因此某些化学烧伤可以是局部很深的进行性损害，甚至通过创面等途径的吸收，导致全身各脏器的损害。
	化学烧伤的严重性，不仅在于局部损害，更严重的是有些化学物质可从正常皮肤、创面、呼吸道、消化道等吸收，从而引起中毒及内脏器官的破坏。化学烧伤的死亡率明显高于一般烧伤病人，就是由于化学毒物引起的中毒及其并发症所致。尽管化学致伤物质的性能各不相同，全身各重要脏器都有被损伤的可能，但多数化学物质是由肝、肾排泄，故肝、肾损害较多见，病理改变的范围也较广。
	化学烧伤的临床表现是每个学员应知应会的内容，也是诊断的关键内容。通过化学烧伤临床表现和各种化学烧伤特点的学习，对于化学烧伤的诊断和治疗原则的掌握是本节的重点内容。
复习思考题、作业题	1. 化学烧伤的特点及致伤机制； 2. 化学烧伤的一般处理原则； 3. 常见化学烧伤的特点：酸烧伤、碱烧伤、磷烧伤
实施情况及分析	本次授课按教学计划、教案设计实施，授课按时进行，课程实施过程中课堂纪律好。学员通过本节课程的学习，能够归纳常见的化学烧伤的临床表现与特点，总结化学烧伤与其他原因烧伤的共性及区别，能够总结酸烧伤、碱烧伤及磷烧伤的致伤机制、急救处理原则，根据不同化学烧伤拟定治疗原则，本堂科达到了教学目的。

教学评价表

评价项目	评价要点	评价分数	自我评价	上级评价
教学目标评价（10分）	1. 目标明确，符合学生实际。目标的设置不可过高或过低。	5	5	5
	2. “三维目标”全面、具体、适度，有可操作性，并能使知识目标、能力目标、情感、态度、价值观目标有机相融，和谐统一。	5	4	4
教学材料评价（5分）	教学材料完善，教学大纲、教案体现本课程的教学目的、任务、内容与要求，能体现本课程的重点、难点；教学进程安排合理得当。	5	5	5
教学内容评价（10分）	1. 教师能准确把握所教学科内容的重点、难点，教授内容正确。	4	4	4
	2. 教学内容符合学生的认知规律，激发学生去积极思维。	4	4	4
	3. 教师能从教学实际出发，转变教材观念，对教材进行科学有效的整合，不唯教材。	2	2	2
教师行为评价（25分）	1. 教师是否能够有效地组织学生进行学习，培养学生良好的学习习惯；是否创造了生动有趣的教学情境来诱发学生学习的主动性；是否能和学生一起学习、探究、倾听、交流。	8	7	7
	2. 教师能以学生为主体，重视知识的形成过程，重视学生学习方法的培养，重视学生的自学能力、实践能力、创新能力的发展。	5	5	5
	3. 课堂上能营造宽松、民主、平等的学习氛围，教态自然亲切，对学生学习的评价恰当、具体、有激励性。	2	2	2
	4. 能够根据教材的重点、难点之处，精心设计问题，所提出的问题能针对不同层次的学生，问题提出恰到好处。能启发学生思考，注重学生的“问题”意识，引导学生主动提出问题。	4	3	3
	5. 根据教学内容和学生实际，恰当选择教学手段，合理运用教学媒体。	3	3	3
	6. 教师的讲解语言准确简练，示范操作规范，板书合理适用，教学有一定的风格和艺术性。	3	3	3

学生行为评价（30分）	1. 看学生的学习状况。学生学习的主动性是否被激起，能积极地以多种感官参与到学习活动之中。	7	6	6
	2. 看学生的参与状态，学生要全员参与，有效参与。	6	6	5
	3. 看学生的学习方式。是否由被动学习变为主动学习；是否由个体学习到主动合作学习；是否由接受性学习变为探究性学习。	5	5	5
	4. 看学生在自主、合作、探究学习上的表现。学生在学习过程中，是否全身心地投入；是否发现问题，提出问题，积极解决问题；是否敢于质疑，善于合作。	7	7	6
	5. 看学生学习的体验与收获。在学习过程中，90% 以上的学生能够相互交流知识、交流体会。	5	5	5
教学效果评价（15分）	1. 看教学目标达成度如何。教师是否关注学生的知识与能力、过程与方法、情感态度价值观的全面发展。	4	4	4
	2. 看教学效果的满意度。在教师的指导下，90% 以上的学生掌握了有效的学习方法，获得了知识，发展了能力，有积极的情感体验。	7	6	6
	3. 看课堂训练题设计，检测效果好。	4	4	3
教学特色评价（5分）	教师在教学方式、方法上，知识的生成点上，教学机智与智慧上的闪光点，有不同寻常之处。	5	5	5
总评		100	95	93

上级建议和意见：

教学从实际案例出发，引导学生思考和认识化学烧伤一般症状和规律，据此提出化学烧伤的概念，逐步展开，引导学生掌握化学烧伤一般理论和治疗。同时针对不同原因（强酸、强碱）的化学烧伤的不同表现和临床特点进行详细说明，便于学生记忆和掌握重要知识点。案例式教学和提问互动使同学们更主动地学习化学烧伤的防治原则，能更深刻地认识到常见化学烧伤的特点和处理原则。同时启发学生思考，使理论更紧密贴合实际。授课过程中注重启发式教学，授课语速适中，幻灯制作精美，讲解详细，重点突出。

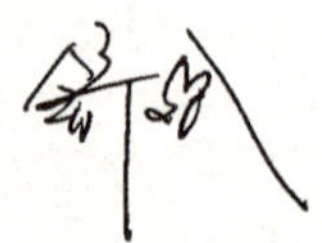

注：评价等级划分：90分以上为“优秀”；80~89分为“良好”；60~79分为“合格”；60分（不含60分）以下为“不合格”。

教学幻灯

化学烧伤

Chemical burns

陆军军医大学第一附属医院 江旭品
山西省烧伤救治中心 孟艳斌

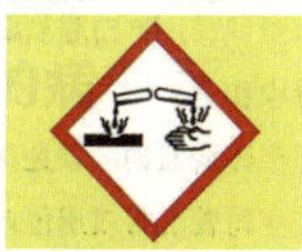

案例： 患者，男，40岁，1天前不慎被"去漆剂"烧伤右手中指、无名指末节，当时少许疼痛，中指指甲端稍发黑，未予特殊处理。后来疼痛逐渐明显，夜间难以入睡，中指肿胀，发白，甲端发黑范围增大，遂到急诊就诊。

教学目标

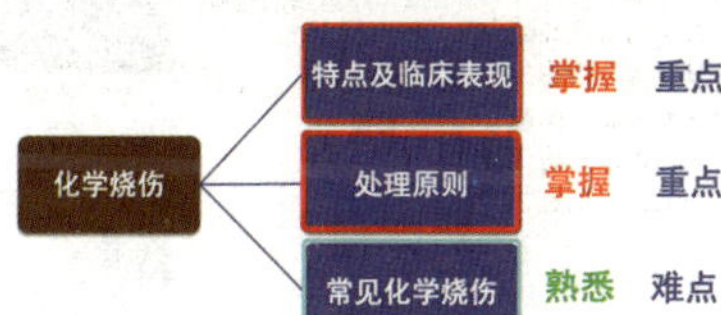

化学烧伤的特点

- 致伤因子与皮肤接触时间长
- 呈进行性损害
- 化学物质继续侵入或吸收
- 局部及全身性损害

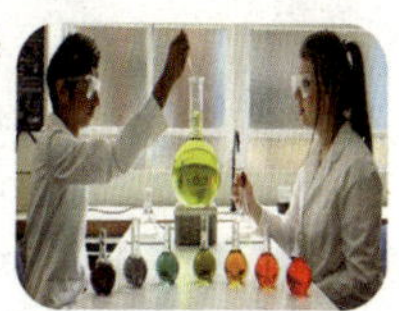

化学烧伤的特点

- 局部损害：

  化学物质性质、剂量、浓度、接触时间

- 全身损害：

  吸收——创面、正常皮肤、呼吸道、消化道

  损害——肝脏、肾脏、肺脏等多脏器

一般处理原则

- 脱离现场，终止化学物质对机体的继续损害
  - ✓ 立即脱去被化学物质浸渍的衣物
  - ✓ 用大量清水冲洗：稀释&机械冲洗
  - ✓ 冲洗持续时间一般要求在2小时以上
  - ✓ 头面部烧伤注意眼、耳、鼻、口的冲洗
  - ✓ 石灰烧伤先去除石灰后冲洗

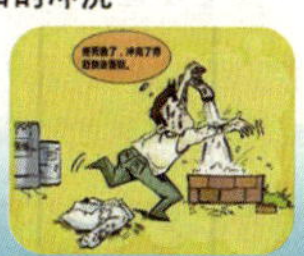

一般处理原则

- 防治中毒
  - ✓ 选用相应的解毒剂或拮抗剂
  - ✓ 静脉补液及给予利尿剂，加速利尿，排出毒物
  - ✓ 苯胺或硝基苯中毒所引起的严重高铁血红蛋白血症，除给氧外，可酌情输注适量新鲜全血，以改善缺氧状态

酸烧伤 Acid burns

强酸（硫酸、盐酸、硝酸）

- 机制：组织蛋白凝固坏死，组织脱水；
- 创面：无水疱，皮革样成痂，不向深部侵蚀，脱痂时间延缓（1月以上）；
- 急救：大量清水冲洗后按一般烧伤处理；痂皮完整，宜采用暴露疗法，如确定为Ⅲ度，应争取早期切痂植皮

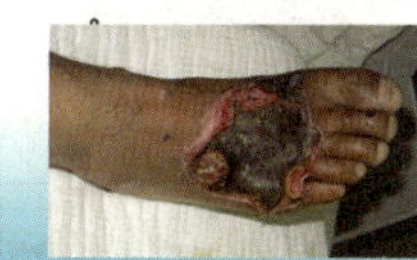

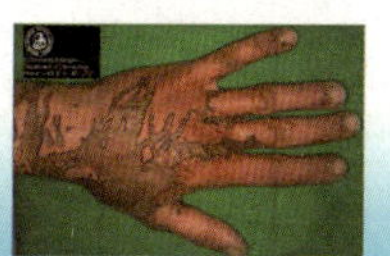

口服腐蚀性酸：可引起消化道烧伤、喉部水肿及呼吸困难。

- 急救处理：可口服氢氧化铝凝胶、鸡蛋清和牛奶等中和剂
- 忌用碳酸氢钠，以免胃胀气，引起穿孔。
- 禁用胃管洗胃或用催吐剂。
- 可口服强的松，以减少局部纤维化，预防消化道瘢痕狭窄。

氢氟酸

是一种具有强烈腐蚀性的无机酸。

特殊的损伤机制

- 作用于局部表面组织，皮肤局部红斑伴中心坏死
- 氟离子有强大的渗透力，可引起组织液化坏死，骨质脱钙和深部组织迟发性剧痛

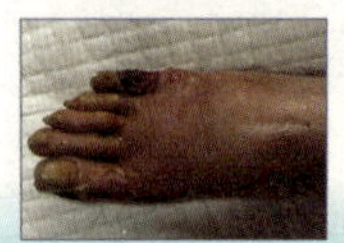

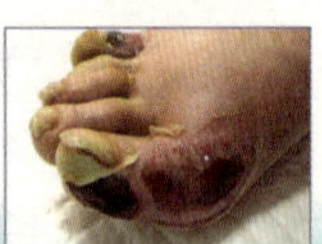

临床特点：

- 疼痛呈迟发性、顽固性
- 损伤呈进行性的，面积和深度可不断发展
- 可引起全身中毒和发生致命的低钙血症。

处置：

- 早期处理：大量清水冲洗（>1小时），若指（趾）甲下有浸润，必须拔除指（趾）甲
- 用钙剂中和氟离子：10%葡萄糖酸钙局部注射
- 手术治疗是氢氟酸烧伤的根本治疗措施，有水疱、深部组织坏死者应彻底扩创

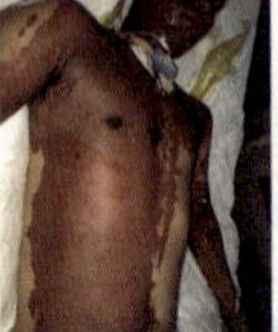

石炭酸（酚）烧伤

石炭酸，又名苯酚（Phenol，C_6H_5OH），是一种具有特殊气味的无色针状晶体，有毒，是生产某些树脂、杀菌剂、防腐剂以及药物（如阿司匹林）的重要原料。

- 可用于消毒外科器械和排泄物的处理
- 皮肤杀菌、止痒及中耳炎。

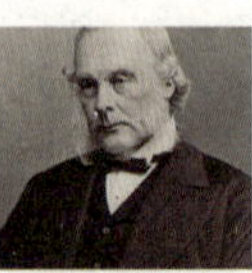

德国化学家龙格（Runge F）

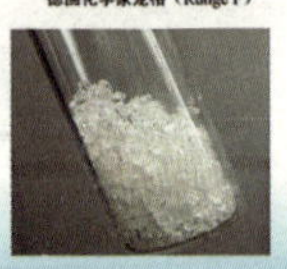

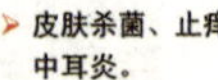

石炭酸致伤特点

- 蛋白质变性、沉淀，直接损害
- 酚被吸收后迅速分布到各组织细胞
  - ✓抑制血管、呼吸和体温调节中枢
  - ✓损害心肌和毛细血管
  - ✓刺激脊髓产生肌肉震颤及阵挛性抽搐
  - ✓出现酚尿和急性肾功能衰竭
- 皮肤变化：变皱、软、白色，随后变棕红、棕黑、黄褐色，多为Ⅱ度烧伤，但不痛。

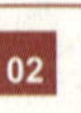

急救措施

01 烧伤现场，立即用大量水冲洗。少量水能稀释和扩散有毒物质，增加危险。

02 若备有50%聚乙烯乙二醇、丙烯乙二醇、甘油、植物油或肥皂，可在用水冲洗后再擦拭创面，阻止其扩散。

03 入院后可继续使用丙烯乙二醇及苯冲洗，直至创面完全没有酸味。

04 聚乙烯乙二醇不能用水或酒精稀释，否则将促使皮肤吸收苯酚。

全身治疗

适当增加补液量和碱性药物，严密监护心、肺功能，注意补充钾

若有石炭酸蒸气吸入，为防治化学性肺炎，可静脉注射甲泼尼龙

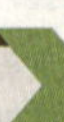

中枢神经系统抑制者，宜行机械通气

病例讨论（Case analysis）

患者，男，40岁，1天前不慎被“去漆剂”烧伤右手中指、无名指末节，当时少许疼痛，中指甲端稍发黑，未予特殊处理。后来疼痛逐渐明显，夜间难以入睡，中指肿胀，发白，甲端发黑范围增大，遂到急诊就诊。

问题：

1. 该患者可能发生了哪种化学烧伤？
2. 该患者如何紧急处理？
3. 此化学物质烧伤特点？

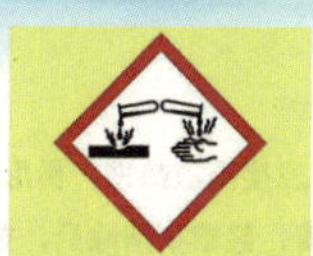

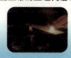
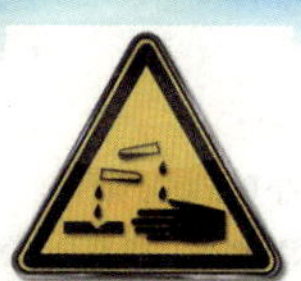

案例：患者，男，40岁，化工厂工人，3天前不慎被“强碱”烧伤右小腿，仅用干毛巾擦拭，未予特殊处理。伤后感疼痛，随后逐渐加重，伴周围红肿，遂到急诊就诊。

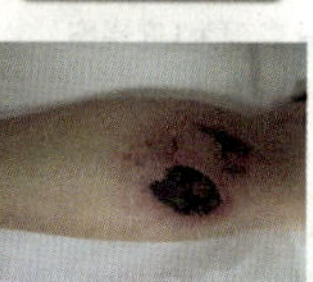

碱烧伤 Alkaline burns

强碱（氢氧化钠、氢氧化钾）

- 机制：细胞脱水；皂化脂肪组织，碱离子能向深处穿透
- 创面：呈黏滑或肥皂样变化，痂皮较软，有进行性加深的趋势，深度常在深Ⅱ度以上
- 处理：冲洗时间越长，效果越好（生石灰烧伤应先将创面上的生石灰刷除干净）。最好采用暴露疗法，深度烧伤者早期切削痂、植皮

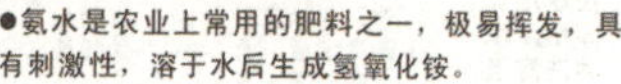

碱烧伤——生石灰烧伤

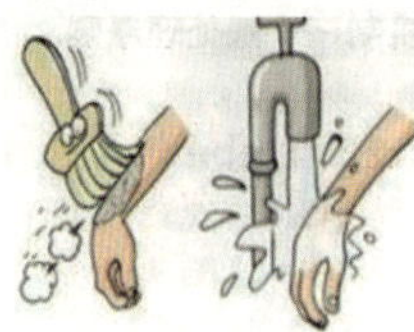
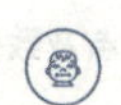
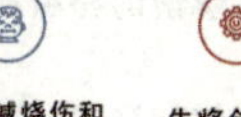

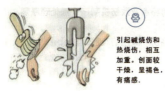

引起碱烧伤和热烧伤，相互加重。创面较干燥，呈褐色，有痛感。

先将创面上的生石灰刷除干净

碱烧伤——氨水烧伤

- 氨水是农业上常用的肥料之一，极易挥发，具有刺激性，溶于水后生成氢氧化铵。
- 氨水常用的浓度为18%～30%，是中等强度碱，有溶脂浸润特点。
- 临床上常见的类型有：
  氨水接触皮肤或黏膜的烧伤；
  氨水或氨水蒸气引起的吸入性损伤、肺水肿

磷烧伤 Phosphorus burns

- 磷分为黄磷、红磷、紫磷和黑磷4钟异构体。常见的磷烧伤大多为黄磷所致。
- 黄磷：半透明结晶体，遇光便黄，熔点为44.2℃，易氧化，极不稳定，在34℃的空气中可自燃。
- 黄磷是强烈的胞质毒，可抑制细胞的氧化过程，破坏细胞内多种酶的功能，影响细胞正常的生理代谢。

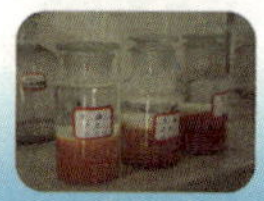

磷烧伤机制

局部：热力及化学物质的复合烧伤

- ✓ 磷燃烧释放大量热量
- ✓ 燃烧产生的P_2O_5和P_2O_3遇水形成磷酸和次磷酸并产热
- ✓ 磷酸和次磷酸的化学作用

全身：

- ✓ P_2O_5和P_2O_3对呼吸道黏膜有强烈的刺激性
- ✓ 局部的吸水作用及腐蚀作用，可致黏膜组织充血水肿
- ✓ 气管、支气管黏膜细胞坏死致支气管肺炎和肺水肿
- ✓ 全身性磷中毒：以烟雾或磷酸方式吸收和弥散

磷烧伤创面特点：

- 一般较深，可达骨骼。
- 不同深度烧伤创面颜色不同，Ⅱ度烧伤创面呈棕褐色，Ⅲ度创面呈蓝黑色。
- 创面无水疱，界限清晰。

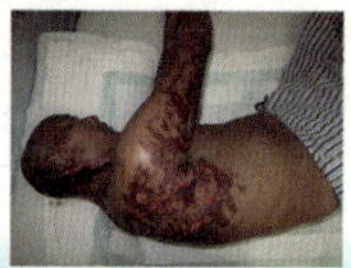

磷烧伤处理：

- 大量流水冲洗或用浸透的湿布包扎
- 清创可用1%~2%硫酸铜溶液冲洗创面，至不再发生白烟
- 可用3%~5%碳酸氢钠湿敷，包扎疗法，
- 禁用油质药物或纱布
- 深度创面尽早切除与植皮。

其他化学烧伤（沥青）

◆ 沥青在常温下是固体，当加温至232℃以上时呈液态，飞溅到人体表面造成烧伤。沥青粘附于皮肤不易被清除，烧伤程度与沥青的温度和接触时间有关。

◆ 煤焦油沥青是目前工业上常用的沥青，其毒性最大，它是煤炭干馏所产生的煤焦油经提炼后残存的物质，俗称柏油。

沥青烧伤

局部创面：

由于沥青黏着性强，不易去除，温度高散热慢，易形成深度烧伤。但部分创面虽粘有沥青，经溶剂清除后，往往只表现为I度烧伤

全身中毒：

多发生于大面积沥青烧伤者，可出现头晕、心悸、耳鸣、尿少、胸闷、精神异常甚至昏迷死亡。急性肾功能衰竭是死亡主要原因。

沥青烧伤创面处理

在现场立即用冷水冲洗降温 PART 1

烧伤面积较大者，在休克复苏稳定后，再清除创面沥青 PART 2

宜用松节油擦洗 PART 3

有全身症状者，静脉注射葡萄糖酸钙和大剂量维生素等 PART 4

余同热力烧伤 PART 5

小　结

➤ 化学烧伤的特点及致伤机制、一般处理原则

➤ 常见化学烧伤　酸烧伤　碱烧伤　磷烧伤

病例讨论 （Case analysis）

案例：患者，男，40岁，化工厂工人，3天前不慎被“强碱”烧伤右小腿，仅用干毛巾擦拭，未予特殊处理。伤后感疼痛，随后逐渐加重，伴周围红肿，遂到急诊就诊。

问题：

1. 该患者碱烧伤后应如何紧急处理？
2. 碱烧伤特点？
3. 创面现应如何处置？

谢谢大家

课后练习题

一、选择题

（一）单选题

1．化学烧伤深度的估计，有关注意事项，下列不正确的是（ ）

A. 同一部位的皮肤厚度在不同年龄、性别、职业等不一

B. 不同部位皮肤厚度不一

C. 许多化学烧伤有继续加深的过程

D. 酸烧伤的深度易估计偏浅，碱烧伤易估计偏深

E. Ⅲ度烧伤偶尔也可出现水疱

2. 酸碱类化学烧伤，急救处理首选的方法是（ ）

A. 碱性溶液冲洗

B. 中和剂冲洗

C. 酸性溶液冲洗

D. 清水冲洗

E. 消毒液冲洗

3. 化学烧伤的损害程度与下述因素相关，除外（ ）

A. 化学品的性质

B. 化学品剂量

C. 化学品浓度

D. 化学品物理状态（固态、液态、气态）

E. 化学品名称

4. 化学烧伤时下列处理正确的是（ ）

A. 碱烧伤时清水冲洗时间不宜过长

B. 使用酸碱中和剂应及时、彻底和坚决

C. 石灰烧伤时主张大量流动清水持续冲洗

D. 眼部碱烧伤应立即用 3% 硼酸液中和，再用等渗生理或蒸馏水彻底冲洗

E. 烧伤局部处理的时注意内脏器官保护

5. 不宜首先用清水冲洗的化学烧伤是（ ）

A. 强碱烧伤

B. 强酸烧伤

C. 磷烧伤

D. 氨水烧伤

E. 生石灰烧伤

（二）多选题

1. 关于化学烧伤下列说法正确的是（ ）

A. 烧伤严重程度主要取决于化学物质的性质

B. 化学物质不同，局部损害方式也不同

C. 防治中毒需静脉补液及增加尿量

D. 碱烧伤主要是凝固皮肤组织蛋白，形成一层痂壳

E. 酸烧伤创面界限明显，但一般较碱烧伤深

2. 化学烧伤主要的护理措施正确的是（ ）

A. 迅速脱去被浸的衣服并应较长时间用清水冲洗

B. 烧伤面积 >15% 时，迅速建立静脉输液通道

C. 早期补液量可高于一般烧伤，用利尿剂促进毒性物质排出

D. 磷烧伤急救时将伤处浸入水中，忌用油质敷料

E. 以上均不正确

3. 关于化学烧伤对局部及全身的损伤下列说法正确的是（ ）

A. 化学物质对局部的损伤作用，主要是细胞脱水和蛋白质变性，有的产热而加重烧伤

B. 有的化学物质被吸收后常常伴有化学品中毒

C. 中、小面积的化学烧伤能引起病人死亡，主要因中毒所致，如黄磷烧伤

D. 由于各种化学毒剂不同，在体内的吸收、贮存、排泄也不一样，但多数经肝解毒，由肾排出

E. 化学烧伤对全身脏器损害临床上多见肝、肾损害

4. 关于氢氟酸烧伤正确的是（ ）

A. 氢氟酸是一种具有强烈腐蚀性的无机酸

B. 氢氟酸烧伤对组织的损伤是进行性的，面积和深度可以不断发展

C. 疼痛呈迟发性、顽固性，有时用麻醉药也无法缓解

D. 严重烧伤可引起全身中毒和发生致命的低钙血症

E. 7ml 无水氢氟酸可结合正常人体内所有的游离钙离子

5. 关于碱烧伤的临床特点下列说法正确的是（ ）

A. 碱烧伤使组织脱水，但与组织蛋白结合成复合物后，能皂化脂肪组织

B. 皂化时可产热，继续损伤组织，碱离子能向深处穿进

C. 疼痛较剧，创面可扩大、加深，愈合慢

D. 创面呈黏滑或肥皂样变化，痂皮较软，有进行性加深的趋势，深度常在深Ⅱ度以上

E. 疼痛较剧，创面扩大加深，愈合慢，感染易并发创面脓毒症

二、判断题

1. 酸烧伤常见的是硫酸、硝酸、盐酸烧伤。它们的特点是使组织脱水，组织蛋白沉淀凝固，故少有水疱，迅速成痂。（ ）

2. 对生石灰烧伤的处理是应直接用大量水冲洗。（ ）

3. 磷的燃烧产物五氧化二磷对细胞有脱水和夺氧作用，遇水成磷酸后，还可进一步对组织产生损害。（ ）

4. 磷烧伤时除用大量清水冲洗后，无须特殊包扎，应尽快前往医院救治。（ ）

5. 沥青烧伤在现场立即用冷水冲洗降温。烧伤面积较大者，在休克复苏稳定后，尽早清除创面沥青。宜用大量汽油清洁创面。（ ）

三、简答题

1. 化学烧伤的一般处理原则？

2. 氢氟酸烧伤的临床特点？

3. 磷烧伤创面的临床特点？

四、问答题

1. 石炭酸（酚）致伤特点？

2. 碱烧伤创面的临床特点？

3. 磷烧伤后创面处理原则？

参考答案

一、选择题

（一）单选题

1. D　2. D　3. E　4. E　5. E

（二）多选题

1. ABC　2. ABCD　3. ABCDE　4. ABCDE　5. ABCDE

二、判断题

1. 正确　2. 错误　3. 正确　4. 错误　5. 错误

三、简答题

1. 化学烧伤的一般处理原则？

答案：脱离现场，终止化学物质对机体的继续损害，脱去被化学物质浸渍的衣物；立即用大量清水冲洗，一是稀释，二是机械冲洗，将化学物质从创面和黏膜上冲洗干净，冲洗时可能产生一定的热量，但由于持续冲洗，可使热量逐步消散。

2. 氢氟酸烧伤的临床特点？

答案：对组织的损伤是进行性的，面积和深度可以不断发展。指（趾）甲部没有角化层，氢氟酸迅速向深部组织穿透。疼痛呈迟发性、顽固性，有时用麻醉药物也无法缓解，一般在伤后1–8小时，但若浓度高于50%，疼痛即刻发生。

3. 磷烧伤创面的临床特点？

答案：磷的燃烧产物五氧化二磷对细胞有脱水和夺氧作用，遇水成磷酸后，还可进一步对组织产生损害。故磷烧伤是热力与化学复合伤，一般较深，可达骨骼。不同深度烧伤创面颜色不同，Ⅱ度烧伤创面呈棕褐色，Ⅲ度创面呈蓝黑色。创面无水疱，界限清晰。

四、问答题

1. 石炭酸（酚）致伤特点？

答案：石炭酸（酚）能使蛋白质变性、沉淀，对各种细胞都能直接损害。烧伤后，酚被吸收迅速分布到各组织细胞，抑制血管、呼吸和体温调节中枢，损害心肌和毛细血管，刺激脊髓产生肌肉震颤及阵挛性抽搐，出现酚尿和急性肾功能衰竭。严重者可因酚中毒死亡。伤后皮肤变皱、软、白色，随后变棕红、棕黑、黄褐色，多为Ⅱ度烧伤，但不痛。

2. 碱烧伤创面的临床特点？

答案：强碱如氢氧化钠、氢氧化钾等可使组织脱水，但与组织蛋白结合成复合物后，能皂化脂肪组织。皂化时可产热，继续损伤组织，碱离子能向深处穿进。疼痛较剧，创面可扩大、加深，愈合慢。创面呈黏滑或肥皂样变化，痂皮较软，有进行性加深的趋势，深度常在深Ⅱ度以上；疼痛较剧，创面扩大加深，愈合慢，感染易并发创面脓毒症。

3. 磷烧伤后创面处理原则？

答案：院前：磷烧伤时用大量清水冲洗、用湿布隔离空气，切忌暴露或油脂敷料包扎，另外还要防止吸入磷燃烧产生的烟雾，应用浸透冷水或高锰酸钾溶液的手帕或口罩掩护口鼻。口鼻腔磷污染时，可用高锰酸钾液漱口使磷氧化。

入院后：继续大量清水冲洗后用1%的硫酸铜液清洗创面，以创面不生白烟为硫酸铜用量上限，硫酸铜过量可发生严重溶血。为减少硫酸铜中毒，可在硫酸铜冲洗后立即用5% $NaHCO_3$或清水冲洗。深度创面尽早切除与植皮。

附录 植皮术

编写 韩 夫 官 浩 何 亭
审阅 官 浩

教学设计

皮片移植术就是通过手术的方法切取皮肤的部分厚度或全层厚皮片，使之完全与身体供皮区分离，移植到受皮区，重新建立血液循环，并继续保持活力，以达到修复创面或整形修复的目的。皮片移植在烧伤治疗中是一种常用而重要的手术方法。在深度烧伤创面，不管是早期切（削）痂或蚕食脱痂，大都需要通过植皮来促进创面愈合和最终消灭创面，以缩短疗程、减少换药的痛苦、减少创面渗出与体液的丢失、预防创面感染、减少局部纤维组织增生与挛缩，以及最大限度地防止畸形的发生等。尤其是在大面积严重烧伤的治疗中，植皮的成败往往关系着伤员生命的安危。至于后期整形，植皮更是必不可少的方法。

在本章，我们通过参考文献资料并结合临床操作规范，拍摄制作了植皮术教学视频，想通过该视频达到加深学生对植皮术抽象理论的理解、激发学习兴趣、调动积极性，及培养技能技巧等目的。以下是植皮术视频制作的教学设计及制作内容的安排。

一、教学目标

本部分内容以视频案例为手段，以“烧伤外科自体皮肤移植”为核心问题，以含有问题和典型疑难教学情景的具体植皮术的操作过程为事件，通过微视频等媒体手段，借助后期信息技术编辑而成作品集。教学对象可通过观看视频直观并形象地了解“烧伤外科自体皮肤移植”涵盖的内容，包括游离皮片的分类、适应证、不同皮片从切取到移植的术式操作，及不同取皮设备的使用和皮片移植方法等。最后术者补充讲解皮片的生长愈合过程、植皮失败的原因分析及预防措施和皮片生长后的远期演变。

教学的过程是信息交流和传递的过程，是学生主动构建知识的过程。所以我们针对不同授课对象，通过播放植皮术教学视频达到不同的教学目的：

1. 五年制医学本科生 根据大纲要求，使学员了解皮肤的解剖、自体皮片的分类、各类自体皮片切取的方法，可辨认不同取皮工具的名称等。

2. 烧伤专业研究生 对本专业研究生的培养就是对未来烧伤专科医生的培养，这部分学生除了要求掌握人体皮肤的详细解剖结构、各类烧伤深度的分类、自体皮片的分类外，还要掌握各类取皮工具的使用以及临床常见创面植皮适应证的选择等。

3. 临床进修医生和烧伤专科培训学员 此两类学员都属于有一定工作经验的临床医生，在烧伤专科领域有一定的知识储备和手术操作能力，但存在水平良莠不齐、缺乏规范化操作培训过程等缺点。针对这种情况，教学视频的重点是通过视频形式给学员留下深刻印象，规范临床植皮术的正确操作方法，巩固授课对象基础理论知识，同时也增强了授课对象临床实际操作的信心。

二、教学重点

1. 皮肤的解剖 皮肤的面积、组成、不同部位皮肤的特点。

2. 游离自体皮片的分类及优缺点 按厚度分类为刃厚皮、中厚皮、全厚皮等。

3. 取皮方法 电动取皮刀、鼓式取皮刀、全厚皮的切取。

4. 皮片移植方法 受植床的准备、不同创面植皮方法的选择、术后处理等。

5. 植皮失败的原因及预防措施

三、教学难点

1. 不同创面植皮方法的选择。
2. 初学者取皮、植皮操作的学习。
3. 植皮后包扎方法和术后处理的学习。

四、教学思路

1. 视频课程结构 主体视频课程开始前应有引言，每部分视频内容结束后都应有小结，主体视频课程结束后应有总结。以上均以幻灯片的形式阐述每个手术视频的重点和难点。

2. 视频课程设计 课程应有合理的设计，通过植皮手术的不同术式分类，将各个手术视频课程串联起来。手术视频操作过程中应采取类比、联想、比较、举例等方式，便于学生理解。整个拍摄过程中应避免平铺直叙。例如，类比：创面植皮就好比农民种庄稼，只有肥沃的土地才能长出好庄稼，所以创面处理是我们植皮的第一步，有了好的受植床就好比小麦种到了肥沃的土壤里肯定容易成活而且能茁壮成长。

3. 视频课程内容 内容应以基本教材为依据，高影响力文献、指南为参考，如有可能，应加入启发学生思考的内容（如展望或前沿进展、研究热点等），但篇幅不宜过长。

五、教学方法

本系列视频主要通过问题导向的微视频教学资源（Problem-oriented micro-video teaching resource, PMVTR）实施教学。视频中通过展示典型病例（不同创面类型）的形式，提出问题，如：

①选择哪种植皮方式？②不同植皮方式术前准备有哪些？③不同取皮设备的使用方式和注意事项有哪些？④植皮过程中遇到的常见问题有哪些？⑤不同植皮方式包扎方法的要点？⑥植皮术后的注意事项？通过以上问题逐个讲解并全方位录制操作过程。对重点、难点要处反复强调并重复，以加深教学对象的理解。

六、录制要求

1. 课程时长 课程总时长 10~15 分钟。不要包含与教学无关的内容。

2. 录制场所 录制场地为手术室。避免在镜头中出现与课程无关的标识等内容。现场是否安排学生互动可根据录制需要自行决定。

3. 课程形式 成片统一采用单一视频形式。

参考文献

[1] 黎鳌 . 黎鳌烧伤学 [M]. 上海：上海科学技术出版社，2001:576-591.

[2] 刘佳，王宗霞，吴涤，等 . 问题导向的微视频教学资源在医学细胞生物与遗传学中的探索 [J]. 中国多媒体与网络教学学报，2019(10):16-17.

[3] 林秀华 . 医学教学中组合式视频教学系统的应用 [J]. 科教导刊，2013(7):132-133.

[4] 董若怡，马伟伟 . 基于视频教学分析药剂学实验教学的革新思路 [J]. 中国中医药现代远程教育，2019(11):4-6.

[5] 盛志勇，郭恩覃，鲁开化 . 整形与烧伤外科手术学 [M]. 北京：人民军医出版社，2004(1):24-31.

教案展示

教案首页

第__次课　　授课时间____年　月　日　　教案完成时间____年　月　日

<table>
<tr><td>课程名称</td><td colspan="7">烧伤外科学</td></tr>
<tr><td>年　级</td><td colspan="3"></td><td>专业、层次</td><td colspan="3">外科学硕士（专硕）</td></tr>
<tr><td>教　员</td><td>韩　夫</td><td>职务</td><td>主治医师</td><td>授课方式
（大、小班）</td><td>大班课</td><td>学时</td><td>2 学时</td></tr>
<tr><td colspan="2">授课题目（章，节）</td><td colspan="6">取皮植皮术</td></tr>
<tr><td colspan="2">基本教材
（或主要参考书）</td><td colspan="6">基本教材：
黎介寿，吴孟超．整形与烧伤外科手术学．2 版．北京：人民军医出版社，2004
主要参考书：
黎鳌．黎鳌烧伤学．上海：上海科学技术出版社，2001</td></tr>
<tr><td colspan="8">教学目的与要求：熟悉皮肤解剖；掌握自体皮片的分类；了解自体皮片的切取方法。
重点：不同自体皮片的分类及优缺点。
难点：不同自体皮片移植适应证的选择。</td></tr>
<tr><td colspan="8">教学内容与时间安排：
第一学时：
1. 病例介绍，判断创面选择植皮的适应证　（3 分钟）
2. 针对选择的植皮类型（刃厚、中厚、全厚）介绍皮片特点　（6 分钟）
3. 供皮区的选择　（6 分钟）
4. 取皮前的准备工作（供皮区注水、取皮工具的准备）　（10 分钟）
5. 取皮操作　（15 分钟）
6. 取皮成功后总结操作要点及注意事项　（5 分钟）
第二学时：
1. 皮片切取后的处理　（4 分钟）
2. 植皮前创面的处理　（16 分钟）
3. 植皮及包扎　（16 分钟）
4. 小结与病例讨论　（9 分钟）
教学方法：病例视频分析与 PMVTR 问题导向的微视频教学资源相结合</td></tr>
<tr><td colspan="8">教研室审阅意见：

（教学组长签名）__________
（教研室主任签名）__________
年　月　日</td></tr>
</table>

（教案续页 1）

讲授与指导内容	信息技术运用设计
皮片移植是较为简便而常用的一种皮肤缺损的修复方法。按皮片的厚度分类，皮片可分为刃厚皮片、中厚皮片、全厚皮片等。还有按皮片形状、皮片来源分类等分类方法。限于本书篇幅，我们着重在附录部分通过视频教学的方法给大家介绍一下按厚度分类的皮片切取和移植方法。	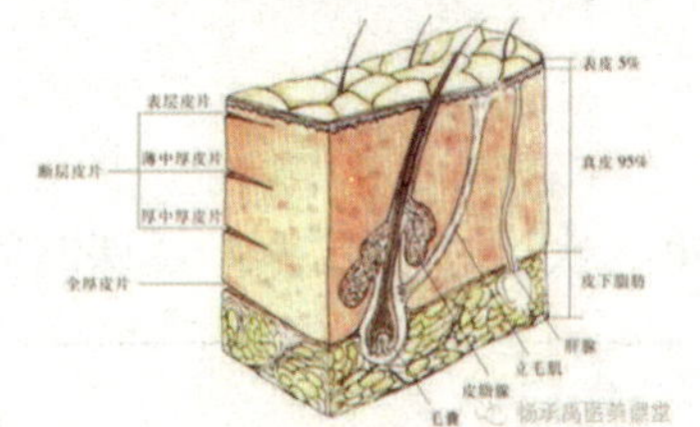 图 1　皮肤的解剖及各类断层皮片的分类示意图
一、刃厚皮片移植术 案例：描述患者的基本情况，性别、年龄、主诉及专科查体，根据病情提出解决方案及选择刃厚植皮的理由。 视频开始，首先介绍刃厚皮的概念，包括皮片厚度、组织学包含内容等。重点阐述刃厚皮的临床适应证以及优缺点。	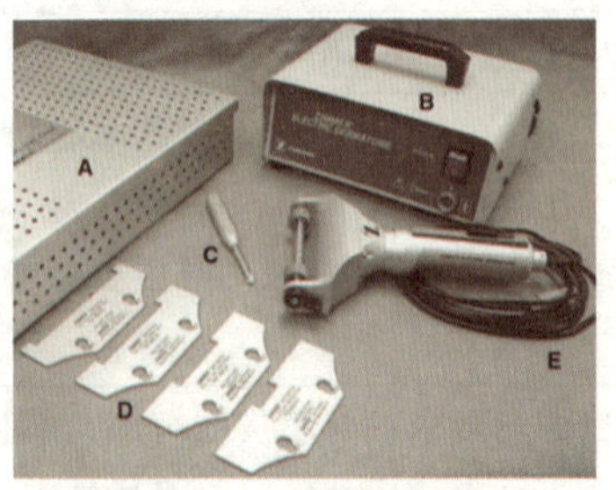 图 2　电动取皮刀 1. 工作原理的简单介绍； 2. 操作时的注意事项
刃厚皮片的切取：选取合适的供皮区（头皮是最常用的刃厚皮片供区）。为了利于取皮时操作，获得较大面积的皮片和减少供皮区出血，切取较大面积的刃厚皮片时均应采取肿胀技术，即在供皮区注射大量含 1 ∶ 20 万浓度的肾上腺素，低浓度局麻药或生理盐水，使局部肿胀。肿胀范围达到所需面积后选用电动取皮刀，调节至所需刻度并同时观察刀片和刀架之间的距离确定皮片厚度。切取前供皮区和刀片上涂抹液体石蜡油可以起到润滑作用，利于操作。取皮时助手用手掌在供皮区远端反向牵拉压平并绷紧皮肤，术者右手持电动取皮刀，左手适当辅助。刀片与皮面成 30° ，推下开关保险，按下启动键开始切皮，切取过程中可以通过调整刀片与皮面的角度和用刀的力度调整皮片的厚度。注意保持电动取皮刀匀速推进，持刀右手用力均衡，防止切取皮片厚薄不均或取断皮片。切取预定面积的皮片后，将取皮刀与皮面的角度调小，即可切断皮片。 切取皮片后的处理及植皮：切取后的皮片用 11 号尖刀片间断打孔待移植。既增加供皮面积，有利于创面引流。皮片与创面交界处可以采用间断缝合或连续毯边缝合。缝合完毕后，冲洗皮片下积血。包扎时如果为感染创面，内层用网眼不粘纱布，如果为无菌创面，可以用凡士林纱布，在内层纱布之外堆放散乱的湿盐水纱布，再覆盖一定厚度的干纱布后加压包扎。感染性创面 3 天左右首次更换辅料，无菌创面术后 6 天左右首次更换辅料。	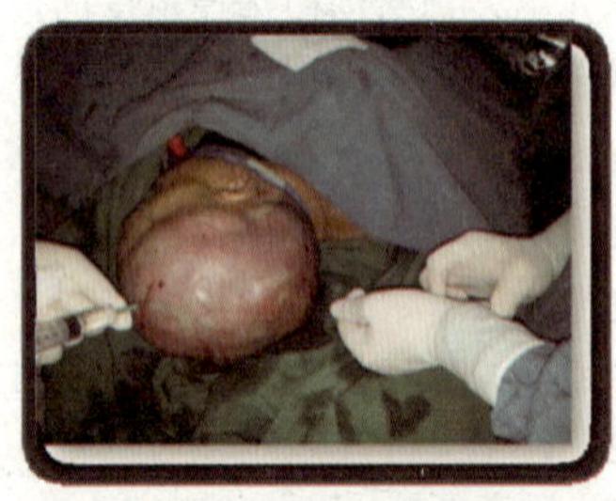 图 3　头皮注水备取皮 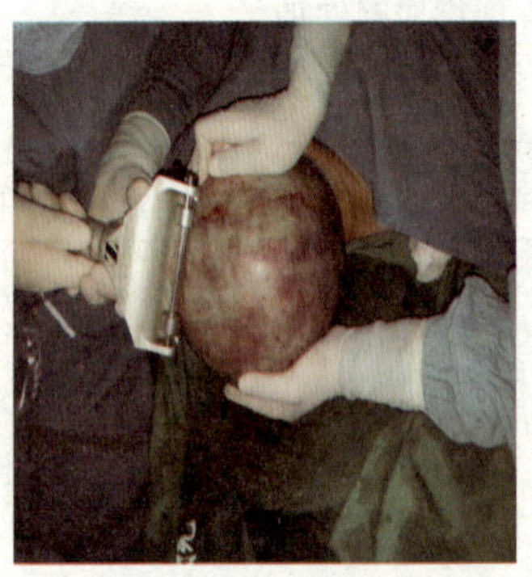 图 4　头皮刀原皮切取

（教案续页2）

<table>
<tr>
<td>

二、中厚皮片移植术

案例：描述患者的基本情况，性别、年龄、主诉及专科查体，根据病情提出解决方案及选择中厚植皮的理由。

视频开始，首先介绍中厚皮的概念，包括皮片厚度、组织学包含的内容等。重点阐述中厚皮的临床适应证以及优缺点。

中厚皮的切取：选定供皮区后给予局部浸润麻醉肿胀技术，但是要避免取皮区进针，以免针孔溢水，影响取皮时胶纸的粘着。麻药注射不可过浅，注射后使供皮区保持平整，特别是有骨性凸起的部位需要通过注射局麻药物或者生理盐水使局部变平，以利于皮片的切取。

切皮前检查鼓式取皮机刻度盘是否准确，鼓面是否平整。用乙醇擦拭鼓面进行脱脂，晾干后将双面胶覆于鼓面上。粘贴双面胶时，先揭去一侧的蜡纸，从鼓面的起始端开始，将双面胶平整地贴覆在鼓面上，用纱布卷轻压胶面表面的蜡纸。注意防止贴覆不平整或偏斜，并排除胶面与鼓面间的起泡。安装好刀片，调整取皮厚度并观察刀片和鼓面的距离。准备毕，拉出安全保护杆，术者将鼓从鼓架上取下，左手持取皮机机轴，右手持刀架，核对刻度无误后，将鼓面前缘对准供皮区预定位置，垂直轻压片刻后，稍向前上用力翻转翘起前缘，随即将刀落下，快速而又小幅度地左右拉动刀架切皮。注意切皮动作与鼓的转动应协调一致，左右稍施向前推及向下压的力量，左右两端保持一致。助手持血管钳在供皮区两侧轻压皮肤，防止两侧切皮太深，同时协助观察皮片的厚度，如供皮区创面出血点细小而密集，透过皮片隐约可见鼓面条纹者，为薄中厚皮或刃厚皮；供皮区创面为瓷白色，出血点较大而稀疏，皮片肉面呈白色者，为厚中厚皮。如供皮区创面微黄并可见较大的出血点，皮片肉面间有黄点，则表示切取过深已近皮下，应及时予以调整。当所需大小的皮片完全切下后，将鼓面向前旋转，同时向后拉鼓，并左右拉动刀架，即可将皮片切断。皮片切下后，将皮片从鼓面揭下，清洗去除表面的胶水，用等渗盐水纱布包裹备用。

取皮后的处理和植皮：将整张切取的中厚皮片平铺于彻底止血的新鲜创面上，修剪皮片边缘使其与创面贴合，用1-0丝线做定点缝合并留长线，以便做打包包扎。定点缝合之间可以采用连续毯边缝合，皮片之间可以采用普通连续缝合。缝合完毕后，用生理盐水冲洗皮片下积血及凝血快，用一层凡士林纱布平整覆盖皮片，外加散乱的湿纱布和干纱布加压包扎。如果为肢体部位植皮，可以环形加压包扎，但如果是头面颈部或躯干等部位则采用打包包扎法。然后用预留的打包缝合线将散乱的湿纱布和干纱布拉拢并交叉打结，打结的压力要适度，过小起不到压迫包扎的作用，压力过大有可能影响皮片血运的建立。打包包扎之后，在其周围围一圈凡士林纱布，然后在其周围填塞抖散的干纱布，表面用绷带加压包扎。包扎完毕后，在关节部位采用支具或负压材料固定，以防肢体活动造成皮片移动而影响皮片成活。

</td>
<td>

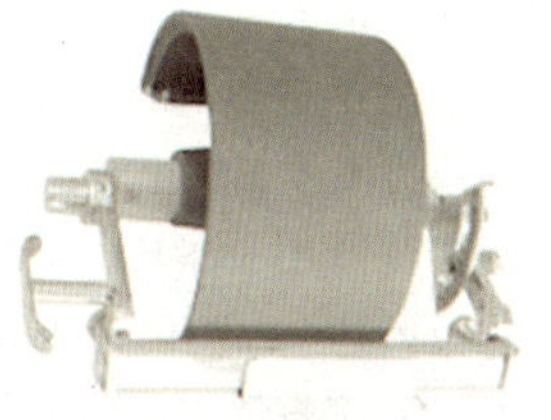

图5 鼓式取皮机的操作介绍
1. 鼓式取皮刀的简单工作原理
2. 取皮前的准备：贴胶、安装刀片、手持鼓式取皮刀的安全事项

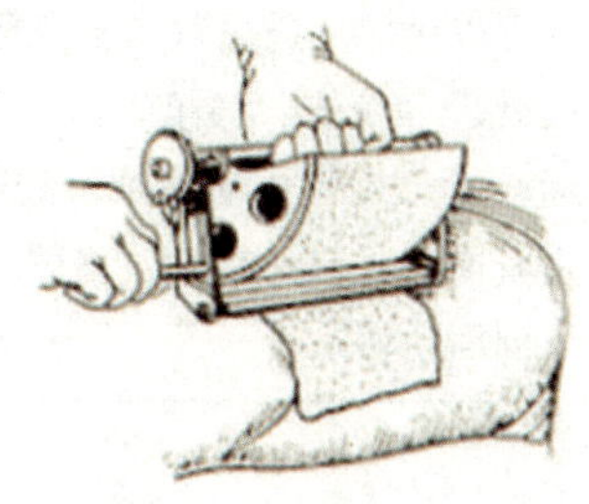

图6 用鼓式取皮机取皮
鼓式取皮刀操作手法及注意事项

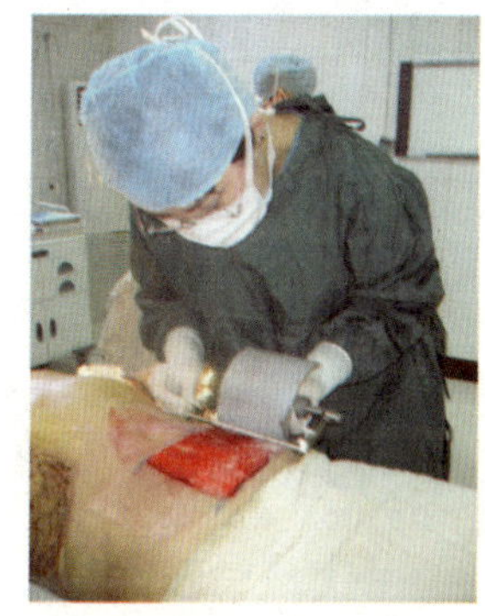

图7 用鼓皮取皮机在腹部取皮

</td>
</tr>
</table>

（教案续页 3）

<table>
<tr>
<td>三、全厚皮片移植术
案例：描述患者的基本情况，性别、年龄、主诉及专科查体，根据病情提出解决方案及选择全厚植皮的理由。
视频开始，首先介绍全厚皮的概念，包括皮片厚度、组织学包含的内容等。重点阐述全厚皮的临床适应证以及优缺点。
全厚皮的切取：根据受皮区创面的大小和形状，在取皮区画出手术切口范围，可以用手套纸或纱布在创面上印出血迹印，剪出式样后置于供皮区绘出手术切口线。取皮时为了减少出血，可以采用肿胀技术，切开皮肤后用电刀将皮肤连同皮下组织在深筋膜表面切下。供皮区直接拉拢缝合。取下的带脂肪全厚皮片用剪刀去除皮下脂肪组织，也可以用取皮鼓反取皮去除脂肪组织。
取皮后的处理和植皮：移植方法基本同中厚皮片，但由于全厚皮片建立血运较慢，皮片成活困难，故对受区创面条件和植皮技术要求更高。止血彻底，包扎牢靠。移植时适当舒展皮片保持一定的张力，使皮片与创面紧密贴合。</td>
<td>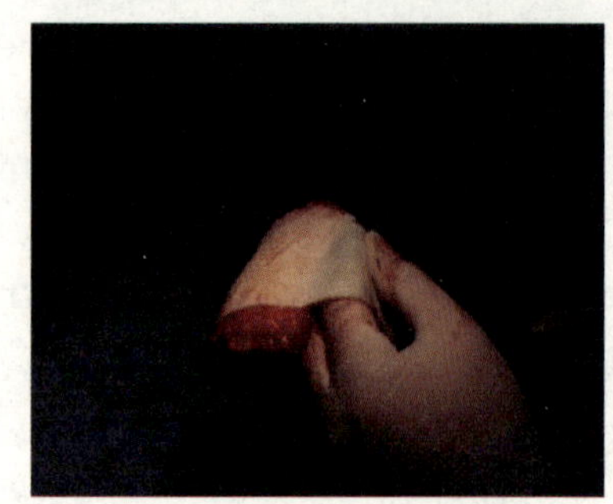
图 8　全厚皮的切取和修剪</td>
</tr>
</table>

（教案末页）

小结	皮肤移植在烧伤治疗中是一种最常用和重要的手术治疗方法。尤其是在大面积严重烧伤的治疗中，植皮的成败往往关系着伤员生命的安危。至于在后期整形，植皮更是必不可少的方法。烧伤外科专业医师必须熟练掌握的手术技术，规范化操作非常必要。以往教学对象是通过书本抽象地了解取皮术的规范操作流程，而在临床实施中存在一定偏差。我们通过录制视频的方式讲授取皮植皮术，给学员留下深刻印象，规范临床植皮术的正确操作方法，巩固授课对象基础理论知识，同时也增强了授课对象临床实际操作的信心。
复习思考题、作业题	（1）皮片的分类方法及其特点？ （2）不同类型的皮片切取时对应的取皮工具有哪些？ （3）不同皮片植皮对应的适应证有哪些？
实施情况及分析	本教学视频按教学设计拍摄并实施，教学通过病例分析结合 PMVTR 问题导向的微视频教学资源讲授。学生带着问题学习，对视频中直观的演示和讲解内容留下了深刻的印象，形象了解了书本中操作描述相对抽象的过程。术后简短讨论案例中的要点和难点，巩固学生对知识点的把握，增加学生和老师之间的交流互动。本教学视频达到了教学目的。

教学幻灯

植皮术

韩夫

空军军医大学附属西京医院 烧伤与皮肤外科

课程大纲

I. 皮肤的解剖和皮片的分类及优缺点

II. 不同取皮方法和取皮工具

III. 植皮术

IV. 植皮后的包扎和注意事项

重点与难点

重点

皮肤的解剖

游离自体皮片的分类及优缺点

不同取皮方法

难点

皮片移植方法

取皮、植皮操作的掌握

植皮后的包扎和护理

皮肤的解剖

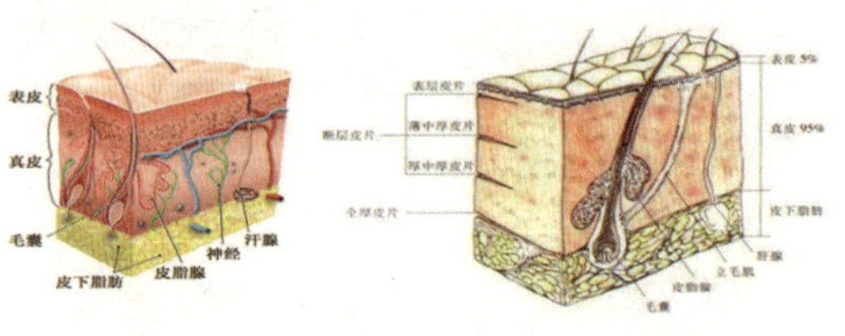

皮片的分类及优缺点

	刃厚皮	中厚皮	全厚皮
皮片厚度	0.15～0.3mm	0.31～0.6mm	0.6～0.8mm
皮片构成	表皮和真皮乳头层	薄中厚：表皮＋1/3真皮 厚中厚：表皮＋2/3真皮	表皮＋真皮全层
皮片优点	易成活，抗感染能力强，供皮区不遗留瘢痕，可重复取皮	收缩少、柔软、耐摩擦。适用于颜面、关节等部位	柔软而富有弹性，活动度大，能耐受摩擦及负重，收缩小，色泽变化亦小，特别适合于面部植皮
皮片缺点	不耐摩擦、易破溃，愈合后瘢痕增生明显，易挛缩	供皮区遗留增生性瘢痕	感染创面不易成活，供皮区不能自愈，需缝合或移植刃厚皮片

皮片的选择（刃厚皮）

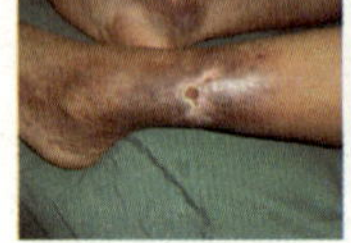
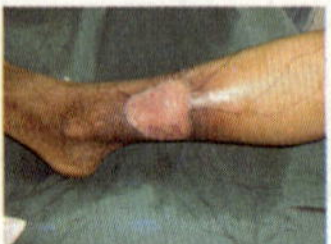
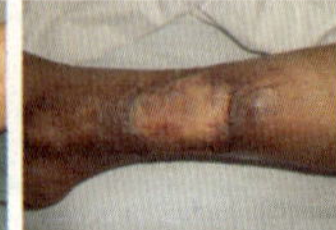

刃厚皮

皮片的选择（中厚皮）

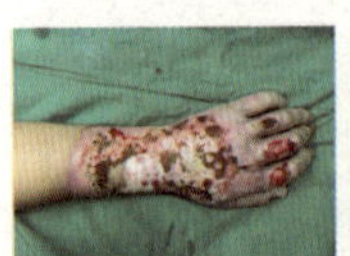
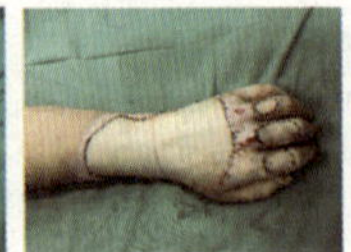
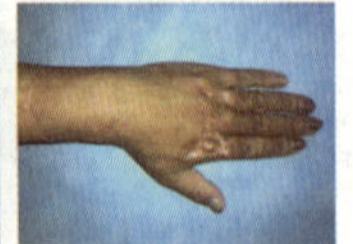

中厚皮

皮片的选择（全厚皮）

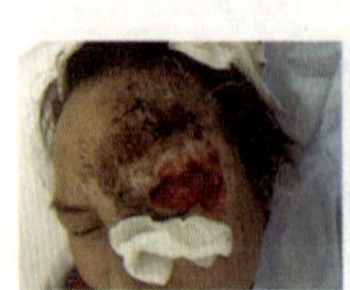
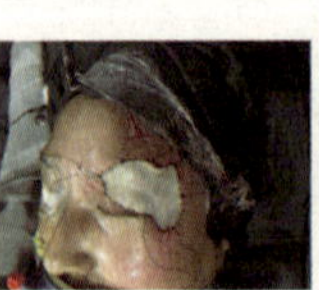
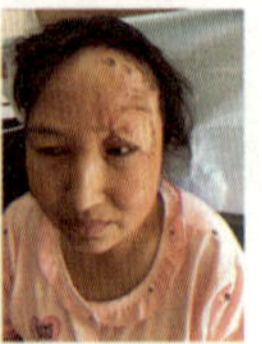

全厚皮

皮片的切取（刃厚皮）

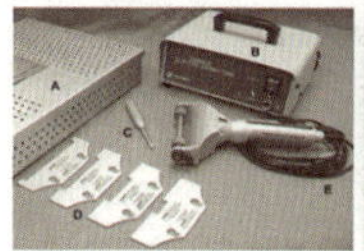
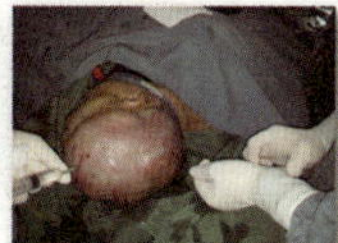
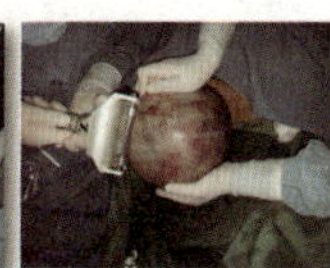

皮片的切取（中厚皮）

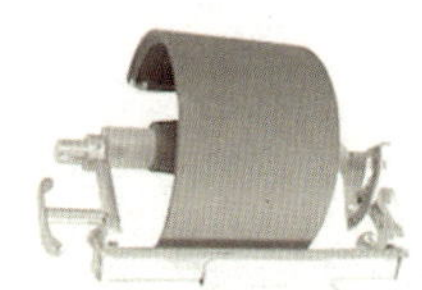
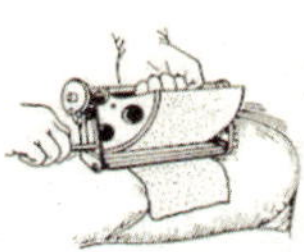
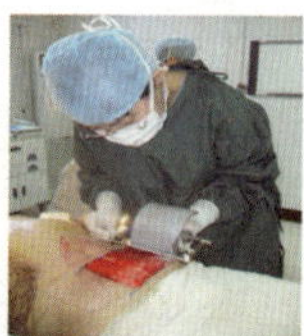

皮片的切取（全厚皮）

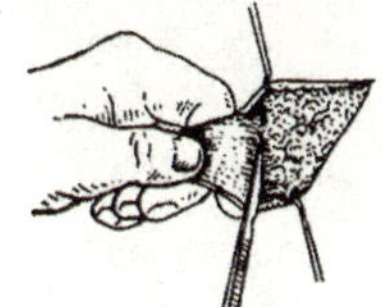
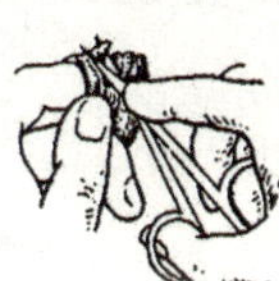

植皮术

	刃厚皮	中厚皮	全厚皮
供皮区的选择	头皮、大腿、背部……	背部、大腿、腹部……	下腹部、上臂内侧、大腿内侧……
取皮工具	气、电动取皮刀和滚轴刀	鼓式取皮刀	手术刀
适应证	大面积烧伤创面、肉芽创面、口腔、鼻腔手术创面等	各类新鲜创面，根据受皮区的部位决定中厚皮的厚度	颜面、颈部、手掌、足跖等磨压和负重部位
包扎和护理	边缘简单固定或网眼纱固定，适当加压包扎。术后3~5天打开敷料	凡士林油纱覆盖，打包加压固定，术后7~9天打开敷料	凡士林油纱覆盖，打包加压固定，术后10~12天打开敷料

总结一：

I. 皮肤移植是烧伤整形外科最常用的修复手段

II. 皮肤移植的目的是将正常皮肤组织覆盖于体表创面以修复缺损

III. 皮肤移植的成活需要受区有足够的血供以及有活力的创面肉芽组织来维持

总结二：

游离皮片移植不适用于：

- 严重感染创面
- 有骨、肌腱、神经暴露的创面
- 放射治疗后的组织
- 异物外露的创面
- 长期不愈的褥疮
- 陈旧性肉芽创面

谢 谢 ！